全国医药高等职业教育药学类规划教材

药用有机化学

（第三版）

主编　张　斌　申扬帆

U0286164

中国健康传媒集团

中国医药科技出版社

内 容 提 要

本书是"全国医药高等职业教育药学类规划教材"之一，依据教育部教育发展规划纲要等相关文件要求，根据《有机化学》教学大纲编写而成。本书分十五章讲述链烃、环烃、卤代烃、醇、酚、醚、醛、酮、羧酸及其衍生物、含氮有机化合物、杂环化合物、生物碱、氨基酸、核酸、蛋白质、糖类、萜类、甾体化合物、药用高分子化合物的概念、分类、结构、命名、物理化学性质、制备和代表化合物。其中穿插想一想、知识链接、练习、课堂互动等小版块，以激发学生学习兴趣，每章后设本章小结和目标检测，利于学生巩固所学知识。

本书供药学及相关专业高职层次院校教学使用，也可作为医药行业培训和自学用书。

图书在版编目（CIP）数据

药用有机化学/张斌，申扬帆主编 . —3 版 . —北京：中国医药科技出版社，2020.9
全国医药高等职业教育药学类规划教材
ISBN 978 - 7 - 5214 - 2011 - 1

Ⅰ.①药… Ⅱ.①张… ②申… ①药物化学 – 有机化学 – 高等职业教育 – 教材
Ⅳ.①R914.4

中国版本图书馆 CIP 数据核字（2020）第 173543 号

美术编辑 陈君杞
版式设计 友全图文

出版 **中国健康传媒集团** │ 中国医药科技出版社
地址 北京市海淀区文慧园北路甲 22 号
邮编 100082
电话 发行：010 - 62227427　邮购：010 - 62236938
网址 www. cmstp. com
规格 787 × 1092mm $^{1}/_{16}$
印张 21 $^{1}/_{2}$
字数 435 千字
初版 2008 年 7 月第 1 版
版次 2020 年 9 月第 3 版
印次 2023 年 8 月第 3 次印刷
印刷 三河市万龙印装有限公司
经销 全国各地新华书店
书号 ISBN 978 - 7 - 5214 - 2011 - 1
定价 **60.00 元**

获取新书信息、投稿、为图书纠错，请扫码联系我们。

本书编委会

主　　编　张　斌　申扬帆
副 主 编　邓兴国　张宝成　宋丽丽　潘华英
编　　者　(按姓氏笔画排序)
　　　　　邓兴国（湖南食品药品职业学院）
　　　　　申扬帆（湖南食品药品职业学院）
　　　　　田艳花（山西药科职业学院）
　　　　　李利花（广东食品药品职业技术学院）
　　　　　宋丽丽（山东中医药高等专科学校）
　　　　　张　斌（浙江医药高等专科学校）
　　　　　张宝成（安徽中医药高等专科学校）
　　　　　林　晨（福建生物工程职业技术学院）
　　　　　秦永华（浙江医药高等专科学校）
　　　　　智　杨（沈阳药科大学）
　　　　　潘华英（苏州卫生职业技术学院）

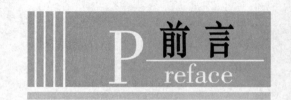

前言
Preface

  本教材按照全国医药高等职业教育药学类规划教材建设方案的要求，"以全面素质为基础，以能力为本位"为指导思想，结合高等职业教育药学类专业的特点，在多所高职高专院校的直接参与下编写而成的。本教材编写时广泛听取了一线教师的意见和建议，以学生为本，结合行业、社会对药学类职业人才的要求，注重教材的针对性、实用性、职业性和创新性，不盲目苛求基础理论的完整性、系统性；注重作为专业基础课的药用有机化学课程对学生学习能力、实用能力、创新能力的培养；明确药用有机化学是为后续专业课程教学服务，为学生终身发展服务。

  本教材在编写过程中努力体现以下特点：

  （1）充分体现"药用"二字，药学类专业特色鲜明。对药学专业学生必须掌握的有机化学基础理论、基本知识、基本技能进行精选和整合，尽可能以医学、药学中的化学现象为实例，体现有机化学在医药科学领域中的重要性以及二者的密切联系，以满足专业学习和行业工作的需要。

  （2）充分体现高职高专教学特色，本着"实用为主，够用为度，应用为本"的原则，对一些实用性不强的内容及过深的有机化学反应机制略去不讲或只做简单介绍，并对部分内容进行重组，降低了学习的难度。

  （3）充分注重教材的实用性和可读性，激发学生学习有机化学及药学知识的热情，引导学生学好本教材的知识，因此在教材中编入了"怎样学好药用有机化学"；每章中都配有"学习目标""想一想""练习""知识拓展""课堂互动""揣摩"等项目，引导学生深入思考，及时掌握知识和解决疑难问题；为巩固学生的知识，每章后附有"本章小结""目标检测"，供学生自学和深化章内的知识点。

  本教材的编写分工是（按姓氏笔画排序）：邓兴国（湖南食品药品职业学院）编写第七章、第八章；申扬帆（湖南食品药品职业学院）编写第一章；田艳花（山西药科职业学院）编写第十一章；李利花（广东食品药品职业技术学院）编写第九章；宋丽丽（山东中医药高等专科学校）编写第三章、第十五章；张斌（浙江医药高等专科学校）编写第二章；张宝成（安徽中医药高等专科学校）编写第十章、第十四章；林晨（福建生物工程职业技术学院）编写第五章；秦永华（浙江医药高等专科学校）编写第六章；智杨（沈阳药科大学）编写第十三章；潘华英（苏州卫生职业技术学院）编写第四章、第十二章。为了适应 2017 年新版《有机化学命名原则》要求，本次针对化合物命名进行了修订。

  本教材在编写过程中得到各编者所在单位领导的大力支持，在此表示衷心的感谢。同时本教材编写过程中参考了大量的文献资料，可以说是在前人基础上的再创作。在此，对本教材所引用文献资料的原作者、原编者表示衷心的感谢。

  由于受编者水平有限，加之时间仓促，难免有疏漏和不足之处，恳请使用本教材的广大师生及同行专家批评指正。

编 者

2020 年 8 月

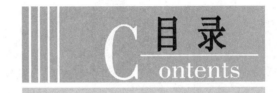

目录

Contents

第一章 ｜ 绪　　论

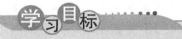
　　有机化合物与人类生命活动息息相关。为了人类的生存和发展，化学家们不断地对有机化合物进行研究，逐步揭开了包括生命之谜在内的许多科学奥秘，也使我们的物质世界变得更加丰富多彩。当前，有机化学已经发展得比较成熟，但它仍然是一门充满机遇和挑战、富有活力的学科。

一、有机化合物和有机化学

（一）有机化学发展简介

　　人们对有机化合物的认识和其他事物的认识一样，是一个由表及里、由浅入深的过程。人们在生活和生产实践中，早已使用各种有机化合物，最初从动植物中提取和加工得到各种有用的物质，如糖、酒、染料、香料和药物等。18 世纪末已得到了许多纯的化合物，如酒石酸、尿素和乳酸等。这些化合物与从矿物质中得到的化合物相比，在性质上有明显差异。当时人们认为这些物质只能来自生物体，在"生命力"作用下才能产生。于是当时一些学者就提出了"生命力"学说。同时为区别这两类不同来源的化合物，把它们分别称为有机化合物和无机化合物。这种看法，使有机化合物和无机化合物之间形成一条不可逾越的鸿沟，严重阻碍了有机化学的发展。

　　1828 年，德国化学家维勒（F. Wohler）用非生物体内取得的物质氰酸铵合成了尿素。随后化学家们又陆续合成了不少有机化合物，从此打破了只能从有机体内取得有机化合物的禁锢，促进了有机化学的发展，开辟了人工合成有机化合物的新时期。

$$NH_4CNO \xrightarrow{\triangle} NH_2CONH_2$$

　　在有机化学发展的历史长河中，我国劳动人民也做出了杰出的贡献。据考证早在殷商时期，我国的蚕丝生产已相当发达，到了汉唐时期，我国已被称为"丝绸之国"。蚕丝是动物蛋白纤维，蛋白质是极其复杂的有机化合物。再如我国的酿酒，起源于唐虞时期，距今已有四千多年的历史。酿酒是发酵工业，利用有机催化剂——酵母实现的。我国古代医药学家对动植物进行了治疗疾病的调查研究，先后总结出《神农本草经》和《本草纲目》两本药物大全书。其他如在染料、造纸和制糖等方面也有卓越的成就。在新中国成立以后，我国的有机化学得到了迅速发展，在当今重大前沿课题上，我国化学家，在蛋白质化学、核酸化学方面做出了重大贡献。如1965年，我国在世界上首先合成了有生物活性的蛋白质结晶牛胰岛素。1981年，我国在世界上首先合成了酵母丙氨酸转移核糖核酸。牛胰岛素和酵母丙氨酸转移核糖核酸的全合成，就意味我们已踏上探索生命奥秘的征程。目前我国的有机化学研究工作已全面展开，从复杂的天然有机化合物抗生素和中草药有效成分、元素有机化学中的有机硅、有机氟、有机硼和金属有机化合物，到物理有机化学、结构有机化学等领域的研究，都取得了骄人的成绩。

（二）有机化合物和有机化学的概念

19世纪随着测定物质组成方法的建立和发展，在测定许多有机化合物的组成中发现，它们都是碳的化合物。从化学组成看，有机化合物中往往只有几种元素，如碳、氢、氧、氮等，有些有机化合物中还含有卤素、磷和某些金属元素。含"碳"是有机化合物的组成特点，所以，有机化合物是含碳的化合物。绝大多数的有机化合物中除了含碳之外，还含有氢元素，称碳氢化合物，其他有机化合物可以看成是由碳氢化合物中的氢原子被其他原子或原子团所取代而衍变生成的。所以，把碳氢化合物及其衍生物称为有机化合物（Organic Compounds），简称有机物。

有机化学（Organic Chemistry）是研究有机化合物的组成、结构、性质、变化规律、合成及应用的一门学科。

二、有机化合物的特性

有机物的组成、结构与无机物有较大差异，因此，大多数的有机物具有一些不同于无机物的特性。但两者之间又无绝对界限。其性质对比见表1－1。

表1－1　无机物和有机物的性质对比

性质	无机物	有机物	备注
可燃性	一般不能燃烧	大多数可以燃烧	如汽油、煤油、乙醇、衣物、纸张、木材都可以燃烧
熔点	多数熔点高	多数熔点较低，一般不超过400℃	如液化气、燃料油、苯、丙酮、乙醇等熔点都较低
溶解性	多数易溶于水，难溶于有机溶剂	大多数易溶于弱极性或非极性的有机溶剂，难溶于水	中草药中有效成分一般为有机物，通常用乙醇、丙酮、乙酸乙酯、乙醚、三氯甲烷等有机溶剂来提取
同分异构现象	很少	非常普遍	分子式同为C_2H_6O的甲醚和乙醇是同分异构体
稳定性	一般比较稳定，受热不易分解	多数稳定性差，受热易分解，有些在常温下也不稳定	许多药物及食品属于有机物，不够稳定，容易变质，需注明其有效期
反应速度	绝大多数反应速度快	大多数反应速度缓慢	酿酒、制醋、木材腐烂等反应都需要较长时间
反应生成物	一般无副反应	多数反应生成物复杂，时常伴随着副反应，副产物	在书写有机反应方程式时，往往只要求写出主要产物，生成符号用"→"代替"="，一般不要求配平

产生上述有机化合物特性的原因，主要是有机物和无机物两者的化学键不同，前者是以共价键相结合，后者大多数是以离子键相结合。例如从熔点来看，无机物是离子化合物，晶格能较大，需要较大的能量才能破坏晶格，所以熔点高。共价键结合的有机化合物晶体，它的结构单元是分子，分子间的作用力较弱，因而熔点低。又如水溶性，因为水是极性分子，对于极性很强的以离子键结合的无机物，由于"相似相溶"原理而易于溶解。但对于以共价键结合的有机物，由于它们一般是非极性或弱极性分子，所以就难溶了。

揣·摩

维生素按其溶解性不同，可分为脂溶性维生素（如维生素 A、维生素 D、维生素 E 等）和水溶性维生素（维生素 B 系列、维生素 C 等）两大类。脂溶性维生素可储存于体内，不需要每天供给，而水溶性维生素不能储存于体内，则需要每天供给。你能说明为什么吗？

三、有机化合物的结构

有机化合物的结构决定其性质，了解有机化合物分子的结构，就可以把种类繁多、复杂多变的有机化合物归纳到一个体系里，加以认识和研究。研究有机物的结构是有机化学重要内容之一。按现代观点，有机化合物的结构包括分子的组成、分子中原子结合顺序和方式、价键结构、分子中电子云的分布、立体形象和分子中原子或原子团之间的相互影响等内容。

（一）经典结构理论

19 世纪后期凯库勒（A. Kekule）和古柏尔（A. Couper）在有关结构学说的基础上，提出了有机化合物分子中原子间相互结合的两个基本原则：有机化合物分子的碳原子均为四价；碳原子除能与其他元素结合外，还可与碳原子以单键（C—C）、双键（C＝C）、叁键（C≡C）相互结合成碳链或碳环。

进入 20 世纪后，人们对有机化合物的立体结构有了初步认识，荷兰化学家范特霍夫（van't Hoff J. H.）和法国化学家勒贝尔（Le Bel. A.），首次提出碳原子的立体概念。特别是前者为碳原子做了一个正四面体模型，碳原子在四面体的中心，它的四个价键伸向四面体的四个顶点。以甲烷为例，碳原子处在四面体的中心，四个氢原子处在四面体的四个顶点上，各个价键间的夹角为 109.5°（图 1 - 1）。

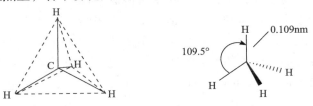

图 1 - 1　甲烷分子的正四面体结构

（二）路易斯结构理论

凯库勒等认为分子中原子间依靠"原子力"或称"结合力"连在一起，并用一短线表示。随着 20 世纪初人们对原子一般性质的认识有了提高之后，路易斯（G. N. Lewis）提出了共价键的概念。他认为原子的电子可以配对成键，使原子能够形成一种稳定的惰性气体电子结构，即最外层为八个电子或两个电子。例如：

$$H\cdot \quad + \quad \cdot \ddot{\underset{\cdot\cdot}{F}}: \quad \longrightarrow \quad H:\ddot{\underset{\cdot\cdot}{F}}: \quad 即 \quad H-F$$

$$4H\cdot \quad + \quad \cdot\dot{\underset{\cdot}{C}}\cdot \quad \longrightarrow \quad H:\overset{H}{\underset{H}{C}}:H \quad 即 \quad H-\overset{\displaystyle H}{\underset{\displaystyle H}{\overset{|}{\underset{|}{C}}}}-H$$

这样氢原子的外层具有两电子的惰性气体氦的结构，氟、碳外层具有八个电子的氖的结构，通常称为"八隅规则"。上述用圆点表示价电子结构式称为路易斯结构式。通常两个原子间的一对电子表示共价单键，两对或三对电子表示双键或叁键。原子中没有共用的电子对称为非成键电子（又称为孤对电子）。氧原子、氮原子和卤素通常在它们稳定的化合物中都有孤对电子，这些孤对电子有助于确定它们相应化合物的反应活性。为了方便，路易斯结构通常用一短线表示成键电子，孤对电子可以省略，有时标明孤对电子是为了表示分子的某一特性。多原子的离子也可用路易斯结构式表示，如：

$$\left[H:\overset{\displaystyle H}{\underset{\displaystyle H}{C}}\right]^{+} \quad 即 \quad H-\overset{\displaystyle H}{\underset{\displaystyle H}{\overset{|}{\underset{|}{C}}}}{}^{+} \qquad\qquad \left[H:\overset{\displaystyle H}{\underset{\displaystyle H}{\ddot{C}}}:\right]^{-} \quad 即 \quad H-\overset{\displaystyle H}{\underset{\displaystyle H}{\overset{|}{\underset{|}{C}}}}{}^{-}$$

甲基正离子　　　　　　　　　　　　　　甲基负离子

练·习

试写出下列分子或离子的路易斯结构式。

（1）NH_3 　　　（2）NH_4^+ 　　　（3）H_2O 　　　（4）OH^- 　　　（5）CH_3Cl

（三）现代共价键理论

路易斯价键理论使研究分子结构和化学键问题发展到了一个新的阶段，它有助于了解有机化合物的结构与性质的关系，但这个理论未能说明共价键是如何形成的，还有很多事实不能用此理论解释。随着量子力学的建立，科学家将量子力学应用于有机化学，使人们对分子的形成和共价键的本质有了更深入的了解，从而建立了现代共价键理论。现代价键理论（Velence Bond Theory）简称 VB 法，又称电子配对法。其基本要点是：

（1）两个形成共价键的电子，必须自旋方向相反（↑↓）。

（2）共价键有饱和性。原子的共价数等于该原子的未成对电子数。例如：氢原子有一个未成对电子只能形成 H—H 或 H—Cl 这样的单键。N 原子有三个未成对电子，则可形成 N≡N 这样的叁键，也可同时形成三个 N—H 这样的单键。

（3）共价键有方向性。两原子成键时，若双方原子轨道重叠越多，成键能力越强，所形成的共价键越牢固。因此成键原子双方尽可能在电子云密度最大的地方重叠，形成稳定的共价键，如图 1-2 所示。

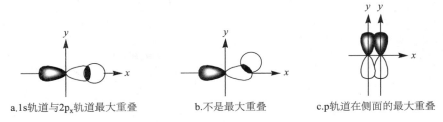

a.1s轨道与2p$_x$轨道最大重叠　　　b.不是最大重叠　　　c.p轨道在侧面的最大重叠

图 1-2　2p 轨道与 1s 轨道及 2p 轨道之间的重叠

如图 1-2a 所示，电子云沿键轴方向正面重叠而形成的共价键称为 σ 键。σ 键的电子云分布沿键轴呈圆柱形对称。若由两个平行的 p 轨道从侧面重叠（图 1-2c），这样所形成的共价键称为 π 键。π 键的电子云密度主要在两个原子键轴平面的上方和下方。

（4）能量相近的原子轨道可以杂化，形成能量相等的杂化轨道，这样可以使成键能力增强，成键后可达到最稳定的分子状态（详见第二章的 sp^3、sp^2、sp 杂化）。

现代价键理论说的是成键原子间有共用的自旋相反的电子对，价键概念十分明确。该理论的优点是具体直观，容易理解。而且它的杂化轨道理论在解释共价键的形成和分子的空间结构上很成功。不足之处是认为成键的两个电子局限在两个原子间运动，并没有从分子的整体考虑，因而有不完善之处。

（四）有机化合物的结构式

分子是由原子组成的，但各原子不是杂乱无章随意的堆积，而是按一定的排列顺序相互结合。分子中各原子的排列顺序和连接方式叫作化学结构。表示化学结构的式子称为构造式。有机化合物的性质不仅取决于分子的组成，而且也取决于分子的化学结构。如分子组成为 C_2H_6O 的化合物，分子中的原子可以有两种不同的排列方式，即有两种不同的化学结构：

H　H |　　| H—C—C—O—H |　　| H　H	H　　　　H |　　　　| H—C—O—C—H |　　　　| H　　　　H
乙醇	甲醚

乙醇和甲醚是两种性质差别很大的化合物。通常把这种分子组成相同，化学结构不同的化合物互称同分异构体。由于有机化合物的同分异构现象普遍存在，通常用分子式不能确切表示某一特定化合物，而必须使用构造式来表示。有机化合物的构造式常用价键式、结构简式、键线式（折线式）来表示。价键式是用一条短线代表一个共价键，单键用一条短线表示，双键或叁键用两条或三条短线表示。为了书写简便，可以省略部分单键的短线，这就是结构简式（表 1-3）。

表1-3 有机化合物构造式的几种表示方法

化合物名称	价键式	结构简式	键线式
丁烷	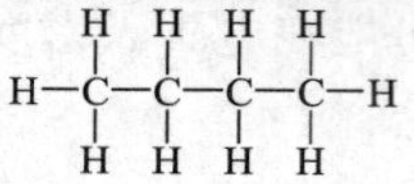	$CH_3CH_2CH_2CH_3$	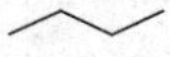
2-甲基丁烷	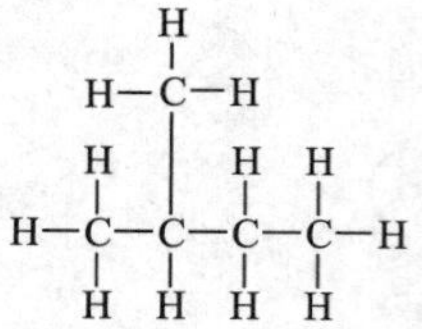	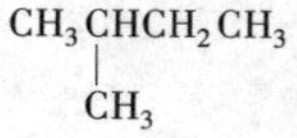 $CH_3CHCH_2CH_3$ 下接 CH_3	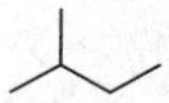
2-丁烯	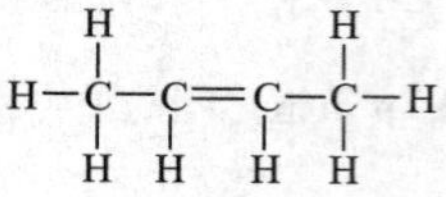	$CH_3CH=CHCH_3$	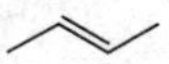
2-丁炔	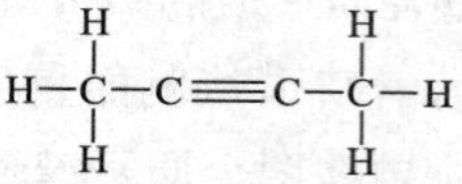	$CH_3C\equiv CCH_3$	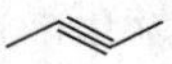

在键线式中，碳原子和氢原子都被省略，为了区别一个碳键与下一个碳键，把两条线画成120°的角度，大致代表四面体的角度。如果碳原子上有其他原子或原子团，就把那个原子或原子团写出，如2-溴戊烷、环己醇的键线式（表1-4）。

表1-4 2-溴戊烷和环己醇的构造简式与键线式

化合物名称	结构简式	键线式
2-溴戊烷	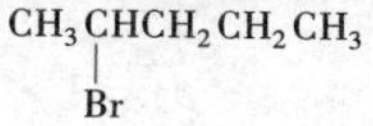 $CH_3CHCH_2CH_2CH_3$ 下接 Br	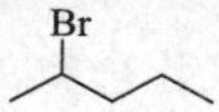
环己醇	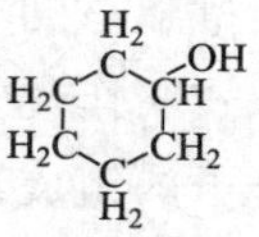	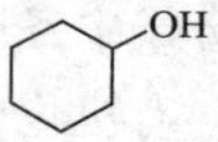

> **练·习**
>
> 写出下列化合物的键线式。
>
> (1) 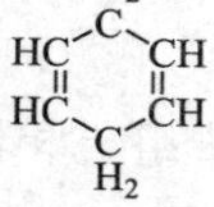 环己烯类结构
>
> (2) 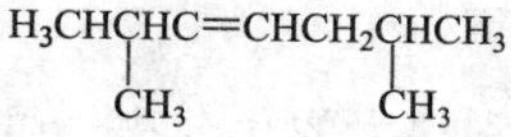 $H_3CHCHCH=CHCH_2CHCH_3$ 带两个 CH_3
>
> (3) 环戊烯类结构
>
> (4) 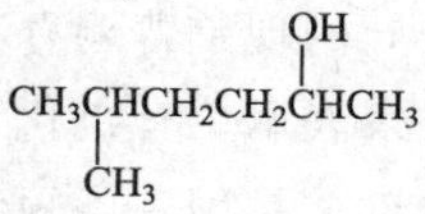 $CH_3CHCH_2CH_2CHCH_3$ 下接 CH_3
>
> (5) 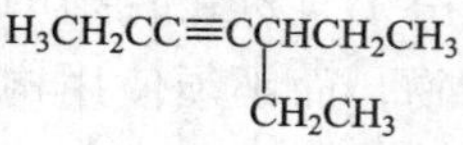 $H_3CH_2CC\equiv CCHCH_2CH_3$ 下接 CH_2CH_3
>
> (6) 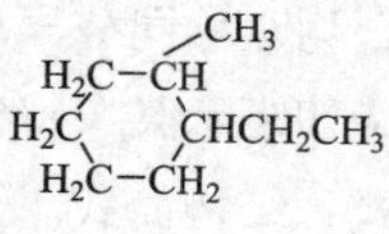 环己烷带 CH_3 和 CH_2CH_3 取代基结构

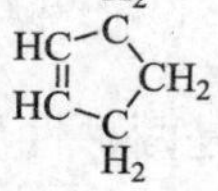

四、共价键的重要物理量

在共价化合物中，共价键都有一些基本特性，如键长、键角、键能和键的极性等。

（一）键长

以共价键结合的两个原子核之间的距离称为键长。用 X 射线衍射法、电子衍射法及光谱分析等物理方法，可以测定各种键的键长。一些常见共价键的键长见表 1 - 5。同类型共价键的键长越短，表明电子云的重叠程度越大，共价键越稳定。同一种共价键在不同的化合物中的键长稍有差异。

表 1 - 5 常见共价键的键长（平均）

共价键	键长（nm）	共价键	键长（nm）	共价键	键长（nm）
C—C	0.154	C—Cl	0.177	C—N	0.147
C=C	0.134	C—Br	0.191	C=N	0.128
C≡C	0.120	C—I	0.212	C≡N	0.116
C—H	0.109	C—O	0.143	N—H	0.104
C—F	0.140	C=O	0.121	O—H	0.096

（二）键角

两价或两价以上的原子形成两个或两个以上共价键时，键与键之间的夹角称为键角。键角的大小与成键的原子特别是成键的中心原子的杂化方式有关。如甲烷、乙烯、乙炔中的碳原子分别是 sp^3 杂化、sp^2 杂化、sp 杂化，轨道轴夹角基本决定了碳原子上两个键之间夹角分别为 109.5°、121.6°、180°，如图 1 - 3 所示。

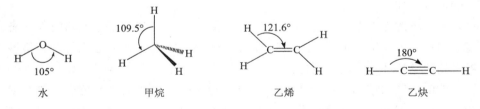

图 1 - 3 几种共价化合物分子中的键角

（三）键能

原子形成共价键所放出的能量，或共价键断裂所需吸收的能量称为键能。键能可衡量一个键的强度，单位为 kJ/mol。对于双原子分子，键能就是共价键断裂时所需的能量，也称为解离能（或离解能）。而在多原子分子中，即使是相同的共价键，他们的解离能也不相同，所以将各个同种共价键的解离能的平均值作为该种键的平均能量，称之为平均键能。一些常见的共价键的键能见表 1 - 6。

表 1 − 6　一些常见共价键的键能

共价键	键能/kJ·mol⁻¹	共价键	键能/kJ·mol⁻¹	共价键	键能/kJ·mol⁻¹
C—C	361.0	C—Cl	334.7	C—N	284.5
C=C	612.5	C—Br	284.5	C=N	606.7
C≡C	833.9	C—I	217.6	C≡N	891.2
C—H	412.1	C—O	355.6	N—H	390.8
C—F	460.2	C=O	736.4	O—H	462.3

键能反映了共价键的强度，通常键能越大，键越牢固。

（四）键的极性与极化性

由两个相同原子形成的共价键，如 H—H 键和 Cl—Cl 键，其成键电子云对称地分布在两个原子核周围，键内电量平均分布，正负电荷中心重叠在一起，这种共价键是没有极性的，称为非极性共价键。而由两个不同原子形成共价键时，由于两个原子的电负性不同，即吸引电子的能力不同，成键电子云非对称地分布在两原子核周围，电负性较大的原子一端电子云密度较大，带有部分负电荷，用 δ^- 表示，另一端则电子云密度较小，带部分正电荷，用 δ^+ 表示，这样的共价键具有极性，称为极性共价键。共价键的极性大小取决于成键原子电负性之差，两个原子电负性相差越大，共价键的极性越大。共价键的极性是键的内在性质，与外界条件无关，是永久性的，所以又叫永久偶极。

共价键极性的大小，通常用偶极矩 μ 来表示。偶极矩 μ 与正负电荷中心间的距离 l 和正电荷中心（或负电荷中心）的电荷值 q 成正比。

即

$$\mu = q \cdot l$$

μ 的单位为库仑·米（C·m）。偶极矩是有方向性的，常用 +⟶ 表示，箭头指向负电荷的一端，如：$\overset{\delta^+}{H} \overset{\delta^-}{Cl}$ +⟶，$\mu = 1.43 \times 10^{-30}$ C·m。

在外界电场的影响下，共价键电子云的分布会发生改变，即分子的极性状态会发生改变。但在外界电场消失后，共价键以及分子的极性状态又恢复原状。共价键这种对外界电场的敏感性称为键的极化性（或极化度）。极化性除了与外界电场有关，还和成键原子的电负性和键的种类有关。成键原子的体积越大，电负性越小，核对成键电子的约束越小，键的极化性就越大。例如 C—X 键的极化性大小顺序为：C—Cl < C—Br < C—I。

共价键的极性和极化性是共价键的一种重要性质，有机反应的实质就是旧的共价键断裂和新的共价键形成的过程。而这两个过程都和共价键的极性和极化性密切相关。

五、共价键的断裂方式与有机化学反应类型

有机化学反应实际上就是旧的共价键断裂和新的共价键形成，从而产生新的物质。共价键的断裂方式有两种：均裂和异裂。

（一）均裂与游离基型反应

共价键断裂时成键的一对共用电子平均分给两个原子或基团，如：

$$A:B \longrightarrow A \cdot + B \cdot$$

这种断裂方式称均裂，均裂时生成的原子或基团带有一个孤电子，用黑点表示，如 $H \cdot$、$H_3C \cdot$，称自由基（或游离基），它是电中性的。自由基非常活泼，可以继续引发一系列的反应。共价键均裂产生自由基，再由自由基碰撞结合产生反应，相应地生成新的自由基，这种反应称为自由基反应（或游离基反应），这类反应一般在光、热或自由基引发剂的作用下进行。

（二）异裂与离子型反应

共价键断裂时成键的一对共用电子为某一原子或基团一方所占有，如：

$$A:B \longrightarrow A^+ + :B^-$$

这种断裂方式称异裂，异裂时生成正离子和负离子。这里的正、负离子与无机物电解质电离出的阴、阳离子是不同的。共价键异裂产生的正、负离子是在外界提供能量的条件下产生的中间体，它非常活泼，一般不能稳定存在。这种经过异裂生成离子的反应称为离子型反应，这类反应往往在酸、碱或极性物质催化下进行。

离子型反应根据反应试剂的类型不同，又可分为亲电反应（electrophilic reaction）与亲核反应（nucleophilic reaction）两类。

1. 亲电反应　对电子具有亲和力的试剂叫亲电试剂（E^+）（electrophilic reagent）。亲电试剂一般是带正电的试剂或具有空的 p 轨道或者 d 轨道，能够接受电子对的中性分子。常见的亲电试剂主要有：H^+、Cl^+、Br^+ 等带正电荷试剂或 BF_3、$AlCl_3$、FeF_3 等路易斯酸（Lewis acid）。

亲电试剂由于缺少电子，容易进攻反应物上带部分负电荷的部位，由这类亲电试剂进攻而发生的反应称为亲电反应。

2. 亲核反应　对原子核具有显著亲和力的试剂称为亲核试剂（$:Nu^-$）（nucleophilic reagent）。亲核试剂是具有未共用电子对的中性分子和负离子，是电子对的给予体。亲核试剂通常是路易斯碱（Lewis base），如，HO^-、RO^-、Cl^-、Br^-、CN^-、R_3N^-、H_2O、ROH 等。

知识拓展

路易斯酸碱理论

酸是电子对的接受体，碱是电子对的给予体。酸与碱的反应实质是碱提供电子对与酸形成配合物。所以又称酸碱电子理论。

亲核试剂能提供电子，容易进攻反应物上带部分正电荷的位置，由这类亲核试剂进攻而发生的反应称亲核反应。

六、有机化合物的分类

有机化合物数目庞大，种类繁多，为了便于学习和研究，有必要进行系统分类。

有机化合物的分类，一般有两种方法：一种是按碳架分类，另一种是按官能团分类。

（一）按碳架分类

$$
有机化合物
\begin{cases}
开链化合物（脂肪族化合物）\\
闭链化合物
\begin{cases}
碳环化合物
\begin{cases}
脂环族化合物\\
芳香族化合物
\end{cases}\\
杂环化合物
\end{cases}
\end{cases}
$$

1. 开链化合物 碳原子与碳原子之间、碳原子与其他原子之间连接形成开放的链状化合物称开链化合物。由于它们最初是在油脂中发现的，所以又称脂肪族化合物，例如：

$$CH_3CH_2CH_2CH_3 \qquad CH_3CH_2NH_2 \qquad CH_3CH_2C\equiv CH$$

2. 闭链化合物 碳原子与碳原子之间或碳原子与其他原子之间连接形成闭合的环状化合物称闭链化合物。例如：

A   B   C

闭链化合物又可分为碳环化合物和杂环化合物。碳环化合物指分子中环上的原子都是由碳原子构成的化合物，如化合物 A 和 B。杂环化合物中构成环的原子除了碳原子之外，还含有 O、N、S 等其他元素的原子，如化合物 C。

碳环化合物又可分为脂环族化合物和芳香族化合物。脂环族化合物指与脂肪族化合物性质相似的碳环化合物，如化合物 A。芳香族化合物大多含苯环，这类化合物具有特殊的性质，与脂肪族化合物截然不同。化合物 B 为最简单的芳香族化合物苯。

（二）按官能团分类

官能团是指有机化合物中比较活泼、容易发生化学反应的原子或原子团。官能团决定有机化合物的主要性质，含有相同官能团的有机化合物性质也相似，因此将它们归为一类，便于学习和研究。根据不同官能团，可把有机化合物分为若干类，现把常见的官能团和相应的化合物见表 1-7。

表 1-7　常见有机化合物的官能团

有机化合物类别	官能团结构	官能团名称	实例	
烯烃	$>C=C<$	双键	CH_2CH_2	乙烯
炔烃	$-C\equiv C-$	叁键	$CH\equiv CH$	乙炔
卤代烃	$-X$	卤基	CH_3CH_2Br	溴乙烷
醇	$-OH$	羟基	CH_3CH_2OH	乙醇
酚	$-OH$	酚羟基	⬡$-OH$	苯酚
醚	$-\overset{\vert}{\underset{\vert}{C}}-O-\overset{\vert}{\underset{\vert}{C}}-$	醚键	$CH_3CH_2OCH_2CH_3$	乙醚
醛	$-\overset{O}{\overset{\|}{C}}-H\ (-CHO)$	醛基	CH_3CHO	乙醛

续表

有机化合物类别	官能团结构	官能团名称	实例
酮	$-\overset{\overset{O}{\|\|}}{C}-$ （—CO—）	酮基（羰基）	$CH_3-\overset{\overset{O}{\|\|}}{C}-CH_3$ 丙酮
羧酸	$-\overset{\overset{O}{\|\|}}{C}-OH$ （—COOH）	羧基	CH_3COOH 乙酸
酰卤	$-\overset{\overset{O}{\|\|}}{C}-X$ （—COX）	酰卤基	$CH_3-\overset{\overset{O}{\|\|}}{C}-Cl$ 乙酰氯
酯	$-\overset{\overset{O}{\|\|}}{C}-OR$ （—COOR）	酯基	$CH_2COOCH_2CH_3$ 乙酸乙酯
腈	$-C\equiv N$ （—CN）	氰基	CH_3CH_2CN 丙腈
硝基化合物	$-NO_2$	硝基	$-NO_2$ 硝基苯
胺	$-NH_2$	氨基	$CH_3CH_2NH_2$ 乙胺
磺酸	$-SO_3H$	磺酸基	⬡$-SO_3H$ 苯磺酸

从有机化合物按官能团的分类可以看出有机化合物的内在联系。本书各章主要按官能团的分类方式，分别对各类有机化合物进行讨论。

七、有机化学与药学的关系

有机化学与人类的衣、食、住、行关系非常密切，有机化学的发展促进了各行各业的发展。在与民生息息相关的医药行业中，有机化学所发挥的作用也是不可估量的。

药学与有机化学的关系更为密切。早在公元前1600年，古埃及人就记载了糖类药物强心苷的使用，小剂量能使心肌收缩作用加强，脉搏加速；大剂量能使心脏中毒而停止跳动。当今人类用于防治疾病的西药中，如乙酸水杨酸（阿司匹林）、对乙酰氨基酚（扑热息痛）等，绝大多数是通过各种途径合成的有机物，这种根据一定结构建立有机分子的手段需要有机化学的指导。我国有着丰富的中草药资源，长期以来中草药一直被用于治疗各种疾病，有机化学工作者通过提取、分离，弄清其有效成分，再根据有效成分的化学结构和理化性质，分析和寻找其他动植物中是否含有此成分，从而扩大药源。再者就是根据有效成分的结构特点进行人工合成或结构改造，以扩大药源和创制出高效低毒的新药物。

> **警·钟**
>
> ### "毒胶囊"事件
>
> 2012年4月15日，央视《每周质量报告》节目《胶囊里的秘密》，对"非法厂商用皮革下脚料造药用胶囊"曝光。河北一些生产企业，用生石灰处理皮革废料，熬制成工业明胶，卖给绍兴新昌一些企业制成药用胶囊，最终流入药品企业，进入患者腹中。由于皮革在工业加工时，要使用含铬的鞣制剂，因此这样制成的胶囊，往往重金属铬超标。经检测，修正药业等9家药厂13个批次药品，所用胶囊重金属铬含量超标。

　　学好有机化学还可以帮助我们认识药物的结构，从而帮助我们了解药物在体内的药理及毒理作用，指导我们合理用药。

　　而新药开发、药物合成、药物含量分析及质量控制、药物的储存保管、中草药有效成分的提取等都需有机化学知识。所以有机化学是药学专业重要的专业基础课。

知识拓展

怎样学好有机化学

　　作为药学专业的一门基础课程，有机化学的重要性在于它与生物化学、药物化学、药理学、药剂学、药物分析等都有非常密切的关系。但怎样学好这门科？是历届学生经常提出的一个问题。学生们普遍反映学好有机化学的最大困难是：①结构式多，记不住；②可以懂，难以用。尤其怕背记结构，对稍微复杂一点儿的化合物，往往一离开书本，就写错，甚至写不出来，至于综合运用反应性质来鉴别物质，推断未知结构或设计合成路线，更感到无从下手。下面就我们的教学实践，对如何学好有机化学，谈一点儿粗浅的体会，供同学们在学习中参考。

一、本课程的特点

　　每门课程都有其特有的内容和学习的重点，如有机化学的前设课程——无机化学，着重于研究一般化学原理和计算，并和分析化学相联系，因此在方法上往往偏重于理论和计算。而有机化学着重讨论各类有机物的结构和性质，一般按官能团分章，自成一个体系，因此在方法上则往往偏重于记忆和相互联系。

　　1. 结构和反应是有机化学的基础　有的学生错误地认为药学专业的学生不同于理、工科学生，可以不用掌握结构和反应。殊不知离开了结构和反应，有机化学就成为无本之木，无源之水，更谈不上进一步讨论反应历程、规律和理论，当然与药学相结合也成为空话。

　　2. 有机化学的规律性　同一官能团的有机物，其性质往往类似，这就是有机化学中常讲的通式和通性。因此掌握了通性，常可举一反三，事半功倍。当然，有机物的性质还受到化学环境，如邻近基团的存在、各种效应（电子的、立体的）的影响，还能随着外界条件如温度、溶剂、酸碱性等的变化而发生变化。这就是有机化学中的一些特殊反应和规律。

二、学习方法的建议

　　"学习有法，学无定法"。在具体的学习过程中，每个人的学习方法不可能完全相同，但在学习方法上，同样有共性和特性之区别，下面就共性方面谈一些建议：

　　1. 突出一个"记"字　背记基本结构和反应式是学好这门课的基础，也是能否学好的关键。我们强调"记"并不是提倡死记硬背，而是找方法、找规律来帮助记忆。

　　（1）抓特征　由于各类有机物的结构都有它们的特点和规律，只要抓住特征就容易记住。如为了要记住几个常见的含氮杂环的结构，我们可以针对环的大小（五元或六元），氮原子的数目和相对位置，以及环的稠合情况等特征来帮助记忆，并变成以下一段顺口溜："氮五吡咯六吡啶，间氮咪唑和嘧啶，吲哚喹啉左并苯，嘧（嘧啶）咪（咪唑）相连是嘌呤"。这样就把这七个杂环记住了。

　　（2）记学名　给名称，写结构式，是学习有机化学最基本的要求。如果给的是学名即IU-PAC的系统命名，结构还是容易写的。但不少有机物却常有其俗名，如与药学关系密切的糖类、脂肪酸和氨基酸等，这时只要把这些俗名所对应的学名记住。如记住亚油酸就是9,12-

知识拓展

十八碳二烯酸，谷氨酸就是 α - 氨基戊二酸等，然后再按学名就很容易写出其结构式了。

　　（3）反复用　有的同学会一时记住了，但很快就忘，原因往往是没有及时巩固，而巩固的一个有效办法是反复使用，多做练习，即所谓"熟能生巧"。

　　2. 善于归纳和比较　对于大量的有机反应来说，由于某些同类型的反应可以在不同官能团中，而含有相同官能团的化合物也可以产生不同的反应。例如我们学了不少的脱水反应，如脱水成烯、成醚、成酯、成酐等，可以归纳一下，究竟脱水可以在哪些官能团之间发生？它们的条件是什么？产物又有什么不同？有机化合物的同分异构现象非常普遍，本教材有很多章节中都涉及，学完之后，有必要做一次归纳和比较，并进一步掌握 Z、E；D、L；d、l；cis、trans；R、S；α、β 等符号的区别和使用。总之，归纳比较的方法可以帮助我们将众多纷繁的有机反应加以条理化而避免复习上的盲目性。

　　3. 注意相互联系　虽然有机反应在教材中是按不同的官能团来分章学习，但彼此之间并不是孤立的，因此前后联系是学习这门课的一个重要手段。这种联系既包括各官能团之间的相互转变，也包括理论与应用之间的结合。

　　以上仅就共性方面对有机化学的学习方法做些浅述，而学习方法的特性则有待于同学们在实践中进一步探索，认真总结，从而找到更加适合自己，更加有效的学习方法。

本章总结

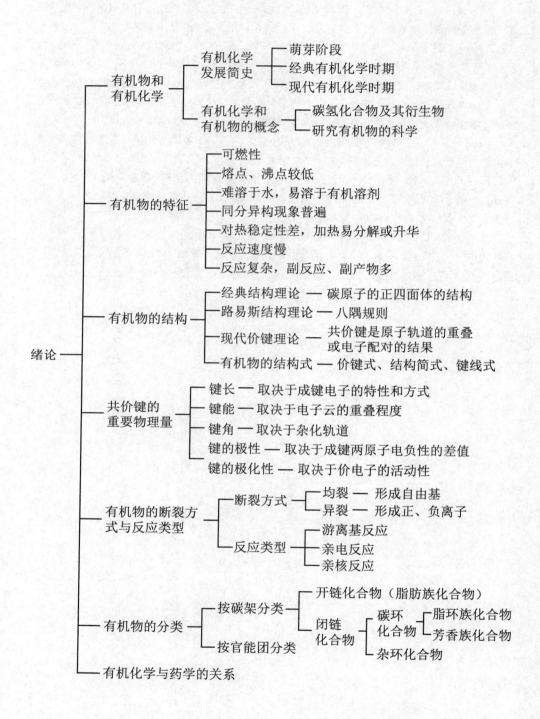

目标检测

1. 解释下列名词。

   （1）有机化合物 （2）极性键 （3）异裂 （4）亲电反应 （5）官能团

2. 写出下列化合物的构造简式和键线式。

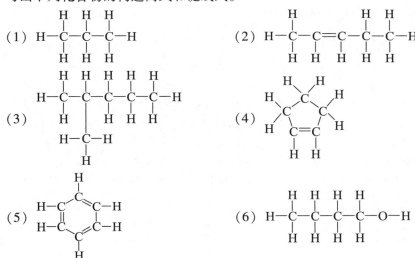

3. 将下列共价键按极性由强到弱的顺序排列。

   （1）H—O，H—C，H—N，H—F

   （2）C—Cl，C—F，C—Br，C—I

4. 指出下列化合物所含官能团的名称和该化合物所属的类别。

   （1）$H_3CHC=CHCH_2CH_3$ 　　　　（2）$CH_3CH_2CH_2CH_2OH$

   （3）$CH_3CH_2CH_2CHO$ 　　　　　（4）CH_3COCH_3

   （5）$CH_3CH_2OCH_2CH_3$ 　　　　　（6）CH_3COOCH_3

   （7）⬠—NH_2 　　　　　　　　　（8）⌬—COOH

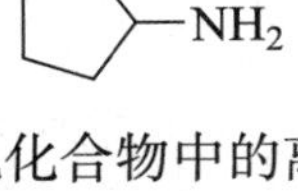

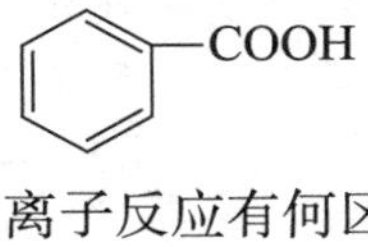

5. 有机化合物中的离子型反应与无机化学中的离子反应有何区别？

第二章 | 链 烃

学习目标

1. 掌握烷烃、烯烃、炔烃、二烯烃的命名和主要的化学性质；碳原子的类型；σ键和π键的形成和特点；烯烃加成反应中的马氏规则；顺反异构体的Z/E命名法（次序规则）。

2. 熟悉烷烃、烯烃、炔烃、二烯烃的同分异构体、物理性质。碳原子的杂化（sp^3、sp^2、sp杂化）；乙烷和正丁烷的构象及优势构象的判断；烯烃加成反应中在过氧化物存在下的反马氏规则。

3. 了解烯烃的诱导效应及吸电子基和给电子基、二烯烃的共轭体系和共轭效应；烷烃自由基取代反应机制及自由基的稳定性；烯烃亲电加成反应的机制以及碳正离子的稳定性。

只含有碳和氢两种元素的有机化合物称作碳氢化合物，简称烃（hydrocarbons）。其他各类有机物可视为烃的衍生物（derivatives），如甲醇 CH_3OH 可视为 CH_4 分子中的1个 H 原子被—OH 取代的产物。因此，烃是有机化合物的母体。

由于烃分子中碳原子相互连接的方式不同，可分为链烃（chain hydrocarbon）和环烃（cyclic hydrocarbon）。链烃也称为脂肪烃（aliphatic hydrocarbon）。根据分子中碳和氢的比例不同，链烃可分为烷烃（alkanes）、烯烃（alkene）和炔烃（alkyne）。其中烷烃为饱和烃，烯烃、炔烃和二烯烃（diene）为不饱和烃。

第一节 烷 烃

一、烷烃的结构

1. 碳原子的 sp^3 杂化 实验证明，甲烷分子中碳原子以4个相等的键分别与4个氢结合，每个 C—H 键的键长都是 0.109nm，每两个 C—H 键之间的键角都是 109.5°。而且甲烷的一元取代物只有1种，没有异构体。可见甲烷的4个 C—H 键是等同的。为了解决这一问题，可用杂化轨道理论（orbital hydrocarbon theory）。碳原子在基态时，其核外电子排布为 $1s^2 2s^2 2p_x^1 2p_y^1 2p_z^0$，成键时，碳原子的1个 2s 电子激发到 $2p_z$ 轨道上，随后1个 s 轨道和3个 p 轨道重新组合成4个杂化轨道，每个杂化轨道都含有1个电子，这4个杂化轨道的能量是相等的。由于这些轨道是由1个 s 轨道和3个 p 轨道杂化而成，即每个杂化轨道中含有 1/4s 成分，3/4p 成分，故称之为 sp³ 杂化轨道，进行这种杂化的碳原子称 sp³ 杂化碳原子（图 2-1）。

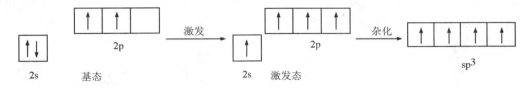

图 2-1　碳原子的 sp³ 杂化

sp³ 杂化轨道的形状是一头大一头小（图 2-2a），类似葫芦形，4 个 sp³ 杂化轨道在碳原子周围是对称分布的，轨道的对称轴互成 109.5°，只有这样，轨道才能在空间相距最远，体系才能最稳定，如图 2-2b 所示。

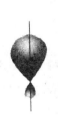 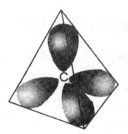

a. sp³ 杂化轨道　　　　　　　　　b. 碳原子的 4 个 sp³ 杂化轨道

图 2-2　碳原子的 sp³ 杂化轨道

知识拓展

范特霍夫（Jacobus Henricu Van't Hoff，1852~1911，荷兰化学家）1874 年到巴黎武慈实验室工作，写了题目为《关于碳原子价的正面体与不对称碳原子假说》，其核心点：①碳原子的 4 个原子价，从正四面体中心伸向顶端。②某些碳化合物具有旋光性，是由于不对称碳原子的存在引起的。

2. σ 键的形成和特点　当碳原子的杂化轨道成键时，需用电子云密度较大的部分去重叠，这样形成的共价键稳定。因此，烷烃成键时需沿着碳原子的 sp³ 杂化轨道对称轴方向，与氢原子的 1s 轨道或跟另一个碳原子的 sp³ 杂化轨道实现"头碰头"正面重叠。这种由轨道正面重叠，成键电子云围绕两个成键原子的键轴对称分布的键称为 σ键（sigma bonds 或 σ bonds）。

由于 σ 键的电子云沿着键轴呈对称分布，故 σ 键可以绕键轴自由旋转而不影响电子云的重叠程度。因此，σ 键的特点：一是比较牢固，二是可以绕键轴自由旋转。

3. 甲烷及其他烷烃的结构　甲烷是由碳的 sp³ 杂化轨道与氢的 1s 轨道进行重叠，形成 4 个相等的 C—Hσ 键而构成的，因此甲烷分子是正四面体，碳在四面体中央，4 个氢在 4 个顶角上。乙烷分子中，每个碳原子各用 3 个 sp³ 杂化轨道分别与 3 个氢的 1s

轨道形成 3 个 C—Hσ 键，每个碳原子剩下的 1 个 sp^3 杂化轨道相互重叠构成 1 个 C—Cσ 键，如图 2－3 所示。由于碳原子为四面体型，虽然形成的 C—Cσ 键与 C—Hσ 键的排斥力略有不同，但各烷烃碳链中碳碳键的键角仍为 109.5°左右。因此，3 个碳以上的烷烃分子中碳原子并不是在同一条直线上，而是呈锯齿形。

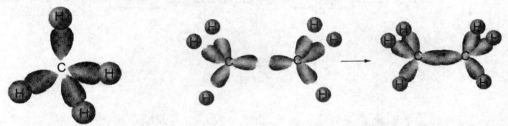

a. 甲烷分子中原子轨道重叠示意图   b. 乙烷分子中原子轨道重叠示意图

图 2－3　原子轨道重叠示意图

二、烷烃的定义、同系列、同分异构现象和构象

（一）烷烃的定义、同系列与同分异构现象

在烃分子中碳和碳之间都以单键连接，碳原子的其余价键完全都被氢原子所饱和，则该烃称为饱和烃，又称烷烃。最简单的烷烃是甲烷，分子式为 CH_4。其他的烷烃随碳原子数目的增加，分子中氢原子的数目也相应地增加，见表 2－1。

表 2－1　某些烷烃的结构简式与分子式

碳原子数	名称	结构简式	分子式
1	甲烷 methane	CH_4	CH_4
2	乙烷 ethane	CH_3CH_3	C_2H_6
3	丙烷 propane	$CH_3CH_2CH_3$	C_3H_8
4	正丁烷 n－butane	$CH_3CH_2CH_2CH_3$	C_4H_{10}

从表 2－1 烷烃的结构可看出：

（1）任何 1 个烷烃分子中，碳原子和氢原子在数量上存在着一定的关系，即烷烃分子中含有 n 个碳原子，则必然含有 $2n+2$ 个氢原子，因此烷烃的通式为 C_nH_{2n+2}（$n \geqslant 1$）。利用这个通式，只要知道烷烃分子中所含的碳原子数，就可以写出此物质的分子式。如含 6 个碳原子的烷烃分子式为 C_6H_{14}。

（2）每相邻 2 个烷烃，在组成上都相差 1 个 CH_2。因此，这种结构相似、组成上相差一个或几个 CH_2 的一系列化合物称同系列（homologous series），CH_2 称为同系差，同系列中各个化合物称为同系物（homologs）。同系物的结构相似，化学性质也相近，但反应速率往往有较大的差异。物理性质则随着碳原子数的增加而呈现规律性的变化，同系列中的第一个化合物常具有特殊的性质。

（3）正丁烷为直链化合物，其分子式为 C_4H_{10}，沸点为 －0.5℃。符合此分子式的另一化合物为 ，称为异丁烷，沸点为 －11.7℃。正丁烷和异丁烷是两种不同的化合物，互为同分异构体。

在烷烃分子中，由于碳原子的连接方式和顺序的不同产生的构造异构现象称为碳链异构。随着烷烃中碳原子数目的不断增加，烷烃碳链异构体的数目也迅速增加（表 2 – 2）。

表 2 – 2　烷烃碳链异构体的数目

分子式	异构体数目	分子式	异构体数目	分子式	异构体数目
C_5H_{12}	3	C_8H_{18}	18	$C_{11}H_{24}$	159
C_6H_{14}	5	C_9H_{20}	35	$C_{12}H_{26}$	355
C_7H_{16}	9	$C_{10}H_{22}$	75	$C_{15}H_{32}$	4374

从前面列举的烷烃的结构式可以看出，碳原子在分子中所处的位置不完全相同，按照与它直接连接的其他碳原子的不同，可将其分为四类：只与 1 个碳相连的碳原子称作伯碳原子（primary carbon），或称一级碳原子，常用 1° 表示；与 2 个碳相连的碳原子称作仲碳原子（secondary carbon），或称二级碳原子，用 2° 表示；与 3 个碳相连的碳原子称作叔碳原子（tertiary carbon），或称三级碳原子，用 3° 表示；与 4 个碳相连的碳原子称作季碳原子（quaternary carbon），用 4° 表示。例如：

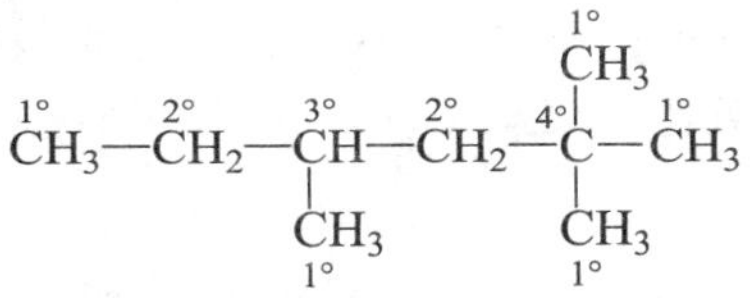

想一想

为什么没有季氢原子？

与伯、仲、叔碳原子相连的氢原子分别称为伯（1°）、仲（2°）、叔（3°）氢原子。不同级别的碳原子或氢原子，其化学活性是不相同的。

揣摩

写出己烷所有的碳链异构体，并指出各碳原子的种类。

（二）烷烃的构象

烷烃分子中存在的碳碳单键，由于都是可以围绕键轴自由旋转的 σ 键，当分子以其中之一的 C—C σ 键旋转时，两个碳原子上所连接的原子或原子团在空间的排列方式就会不断的发生变化，即分子的立体形象不断的发生改变。像这样由于碳碳单键的旋转而形成的分子中各原子或原子团在空间的不同排列方式，就称为构象（conformation）。

1. 乙烷的构象　当乙烷分子以 C—C 键为轴进行旋转时，分子中两个 C 原子上所连接的 H 原子的相对位置将不断的变化而产生无数种构象。图 2 – 4 是乙烷的两种典型构象。

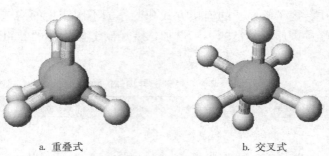

a. 重叠式   b. 交叉式

图 2-4 乙烷的典型构象图

假设视线沿 C—C 键轴方向观看，图 2-4a 中，前后两个 C 原子上所连接的 H 都处于重叠位置，这种构象称为重叠式构象（eclipsed conformer）；而图 2-4b 中后面 C 上所连接的 H 都在前面 C 原子上两个 H 原子之间，这种构象称为交叉式构象（staggered conformer）。这两种构象是乙烷无数种构象中的两种典型构象，又称为极限构象。交叉式构象和重叠式构象可通过 C—C 单键的旋转而相互转化。

从图 2-4 中可以看出，交叉式中两组氢原子处于交错的位置，两个碳原子上的非键合氢原子相距最远，相互间的排斥力最小，因而内能最低，是稳定的构象，即优势构象。重叠式中两组氢相互重叠，距离最近，相互间的排斥力最大，使分子的内能最高、不稳定。

分子的构象常用透视式（sawhorse projection）和纽曼投影式（Newman projection）来表示。上述图 2-4 中乙烷的两种极限构象用透视式和纽曼投影式来表示分别如下：

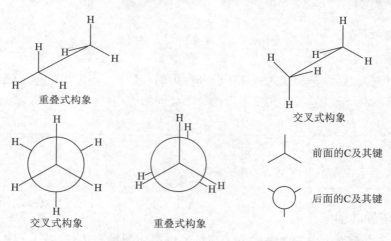

图 2-5 乙烷透视式构象（上）与纽曼透视式构象（下）

2. 丁烷的构象 为研究方便，选定丁烷分子中 $C_2 - C_3 \sigma$ 键为轴旋转，可产生 4 种极限构象，如图 2-6 所示。

在 4 种极限构象中，对位交叉式由于两个体积大的甲基相距最远，能量最低，最稳定，属优势构象，邻位交叉式其次；全重叠式构象中，两个体积大的甲基相距最近，范德华斥力最大，能量最高，最不稳定，部分重叠式的稳定性比全重叠式要稍好些。因此，4 种典型的极限构象的稳定性次序为：

对位交叉式 ＞ 邻位交叉式 ＞ 部分重叠式 ＞ 全重叠式

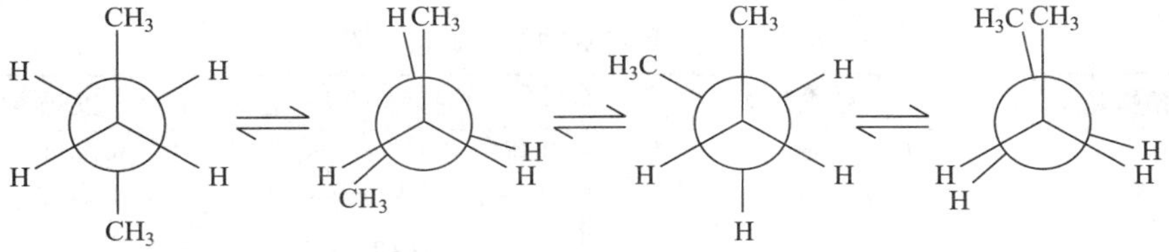

| 对位交叉式 | 部分重叠式 | 邻位交叉式 | 全重叠式 |

图 2 - 6 正丁烷的构象

练·习

试写出 1,2 - 二氯乙烷的优势构象的纽曼透视式。

三、烷烃的命名

烷烃的命名原则是各类有机化合物命名的基础。常用普通命名法（common nomen-clature）和系统命名法（sysiematic nomenclature）。

1. 普通命名法（习惯命名法） 普通命名法根据烷烃分子中碳原子数目称为某烷。1～10 个碳原子的直链烷烃用甲、乙、丙、丁、戊、已、庚、辛、壬、癸表示总碳原子数，10 个以上的碳原子的烷烃用中文汉字命名。通常采用"正"、"异"、"新"等词头以区别烷烃的同分异构体，"正"（normol 或 n －）代表直链烷烃；"异"（iso 或 i －）指碳链一端具有（CH_3）$_2CH$—（异丙基）结构的烷烃；"新"（neo）代表碳链一端具有（CH_3）$_3C$—（叔丁基）结构的烷烃。

$$CH_3CH_2CH_2CH_2CH_3 \qquad \underset{\underset{CH_3}{|}}{CH_3CHCH_2CH_3} \qquad H_3C-\underset{\underset{CH_3}{|}}{\overset{\overset{CH_3}{|}}{C}}-CH_3$$

正戊烷　　　　　　异戊烷 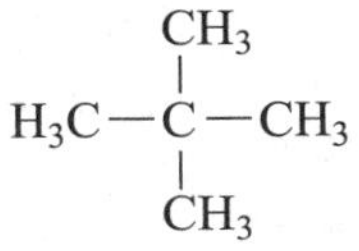　　　　　　新戊烷

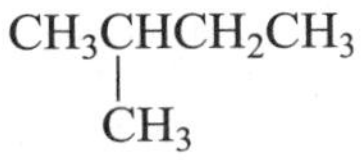

普通命名法只适用于一些直链烷烃或含碳原子数较少的烷烃。对于结构比较复杂的烷烃，应采用系统命名法。

课·堂·互·动

试写出异己烷、新庚烷的结构式。

2. 系统命名法 1892 年日内瓦国际化学会议首次拟定了有机化合物系统命名原则，称为日内瓦命名法。后经 IUAPC（International Union of Pure and Applied Chemistry，国际纯粹与应用化学联合会）多次修订，所以又称 IUPAC 命名法。我国根据这个命名原则，结合汉字特点，制定出我国的有机化合物系统命名法，即有机化学命名原则。

在系统命名法中，会出现各种取代基，在此主要是指烷基（alkyl substituent）。烷基是指烷烃分子去掉一个或几个氢原子后所剩下的原子团，通常用 R—来代表。命名

烷基时，把相应的烷烃命名中的"烷"字改为"基"字。常见的烷基见表2-3。

表2-3　常见烷基的结构式与名称

烷基结构式	烷基名称	烷基结构式	烷基名称
CH_3-	甲基（methyl，Me）	$CH_3CH_2CH_2CH_2-$	正丁基（normalbutyl，n-Bu）
CH_3CH_2-	乙基（ethyl，Et）	$(CH_3)_2CHCH_2-$	异丁基（isobutyl，i-Bu）
$CH_3CH_2CH_2-$	正丙基（normalpropyl，n-Pr）	CH_3CH_2CH- $\quad\ \ \ CH_3$	仲丁基（setbutyl，s-Bu）
$(CH_3)_2CH-$	异丙基（isopropyl，i-Pr）	$(CH_3)_3C-$	叔丁基（tertbutyl，t-Bu）

烷烃系统命名法的要点：

（1）选主链　选择最长碳链作主链，看作母体，根据主链所含碳原子数称为"某"烷。若主链等长时，应选择支链（取代基）较多的最长碳链作主链。如：

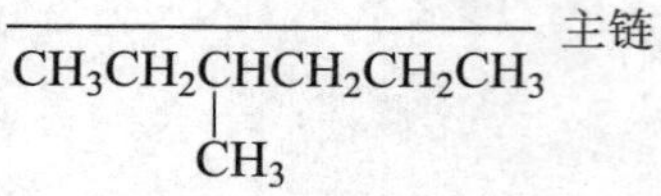

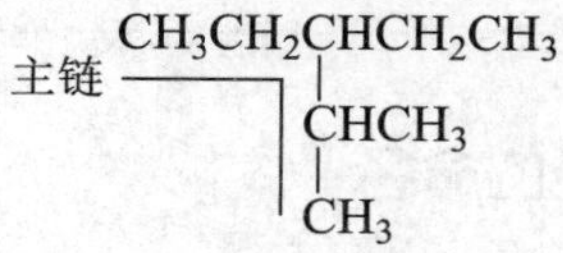

CH₃CH₂CHCH₂CH₂CH₃　主链　　　　主链　CH₃CH₂CHCH₂CH₃

（2）编号　用阿拉伯数字1，2，3……对主链碳原子进行编号，并使取代基的位次最小。

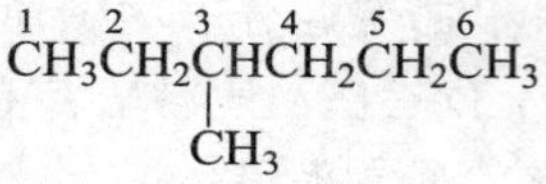

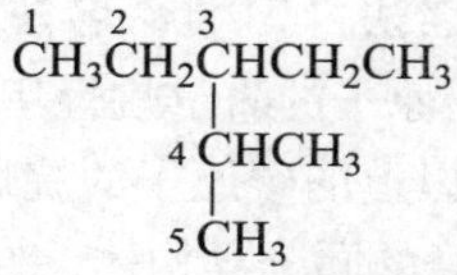

（3）命名　写出取代基的名称、位次，当有多个相同取代基存在时，用二、三等表示相同的取代基数目。当有不同烷基存在时，按取代基英文名首字母顺序排列。如：

3-甲基己烷　　　　　　　　3-乙基-2-甲基戊烷

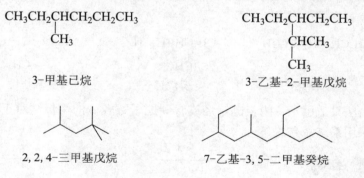

2，2，4-三甲基戊烷　　　　　7-乙基-3，5-二甲基癸烷

 想一想

写出下列化合物的名称。

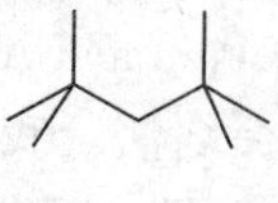

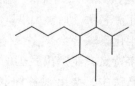

四、烷烃的物理性质

有机化合物的物理性质（physical properties）主要是指物态、熔点、沸点、溶解度、相对密度及旋光度等。物理性质对物质的鉴定、分离和提纯具有非常重要的意义，特别是在药物生产和药物分析领域有广泛的应用。一些正烷烃的物理常数见表 2 - 4。

表 2 - 4 一些正烷烃的物理常数

名称	分子式	熔点/℃	沸点/℃	相对密度/g·cm⁻¹
甲烷	CH_4	- 182.6	- 161.7	0.424（- 160℃）
乙烷	C_2H_6	- 172.0	- 88.6	0.546（- 88℃）
丙烷	C_3H_8	- 187.1	- 42.2	0.582（- 42℃）
丁烷	C_4H_{10}	- 138.3	- 0.5	0.597（0℃）
戊烷	C_5H_{12}	- 129.7	36.1	0.626（20℃）
己烷	C_6H_{14}	- 94.0	68.7	0.659（20℃）
庚烷	C_7H_{16}	- 90.5	98.4	0.684（20℃）
辛烷	C_8H_{18}	- 56.8	125.7	0.703（20℃）
壬烷	C_9H_{20}	- 53.7	150.7	0.718（20℃）
癸烷	$C_{10}H_{22}$	- 29.7	174.0	0.730（20℃）
十一烷	$C_{11}H_{24}$	- 25.6	195.8	0.740（20℃）
十二烷	$C_{12}H_{26}$	- 9.6	216.3	0.749（20℃）

（1）物态　在常温常压下，$C_1 \sim C_4$ 的直链烷烃以气体存在；$C_5 \sim C_{16}$ 的直链烷烃以液体存在；C_{17} 以上的直链烷烃以固体存在。

（2）沸点　直链烷烃的沸点随着碳原子的增加而呈现出有规律的升高。除了很小的烷烃外，链上每增加 1 个碳原子，沸点升高 20~30℃。这是由于烷烃的碳原子数越多，分子间作用力越大，使之沸腾就必须提供更多的能量，所以沸点就越高。但在同分异构体中，支链越多，沸点越低。这是因为随着支链的增多，分子的形状趋于球形，减小了分子间有效接触的程度，使分子间的作用力变弱而降低沸点。

（3）熔点　直链烷烃的熔点也是随着分子量的增加而增加。但偶数碳原子烷烃的熔点通常比奇数碳原子烷烃的熔点升高较多，构成两条熔点曲线，偶数居上，奇数在下（图 2 - 7）。

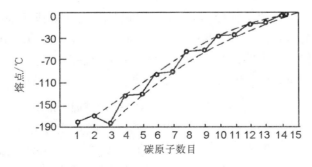

图 2 - 7　直链烷烃的熔点与分子中所含碳原子数关系图

熔点不仅和分子间的作用力有关，还与分子在晶格中排列的紧密程度有关，分子越对称，分子在晶格中的排列越紧密，熔点就越高。如异戊烷的熔点（−160℃）比正戊烷（−129.7℃）低，新戊烷熔点（−17℃）比正戊烷高。

（4）溶解度　烷烃分子是非极性的化合物。根据"相似相溶"规则，烷烃易溶于非极性或极性较小的苯、三氯甲烷、乙醚等有机溶剂，而难溶于水和其他强极性溶剂。

（5）相对密度　烷烃的密度随着碳原子数的增加而增大，但在 $0.8g \cdot cm^{-1}$ 左右趋于恒定。所有烷烃的密度都小于 $1g \cdot cm^{-1}$，是所有有机物中密度最小的一类化合物。

五、烷烃的化学性质

从结构上看，烷烃分子中只有牢固的 C−Cσ 键和 C−Hσ 键，所以烷烃具有高度的化学稳定性。在室温下，烷烃与强酸（如硫酸、盐酸）、强碱（如氢氧化钠）、强氧化剂（如重铬酸钾、高锰酸钾）、强还原剂（如钠加乙醇）、活泼金属（如钠）一般不发生反应。但是，如果有足够的能量，如在高温、催化剂等条件下，烷烃中的 σ 键也可断裂而显示出一定的反应性。

医药上利用烷烃稳定性的例子很多。$C_{18} \sim C_{24}$ 的液体烷烃的混合物（液状石蜡）在体内不被吸收，常用作肠道润滑的缓泻剂或滴鼻剂的溶剂或基质。$C_{18} \sim C_{22}$ 的烷烃混合物（凡士林）常用作软膏的基质。$C_{25} \sim C_{34}$ 的固体烷烃混合物（石蜡）常用于蜡疗、中成药的密封材料和药丸的包衣等。

1. 卤代反应　烷烃分子中的氢原子被卤素原子取代的反应称为卤代反应（halogenation reaction）。例如，甲烷与氯在紫外光作用下或加热到250℃以上时发生反应，甲烷中的4个氢可逐步被氯取代，生成4种氯甲烷的混合物。

$$CH_4 \xrightarrow{\text{紫外光或加热}} CH_3Cl + HCl$$

$$CH_3Cl \xrightarrow{\text{紫外光或加热}} CH_2Cl_2 \xrightarrow{\text{紫外光或加热}} CHCl_3 \xrightarrow{\text{紫外光或加热}} CCl_4$$

一氯甲烷　　　　　　二氯甲烷　　　　　　三氯甲烷　　　　　　四氯化碳

卤素与烷烃的反应活性顺序为：$F_2 > Cl_2 > Br_2 > I_2$。

甲烷的氟代反应十分剧烈，难以控制，强烈的放热反应所产生的热量可破坏大多数的化学键，以致发生爆炸。碘最不活泼，碘代反应难以进行。氯在光照下与烷烃室温即可发生反应，溴和烷烃的反应需要在加热的条件下进行。

烷烃的卤代反应经历的是烷烃的 C−Hσ 键断裂形成自由基（radicals），自由基再反应生成产物卤烃的过程，为自由基链反应（radical chain reaction）过程。

现以甲烷的氯代反应为例，讨论烷烃卤代反应的机制。

（1）链引发（chain initiating step）形成自由基

$$Cl-Cl \xrightarrow{\text{光或热}} 2Cl \cdot \qquad \Delta H = 242.5 kJ \cdot mol^{-1} \qquad \text{①}$$

氯分子从光或热中获得能量，Cl−Cl 键均裂，生成高能量的氯自由基 Cl·。自由基的反应活性很强，一旦形成就有获取一个电子的倾向，以形成稳定的八隅体构型。

（2）链增长（chain propagating step）延续自由基、形成产物　氯自由基夺取甲烷分子中的一个 H 原子（C−H 均裂）形成 HCl，同时生成一个新的甲基自由基 CH₃·。

$$Cl \cdot + CH_4 \longrightarrow HCl + CH_3 \cdot \qquad \Delta H = 4.1 kJ \cdot mol^{-1} \qquad \text{②}$$

紧接着活泼的甲基自由基再夺取氯分子中的一个氯原子（ Cl—Cl 键均裂），形成一氯甲烷和一个新的氯自由基。

$$CH_3 \cdot + Cl_2 \longrightarrow CH_3Cl + Cl \cdot \qquad \Delta H = -109.3 kJ \cdot mol^{-1} \qquad ③$$

新生成的氯自由基又可以重复②、③步反应。因此，整个反应就像一条锁链，一经引发，就一环扣一环地进行下去。当一氯甲烷达到一定浓度时，氯与甲烷反应的同时，还可与一氯甲烷反应生成二氯甲烷，如此延续下去，直至生成三氯甲烷和四氯化碳。

（3）链终止（chain terminating step）消除自由基

$$Cl \cdot + Cl \cdot \longrightarrow Cl_2 \qquad ④$$

$$CH_3 \cdot + CH_3 \cdot \longrightarrow CH_3CH_3 \qquad ⑤$$

$$Cl \cdot + CH_3 \cdot \longrightarrow CH_3Cl \qquad ⑥$$

所有烷烃的卤代反应都属于自由基链反应。各种烷烃卤代产物异构体的相对数量与卤素的活泼性及氢原子的活泼性有关。许多氯代反应的实验结果表明：室温下烷烃分子中3°、2°、1°氢原子的相对反应活性比为5:4:1，因此，不同类型的氢被氯取代的相对活性顺序为：3°H > 2°H > 1°H。

2. 氧化反应 常温常压下，烷烃在空气中的燃烧是剧烈的氧化反应（oxidation reaction），反应的最终产物是二氧化碳和水，同时释放出大量的热。

$$CH_4 + 2O_2 \xrightarrow{\text{燃烧}} CO_2 + 2H_2O \qquad \Delta H = -881 kJ \cdot mol^{-1}$$

在控制条件时，烷烃可以部分氧化，生成烃的含氧衍生物。例如石蜡（含 20 ~ 40 个碳原子的高级烷烃的混合物）在特定条件下氧化得到高级脂肪酸。

$$RCH_2CH_2R' \xrightarrow[107~110℃]{MnO_2} RCOOH + R'COOH$$

工业上常用此反应得到含 12 ~ 18 个碳原子的高级脂肪酸来代替天然油脂生产肥皂。

六、烷烃的来源和重要的烷烃

烷烃在自然界主要来源于天然气和石油。天然气是地层内的可燃性气体，它的主要成分是甲烷。石油是古代动、植物的尸体在隔绝空气的情况下逐渐分解而产生的碳氢化合物，它是各种烃的混合物。分馏炼制石油可得到不同成分的石油产品，主要产品见表 2 - 5。

常见的烷烃有以下几种：

（1）石油醚 是由石油分馏而得到，属低级烷烃的混合物。为无色透明液体，因具有类似乙醚的气味，故称石油醚。石油醚不溶于水，可溶解大多数有机物，特别能溶解油和脂肪，因此它主要用作溶剂。石油醚沸点较低，30 号石油醚沸点范围是 30 ~ 60℃，60 号石油醚沸点范围是 60 ~ 90℃。因为它极易挥发和着火，在使用和储存时要特别注意防火。

（2）石蜡 分为液状石蜡和固体石蜡。液状石蜡为无色透明液体，不溶于水和醇，能溶于醚和三氯甲烷。固体石蜡为白色蜡状固体，工业上是制造蜡烛的原料。

（3）凡士林　一般为黄色，经漂白后为白色，以软膏状的半固体存在，为液状石蜡与固体石蜡的混合物。凡士林易溶于乙醚和石油醚，不溶于水。

表 2-5　石油的分馏产物

名称		主要成分	沸点范围/℃	用途	总称
石油气		$C_1 \sim C_4$	40 以下	燃料、化工原料	轻油
粗汽油	石油醚	$C_5 \sim C_6$	40 ~ 60	溶剂	
	汽油	$C_7 \sim C_9$	60 ~ 205	燃料、溶剂	
	溶剂油	$C_9 \sim C_{11}$	150 ~ 200	油漆溶剂	
煤油	航空煤油	$C_{10} \sim C_{15}$	145 ~ 245	喷气飞机燃料油	
	煤油	$C_{11} \sim C_{16}$	160 ~ 310	燃料	
柴油		$C_{16} \sim C_{18}$	180 ~ 350	发动机燃料	
润滑油		$C_{16} \sim C_{20}$	350 以上	润滑机器、防锈	重油
液状石蜡		$C_{18} \sim C_{24}$	350 以上	缓泻剂	
凡士林		混合物	350 以上	软膏基质、防锈涂料	
固体石蜡		$C_{25} \sim C_{34}$	350 以上	制蜡烛、蜡疗	
沥青		$C_{30} \sim C_{40}$	350 以上	铺马路、涂料	

第二节　烯　烃

烯烃（alkene）是分子中含有碳碳双键（C＝C）的不饱和烃。含有一个碳碳双键的烯烃通式为 C_nH_{2n}，比相应的烷烃少二个氢原子。最简单的烯烃是乙烯（C_2H_4）。

一、烯烃的结构和命名

1. 烯烃的结构

（1）碳原子的 sp^2 杂化　以乙烯为例。杂化轨道理论认为，在形成乙烯分子之前，碳原子的 1 个 2s 轨道和 2 个 2p 轨道进行 sp^2 杂化，组成 3 个能量相等的 sp^2 杂化轨道，另有 1 个 2p 轨道未参与杂化。3 个 sp^2 杂化轨道及 1 个 2p 轨道各填充 1 个电子（图2-8）。

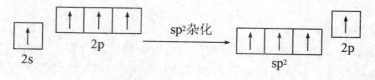

图 2-8　碳原子的 sp^2 杂化

sp^2 杂化轨道的形状与 sp^3 杂化轨道相似。碳原子的 3 个 sp^2 杂化轨道对称分布，处于同一平面上，轨道对称轴之间的夹角为 120°。未参与杂化的 p 轨道其对称轴垂直

于 sp^2 杂化轨道对称轴所在的平面（图 2 – 9）。

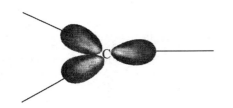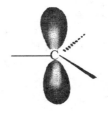

a. 3 个 sp^2 杂化轨道在一个平面上　　　　b. p 轨道垂直于 3 个 sp^2 杂化轨道的平面

图 2 – 9　sp^2 杂化碳原子的形状

（2）碳碳双键的形成　　在乙烯分子中，每个碳原子各以 2 个 sp^2 杂化轨道分别与 2 个氢原子形成 C – Hσ 键，2 个碳原子又各以另 1 个 sp^2 杂化轨道互相结合形成 C – Cσ 键，形成的 5 个 σ 键在同一平面（图 2 – 10）。与此同时，每一个碳原子上未参与杂化的 p 轨道垂直于乙烯分子 σ 键的平面，它们从侧面相互重叠形成的共价键称为 π 键。处于 π 轨道的电子简称为 π 电子（图 2 – 11）。由此可见，碳碳双键不是由两个相同的单键组成，而是由 1 个 σ 键和 1 个 π 键所组成的。

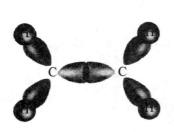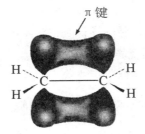

图 2 – 10　乙烯分子的 σ 键　　　　　　　　图 2 – 11　乙烯分子的 π 键

（3）π 键的特点　　由于 π 键是由 2 个 p 轨道侧面重叠形成的，因此与 σ 键比较，π 键重叠程度要小。另外，如果双键碳原子相对旋转，则 p 轨道平行将被打破，π 键必将减弱或被破坏。因此，π 键具有以下特点：①π 键不如 σ 键牢固，容易断裂。②围绕碳碳双键不能自由旋转。

2. 烯烃的命名

烯烃的系统命名与烷烃相似，其命名原则为：

（1）选择含有碳碳双键的最长碳链作为主链，按其碳原子数称某烯。

（2）从靠近双键的一端开始编号，在此基础上使取代基的位次尽可能小。

（3）写出取代基的名称、位次，标出双键位次（双键位次以其所在碳原子的编号中较小的那个表示）。如：

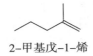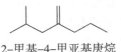

2-甲基戊-1-烯　　　　　　　　　　　　2-甲基-4-甲亚基庚烷

（4）若分子中最长碳链不含双键，则将双键碳作为取代基。

想一想

写出下列烯烃的结构式，并指出哪些名称有误，并加以改正。

(1)4,4-二甲基戊-2-烯　(2)1,1-二甲基丙-2-烯　(3)3-乙基-4-甲基庚-2-烯

二、顺反异构体

1. 顺反异构体　由于烯烃官能团 C=C 不能自由旋转，当两个双键 C 原子上所连接的基团有所不同时，往往会出现异构现象。如：

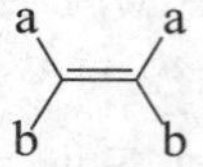

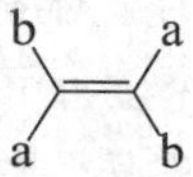

在上述两个结构中，前者双键 C 上相同基团在同侧，称为顺式，后者双键 C 上相同基团在异侧，称为反式，两者互为同分异构体。像这样由于分子中存在限制旋转的因素而造成的分子中原子或原子团在空间的排列方式不同所产生的异构现象，称为顺反异构（cis-trans isomer），顺反异构体的构造相同，其区别仅仅是基团在空间的排列方式不同。顺反异构是一种空间立体异构。

2. 顺反异构体命名　顺反异构体的命名可简单根据两个双键 C 原子上所连接的基团是否相同称为顺式或反式某烯。如：

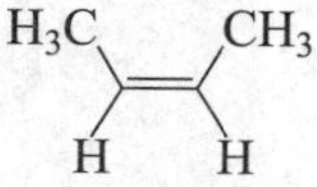

顺-丁-2-烯 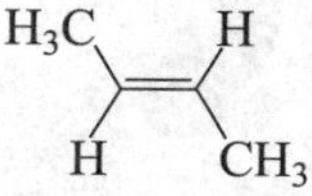　　　　　反-丁-2-烯

这种方法可命名简单的顺反异构体，但若烯烃双键碳原子上连有四个互不相同的原子或原子团时，则难以用上述方法命名。如：

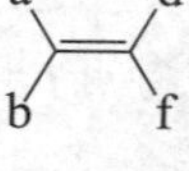

Z/E 命名法是专门用来解决复杂顺反异构命名的方法。在这种命名规则中，需要使用次序规则来对双键 C 原子上的基团大小进行排序。

次序规则：

（1）比较与双键碳原子直接相连的原子的序数，原子序数大者为"优先"基团。如 $I > Cl > O > N > C$。

（2）若与双键碳原子直接相连的原子相同时，则比较与该相同原子连接的其他原子的序数，大者优先。如—CH_2CH_3 和—CH_3，与双键相连时，第一个原子都是 C，则比较与该 C 所连接的其他原子。在—CH_2CH_3 中，与 C 连接的是 C、H、H，在—CH_3 中与 C 连接的是 H、H、H，按原子序数从大到小进行比较，很明显—CH_2CH_3

> —CH$_3$。

（3）相连基团有重键，可看作是连接两个或三个相同的原子。如：C＝O 相当于 C 上连接了两个 O，C≡N 相当于 C 上连接了三个 N。

根据次序规则，当两个优先基团位于双键同侧时，用 Z（取自德语 Zusammen，意为"共同"，指同侧）标记其构型；位于异侧时，用 E（取自德语 Entgegen，意为"相反"，指异侧）标记其构型。书写时，Z 或 E 写在化合物名称之前，并用短线隔开。例如：

H$_3$CH$_2$CH$_2$C————CH$_2$CH$_3$
　　　　Cl　　CH$_3$

Z-4-氯-3-甲基庚-3-烯

H$_3$CH$_2$CH$_2$C————Cl
　　　　Br　　CH$_3$

E-3-溴-2-氯己-2-烯

在此需要指出的是，顺、反命名和 Z/E 法是两种不同的构型标记命名法，不能简单地将它们相互之间一一对应。例如，反－戊－2－烯可称为 E－戊－2－烯；反－3－甲基戊－2－烯却称为 Z－3－甲基戊－2－烯。

H$_3$C————H
H————C$_2$H$_5$

反-戊-2-烯或E-戊-2-烯

H$_3$C————CH$_2$CH$_3$
H————CH$_3$

反-3-甲基戊-2-烯或Z-3-甲基戊-2-烯

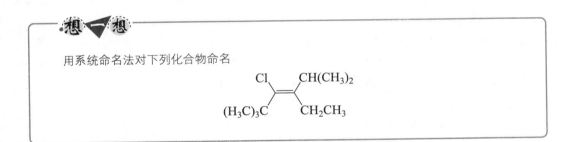

想一想

用系统命名法对下列化合物命名

　　　　Cl　　CH(CH$_3$)$_2$
(H$_3$C)$_3$C————CH$_2$CH$_3$

三、烯烃的物理性质

烯烃的物理性质与烷烃的相似，在室温下，C$_2$～C$_4$ 的烯烃为气体，C$_5$～C$_{18}$ 的烯烃为液体，C$_{19}$ 以上的烯烃为固体。烯烃的熔点和沸点都随碳原子数的增加而升高。通常直链烯烃比支链烯烃的沸点高。烯烃的相对密度都小于 1。烯烃一般无色，难溶于水而易溶于有机溶剂。

四、烯烃的化学性质

烯烃分子中碳碳双键的存在使烯烃具有很大的化学活性。这是由于碳碳双键是由 1 个 σ 键和 1 个 π 键组成的，而 π 键键能低，不稳定，又易被极化，易断裂。因此，烯烃易发生加成反应、氧化反应和聚合反应等反应。此外，与双键相连的 α－C 原子上的 α－H，受 π 键的影响，也显示出一定的活性，能发生 α－H 取代反应。

（一）加成反应（addition reaction）

加成反应就是双键中的 π 键打开，2 个 1 价的原子或原子团分别加到双键两端的碳原子上，形成 2 个新的 σ 键。加成反应通式如下：

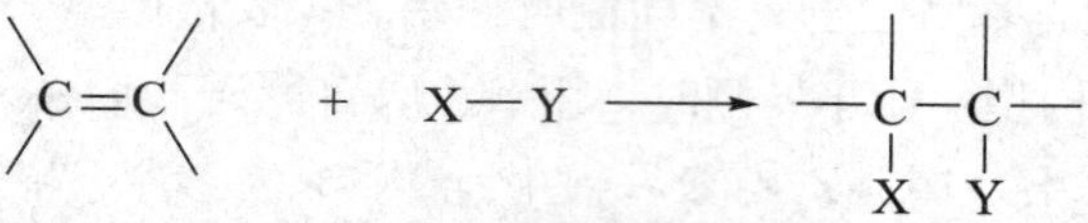

$$\begin{matrix} \diagup \\ C \\ \diagdown \end{matrix}{=}\begin{matrix} \diagup \\ C \\ \diagdown \end{matrix} \quad + \quad X{-}Y \quad \longrightarrow \quad {-}\underset{X}{\overset{|}{C}}{-}\underset{Y}{\overset{|}{C}}{-} \quad \quad X{=}Y \text{ 或 } X{\neq}Y$$

1. 催化加氢 烯烃与氢在适当的催化剂存在下，发生加成反应生成相应的烷烃，通式如下：

$$RCH{=}CH_2 + H_2 \xrightarrow{\text{催化剂}} RCH_2CH_3$$

常用的催化剂为铂（Pt）、钯（Pd）、镍（Ni）等金属，工业上常用的一种催化剂称 Raney 镍，它的催化活性较高，制备亦较方便。

2. 加卤素 烯烃与氯、溴等很容易加成。例如把乙烯或丙烯通入溴水或溴的四氯化碳溶液中，由于生成无色的二溴化物而使溴的红棕色褪去。其他烯烃也可以使溴水或溴的四氯化碳溶液褪色，常用该法鉴定不饱和烃。

$$CH_3CH{=}CH_2 + Br_2 \longrightarrow CH_3CHBrCH_2Br \quad \quad 1,2{-}二溴丙烷$$

实验证明，当乙烯与溴的氯化钠溶液反应时，所得产物除了有 1,2 - 二溴乙烷外，还混有 1 - 氯 - 2 - 溴乙烷。

$$CH_2{=}CH_2 + Br_2 \longrightarrow CH_2BrCH_2Br + CH_2ClCH_2Br$$

1 - 氯 - 2 - 溴乙烷的生成说明溴分子中两个溴原子不是同时加到双键的两端，而是分步进行的：

第一步，加成试剂 Br_2 分子与烯烃接近，受烯烃的 π 电子的影响而发生 σ 键的极化（$Br^{\delta-}{-}Br^{\delta+}$），进而形成不稳定的 π 配合物。继续极化，$Br{-}Br$ 键发生异裂，形成环状的活性中间体——溴鎓离子（bromonium ion，也称 σ 配合物）和 1 个溴负离子。

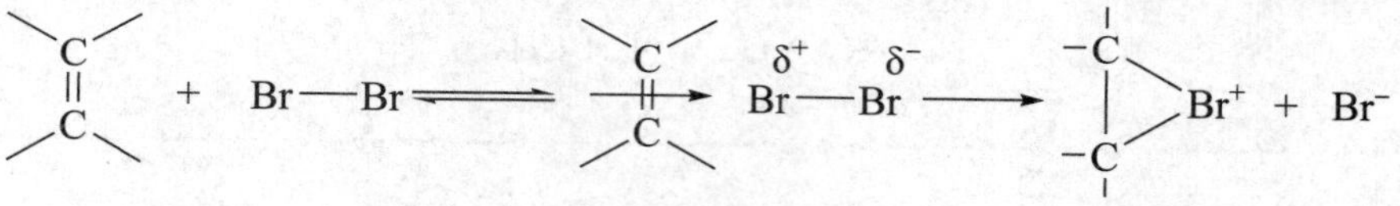

第二步，溴负离子从溴鎓离子中带正电荷 Br 的相反方向进攻溴鎓离子，生成 1,2 - 二溴乙烷。

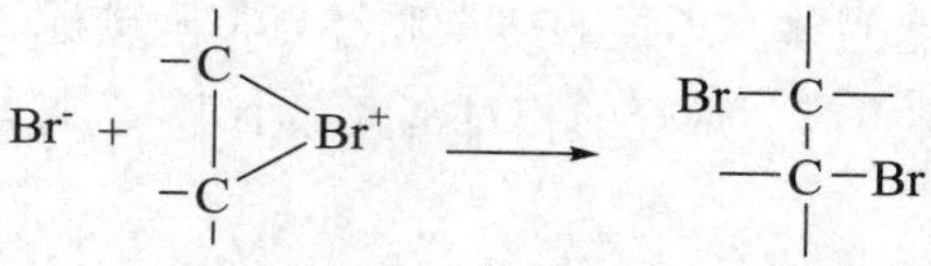

如果在反应介质中存在氯负离子，它亦可以进攻溴鎓离子，形成 1 - 氯 - 2 - 溴乙烷。

由于在第一步反应中使 π 键和 Br - Br 键断裂需要一定的能量，而第二步是带相反电荷的两个离子互相生成共价键，显然第一步反应的速度比第二步慢，因此生成活性中间体溴鎓离子那一步是决定反应速度的步骤。由于决定加成反应的第一步是带有部分正电荷的溴原子进攻碳碳双键中的 π 电子云，因此，此加成反应称为亲电加成反应

（electrophilic addition reaction），反应中进攻双键的试剂，称为亲电试剂（electrophilic reagent）。

3. 加卤化氢 烯烃可与卤化氢发生加成反应，如：

$$CH_2 = CH_2 + HCl \xrightarrow[130 \sim 235℃]{AlCl_3} CH_3CH_2Cl$$

对卤化氢来讲，反应活性一般为：$HI > HBr > HCl$。

当不对称的烯烃（构成双键的两个碳原子上连有的原子或基团不完全相同的烯烃，如丙烯）与卤化氢发生加成反应时，理论上可以生成两种不同的加成产物。

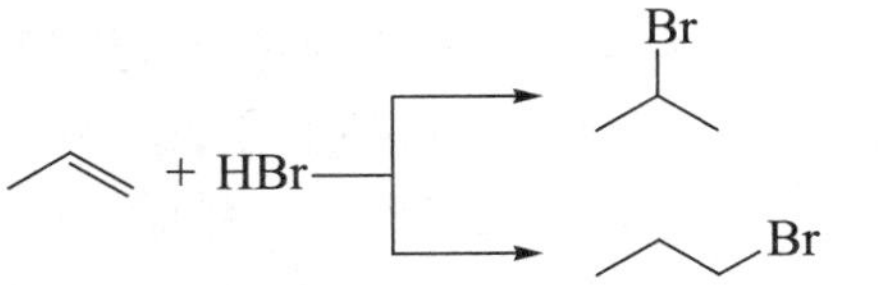

但实验结果表明，Ⅰ是主要产物。1870 年，俄国化学家 V. V. Markovnikov 首先总结了不对称烯烃与卤化氢加成的规律：不对称烯烃与卤化氢加成时，卤化氢中的氢总是加到含氢较多的双键碳原子上，卤原子则加到另一碳原子上。这个经验规律称为不对称加成规则，又称马尔柯夫尼柯夫规则，简称马氏规则。如：

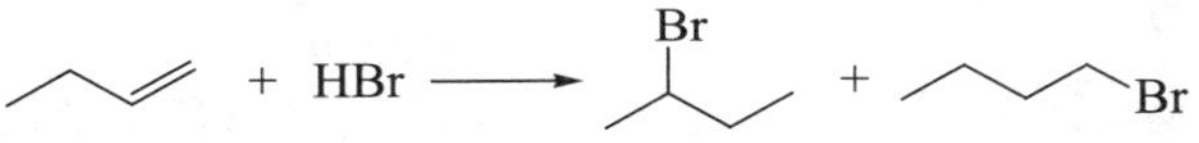

不对称烯烃与溴化氢加成时，如有过氧化物（R－O－O－R）存在时，主要生成反马氏规则的产物。如：

$$CH_3CH = CH_2 + HBr \xrightarrow{ROOR} CH_3CH_2CH_2Br$$

这种现象称为过氧化物效应（peroxide effect）。美国科学家 M. S. Kharasch 于 1933 年首先发现这一现象。过氧化物效应仅限于溴化氢，氯化氢和碘化氢与不对称烯烃加成一般不存在过氧化物效应。

知识拓展

马尔柯夫尼柯夫（ V. W. Markovnikov，1839～1940，俄国化学家）发表的论文有《论有机化合物的同分异构现象》、《化合物中原子相互影响的一些材料》等，他发展了布特列洛夫的结构理论，其中最重要的是以他的名字命名的马尔柯夫尼柯夫的规则，这个经验规则经历了时间的考验。

烯烃与卤化氢的加成也属于亲电加成，与跟卤素反应采用溴鎓离子历程不同的是，与卤化氢的加成采用了碳正离子历程。HX 首先异裂成 H^+ 和 X^-，H^+ 首先加至双键 C 上生成中间体——碳正离子，然后 X^- 与碳正离子结合生成最终产物。

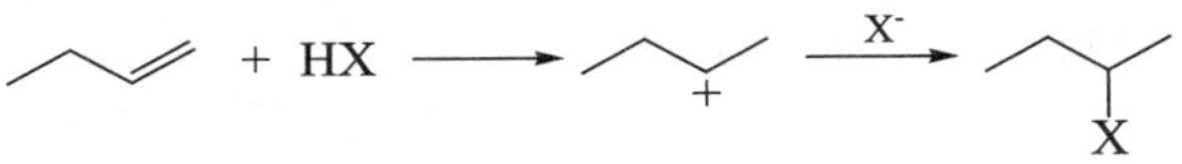

想一想

分子式为 C_5H_{10} 的某烯烃，与 HBr 加成生成 2 - 甲基 - 2 - 溴丁烷，写出烯烃结构式。

4. 加硫酸 将烯烃与稀硫酸在低温下混合，即可生成加成产物烷基硫酸氢酯，烷基硫酸氢酯在水中加热可以水解生成醇。如：

$$CH_2 = CH_2 + H_2SO_4（98\%）\longrightarrow CH_3CH_2OSO_3H \xrightarrow[\triangle]{H_2O} CH_3CH_2OH + H_2SO_4$$

不对称烯烃与硫酸加成时，符合马氏规则。烷基硫酸氢酯容易水解生成相应的醇，这是工业上制备醇的方法之一，称为烯烃的间接水合法。由于生成的烷基硫酸氢酯溶于硫酸，实验室中还可用此法除去烷烃中混有的少量烯烃。

5. 加水 在强酸催化下，烯烃可以与水加成生成醇，这是醇的制备方法之一，也称为烯烃的直接水合法，反应条件一般较高。不对称烯烃与水的加成同样符合马氏规则。如：

$$（CH_3）_2C = CH_2 + H_2O \xrightarrow{H_2SO_4（65\%）} （CH_3）_3C—OH$$

（二）氧化反应

烯烃的双键极易被许多氧化剂所氧化。常见的氧化剂有高锰酸钾、过氧化物及臭氧等。

1. 高锰酸钾氧化 烯烃与中性（或碱性）高锰酸钾的冷溶液反应，双键中的 π 键断裂，氧化生成邻二醇，$KMnO_4$ 的紫红色褪去生成褐色的 MnO_2 沉淀。这也是鉴定不饱和键的常用方法。

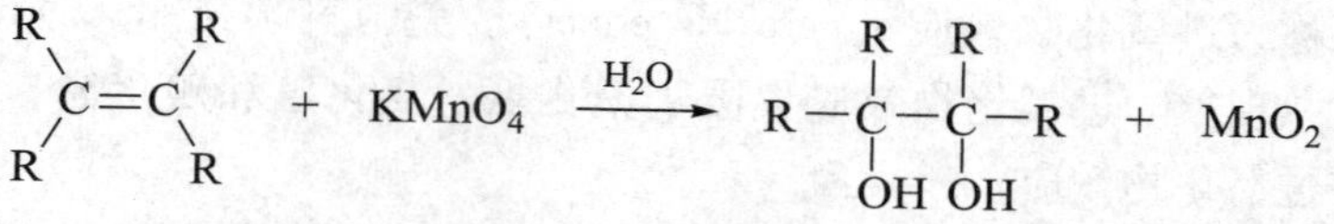

当在较强的反应条件下氧化，如用酸性 $KMnO_4$ 溶液或在加热条件下氧化，则反应很难停留在生成邻二醇阶段。在此情况下，烯烃的碳碳双键发生断裂，最终反应产物为酮、羧酸、二氧化碳或它们的混合物，而紫红色的 $KMnO_4$ 溶液褪为无色溶液。

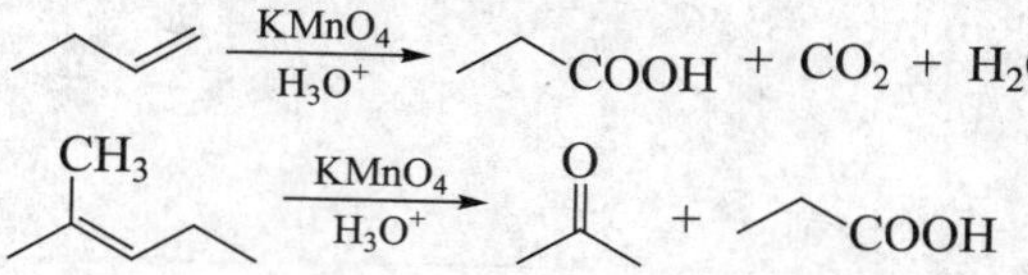

因此，不同结构烯烃的氧化产物不同，通过分析氧化产物的结构可以鉴定烯烃分子结构。

2. 臭氧氧化 将含有臭氧（6%～8%）的氧气通入液体烯烃或烯烃的非水溶液中（一般以四氯化碳或石油醚作溶剂），臭氧迅速而定量地与烯烃作用，生成糊状的臭氧化物，该反应称为臭氧化反应（ozonolysis）。

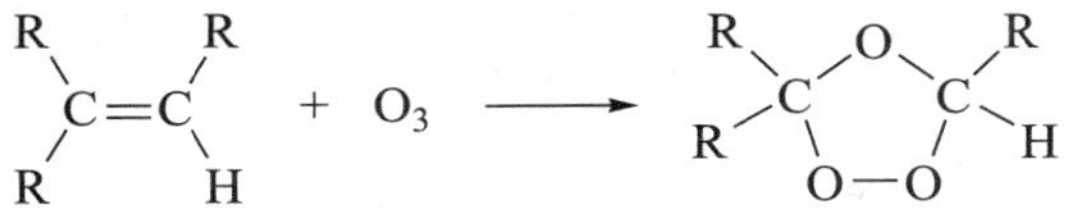

臭氧化物在游离状态下不稳定，容易发生爆炸，一般不必从反应溶液中分离，直接进行下一步水解反应。由于在水解过程中产生 H_2O_2，为了避免水解产物进一步氧化，通常需加入还原剂（锌粉）以除 H_2O_2。

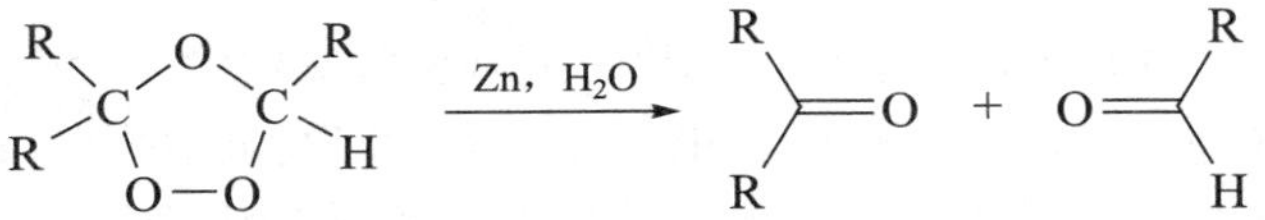

不同的烯烃经臭氧化、水解可以得到不同的醛或酮，由此推断烯烃的结构式。如：

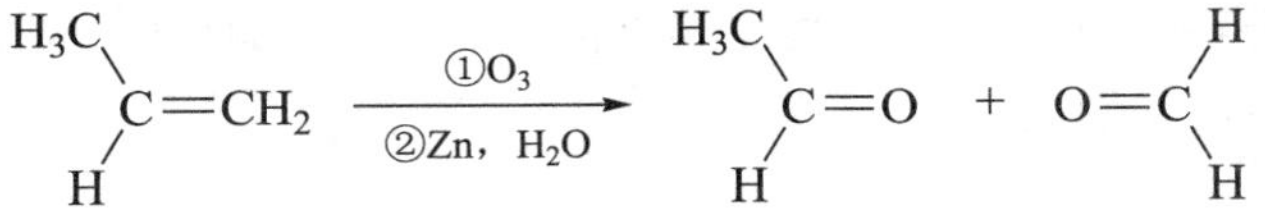

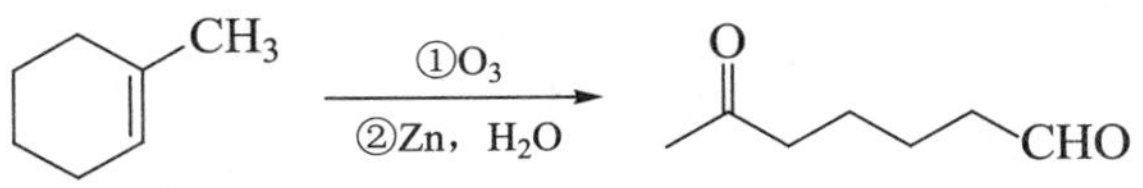

3. α-H 活性反应 在有机化合物中，将与官能团相邻的位置上的 C 称为 α-C，

想一想

三种烯烃，它们经臭氧化，再用锌粉/水解处理后分别得到以下化合物，试写出它们的结构式。

(1) $(CH_3)_2CHCHO + CH_3CHO$

(2) $2CH_3COCH_3$

(3) $CH_3CHO + HCHO + OHCCH_2CHO$

α-C 上的 H 称为 α-H。烯烃的 α-H 具有一定的活性，在一定条件下可以发生类似于烷烃的卤代反应。例如：

$$CH_3CH = CH_2 + Br_2 \xrightarrow[500℃]{气相} CH_2 = CHCH_2Br$$

当烯烃分子中存在多种不同的 α-H 时，取代优先发生在最活泼的 α-H 位置。如：

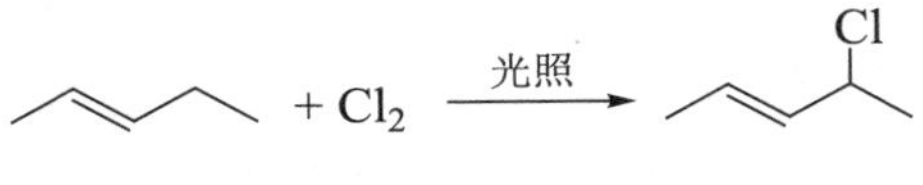

（三）聚合反应

在催化剂作用下，烯烃碳碳双键断裂，同时发生烯烃分子间的加成反应，生成高分子化合物，这种反应叫聚合反应。聚合反应中参加反应的低分子量化合物称为单体，生成的高分子化合物称为聚合物。如乙烯、丙烯等在一定条件下，可分别生成聚乙烯、聚丙烯。

$$nCH_2=CH_2 \xrightarrow[\text{温度、压力}]{O_2} +CH_2-CH_2\cdots_n \quad \text{聚乙烯}$$

$$nCH_3CH=CH_2 \xrightarrow[\text{温度、压力}]{Al(C_2H_5)_3-TiCl_4} +\overset{\overset{\displaystyle CH_3}{\displaystyle |}}{CH}-CH_2\cdots_n \quad \text{聚丙烯}$$

五、诱导效应

1. 诱导效应（inductive effect）　如果组成共价键的两个原子的电负性不同，形成共价键的一对电子总是偏向电负性较大的原子一边，使电负性较大的原子带部分负电荷，而电负性较小的原子带部分正电荷，从而使共价键产生极性，这种极性不但影响直接相连的部分，也影响到分子中的其他部分。由于成键原子间电负性不同而使键产生极性，使整个分子的电子云沿碳链向某个方向偏移，这种原子间的相互影响称为诱导效应，可用 I 表示。例如：

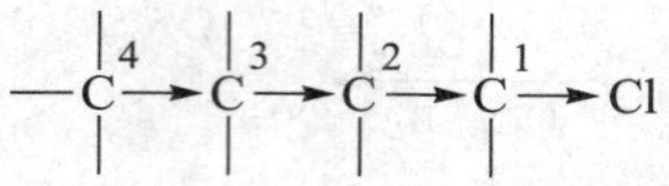

$$-\overset{|}{\underset{|}{C}}\!\!\overset{4}{\rightarrow}\overset{|}{\underset{|}{C}}\!\!\overset{3}{\rightarrow}\overset{|}{\underset{|}{C}}\!\!\overset{2}{\rightarrow}\overset{|}{\underset{|}{C}}\!\!\overset{1}{\rightarrow}Cl$$

因为氯原子的电负性大于碳，使氯原子带有部分负电荷（δ^-），C_1 上带有部分正电荷（δ^+），从而使 C_1—C_2 共价键上的一对电子也偏向 C_1，使 C_2 也带有比 C_1 更少一些的正电荷，依次下去，C_2 又使 C_3 带有比 C_2 更少的正电荷，这就是诱导效应。诱导效应是永久存在的电子效应。这种效应沿着碳链随碳原子数的增加而迅速减弱，一般到第三个碳原子后就很微弱可忽略不计。为了比较不同原子和基团诱导效应的大小，通常以有机化合物中最多的碳氢键作为比较标准：

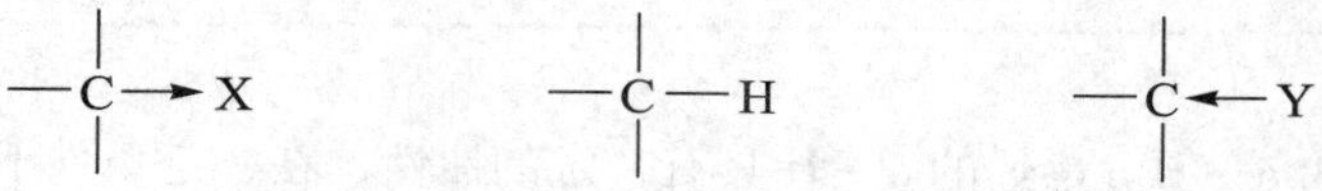

$$-\overset{|}{\underset{|}{C}}\!\!\rightarrow X \qquad -\overset{|}{\underset{|}{C}}\!\!-H \qquad -\overset{|}{\underset{|}{C}}\!\!\leftarrow Y$$

$$X\ \text{吸电子} \qquad\qquad \text{比较标准} \qquad\qquad Y\ \text{斥电子}$$

X 的电负性大于 H，取代 H 后使 C—X 键的电子云偏向 X，X 称为吸电子基，吸电子基产生的诱导效应称为吸电子效应（$-I$ 效应）；相反，Y 的电负性小于 H，取代 H 后使 C—Y 键的电子云偏向 C，称 Y 为斥（或给）电子基，斥电子基产生的诱导效应称斥（或给）电子诱导效应（$+I$ 效应）。

一些常见的吸电子基和斥电子基及诱导效应的相对强弱顺序如下：

吸电子诱导效应：

—NO_2 > —CN > —COOH > —F > —Cl > —Br > —I > —OR > —COR > —OH > —C_6H_5 > —CH = CH_2 > —H

斥电子诱导效应：

O^- > COO^- > $(CH_3)_3C$— > $(CH_3)_2CH$— > CH_3CH_2— > CH_3— > —H

烯烃与卤化氢加成反应中首先得到活性中间体——碳正离子（carbocation）。碳正

离子采用 sp^2 杂化，为平面结构。根据正碳离子所连的烃基数目不同，可分为伯（1°）、仲（2°）、叔（3°）和甲基正碳离子。正碳离子（sp^2 杂化）比 sp^3 杂化的碳具有稍微大的吸电子作用，与正碳离子相连的烃基具有斥电子诱导效应，可以使正碳离子上的正电荷得到分散。正电荷的分散程度与正碳离子上所连接的烃基多少有关。在连接三个烃基的叔正碳离子中，正电荷可以分散到三个烃基上去；但在连接两个烃基的仲正碳离子中，正电荷只能分散到两个烃基上去；而在连接一个烃基的伯正碳离子中，正电荷仅能分散到一个烃基上；甲基正碳离子上没有烃基，正电荷不能得到分散。因此，正碳离子的稳定性次序为：

$$R_3C^+ > R_2CH^+ > RCH_2^+ > CH_3^+$$

在产生正碳离子中间体的反应中，正碳离子越稳定，反应越容易进行。

2. 诱导效应对马氏规则的解释 不对称烯烃与卤化氢等不对称试剂加成按照马氏规则进行的现象可以从诱导效应和正碳离子稳定性两个方面来解释。

以丙烯和卤化氢的加成为例：由于丙烯中甲基是一个斥电子基团，其斥电子诱导效应使碳碳双键的 π 电子云发生偏移，结果使碳碳双键上含氢较多的碳原子带有部分负电荷（δ^-），而含氢较少的碳原子带有部分正电荷（δ^+）。当卤化氢与丙烯进行亲电加成时，HX 中带正电荷的 H^+ 首先加到带部分负电荷的双键碳原子上形成正碳离子，然后卤素负离子加到带正电荷的碳原子上。

$$CH_3 \overset{\delta^+}{\longrightarrow} \overset{\delta^-}{CH} = CH_2 + \overset{\delta^+}{H} - \overset{\delta^-}{X} \overset{慢}{\longrightarrow} [CH_3 \overset{+}{CH}CH_3]$$

$$[CH_3 \overset{+}{CH}CH_3] + X^- \overset{快}{\longrightarrow} CH_3CHXCH_3$$

另外，也可以从正碳离子中间体的稳定性进行解释。当丙烯与 HX 加成时，将生成两种正碳离子 Ⅰ 和 Ⅱ，然后 Ⅰ 和 Ⅱ 分别与卤负离子结合。因为仲正碳离子比伯正碳离子稳定，即 Ⅰ > Ⅱ，故主要产物是 2 - 卤丙烷，也就是氢加到含氢较多的双键碳原子上。

$$CH_3CH{=}CH_2 \longrightarrow \begin{cases} CH_3\overset{+}{CH}CH_3 \overset{X^-}{\longrightarrow} CH_3CHXCH_3 \quad 主要产物 \\ \quad\quad\quad Ⅰ \\ CH_3CH_2\overset{+}{CH}_2 \overset{X^-}{\longrightarrow} CH_3CH_2CH_2X \quad 次要产物 \\ \quad\quad\quad Ⅱ \end{cases}$$

六、重要的烯烃

1. 乙烯 为无色、略有甜味的气体，燃烧时火焰明亮但有烟；当空气中含乙烯 3%～33.5% 时，则形成爆炸性的混合物，遇火星发生爆炸。在医药上，乙烯与氧的混合物可作麻醉剂。农业上，乙烯可作为未成熟果实的催熟剂。工业上，乙烯可以用来制备乙醇，也可氧化制备环氧乙烷，环氧乙烷是有机合成上的一种重要物质。还可由乙烯制备苯乙烯，苯乙烯是制造塑料和合成橡胶的原料。乙烯聚合后生成的聚乙烯，具有良好的化学稳定性。

2. 丙烯 为无色气体，燃烧时产生明亮的火焰。在工业上大量地用丙烯来制备异丙醇和丙酮。另外，可用空气直接氧化丙烯生成丙烯醛。

第三节　炔　烃

炔烃（alkyne）是含有碳碳叁键的不饱和烃，它比相应的烯烃少两个氢原子，所以其通式为 C_nH_{2n-2}。

一、炔烃的结构

1. 碳原子的 sp 杂化　碳碳叁键中碳原子采用 sp 杂化。碳原子的 1 个 2s 和 1 个 2p 轨道杂化，形成 2 个能量相等的 sp 杂化轨道，如图 2-12 所示。

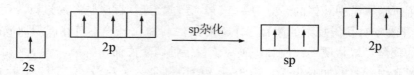

图 2-12　碳原子的 sp 杂化

sp 杂化轨道形状与 sp^2、sp^3 杂化轨道相似，这两个 sp 杂化轨道的对称轴形成 180°，处于同一条直线上，在空间呈直线分布，如图 2-13 所示。

a. 单个 sp 杂化轨道形状　　　　　b. 2 个 sp 杂化轨道的分布

图 2-13　碳原子的 sp 杂化轨道

每个 sp 杂化碳原子还余下 2 个未参与杂化的 p 轨道，这 2 个 p 轨道的对称轴互相垂直，并都垂直于 sp 杂化轨道对称轴所在的直线（图 2-14）。碳原子的 4 个电子分别填充在 2 个 sp 杂化轨道及 2 个 p 轨道上。

2. 乙炔结构及碳碳叁键的组成　以乙炔为例，2 个碳原子的 sp 杂化轨道沿对称轴正面重叠形成碳碳 σ 键，同时每个碳原子的另一个 sp 杂化轨道分别与氢原子的 1s 轨道重叠，形成 2 个碳氢 σ 键，这 3 个 σ 键的对称轴在同一条直线上（图 2-15）。

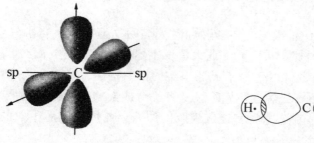

图 2-14　sp 杂化碳原子

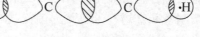

图 2-15　乙炔分子的 σ 键

在这些 σ 键形成的同时，2 个碳原子余下的 2 对 p 轨道分别平行重叠，生成互相垂直的 2 个 π 键，2 个 π 键的电子云对称地分布在 2 个碳原子核连线的上下左右，呈圆筒形（图 2-16）。

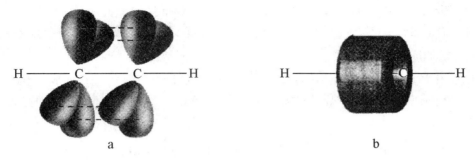

a. 乙炔分子的 2 个 π 键　　　　　　　　　b. 乙炔分子中 π 电子云的分布

图 2-16　乙炔分子形成示意图

因此，碳碳叁键不是简单的 3 个单键的加合，而是由 1 个 σ 键和 2 个 π 键组成，这两个 π 键和烯烃中的 π 键类似，易起化学反应。

二、炔烃的同分异构和命名

乙炔和丙炔没有同分异构，4 个碳原子以上的炔烃存在着碳链异构和位置异构。例如，丁炔只有下面两个异构体：

$$CH\equiv C—CH_2CH_3 \qquad\qquad CH_3—C\equiv C—CH_3$$
丁 -1- 炔　　　　　　　　　　　　　丁 -2- 炔

炔烃的系统命名法与烯烃类似，主链选取、编号原则等与烯烃相同，只需把"烯"字改为"炔"字。例如：

戊-2-炔　　　　　　　　　　　　4-甲基己-2-炔

当分子中同时具有双键和叁键时，首先选择含有双键和叁键的最长碳链作为主链，称某烯炔，双键和叁键的位次都应写在相应的烯和炔前面。碳链的编号要使双键和叁键的位次之和最小；如碳链编号结果使双键和叁键的位次之和相同时，则优先考虑双键，使其尽可能位次最小。例如：

戊-3-烯-1-炔　　　　　　　　　　戊-1-烯-4-炔
不称戊-2-烯-4-炔　　　　　　　　不称戊-4-烯-1-炔

三、炔烃的物理性质

常温下，$C_2 \sim C_4$ 的炔烃为气体，$C_5 \sim C_{17}$ 的炔烃为液体，更高级炔烃为固体。炔烃的沸点、熔点及密度等比相应烯烃高。炔烃也难溶于水，易溶于丙酮、石油醚及苯等有机溶剂。

四、炔烃的化学性质

由于碳碳叁键中含有 2 个较弱的 π 键，因此，和烯烃类似，炔烃也可发生加成、氧化和聚合等反应，但叁键不等同于双键，故炔烃能发生一些烯烃不能发生的反应。

（一）加成反应

1. 催化加氢 在钯、铂、镍等催化剂存在下，炔烃可以与氢进行加成，首先生成烯烃，烯烃继续加氢生成烷烃，但反应通常不能停留在生成烯烃的一步，而是直接生成烷烃。

$$RC\equiv CH + H_2 \xrightarrow{\text{催化剂}} RCH=CH_2 \xrightarrow[\text{催化剂}]{H_2} RCH_2CH_3$$

若采用特殊方法制备的催化剂，如林德拉（Lindlar）催化剂（将金属钯沉淀在 $BaSO_4$ 或 $CaCO_3$ 上，并加少量喹啉处理以降低活性），反应就可以停留在生成烯烃的步骤，产物为顺式烯烃。如：

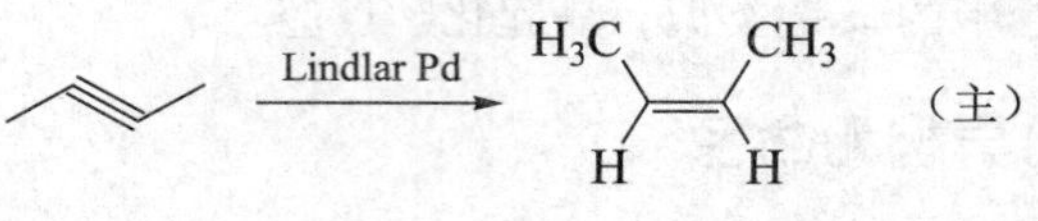

丁 - 2 - 炔　　　　　　　　　顺 - 丁 - 2 - 烯

用化学还原剂，如在液氨中以金属锂（或 Na）作还原剂，亦可得到烯烃，但产物为反式烯烃。如：

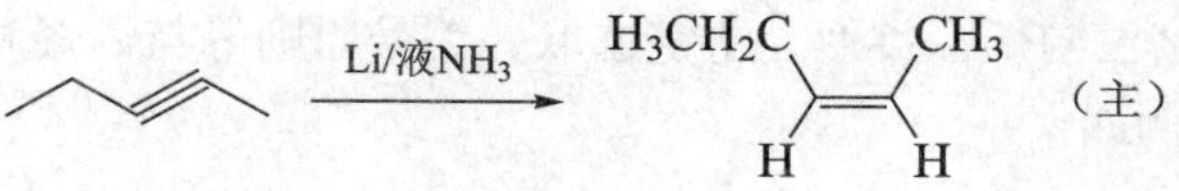

戊 - 2 - 炔　　　　　　　　　反 - 戊 - 2 - 烯

2. 加卤素 与烯烃一样，炔烃也可以和卤素（Cl_2 或 Br_2）进行亲电加成反应。如：

$$CH_3C\equiv CH + Br_2 \longrightarrow CH_3CH=CHBr \xrightarrow{Br_2} CH_3CBr_2CHBr_2$$

炔烃与溴发生加成反应使溴的颜色很快褪色，由此可检验碳碳叁键的存在。

当分子内同时存在碳碳叁键和碳碳双键时，由于炔烃的亲电加成反应比烯烃困难，因此加成首先发生在双键上。如：

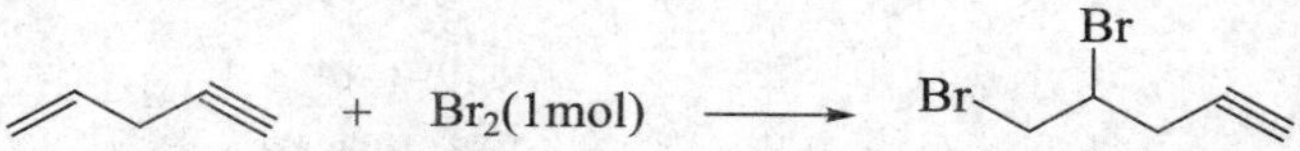

3. 加卤化氢 炔烃与卤化氢加成，可以加 1 分子，亦可加 2 分子卤化氢，加成方向符合马氏规则。

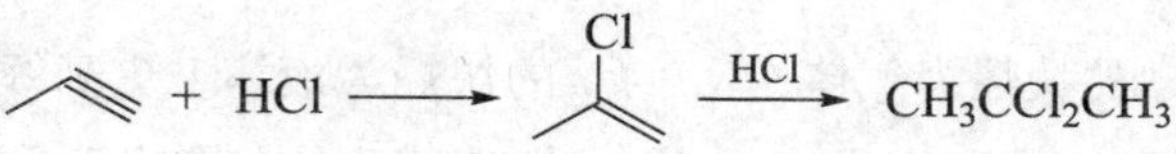

4. 加水 在汞盐（如硫酸汞）的催化下，炔烃在稀硫酸溶液中，能与水发生加成反应，首先生成烯醇，然后 1,3 - 重排为更稳定的羰基化合物，此反应也称为炔烃的水合反应。不对称炔烃与水反应遵守马氏规则。

$$R-C{\equiv}CH + H_2O \xrightarrow[H_2SO_4]{HgSO_4} \underset{R}{\overset{OH}{C}}=CH_2 \longrightarrow R-\overset{O}{C}-CH_3$$

除乙炔加水的最终产物是乙醛外，其余炔烃与水加成得到的产物都是酮。

（二）氧化反应

炔烃用高锰酸钾氧化，碳碳叁键断裂，生成相应的氧化产物，同时高锰酸钾的紫色逐渐褪去，产生二氧化锰沉淀，可以用此反应检验炔烃（碳碳叁键）的存在。

$$CH_3CH_2CH_2C{\equiv}CH \xrightarrow[H_2O,\ H^+]{KMnO_4} CH_3CH_2CH_2COOH + CO_2 + MnO_2\downarrow$$

炔烃的结构不同，氧化产物也不相同，一般 HC≡ 和 RC≡ 部分分别被氧化成二氧化碳和羧酸，因此可从氧化产物推测原炔烃的结构。

（三）聚合反应

炔烃与烯烃类似，也能通过自身加成发生聚合反应。但跟烯烃不同的是，炔烃一般不聚合成高分子化合物，而是只在不同催化剂作用下由几分子聚合成链状或环状化合物。如：

$$CH{\equiv}CH \xrightarrow[NH_4Cl]{Cu_2Cl_2} CH_2{=}CH-C{\equiv}CH \xrightarrow[NH_4Cl]{Cu_2Cl_2} CH_2{=}CH-C{\equiv}C-CH{=}CH_2$$

乙烯基乙炔　　　　　　　　　　　　　　　　二乙烯基乙炔

$$3CH{\equiv}CH \xrightarrow[\text{金属羰基化合物}]{\text{高温}} \text{苯}$$

苯

（四）炔氢的活泼性（弱酸性）

炔烃分子中由于叁键碳原子的 sp 杂化，在形成共价键时杂化轨道使电子更靠近碳原子，意味着碳原子的电负性更大，使与叁键碳原子直接相连的氢原子（即炔氢）显示出一定的弱酸性，可与强碱、碱金属或某些重金属离子反应生成金属炔化物。例如乙炔及 RC≡CH（末端炔烃）类型的炔烃在液氨溶液中与氨基钠反应，生成相应的炔钠：

$$HC{\equiv}CH \xrightarrow{NaNH_2} HC{\equiv}CNa \xrightarrow{NaNH_2} NaC{\equiv}CNa + NH_3\uparrow$$

乙炔钠　　　　　　　乙炔二钠

炔钠与卤代烷（一般为伯卤代烷）反应，得到烷基取代的炔烃，这类反应称炔烃的烷基化反应，以此来制备一系列高级炔烃，进而再转变成其他类型的有机化合物。例如：

$$HC{\equiv}CNa + CH_3CH_2Br \longrightarrow HC{\equiv}C-CH_2CH_3 \xrightarrow[HgSO_4]{H_2O/H^+} CH_3COCH_2CH_3$$

乙炔或RC≡CH型的炔烃与硝酸银或氯化亚铜的氨溶液作用，立即生成炔化银的白色沉淀或炔化亚铜的红棕色沉淀。

$$RC\equiv CH \xrightarrow[\substack{AgNO_3 \\ NH_3\cdot H_2O}]{} RC\equiv CAg \downarrow \quad 炔化银$$
$$\xrightarrow[\substack{Cu_2Cl_2 \\ NH_3\cdot H_2O}]{} RC\equiv CCu \downarrow \quad 炔化亚铜$$

想一想

试用简单的化学方法鉴别戊烷、戊-1-烯和戊-1-炔。

此反应进行得非常迅速，并且很灵敏，现象也较明显，可作为乙炔和RC≡CH型的炔烃的定性检验。重金属炔化物在干燥状态下受热和震动易发生爆炸，所以要用稀硝酸及时处理，使其分解，以防危险。

练习

以丙炔为原料合成己-2-烯。

五、重要的炔烃

乙炔是炔烃中最简单也是最重要的炔烃，它不仅是有机合成的重要基本原料，而且又大量地用作高温氧炔焰的燃料。

1. 乙炔的制法 一般大规模制造乙炔的原料是碳化钙（即电石），将电石与水反应即可制得乙炔。

$$CaC_2 + 2H_2O \longrightarrow HC\equiv CH + Ca(OH)_2$$

此法生产工艺简单，但耗电量大，同时由于电石中含有磷化氢和硫化氢等杂质，使产生的气体有难闻的气味。因此，工业上也常用甲烷裂解法。

$$2CH_4 \xrightarrow[\text{电弧}]{1500℃} HC\equiv CH + H_2$$

此反应为强吸热反应，因此工业上通过使一部分甲烷被氧化放出热量，从而提供合成乙炔所需的大量能量，此法又称为甲烷的部分氧化法。

$$4CH_4 + O_2 \longrightarrow HC\equiv CH + 7H_2 + 2CO_2$$

为避免生成的乙炔在高温下分解为碳和氢，必须使反应生成的乙炔迅速冷却，因此要求甲烷通过反应区的时间很短。

2. 乙炔的性质和用途 纯乙炔是无色无臭的气体，沸点为 -84℃，微溶于水，易溶于有机溶剂，为易燃、易爆炸气体。液态乙炔受热或震动也会爆炸。但乙炔的丙酮溶液较稳定，因此为避免危险，常在储存和运输时，将钢瓶中填入丙酮透过的多孔物质，如硅藻土、石棉等。

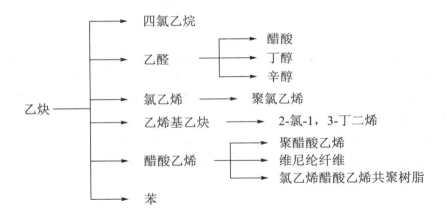

第四节 二烯烃

含有两个或两个以上碳碳双键的不饱和烃称为多烯烃，其中分子中含有两个碳碳双键的不饱和烃称为二烯烃（dienes）。其通式跟炔烃相同，为 C_nH_{2n-2}（$n \geqslant 3$）。

一、二烯烃的分类和命名

根据二烯烃中碳碳双键的相对位置不同，可分为：

① 累积二烯烃（cumulated diene） 2 个双键与同一个碳原子相连接，即含有

$\overset{|}{C}=C=\overset{|}{C}$ 结构的二烯烃。例如丙二烯$CH_2=C=CH_2$。

② 共轭二烯烃（conjugated diene） 2 个双键被一个单键隔开，即含有

$\overset{|}{C}=\overset{|}{C}-\overset{|}{C}=\overset{|}{C}$ 结构的二烯烃。例如丁 $-1,3-$二烯 $CH_2=CH—CH=CH_2$。

③ 孤立二烯烃（isolated diene） 2 个双键被两个或两个以上单键隔开，即含有

$\overset{|}{C}=\overset{|}{C}-(C)_n-\overset{|}{C}=\overset{|}{C}$（其中 $n \geqslant 1$）结构的二烯烃。例如戊 $-1,4-$二烯 $CH_2 = CH—CH_2—CH=CH_2$。

二烯烃的命名与烯烃相似，注意应标出所有双键的位置。如：

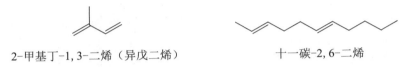

2-甲基丁-1,3-二烯（异戊二烯）　　　　　十一碳-2,6-二烯

在上述三种二烯烃中，共轭二烯烃的结构和性质都比较特别，是最为重要的一类二烯烃，因此，本节重点讨论共轭二烯烃。

二、共轭二烯烃的结构

1. 丁 $-1,3-$二烯的结构 最简单的共轭二烯烃是丁 $-1,3-$二烯。在丁 $-1,3-$二

烯分子中，所有碳原子都是 sp^2 杂化的，它们彼此各以一个 sp^2 杂化轨道结合形成 C—Cσ 键，其余的 sp^2 杂化轨道分别与氢原子结合形成 C—Hσ 键。由于 sp^2 杂化轨道是平面分布的，所以当分子中所有的原子处于同一平面时，每个碳原子上余下的 p 轨道就会相互平行，如图 2-17 所示。这样，不仅 C_1 与 C_2 及 C_3 与 C_4 的 p 轨道由于重叠形成 π 键，而且 C_2 与 C_3 的 p 轨道由于相邻又相互平行，也可以部分重叠，从而可以认为 C_2—C_3 也具有部分双键的性质。这样就使得丁-1,3-二烯分子中 4 个 π 电子不是局限在某两个碳原子之间，而是运动于 4 个碳原子周围，形成一个"共轭 π 键"（或叫大 π 键），这种现象称电子的离域（delocation）。含大 π 键的体系称为共轭体系。电子离域程度越大，体系能量越低，体系越稳定。

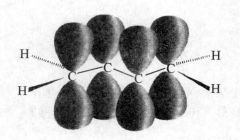

图 2-17　丁-1,3-二烯分子中 p 轨道重叠示意图

在丁-1,3-二烯分子中，由于 C_2—C_3 的重叠使得 C_2 与 C_3 之间的键长（0.146nm）比一般烷烃分子中碳碳单键（0.154nm）要短，而碳碳双键则由于大 π 键的形成，键长（0.137nm）比一般烯烃中的碳碳双键（0.134nm）要长。因此大 π 键的形成造成了共轭体系中的键长平均化。

2. 共轭效应　在共轭体系中，由于原子间的相互影响，使整个分子电子云的分布有趋于平均化的倾向，称为共轭效应（conjugative effect）。常用 C 表示，包括 + C（给电子共轭效应）和 - C（吸电子共轭效应）。根据共轭体系的不同，分为以下四种类型的共轭：

（1）π-π 共轭　例如丙烯醛等，分子中由 4 个 p 轨道相互重叠形成大 π 键的共轭体系为 π-π 共轭。凡双键、单键交替排列的结构属于此类型。

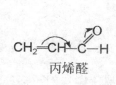

丙烯醛

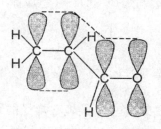

（2）p-π 共轭　例如苯酚、氯乙烯或烯丙基正碳离子等，分子中由 2 个或 2 个以上 p 轨道相互重叠形成 π 键（或大 π 键），氧、氯原子上或正碳离子 p 轨道再与之形成重叠大 π 键的共轭体系称为 p-π 共轭。

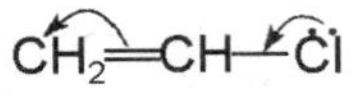

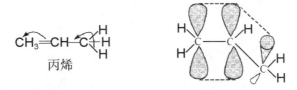

氯乙烯

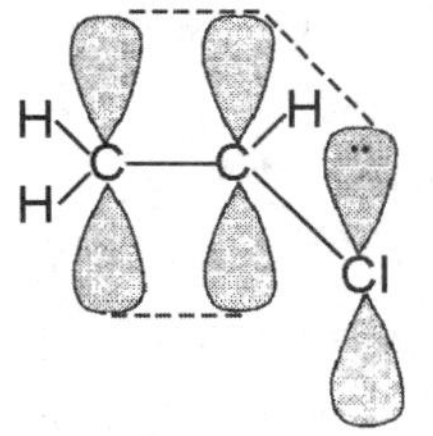

（3）σ−π 超共轭　例如丙烯、甲苯等，分子中碳原子的 2 个或 2 个以上 p 轨道相互重叠的 π 键（或大 π 键），甲基的 σ 键再与之重叠形成大 π 键的共轭体系称为 σ−π 超共轭。

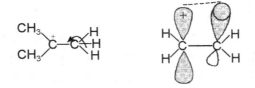

丙烯

（4）σ−p 超共轭　例如叔丁基正碳离子中甲基的 σ 键与正碳离子的 p 空轨道重叠形成的共轭体系称为 σ−p 超共轭。

共轭效应与诱导效应在产生原因和作用方式上是完全不同的，诱导效应是由键的极性引起的，可沿 σ 键传递下去，但不出现交替极化现象。因此作用是短程的，一般 2 ~ 3 个原子后，作用力就很小了。共轭效应是由于 p 电子在整个共轭体系中的分子轨道中的离域作用，它的作用可沿共轭体系传递，因此它的作用是远程作用。同一有机化合物分子中可同时存在共轭效应和诱导效应，一般共轭效应的影响大于诱导效应。

三、共轭二烯烃的性质

共轭二烯烃同烯烃一样，易发生加成、氧化和聚合等反应，但由于其共轭体系结构的特殊性，共轭二烯烃还能发生一些特殊的反应。

1. 加成反应　丁−1,3−二烯发生亲电加成反应时，除了生成在一个碳碳双键上加成（1,2−加成）的产物外，还生成在共轭体系两端加成（1,4−加成）的产物。例如：

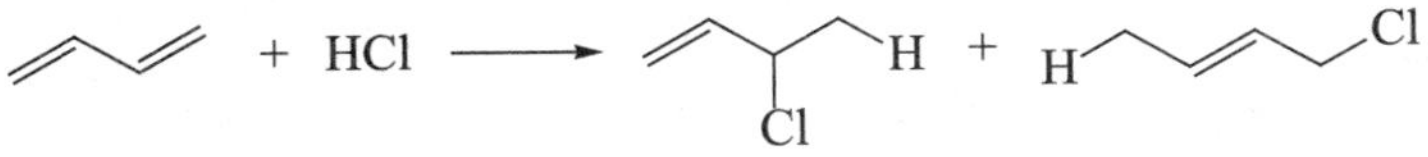

1,2-加成　　　　　　1,4-加成

$$\text{CH}_2=\text{CH}-\text{CH}=\text{CH}_2 + \text{Br}_2 \longrightarrow \text{CH}_2=\text{CH}-\underset{\underset{\text{Br}}{|}}{\text{CH}}-\text{CH}_2\text{Br} + \text{Br}\text{CH}_2-\text{CH}=\text{CH}-\text{CH}_2\text{Br}$$

1,2-加成　　　　　　　1,4-加成

1,2-加成产物是由于亲电试剂的两部分，分别加到同一双键的两个碳原子上（C_1、C_2）；而1,4-加成产物是亲电试剂的两部分分别加到共轭体系两端的碳原子上（C_1、C_4）。这种加成的结果使得共轭双键中原来的2个π键被坏，成为单键，而原来C_2、C_3之间的单键又形成了一个新的π键。这种加成形式是共轭二烯烃所特有的性质。

共轭二烯烃的亲电加成机制与烯烃加成相同，反应也是分两步进行。以 HBr 与丁-1,3-二烯的亲电加成为例，第一步亲电试剂 HBr 进攻双烯分子时，由于 HBr 极性的影响，使丁-1,3-二烯分子整体产生交替极化。

$$\overset{\delta^+}{\text{CH}_2}=\overset{\delta^-}{\text{CH}}-\overset{\delta^+}{\text{CH}}=\overset{\delta^-}{\text{CH}_2}$$

进攻试剂 H^+ 首先攻击交替极化后的负电中心，形成两种正碳离子的中间体。

$$\underset{1}{\overset{\delta^+}{\text{CH}_2}}=\underset{2}{\overset{\delta^-}{\text{CH}}}-\underset{3}{\overset{\delta^+}{\text{CH}}}=\underset{4}{\overset{\delta^-}{\text{CH}_2}} \begin{array}{l} \xrightarrow{\text{进攻}C_1} \text{CH}_3\overset{+}{\text{CH}}-\text{CH}=\text{CH}_2 \quad (\text{I}) \\ \xrightarrow{\text{进攻}C_2} \overset{+}{\text{CH}}_2\text{CH}_2-\text{CH}=\text{CH}_2 \quad (\text{II}) \end{array}$$

当 H^+ 进攻 C_1 时，生成的正碳离子（I）为烯丙基型正碳离子，此正碳离子 C_2 的 p 轨道可与双键发生共轭效应，产生 p-π 共轭体系，p-π 共轭体系使电子发生离域，造成 C_2 上的正电荷分散，共轭体系更加稳定。因此正碳离子（I）是比较稳定的中间体；而正碳离子（II）由于不再形成共轭体系，因此不如正碳离子（I）稳定。

第二步试剂中的溴负离子（Br^-）与稳定中间体正碳离子（I）发生反应，由于正碳离子（I）为共轭体系，π 电子离域使得正电荷的分布也呈交替极化，造成 C_2 与 C_4 都带有部分正电荷。

$$\text{CH}_3\overset{+}{\text{CH}}-\text{CH}=\text{CH}_2 \longrightarrow \text{CH}_3\overset{+}{\text{CH}}=\overset{-}{\text{CH}}=\overset{+}{\text{CH}}_2$$

因此 Br^- 既可以加到带正电的 C_2 上，也可以加到带正电的 C_4 上，结果造成了丁-1,3-二烯的1,2-加成产物和1,4-加成产物。

1,2-加成产物和1,4-加成产物的比例，取决于共轭二烯烃的结构及反应条件（溶剂、温度、反应时间等）。一般情况下，在较低温度下以1,2-加成产物为主，在较高温度下以1,4-加成产物为主。例如：

$$\text{CH}_2=\text{CH}-\text{CH}=\text{CH}_2 + \text{Br}_2 \longrightarrow \text{CH}_2=\text{CH}-\underset{\underset{\text{Br}}{|}}{\text{CH}}-\text{CH}_2\text{Br} + \text{Br}\text{CH}_2-\text{CH}=\text{CH}-\text{CH}_2\text{Br}$$

−15℃	55%	45%
60℃	10%	90%

2. 双烯合成反应 1928 年，德国化学家 O. Diels 和 K. Alder 在研究丁 – 1,3 – 二烯与顺 – 丁烯二酸酐的反应时发现，共轭二烯烃可与含双键和叁键的不饱和化合物进行加成，生成具有六元环状结构化合物，人们将这种特殊的环加成反应称为 Diels – Alder（狄尔斯 – 阿尔德）反应，也称双烯合成（diene synthesis）反应。

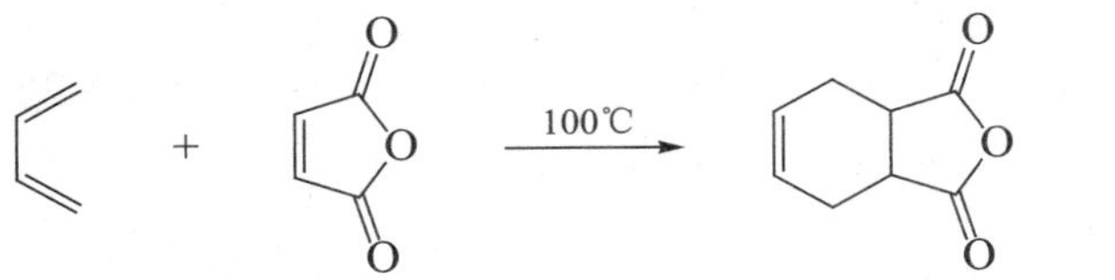

顺-丁烯二酸酐　　　　　　四氢化邻-苯二甲酸酐

一般把进行双烯合成的共轭二烯烃称双烯体，而把与共轭二烯烃进行双烯合成的不饱和化合物称亲双烯体（dienophile）。亲双烯体是乙烯时，反应十分困难，需在较高的条件下进行。如果在亲双烯体的不饱和碳原子是连接—CHO、—COR、—COOR、—CN、—NO$_2$ 等强的吸电子基时，而共轭烯烃的双键上连接给电子基时，反应较容易进行。如：

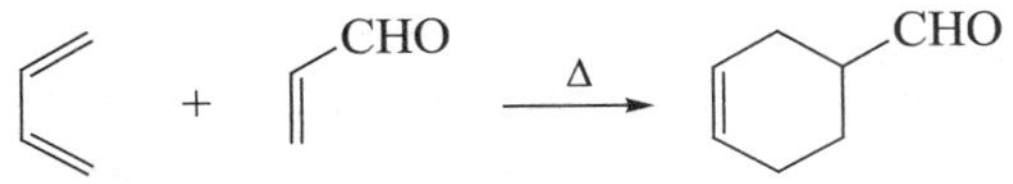

> ### 知识拓展
>
> 　　1928 年，狄尔斯（Otto Diels，1876～1954，德国有机化学家）和他的助手阿尔德报道了环戊烯和顺丁烯二酸酐的环加成反应，这个反应称为双烯合成或称为 Diels – Alder 反应。因为这个反应为合成六元环化合物提供了简单的途径，不仅产率高，而且反应立体专一的定位选择性很强。因而获得 1950 年诺贝尔化学奖。

3. 聚合反应 与单烯烃相似，共轭二烯烃也可发生聚合反应，生成高分子聚合物。共轭二烯烃在聚合时，既可发生 1,2 – 加成聚合，也可发生 1,4 – 加成聚合。在 1,4 – 加成聚合时，可顺式聚合，也可反式聚合。

> ### 知识拓展
>
> ### 自由基与人体健康
>
> 　　人类对自由基的研究开始于 20 世纪初，最初的研究主要是自由基的化学反应过程，随后自由基知识渗透到生物学领域。现代医药科学研究表明，在现代社会，由于环境污染严重，各种有害食品添加剂泛滥，加上电脑、电视、手机的普及和大气层中臭氧层的损坏变薄使得辐射弥漫，抽烟、酗酒以及毒品泛滥的过度生活更是使得现代人饱受着自由基侵害，大量的自由基侵害对人体健康与生命造成了巨大的威胁，主要危害在于如下几个方面：

1. 加速人体衰老　自由基能促使体内脂褐素生成，脂褐素在皮肤细胞中堆积即形成老年斑，在脑细胞中堆积，会引起记忆力减退或智力障碍，甚至出现老年痴呆症。自由基还可导致老年人皮肤松弛、皱纹增多、骨质再生能力减弱等，还会引起视网膜病变，诱发老年性视力障碍（如眼花、白内障）。而且，自由基还可引起器官组织细胞老化和死亡。

2. 诱发癌症　自由基能作用于脂质产生过氧化产物，而这些过氧化产物能使 DNA 正常序列发生改变，引起基因突变，导致细胞恶性突变，产生肿瘤。一些致癌物也是通过在体内代谢活化形成自由基，并攻击 DNA 而致癌的。

3. 引发数百种慢性疾病　自由基通过与血脂发生反应，导致动脉粥样硬化的；自由基激活人体免疫系统，使人体表现出过敏反应，或出现如红斑狼疮等自体免疫疾病；自由基使体内毛细血管脆性增加，使血管容易破裂，这可导致静脉曲张、水肿等与血管通透性升高有关疾病的发生；自由基侵蚀机体组织，可激发人体释放各种炎症因子，导致各种非菌类炎症；自由基氧化血液中的脂蛋白造成胆固醇向血管壁的沉积，引起心脏病和中风；自由基引起关节膜及关节滑液的降解，从而导致关节炎；自由基侵蚀眼睛晶状体组织引起白内障；自由基侵蚀胰脏细胞引起糖尿病。

4. 伤害容颜　电脑、手机、电视、紫外线辐射所产生的自由基不但能加速皮肤黑色素细胞分泌黑色素用以抵挡辐射从而造成皮肤变黑，变暗淡，同时自由基攻击皮肤细胞还会加速皮肤衰老，加快皮肤的皱纹与色斑的产生从而影响美丽。

为对抗自由基的过氧化反应，预防自由基引起的疾病，除了正常的均衡膳食外，补充富含抗氧化成分的药物和营养补充食品是十分必要的。维生素类中的维生素 C 维生素 E 和 β - 胡萝卜素是良好的抗氧化物，微量元素锌、铜、硒、锰、铬等也参与清除体内的自由基；西洋参、丹参、当归、灵芝、银杏、人参、雪莲、芦荟、天麻、珍珠、茯苓等天然药物中也含有一定的抗氧化成分。因此，长期、经常地补充抗氧化的营养补充食品，适当地补充含抗氧化成分的天然药物，对于预防体内产生过多的自由基可起到很好的作用。

本章总结

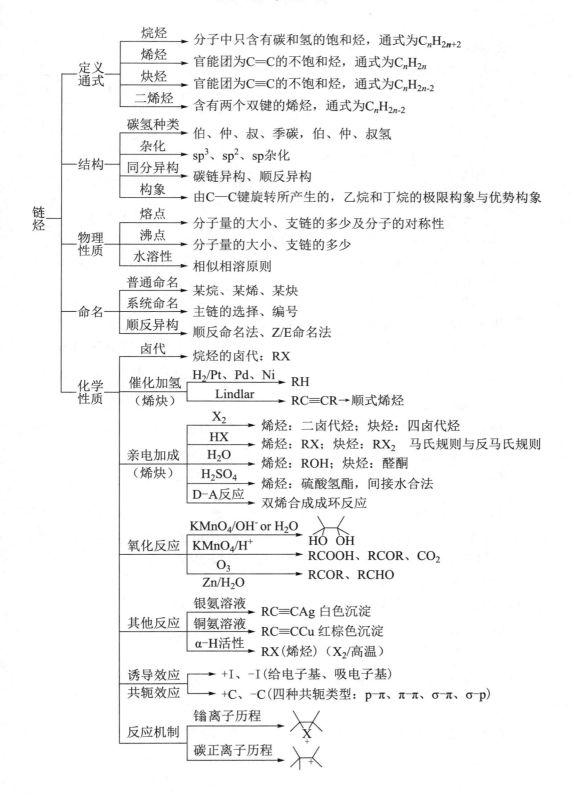

链烃
- 定义通式
  - 烷烃 → 分子中只含有碳和氢的饱和烃，通式为C_nH_{2n+2}
  - 烯烃 → 官能团为C=C的不饱和烃，通式为C_nH_{2n}
  - 炔烃 → 官能团为C≡C的不饱和烃，通式为C_nH_{2n-2}
  - 二烯烃 → 含有两个双键的烯烃，通式为C_nH_{2n-2}
- 结构
  - 碳氢种类 → 伯、仲、叔、季碳，伯、仲、叔氢
  - 杂化 → sp^3、sp^2、sp杂化
  - 同分异构 → 碳链异构、顺反异构
  - 构象 → 由C—C键旋转所产生的，乙烷和丁烷的极限构象与优势构象
- 物理性质
  - 熔点 → 分子量的大小、支链的多少及分子的对称性
  - 沸点 → 分子量的大小、支链的多少
  - 水溶性 → 相似相溶原则
- 命名
  - 普通命名 → 某烷、某烯、某炔
  - 系统命名 → 主链的选择、编号
  - 顺反异构 → 顺反命名法、Z/E命名法
- 化学性质
  - 卤代 → 烷烃的卤代：RX
  - 催化加氢（烯炔）
    - H_2/Pt、Pd、Ni → RH
    - Lindlar → RC≡CR→顺式烯烃
  - 亲电加成（烯炔）
    - X_2 → 烯烃：二卤代烃；炔烃：四卤代烃
    - HX → 烯烃：RX；炔烃：RX_2 马氏规则与反马氏规则
    - H_2O → 烯烃：ROH；炔烃：醛酮
    - H_2SO_4 → 烯烃：硫酸氢酯，间接水合法
    - D-A反应 → 双烯合成成环反应
  - 氧化反应
    - $KMnO_4$/OH^- or H_2O → HO OH
    - $KMnO_4$/H^+ → RCOOH、RCOR、CO_2
    - O_3 / Zn/H_2O → RCOR、RCHO
  - 其他反应
    - 银氨溶液 → RC≡CAg 白色沉淀
    - 铜氨溶液 → RC≡CCu 红棕色沉淀
    - α-H活性 → RX(烯烃)（X_2/高温)
  - 诱导效应 → +I、–I(给电子基、吸电子基)
  - 共轭效应 → +C、–C(四种共轭类型：p–π、π–π、σ–π、σ-p)
  - 反应机制
    - 鎓离子历程
    - 碳正离子历程

目标检测

1. 选择题

（1）下列化合物中，既有 sp^3 杂化又有 sp^2 杂化的是（　　）

A. $CH_3CH_2CH_3$　　B. $CH_3CH=CH_2$　　C. $CH_2=CH_2$　　D. $CH_3C≡CH$

（2）下列化合物存在顺反异构体的是（　　）

A. 2-丁烯　　　　B. 乙烷　　　　　C. 丙烯　　　　　D. 丙炔

（3）下列自由基，最稳定的是（　　）

A. 甲基自由基　　B. 异丙基自由基　　C. 叔丁基自由基　　D. 乙基自由基

（4）下列化合物中，沸点最高的是（　　）

A. 丁烷　　　　　B. 2-甲基戊烷　　　C. 己烷　　　　　D. 2,2-二甲基丁烷

（5）下列化合物与水反应，可生成醛的是（　　）

A. 乙烯　　　　　B. 乙炔　　　　　C. 丙炔　　　　　D. 丙烯

（6）存在有 p-π 共轭体系的是（　　）

A. 丙烯　　　　　B. 氯乙烯　　　　C. 丙炔　　　　　D. 一氯甲烷

2. 用系统命名法命名下列化合物或写出结构。

（1）
$$CH_3CHCH_2CH_3$$
$$|$$
$$C_2H_5$$

（2）
$$CH_3CH_2CH_2CH_2CHCH_2CH_2CH_3$$
$$|$$
$$CH(CH_3)_2$$

（3）

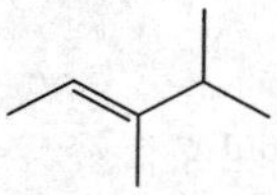

（4）$(CH_3)_3CCH_2C≡CH$

（5）

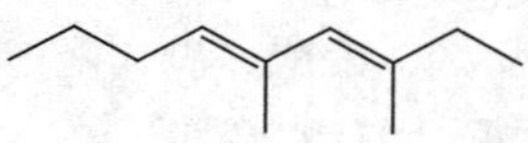

（6）

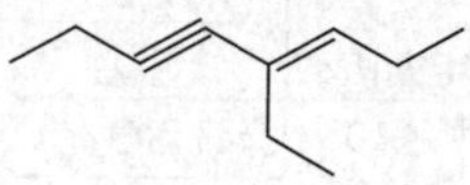

（7）

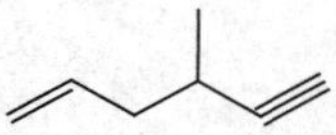

（8）3-乙基-5-甲基辛烷

（9）2,2-二甲基-4-异丙基庚烷　　（10）2,3-二甲基丁-2-烯

（11）3-甲基戊-3-烯-1-炔　　（12）4-甲基庚-2-炔

（13）3-甲基戊-1,4-二烯

3. 完成下列反应方程式。

（1）
$$CH_3—CH—CH_3 \xrightarrow[Cl_2]{加热}$$
$$|$$
$$CH_3$$

（2）
$$CH_3—CH=C—CH_3 + Br_2 \longrightarrow$$
$$|$$
$$CH_3$$

（3）
$$CH_3—CH=C—CH_3 + HBr \longrightarrow$$
$$|$$
$$CH_3$$

（4） $CH_3-\underset{\underset{CH_3}{|}}{C}=CH_2 + H_2SO_4 \longrightarrow \xrightarrow{H_2O}$

（5） $CH_3CH_2CH=CH_2 \xrightarrow{\text{冷，稀 } KMnO_4 \text{ 水溶液}}$

（6） $CH_2=\underset{\underset{CH_3}{|}}{C}-CH_2CH_3 \xrightarrow{KMnO_4 \text{ 酸性溶液}}$

（7） $(CH_3)_2CHC\equiv CH + [Cu_2(NH_3)_4]Cl_2 \longrightarrow$

（8） $CH_3C\equiv CH + HBr \longrightarrow$

（9） + $\xrightarrow{\text{苯}}$

（10） $CH_2=\underset{\underset{CH_3}{|}}{C}-CH=CH_2 + HBr \longrightarrow$

4. 解释下列反应现象。

$$CH_3CH=CH_2 + Br_2 \xrightarrow{H_2O} CH_3\underset{\underset{Br}{|}}{CH}-\underset{\underset{Br}{|}}{CH_2} + CH_3\underset{\underset{OH}{|}}{CH}-\underset{\underset{Br}{|}}{CH_2}$$

5. 如何除去乙烷中含有的少量丙烯？

6. 比较下列各对化合物或正碳离子的稳定性。

（1） ① —CH=CH₂ 的环与CH=CH₂   ② —CH=CH₂

（2） ①$CH_3CH=CH-\overset{+}{C}H-CH_3$ ②$CH_3CH=CH-CH_2-\overset{+}{C}H_2$

（3） ①   ②

（4） ①   ②

7. 什么是诱导效应和共轭效应？试比较它们的特点？

8. 将下列化合物的沸点按高到低的顺序排列。

　　（1）己烷　　　　　　（2）正丁烷　　　　　　（3）3 - 甲基庚烷

　　（4）辛烷　　　　　　（5）2，3 - 二甲基戊烷

　　（6）2 - 甲基己烷　　（7）2，2，3，3 - 四甲基丁烷

9. 用化学方法鉴别下列各组化合物。

　　（1）丁烷、丁 - 1 - 烯、丁 - 1 - 炔

　　（2）丙烷、乙炔、丁 - 2 - 炔

　　（3）丁 - 1，3 - 二烯、丁 - 1 - 炔

10. 推测结构。

（1）某化合物的分子量为 82，此化合物 1mol 可吸收 2mol H_2，它与 Cu_2Cl_2 的氨溶液不生成沉淀，如与 1mol H_2 反应时，产物主要是己 – 3 – 烯，写出此化合物可能的结构式。

（2）一个碳氢化合物 C_5H_8，能使 $KMnO_4$ 水溶液和溴的四氯化碳溶液褪色，与银氨溶液生成白色沉淀，与 $HgSO_4$ 的稀 H_2SO_4 溶液反应生成一个含氧化合物。写出该化合物所有可能的结构式。

（3）四种化合物 A、B、C、D 的分子式都为 C_6H_{10}，它们都能使溴的四氯化碳溶液褪色。A 能与 $AgNO_3$ 的氨溶液作用生成沉淀，B、C、D 则不能。当用热的酸性 $KMnO_4$ 氧化时，A 得 CO_2 和戊酸（$CH_3CH_2CH_2CH_2COOH$）；B 得乙酸和 2 – 甲基丙酸 [（CH_3）$_2CHCOOH$]；C 只得到丙酸；D 得 2 – 甲基丙二酸 [$HOOCCH(CH_3)COOH$] 和 CO_2。试写出 A、B、C、D 的结构式。

11. 以乙炔为原料合成下列化合物（其他试剂任选）。

（1）己 – 3 – 烯　　　　　　　（2）$CH_3COCH_2CH_2CH_2CH_3$

第三章 | 环　　烃

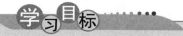
环烃（cyclic hydrocarbon）是指分子中的碳架形成环状的碳氢化合物。根据性质的不同可以把环烃分成脂环烃（alicyclic hydrocarbon）和芳香烃（aromatic hydrocarbon）两大类。

第一节　脂环烃

具有碳环结构，性质与相应链烃相似的烃叫作脂肪族环烃，简称脂环烃。脂环烃及其衍生物广泛存在于自然界中，例如有些地区所产的石油中含大量的环烷烃；一些植物中含有的挥发油（精油），其成分大多是环烯烃及其含氧衍生物，此外，在人体中起重要作用的甾族化合物都是脂环烃的衍生物。

一、脂环烃的分类和命名

（一）分类

脂环烃根据分子中碳环的数目，可分为单环脂环烃和多环脂环烃。

单环脂环烃根据环上饱和程度的不同，可分为环烷烃、环烯烃和环炔烃。

根据成环碳原子的数目，单环脂环烃又可分为小环（三元环、四元环）、常见环（五元环、六元环）、中环（七元环至十二元环）及大环（大于十二个碳原子所形成的环）脂环烃。

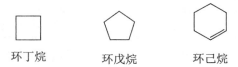

环丁烷　　　环戊烷　　　环己烷

多环脂环烃分子中含有两个或两个以上碳环，主要包括螺环烃和桥环烃。

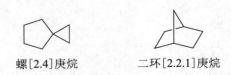

螺[2.4]庚烷　　　　二环[2.2.1]庚烷

（二）命名

1. 单环脂环烃　　单环脂环烃的命名与相应的链烃类似，在相应链烃名称前加"环"字即可。如：

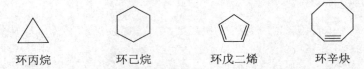

环丙烷　　　　环己烷　　　　环戊二烯　　　　环辛炔

若环上有取代基，则给碳环编号时应使取代基位次最小；如果是不饱和脂环烃，则编号时应首先使不饱和键位次最低，同时使取代基位次尽可能最小。如：

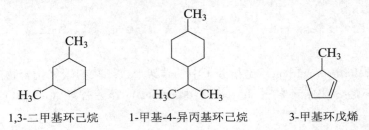

1,3-二甲基环己烷　　1-甲基-4-异丙基环己烷　　3-甲基环戊烯

2. 多环脂环烃

（1）**螺环烃**　　两个碳环共用一个碳原子的环烃叫螺环烃，共用的碳原子称为螺原子。命名规则如下：

母体：按螺环烃所含碳原子总数称为"螺［　］某烃"。

编号：从与螺原子相邻的小环碳原子开始编号，经螺原子到大环，并尽可能使不饱和键或取代基位次最小。

命名：螺字后的方括号中，用阿拉伯数字标出两个碳环除螺原子外的碳原子数目，由小到大列出，各数字之间以下角圆点"．"隔开。例如：

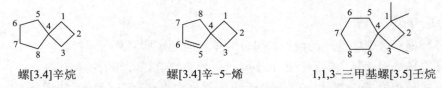

螺[3.4]辛烷　　　　螺[3.4]辛-5-烯　　　　1,1,3-三甲基螺[3.5]壬烷

（2）**桥环烃**　　共用两个或两个以上碳原子的多环脂环烃叫桥环烃，共用的碳原子称为"桥头"碳原子。常见的桥环烃为二环桥环烃，即两个碳环共用两个碳原子的脂环烃。二环桥环烃中两个"桥头"碳原子之间可形成三条"桥"。命名规则如下：

母体：按照成环碳原子总数称为"二环［　］某烃"。

编号：从一个"桥头"碳原子开始编号，沿最长"桥"经第二个"桥头"碳原子到次长"桥"，再回到第一个"桥头"碳原子，最后编最短的"桥"，并尽可能使不饱和键或取代基位次最小。

命名：方括号中用阿拉伯数字注明各桥由大到小所含碳原子数（桥头碳原子除外），各数字之间用圆点隔开。例如：

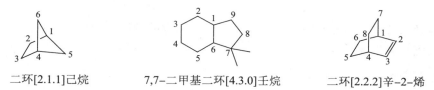

二环[2.1.1]己烷　　　　7,7-二甲基二环[4.3.0]壬烷　　　　二环[2.2.2]辛-2-烯

练 习

命名下列化合物

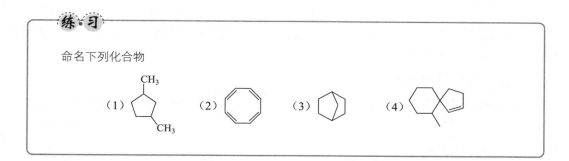

（1）　　　　　（2）　　　　　（3）　　　　　（4）

二、脂环烃的物理性质

环烷烃中，小环为气态，常见环为液态，中环及大环为固态。脂环烃环中单键旋转受到一定的限制，分子具有一定的对称性和刚性，沸点、熔点和相对密度都比相应的开链烷烃高。此外，环烷烃与开链烷烃一样，都不溶于水。常见环烷烃的物理常数见表4-1。

表4-1　常见环烷烃的物理常数

名称	分子式	熔点/℃	沸点/℃	密度/（10^3kg/m³）
环丙烷	C_3H_6	-127	-32.9	0.668
环丁烷	C_4H_8	-80	11	0.7308
环戊烷	C_5H_{10}	-94	49.5	0.7460
环己烷	C_6H_{12}	6.4	80.8	0.7781
环庚烷	C_7H_{14}	-13	117	0.8100
环辛烷	C_8H_{16}	14	147	0.8304

三、脂环烃的化学性质

脂环烃的化学性质与相应的链烃类似，即环烷烃能与烷烃一样发生卤代反应，环烯烃和环炔烃与烯烃和炔烃一样能发生加成反应和氧化反应。但是，由于分子中含有碳环，所以脂环烃尤其是小环环烷烃也有一些特殊性质。

（一）与相应链烃相似的性质

环烷烃性质与烷烃相似，也能发生自由基取代反应。

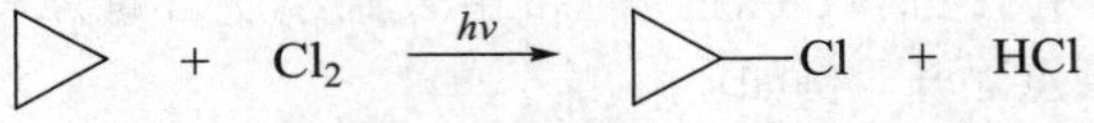

$$\triangle + Cl_2 \xrightarrow{h\nu} \triangle\!-\!Cl + HCl$$

氯代环丙烷

环烯烃和环炔烃中的不饱和键具有一般不饱和键的性质。与烯烃、炔烃性质类似，能发生加成、氧化等反应。

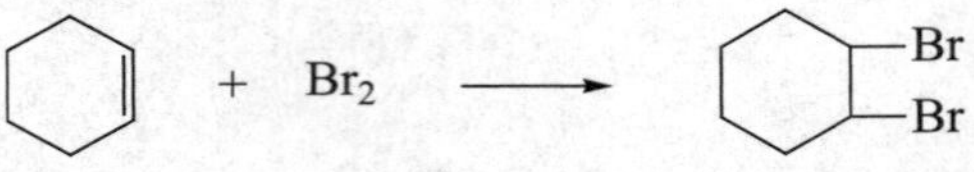

1,2-二溴环己烷

环烷烃不同于烯烃，对氧化剂较稳定，不与高锰酸钾水溶液或臭氧作用，所以可用高锰酸钾溶液来区分环烷烃和烯烃。

（二）环烷烃的开环加成反应

大环环烷烃性质与烷烃相似，比较稳定，但小环化合物性质活泼，类似烯烃，能发生开环加成反应，且环越小，越易发生反应。一般来说，环烷烃的反应活性是：三元环 > 四元环 > 五、六元环。

1. 催化加氢　在催化剂如 Ni 的存在下，环烷烃可进行催化加氢反应，生成开链烷烃。

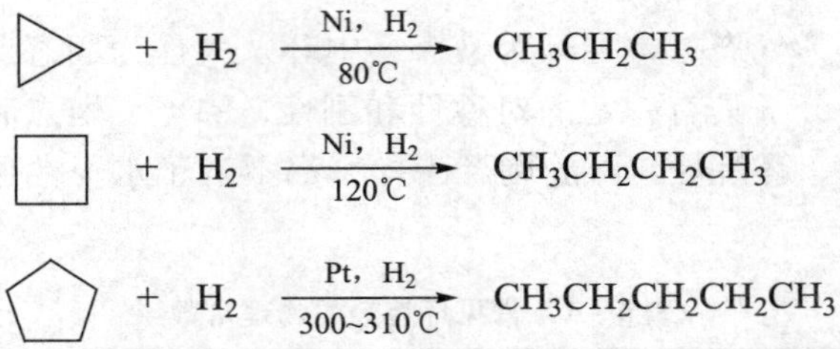

$$\triangle + H_2 \xrightarrow[80℃]{Ni,\ H_2} CH_3CH_2CH_3$$

$$\square + H_2 \xrightarrow[120℃]{Ni,\ H_2} CH_3CH_2CH_2CH_3$$

$$\pentagon + H_2 \xrightarrow[300\sim310℃]{Pt,\ H_2} CH_3CH_2CH_2CH_2CH_3$$

2. 加卤素　室温下，环丙烷可与卤素发生加成反应，环丁烷与卤素的加成需要加热才能发生。

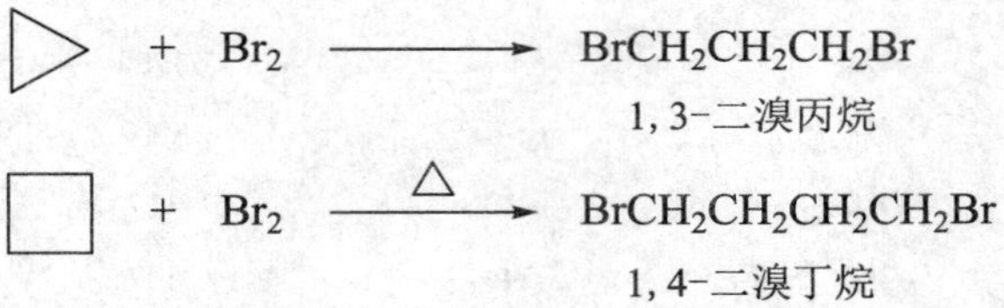

$$\triangle + Br_2 \longrightarrow BrCH_2CH_2CH_2Br$$

1,3-二溴丙烷

$$\square + Br_2 \xrightarrow{\triangle} BrCH_2CH_2CH_2CH_2Br$$

1,4-二溴丁烷

环戊烷以上的环烷烃则很难与卤素发生加成反应，随着温度的升高会发生自由基取代反应。

3. 加卤化氢　环烷烃及其烷基衍生物容易与卤化氢发生开环加成反应。

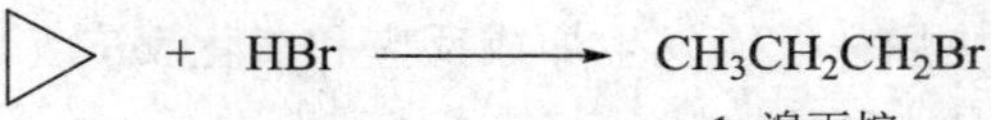

$$\triangle + HBr \longrightarrow CH_3CH_2CH_2Br$$

1-溴丙烷

环丙烷衍生物与卤化氢加成时，碳环的断裂一般发生在含氢最少和最多的两个碳原子之间，反应遵循马氏规则，即氢加到含氢较多的碳原子上。

$$\triangleright\!\!-CH_3 \quad + \quad HBr \quad \longrightarrow \quad CH_3CH_2CHBrCH_3$$

2-溴丁烷

四、脂环烃的结构及稳定性

现代物理技术研究发现：环丙烷的三个成环碳原子组成平面三角形，夹角为 60°，而电子云重叠呈弯曲形状，形成弯曲的键。

杂化轨道理论认为环烷烃的碳原子也是 sp^3 杂化，其杂化轨道之间的夹角应为 109.5°。形成环丙烷分子时，由于三个成环碳原子必须在同一平面，C—C 间夹角为 60°，所以环丙烷中 C—C 键不能像开链烷烃那样沿轴向重叠，而是形成一种"弯曲键"，因其形似香蕉，又称香蕉键（图 3 – 1），键角约为 105°。这种弯曲键存在较大的角张力，使得环丙烷分子内张力大，体系内能高，结构不稳定，容易开环。

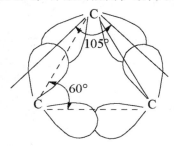

图 3 – 1　环丙烷结构示意图

环丁烷的结构与环丙烷相似，但是环丁烷四个碳原子并不在一个平面上，环中 C—C 键的弯曲程度不如环丙烷那样强烈，角张力没有环丙烷大，所以比环丙烷稳定。随着成环碳原子数的增加，成环碳原子不在同一个平面内，C—C 键的夹角基本保持在 109.5°，就是说碳原子的 sp^3 杂化轨道形成 C—C 键时，弯曲程度很小或不必弯曲就能实现最大程度的重叠，所以大环脂环烃环系都比较稳定。

五、环己烷的构象

环己烷是一个环系稳定、结构不易被破坏的重要的碳环化合物，作为一种基本结构单元广泛存在于天然化合物中。

1. 椅式和船式　环己烷分子中的 6 个碳原子都是 sp^3 杂化，6 个碳原子不在同一平面内，夹角保持 109.5°，因此环很稳定。由于环内碳碳单键之间的旋转，环己烷在空间存在着无限种构象，它的极限构象有两种：一种像椅子，故称为椅式构象；另一种像船，故称为船式构象，如图 3 – 2 所示。

通过比较两种构象我们可以看出：在椅式构象中，相邻两个碳原子都处在交叉式状态，相邻碳原子上的氢原子相距也比较远，斥力较小，分子内能较低；而在船式构象中，C_2 与 C_3、C_5 与 C_6 都是处于全重叠式状态，且 C_1 和 C_4 上的两个氢原子距离较近，相互间的斥力较大，分子内能较高（比椅式构象的能量高大约 29.7kJ/mol）。因此，椅式构象比船式构象更稳定，是环己烷的优势构象。

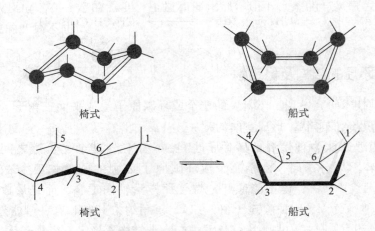

图 3 - 2　环己烷的两种不同构象

通过纽曼投影式（图 3 - 3）我们可以看得更清楚一些：

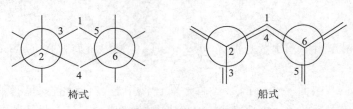

图 3 - 3　环己烷的纽曼投影式

常温下，约 99.9% 的环己烷分子是以椅式构象存在的，并且绝大多数的环己烷的衍生物也是以椅式构象存在。

2. 直立键和平伏键　观察环己烷的椅式构象，可以看出六个碳原子分别处于两个相互平行的平面上，即 C_1、C_3、C_5 在一个平面上，C_2、C_4、C_6 在另一个平面上，两个平面互相平行。在椅式环己烷中，12 个 C—H 键可分为两类：一类垂直于 C_1、C_3、C_5（或者 C_2、C_4、C_6）所形成的平面，这类键称为直立键，称为 a 键（axial bond）；另一类大体与两个环平面平行的键称为平伏键，称为 e 键（equatorial bond），如图 3 - 4 所示。

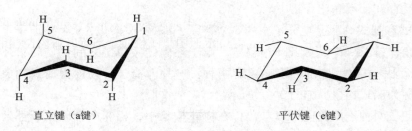

图 3 - 4　直立键和平伏键

环己烷有两种椅式构象，两种椅式构象可通过 C—C 单键的旋转而相互转变，转变过程中，原来的 a 键转变成 e 键，e 键转变 a 键，如图 3 - 5 所示。

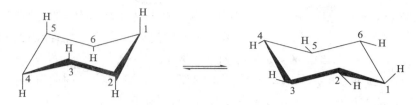

图 3 - 5 椅式构象中的直立键和平伏键的转换

3. 取代环己烷的构象 当环己烷上的氢原子被取代基取代时，由于环的相互转变，取代基既可位于 a 键，也可位于 e 键，以甲基环己烷为例（图 3 - 6）：

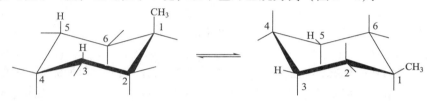

图 3 - 6 甲基环己烷的两种构象

当甲基处于 a 键即直立键时，离 C_3、C_5 上的位于 a 键的氢原子距离较近，这两个碳原子上的氢原子对甲基产生斥力，使得分子内能较高，不稳定；但甲基在 e 键上时则不存在上述情况，内能较低，比较稳定。因此，一元取代环己烷的优势构象是取代基位于 e 键的椅式构象。

对于环己烷的多元取代产物，通过许多实验事实，我们总结出如下规律：

（1）环己烷多元取代物最稳定的构象是 e - 取代基最多的构象。

（2）环上有不同取代基时，大的取代基在 e 键的构象最稳定。

第二节 芳香烃

芳香烃（aromatic hydrocarbon）是芳香族碳氢化合物的简称，常简称为芳烃，是芳香族化合物（aromatic compounds）的母体。"芳香"二字来源于早期发现的芳香族化合物的气味，早期这类化合物都是从树脂和香精油中获得的，气味芳香。经过研究发现，这些化合物基本上都含有苯环的结构，因此将含有苯环结构的化合物称为芳香族有机化合物。但是后来发现，并不是所有含有苯环结构的化合物都具有芳香气味，有的含苯环的化合物不光没有芳香气味，相反还具有难闻的气味，因而"芳香"一词已失去它原来的含义。现代的芳香烃是指苯及苯的同系物，跟苯的结构特征相似的化合物。

一、苯的结构

苯（benzene）是最简单的芳香烃，也是很多芳香族化合物的基本结构单元，很多药物中就含有苯环结构。

苯的结构曾一度困扰着很多化学家。1825 年，英国化学家法拉第（Michael Faraday）从鱼油等类似物质的热裂解产品中分离出了较高纯度的苯，1833 年，苯的分子

式 C_6H_6 被确定。从碳氢比例仅为 1∶1 来看，苯应具有高度的不饱和性，然而在一般条件下，苯不易进行加成和氧化反应，但是苯能够发生取代反应，并且苯的一元取代产物只有一种。1865 年，德国化学家凯库勒（A. Kekule）提出了苯的环状结构：苯的 6 个碳原子组成一个对称的六元环，每个碳上都连有一个氢，碳的四个价键则用碳原子间的交替单双键来满足，这种结构式称为苯的凯库勒结构式（图 3-7）。

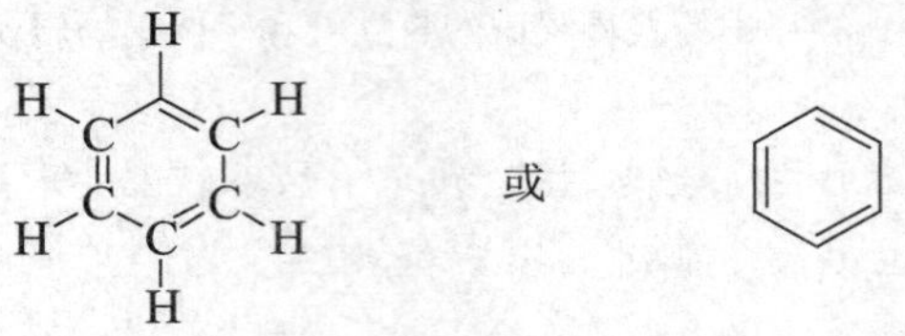

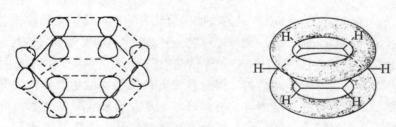

图 3-7 苯的凯库勒结构式

凯库勒结构式很好的解释了苯的一元取代产物只有一种，苯能催化加氢生成环己烷等一些客观事实，但是却不能解释为什么苯有三个双键却不易发生加成，苯的邻位二元取代产物只有一种等问题。由此可见，凯库勒结构式并不能确切的反映苯的真实情况。

现代物理方法已经证明了苯分子是一个平面正六边形构型，所有碳碳键的键长都是 139.7pm，这一键长介于单键（154pm）和双键（134pm）之间，所有的键角都是 120°，可见苯环中并没有交替出现的单、双键。

杂化轨道理论认为，苯分子中的 6 个碳原子都是 sp^2 杂化，每个碳原子都以 sp^2 杂化轨道两两相互重叠形成 6 个 C—Cσ 键，组成一个平面正六边形，每个碳原子剩余的 sp^2 杂化轨道分别与一个氢原子的 1s 轨道重叠形成 6 个 C—Hσ 键，所有原子均在一个平面内。此外，每个碳原子还有一个未参与杂化的 p 轨道，6 个 p 轨道相互平行，都垂直于 σ 键所在的平面，并且相互"肩并肩"侧面重叠，形成了一个由 6 个 π 电子组成的闭合的 π-π 共轭体系，我们称为闭合大 π 键。π 电子云均匀的分布在环平面的上方和下方，如图 3-8 所示：

图 3-8 苯的共轭大 π 键及电子云的分布

π-π 共轭体系中 π 电子能够高度离域，使 π 电子云完全平均化，从而使体系内能降低，苯的结构稳定，闭合共轭体系难以破坏，所以苯不易发生加成和氧化反应。但是由于离域的 π 电子的流动性较大，所以容易受到亲电试剂的影响而发生亲电取代反应。

二、芳香烃的分类和同分异构现象

(一) 芳香烃的分类

苯是最简单的芳香烃，根据芳香烃分子中是否含有苯环，可将芳香烃分为苯系芳烃（benzeboid aromatic hydrocarbon）和非苯系芳烃（non－benzeboid aromatic hydrocarbon）。我们通常所说的芳香烃都是指苯系芳烃。含有苯环的芳香烃称为苯系芳烃，苯系芳烃又根据所含苯环的数目、连接方式的不同，分为以下三类。

单环芳烃：分子中只含有一个苯环的芳香烃，其中包括苯、苯的同系物和苯基取代的不饱和烃。如：

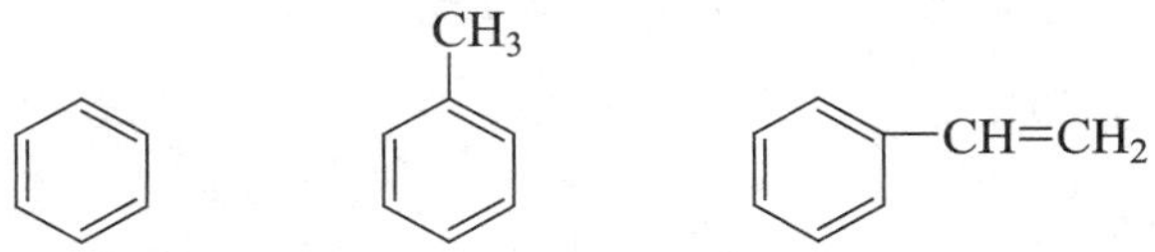

苯　　　　甲苯　　　　苯乙烯

多环芳烃：分子中含有两个或两个以上独立苯环的芳香烃，如：

联苯　　　　　　　　二苯甲烷

稠环芳烃：含两个或两个以上的苯环，苯环间以共用的两个相邻碳原子稠合而成的多环芳香烃，如：

萘　　　　　　　蒽　　　　　　　菲

(二) 芳香烃的同分异构现象

同分异构现象在芳香烃中也很常见，主要包括两种情况：

由取代基本身的碳链异构引起的，如：

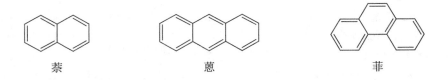

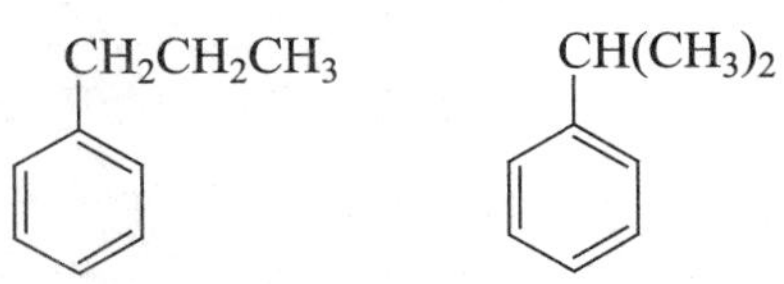

正丙苯　　　　　　异丙苯

由苯环上取代基位置不同引起的，如：

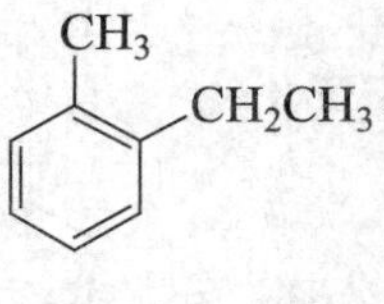

邻甲乙苯 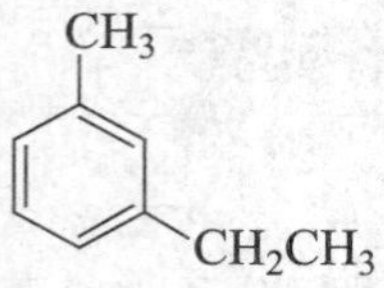　　　　　　　间甲乙苯 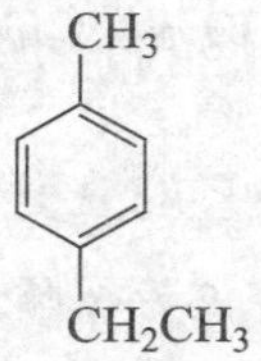　　　　　　　对甲乙苯

三、芳香烃的命名

　　苯是单环芳烃的母体，苯环上的氢原子被烷基取代生成的化合物称为苯的同系物，其通式为 C_nH_{2n-6}（$n \geqslant 6$）。

　　苯的同系物命名是以苯为母体，烷基作为取代基，称为"某苯"。如：

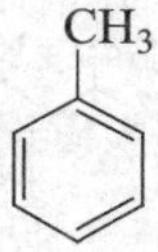

甲苯 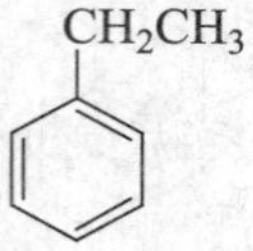　　　　　　　　　乙苯 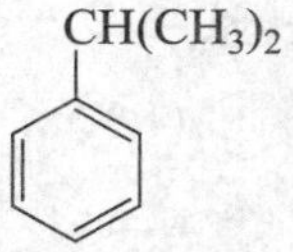　　　　　　　　　异丙苯

　　如果苯环上有两个取代基，则由于取代基相对位置不同会产生三种同分异构体，在命名时可用邻或 o－（ortho）、间或 m－（meta）、对或 p－（para）来分别表示，也可用阿拉伯数字表示，如：

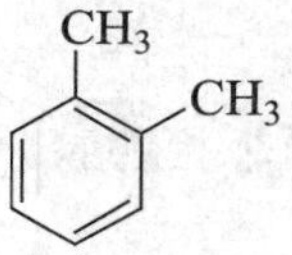

邻二甲苯　　　　　　　间二甲苯　　　　　　　对二甲苯
（o－二甲苯）　　　　　（m－二甲苯）　　　　　（p－二甲苯）
（1,2－二甲苯）　　　　（1,3－二甲苯）　　　　（1,4－二甲苯）

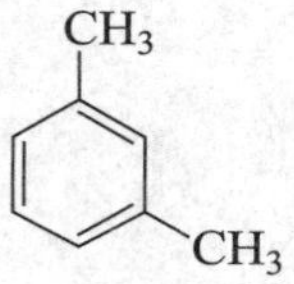

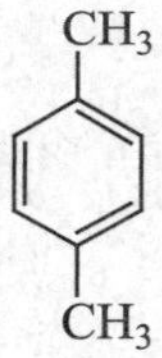

　　如果苯环上有三个取代基，当三个取代基相同时也会有三种同分异构体，可以用连、偏、均来表示取代基的相对位置，同样也可用阿拉伯数字表示，如：

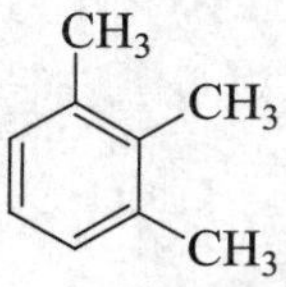

连三甲苯　　　　　　　偏三甲苯　　　　　　　均三甲苯
（1,2,3－三甲苯）　　　（1,2,4－三甲苯）　　　（1,3,5－三甲苯）

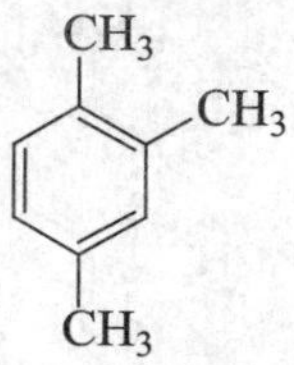

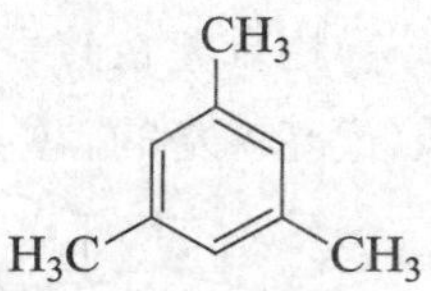

　　对于结构复杂或支链带有不饱和烃基的芳香烃，也可以把支链作为母体，把苯环作为取代基来命名，如：

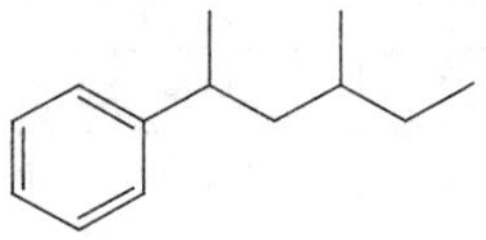

4-甲基-2-苯基己烷

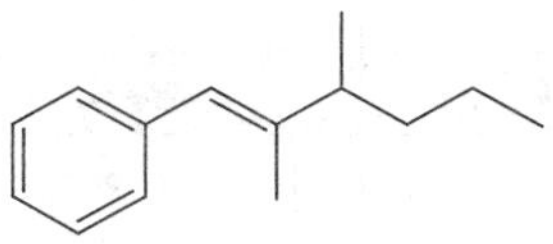

2,3-二甲基-1-苯基己-1-烯

知识拓展

苯环上取代基母体的选择

苯是很多芳香族化合物的基本结构单元，如果苯环上有多个取代基，命名时应首先选好取代基母体，取代基母体的选择顺序如下：—COOH（羧基）、—SO$_3$H（磺酸基）、—COOR（酯）、—COX（酰卤）、—CONH$_2$（酰胺）、—CN（氰基）、—CHO（醛基）、—COR（酰基）、—OH（羟基）、—NH$_2$（氨基）、—R（烷基）、—OR（烃氧基）等，排在前面的为母体，后面的为取代基。如果取代基为—NO$_2$（硝基）、—NO（亚硝基）、—X（卤素）等时，通常只把它们看作取代基而不作母体。

芳烃分子上去掉一个氢原子后剩余的基团叫芳基（Aryl），可以用 Ar—表示。最常见的芳基有：

苯基： 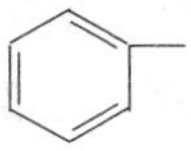 或 C$_6$H$_5$—，也可用 ph—表示。

苯甲基（又称为苄基）： 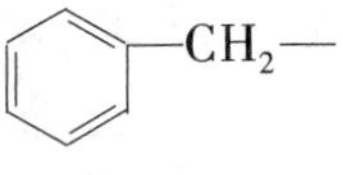 或 C$_6$H$_5$—CH$_2$—，也可用 Bz—表示。

想一想

命名下列化合物

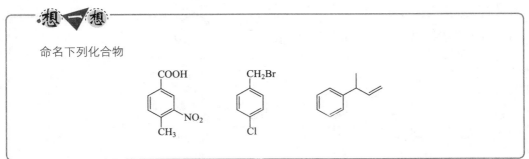

四、苯及其同系物的物理性质

苯及其同系物一般为无色、有特殊气味的液体，不溶于水，易溶于有机溶剂，如乙醚、四氯化碳、石油醚等，他们本身也是一种良好的溶剂。苯及其同系物都比水轻，沸点随分子量升高而升高。熔点除与分子量大小有关外，还与结构有关，通常对称性较好的分子熔点较高，溶解度也较小。常见的苯及其同系物的物理性质见表 3-1。

表3-1　常见芳香烃的物理性质

化合物	熔点/℃	沸点/℃	比重
苯	5.5	80.1	0.879
甲苯	-95	110.6	0.867
邻-二甲苯	-25.5	144.4	0.88
间-二甲苯	-47.9	139.1	0.864
对-二甲苯	13.2	138.4	0.861
乙苯	-95	136.2	0.867
正丙苯	-99.6	159.3	0.862
异丙苯	-96	152.4	0.862
苯乙烯	-33	145.8	0.906

单环芳烃的蒸气一般都有毒，能损坏造血器官和神经系统，长期接触会导致白细胞减少和头晕乏力等，大量使用时须注意。

五、苯及其同系物的化学性质

由于苯分子具有特殊稳定的环状共轭体系，所以苯表现出特殊的化学性质，即难加成、难氧化、易取代，这个性质称为"芳香性"。

（一）取代反应

1. 卤代反应（halogenation）　苯与卤素在铁粉或者三卤化铁的催化作用下，苯环上的氢原子被卤素取代，生成卤代苯的反应称为卤代反应。由于碘不活泼难以反应，而氟代反应过于剧烈不易控制，因此苯的卤代反应通常是指氯代和溴代反应。

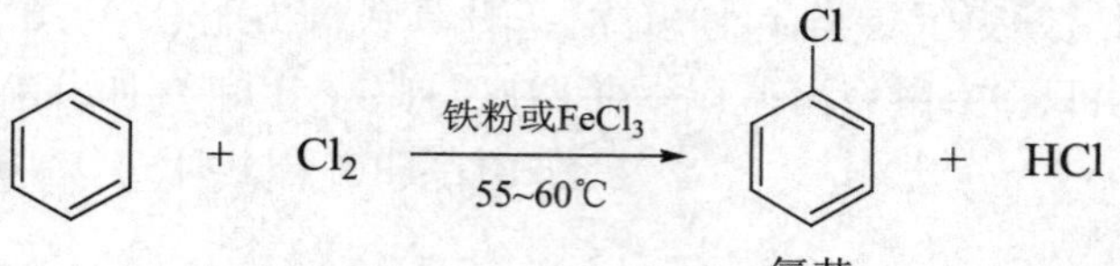

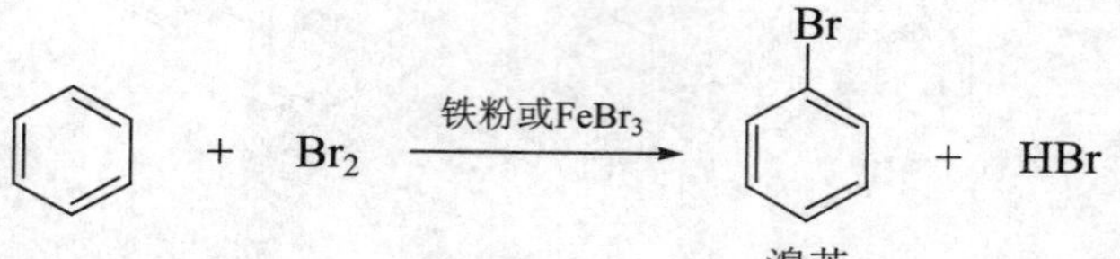

烷基苯的卤代反应比苯容易，主要生成邻位和对位的卤代产物。

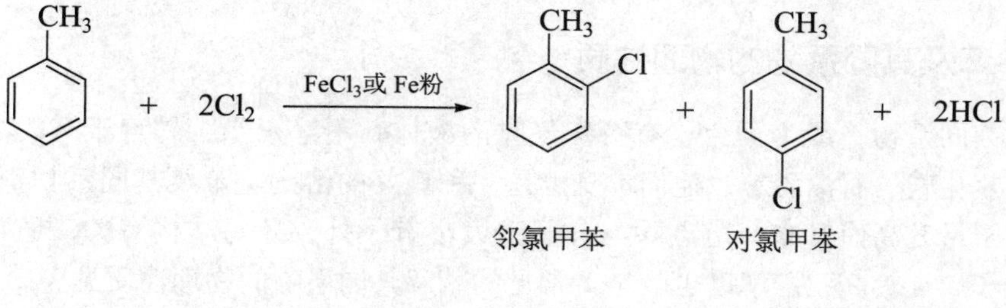

如果没有催化剂存在，在紫外线照射或加热条件下，甲苯侧链上的氢原子也会被卤素取代。

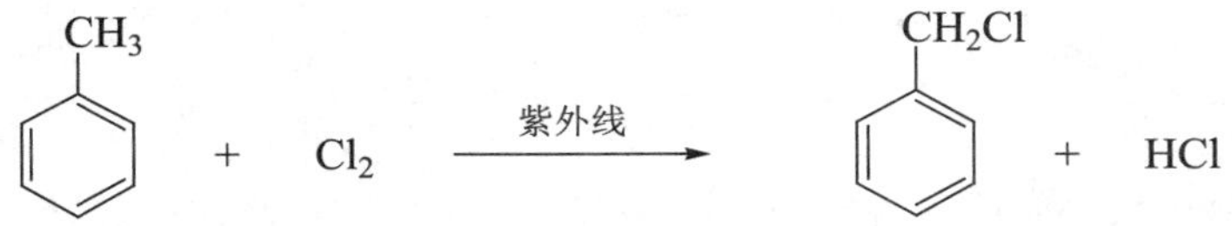

$$\text{(甲苯)} + Cl_2 \xrightarrow{\text{紫外线}} \text{(苯甲基氯)} + HCl$$

苯甲基氯（氯化苄）

此反应与烷烃的卤代反应一样，都属于自由基反应。卤原子优先取代与苯直接相连的 α–C 上的氢原子（即 α–H），因为 α–H 受苯环影响较活泼，而且苯甲型自由基稳定，氯原子自由基进攻侧链比进攻苯环更有利。

2. 硝化反应（nitration） 苯与浓硝酸和浓硫酸的混合物（常称为混酸）共热，苯环上的氢原子被硝基取代，生成硝基苯，这个反应称为硝化反应。

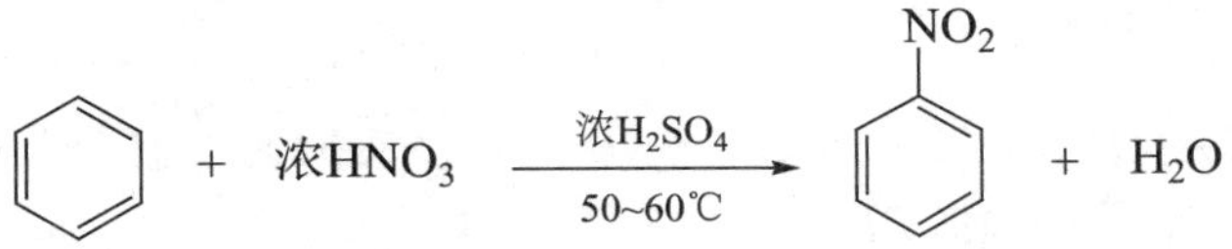

$$\text{(苯)} + \text{浓}HNO_3 \xrightarrow[50\sim60℃]{\text{浓}H_2SO_4} \text{(硝基苯)} + H_2O$$

硝基苯

硝基苯可继续发生硝化反应，但需要更高的温度和更浓的混酸，生成的产物是间二硝基苯。

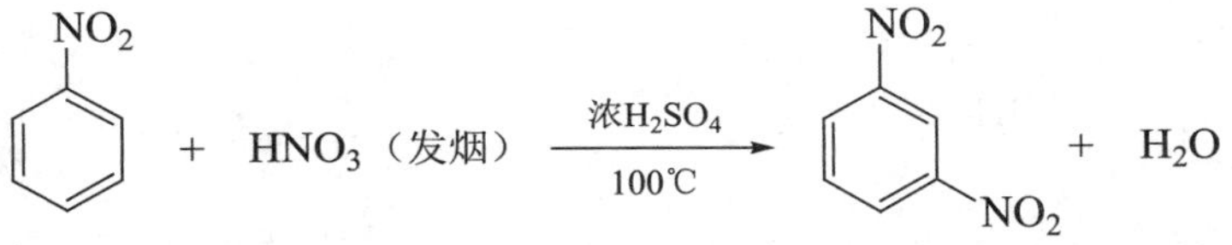

$$\text{(硝基苯)} + HNO_3\text{（发烟）} \xrightarrow[100℃]{\text{浓}H_2SO_4} \text{(间二硝基苯)} + H_2O$$

间二硝基苯

烷基苯的硝化比苯容易，主要得到邻位和对位的硝化产物。

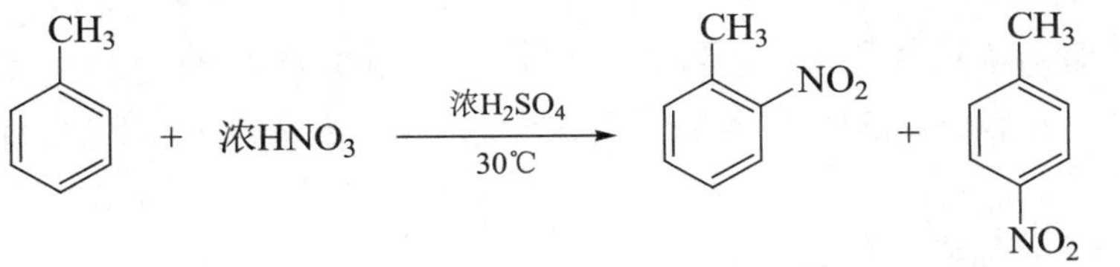

$$\text{(甲苯)} + \text{浓}HNO_3 \xrightarrow[30℃]{\text{浓}H_2SO_4} \text{(邻硝基甲苯)} + \text{(对硝基甲苯)}$$

邻硝基甲苯　　　对硝基甲苯

3. 磺化反应（Sulfonation） 苯与浓硫酸常温下难进行反应，但在加热或发烟硫酸作用下苯环上的氢原子能被磺酸基（—SO_3H）取代生成苯磺酸，这类反应叫作磺化反应。磺化反应是一个可逆反应，为使反应正向进行，常用发烟硫酸在 30 ~ 50℃进行磺化反应。

$$\bigcirc + 浓H_2SO_4 \underset{30\sim50℃}{\overset{SO_3}{\rightleftharpoons}} \bigcirc\text{—}SO_3H + H_2O$$

苯磺酸

苯磺酸易溶于水。有些芳香族类药物难溶于水，可通过磺化使其增加水溶性。

烷基苯的磺化同样比苯容易得多。常温下生成邻位和间位的取代产物，但以对位产物为主。

$$\bigcirc\text{—}CH_3 + 浓H_2SO_4 \rightleftharpoons \bigcirc + \bigcirc$$

邻甲基苯磺酸（32%）　对甲基苯磺酸（62%）

4. 傅－克反应（Friedel－Crafts）　1877 年，法国化学家傅瑞德尔（C. Friedel）和美国化学家克拉夫茨（J. M. Crafts）发现了制备烷基苯和芳酮的反应，称为傅瑞德尔－克拉夫茨反应，简称傅－克反应。前者在芳环上引入烷基，称为傅－克烷基化反应；后者在芳环上引入酰基，称为傅－克酰基化反应。

（1）**傅－克烷基化反应**　在无水三氯化铝等催化剂作用下，苯环上的氢原子被烷基取代，生成烷基苯。

$$\bigcirc + CH_3CH_2Cl \xrightarrow{无水AlCl_3} \bigcirc\text{—}CH_2CH_3 + HCl$$

乙苯

凡在有机化合物分子中引入烷基的反应，称为烷基化反应，常用催化剂为无水 $AlCl_3$，此外还可用 $FeCl_3$、BF_3、HF、H_2SO_4 等。烷基化反应时，提供烷基的试剂称为烷基化试剂，常用的烷基化试剂除了卤代烷外，工业上也常用醇或烯烃。

如所用烷基化试剂为含有三个或多个碳原子的直链卤代烃时，反应中烷基容易异构化，如：

$$\bigcirc + CH_3CH_2CH_2Cl \xrightarrow{无水AlCl_3} \bigcirc\text{—}CH_2CH_2CH_3 + \bigcirc\text{—}CH_3CHCH_3$$

正丙苯（31%～35%）　异丙苯（65%～69%）

傅－克烷基化反应是制备苯的同系物的主要方法。但如果苯环上有吸电子基团（如：—NO_2、—SO_3H 等）时，会使苯环上的电子云密度降低，烷基化反应不再能发生。

（2）**傅－克酰基化反应**　在无水三氯化铝等催化剂作用下，苯与酰氯或者酸酐反应，苯环上的氢原子被酰基（ $R\text{—}\overset{\displaystyle O}{\overset{\|}{C}}\text{—}$ ）取代生成芳酮。

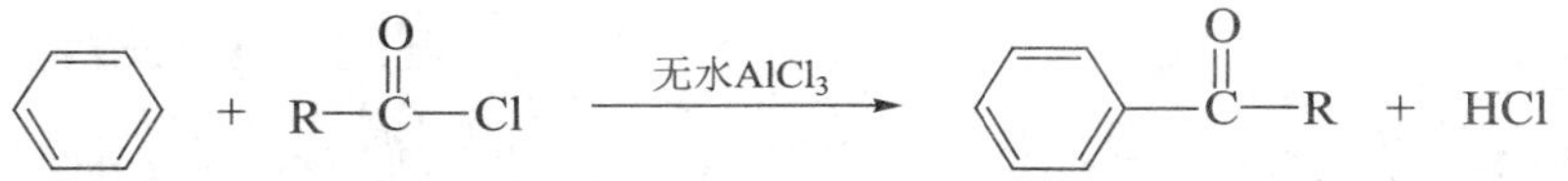

傅-克酰基化反应在药物合成中常有应用。如合成布洛芬的中间体对异丁基苯乙酮就利用了此反应。

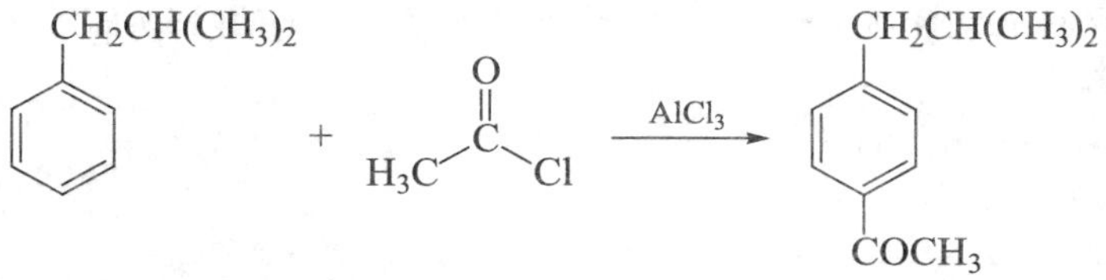

5. 亲电取代反应机制 事实证明，上述 4 种苯环上的取代反应，都属于亲电取代反应。X_2、HNO_3、H_2SO_4、RX、$RCOX$ 等与催化剂作用形成亲电试剂 X^+、NO_2^+、SO_3、R^+、$R—\overset{O}{\overset{\|}{C}}{}^+$，用 E^+ 表示。其亲电取代反应机制可表示如下：

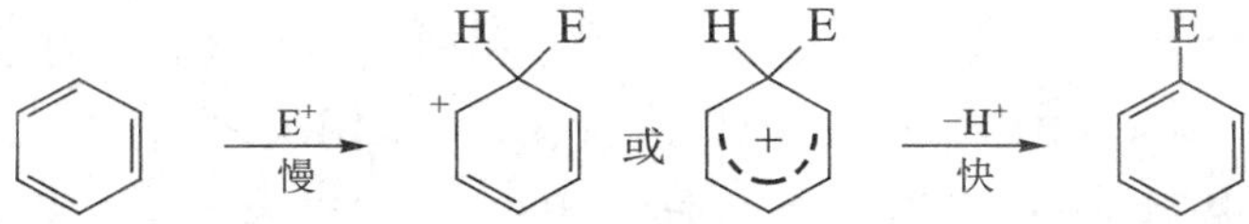

第一步，亲电试剂 E^+ 具有亲电性，首先与苯环上离域的 π 电子作用，进而从苯环的 π 体系中获得 2 个 π 电子，与苯环的一个碳原子形成 σ - 络合物。此时，该碳原子的杂化由 sp^2 变成 sp^3，苯环的共轭体系被破坏，能量比苯高，不稳定。

σ 络合物是苯环上亲电取代反应的中间体，生成 σ 络合物这一步的反应速率比较慢，是决定整个反应速率的关键。

第二步，和烯烃加成反应相似，碳正离子中间体不稳定，σ 络合物迅速失去一个质子，重新恢复为稳定的苯环结构，生成取代物。

例如，溴代反应的亲电取代反应机制如下。

（1）溴在 $FeBr_3$ 作用下生成溴正离子（Br^+）和带负电荷的四溴合铁配离子 $[FeBr_4]^-$。

$$FeBr_3 + Br_2 \longrightarrow Br^+ + [FeBr_4]^-$$

（2）溴正离子是亲电试剂，进攻富电子的苯环，生成不稳定的 σ 配合物。

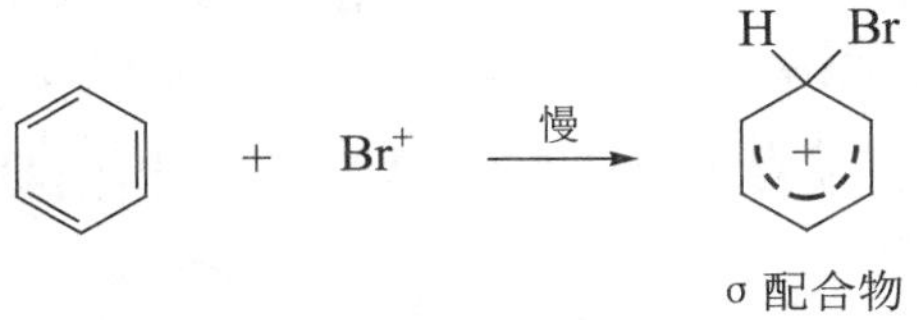

（3）σ 配合物（正离子中间体）非常不稳定，在四溴合铁配离子的作用下，迅速脱去一个质子生成溴苯。

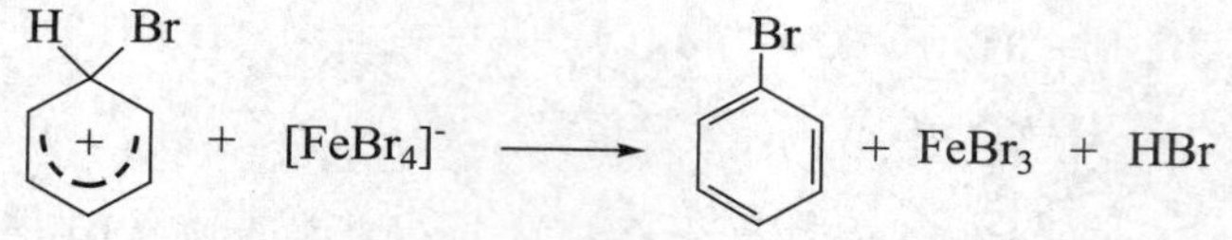

（二）加成反应

苯及其同系物性质稳定，一般不容易发生加成反应，但在特殊条件下也能与氢、卤素等发生加成反应。

1. 催化加氢 在催化剂（Pt、Ni 等）、高温、高压作用下，1 分子苯能与 3 分子氢发生加成，生成环己烷。

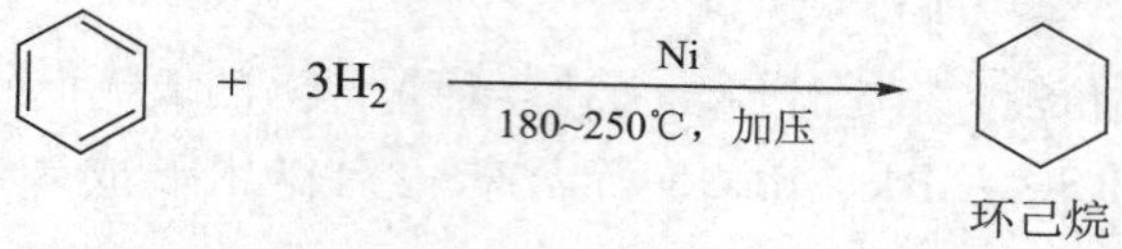

这是工业上制备环己烷的方法。

2. 加氯 在紫外线照射下，苯可以和氯气发生加成反应生成六氯环己烷。

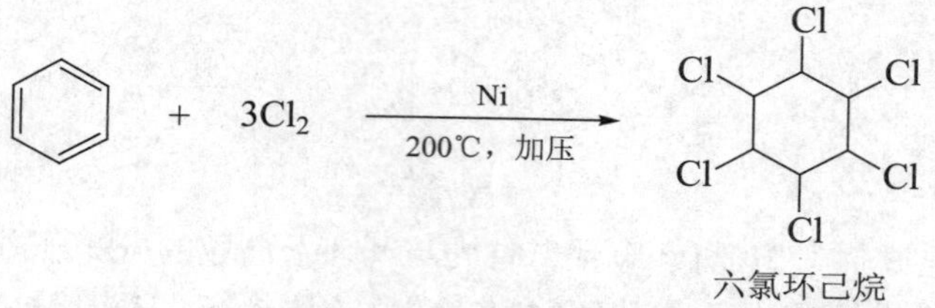

六氯环己烷俗称"六六六"，曾作为广泛使用的杀虫剂。由于它性质稳定，不易分解，对环境及人体危害很大，现已禁止使用。

（三）氧化反应

1. 苯环的氧化 苯结构稳定，一般氧化剂如高锰酸钾等不能将其氧化。但在强烈的条件如高温和五氧化二钒催化下，苯可以被空气氧化，生成顺丁烯二酸酐。

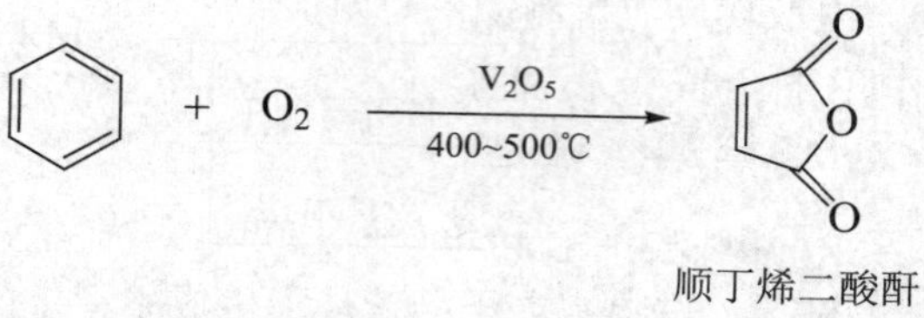

2. 苯环上侧链的氧化 侧链含有 α – H 的苯的同系物非常容易被氧化，并且不论侧链多长，氧化产物均为苯甲酸。

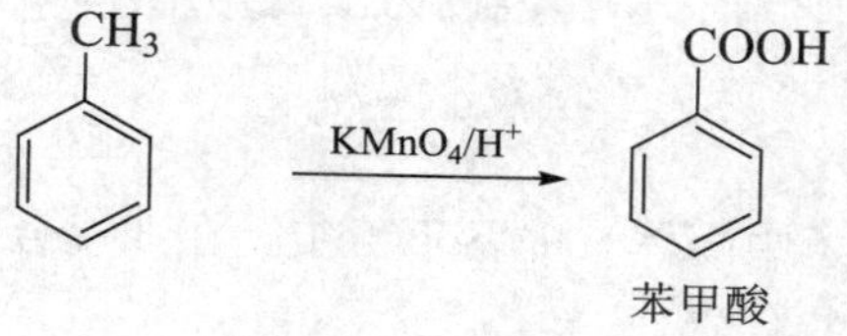

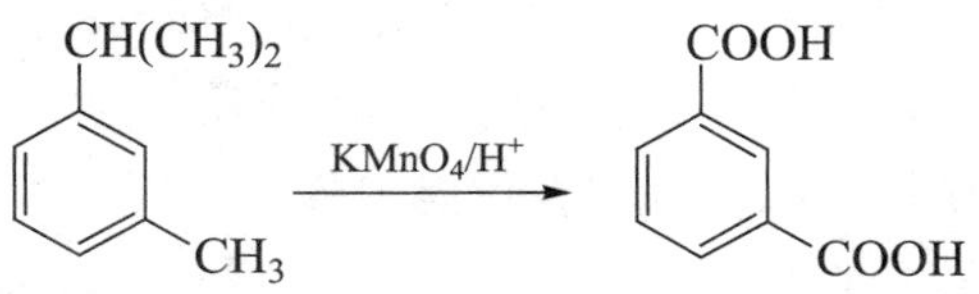

间苯二甲酸

练·习

完成下列反应

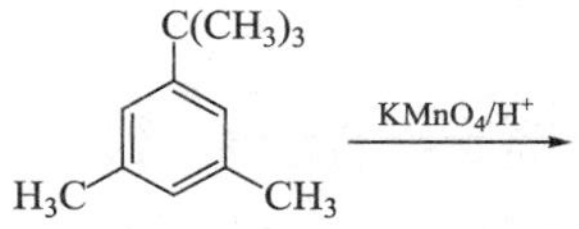

六、苯环上取代基的定位效应及应用

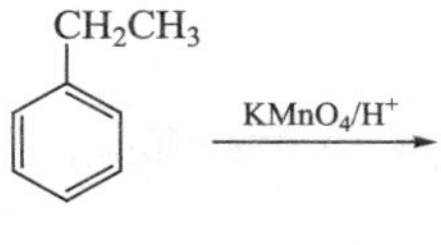

（一）定位效应

1. 定位效应　研究苯及甲苯的取代反应我们可以看出：

（1）苯的一元取代产物只有一种。

（2）甲苯比苯容易发生取代反应，且得到邻、对位取代产物。

（3）硝基苯的硝化反应比苯困难，得到间位硝化产物。

可见，苯的一元取代产物如果继续进行取代，不光难易程度不同，而且取代基进入的位置也不同。为了研究苯环取代反应规律，人们做了大量的实验，最终发现第二个取代基进入苯环的位置主要由苯环上原有取代基支配，这种作用称为定位效应。苯环上原有的取代基称为定位基。

2. 两类定位基　根据定位基不同的定位效应，可把定位基分为两大类：第一类定位基（又称为邻、对位定位基）一般使新引入的基团主要进入其邻位和对位；第二类定位基（也称为间位定位基）一般使新引入的基团主要进入其间位。

（1）邻、对位定位基　这类定位基与苯环直接相连的原子一般不含双键和叁键且多数有孤对电子或是负离子。如：

强烈致活作用：$—NH_2$（$—NHR$、$—NR_2$），$—OH$

中等致活作用：$—OR$，$—NHCOCH_3$

弱致活作用：　$—R$

致钝作用：　　$—F$，$—Cl$，$—Br$，$—I$

（2）间位定位基　这类定位基与苯环直接相连的原子一般含重键或带正电荷。常见的有：

强致钝作用：$—NO_2$

中等致钝作用：$—CN$，$—SO_3H$

较弱致钝作用：$—COOH$（$—COOR$），$—CHO$，$—COR$

邻、对位定位基（卤素除外）一般使苯环活化，苯环上的亲电取代反应比苯更容易发生，为活化基。间位定位基可使苯环钝化，使苯环上的亲电取代反应比苯更困难，为钝化基。两类定位基中每个取代基的定位能力强弱不同，其强度次序近似如上列顺序，但不同的反应会有较大的差异。

（二）定位效应的解释

定位效应的产生跟定位基的电子效应（诱导效应和共轭效应）及立体效应有关。苯环是一个电子云分布均匀的闭合共轭体系，当苯环上有一个取代基时，取代基与苯环间产生电子效应，使苯环上电子云的密度增加或降低，苯环上也会出现交替极化的现象。

1. 邻、对位定位基的影响 邻、对位定位基除卤素外都能产生供电子效应，使苯环上电子云的密度增加，有利于亲电取代反应的进行。

（1）甲基（或其他烷基） 甲基（或烷基）为供电子基，与苯环相连产生供电子诱导效应；同时甲基上的三个 $C-H\sigma$ 键与苯环的大 π 键产生部分重叠，形成了 $\sigma-\pi$ 超共轭体系。两种效应方向一致，协同作用的结果，使苯环上电子云密度增大，尤其是邻、对位较为显著。所以甲苯比苯容易发生亲电取代反应，并且主要生成邻、对位的取代产物。

（2）羟基 当苯环上连有羟基（—OH）时，由于羟基是吸电子基，所以会产生吸电子诱导效应，使苯环上的电子云密度降低；但另一方面，羟基氧原子的 p 轨道上有孤对电子，能与苯环上的 π 电子云重叠形成 $p-\pi$ 共轭体系，产生供电子共轭效应。两种效应作用相反，但一般情况下共轭效应比诱导效应强，所以最终结果使苯环上电子云的密度增大，并且邻、对位尤为明显。氨基、取代氨基、烷氧基等定位效应与羟基类似。

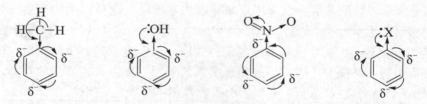

2. 间位定位基的影响 间位定位基能使苯环上电子云密度降低，苯环钝化，取代反应比苯难发生。以硝基为例：

硝基是吸电子基，能产生吸电子诱导效应；同时硝基中的氮氧双键与苯环的大 π 键形成 $\pi-\pi$ 共轭体系，由于氮和氧的电负性都比较大，所以产生吸电子的共轭效应。两种效应作用一致，使苯环上电子云的密度降低，尤其是邻、对位电子云密度降低更多，所以硝基苯的亲电取代反应比苯困难，且主要生成间位取代物。

3. 卤素的影响 卤素原子是一种特殊的邻、对位定位基。卤素原子是吸电子基团，能产生吸电子诱导效应，使苯环上的电子云密度降低；虽然卤素原子 p 轨道上有孤对电子，可以与苯环形成 $p-\pi$ 共轭体系，产生供电子共轭效应，但由于卤素的原子半径大而共轭效果不好，所以总的来看卤素原子的诱导效应大于共轭效应，因此苯环上电子云的密度降低，亲电取代反应较难进行。但在反应瞬间，动态的共轭效应会起主导作用，所以生成邻、对位取代产物。

（三）定位效应的应用

1. 预测反应产物　二取代苯进行亲电取代反应时，第三个取代基进入苯环的位置，取决于原有取代基的综合效应。因此，可应用定位效应，推测新导入取代基的位置（在预测的同时要注意考虑空间效应）。

（1）苯环上原有两个取代基对引入第三个取代基定位作用一致时，它们的作用具有加和性，因此，第三个取代基主要进入它们共同确定的位置。例如：

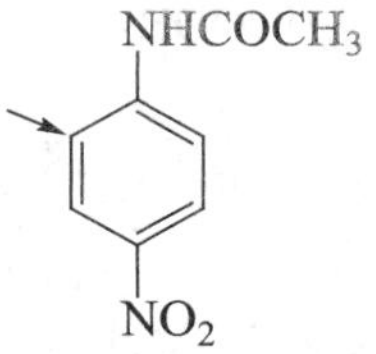

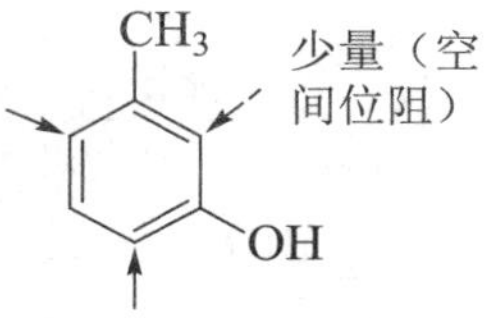

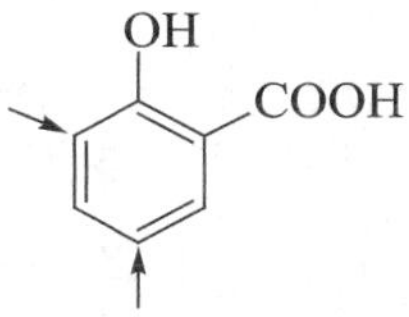

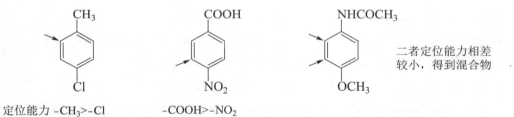

（2）苯环上原有两个取代基对引入第三个取代基定位作用不一致时，大致可分为以下三种情况：

①原有的两个取代基为同类定位基时，第三个取代基进入苯环的位置主要由定位效应强的定位基支配。如：

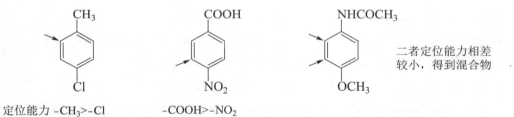

②苯环上原有的两个取代基不是同一类，则第三个取代基进入苯环的位置一般受邻、对位定位基的支配。如：

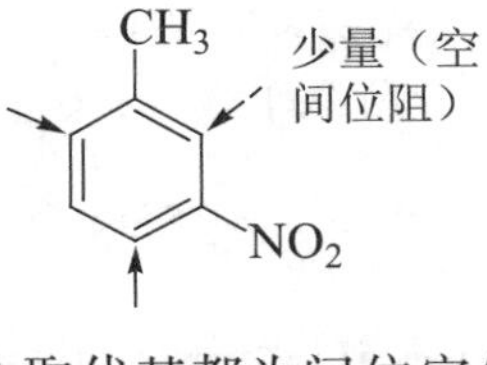

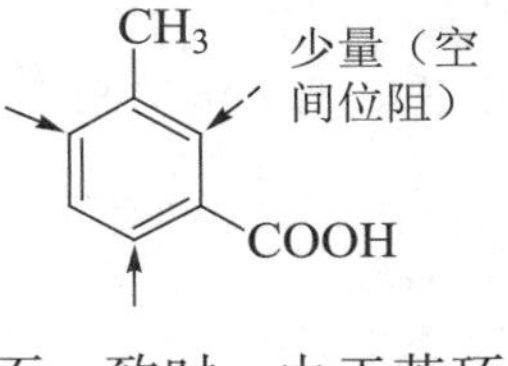

③如果两个取代基都为间位定位基且定位效应不一致时，由于苯环上的电子云密度降低太多，苯环上的亲电取代反应不易发生。

2. 设计合成路线　运用定位效应，还可以在有机合成中设计合理的合成路线，从而得到较高的产率，避免复杂的产物分离过程。如由甲苯合成间硝基苯甲酸时，要涉及氧化反应（—CH_3 —→ —COOH）和硝化反应，由于产物中硝基和羧基为间位，而甲基为邻、对位定位基，羧基为间位定位基，所以应该先氧化再硝化：

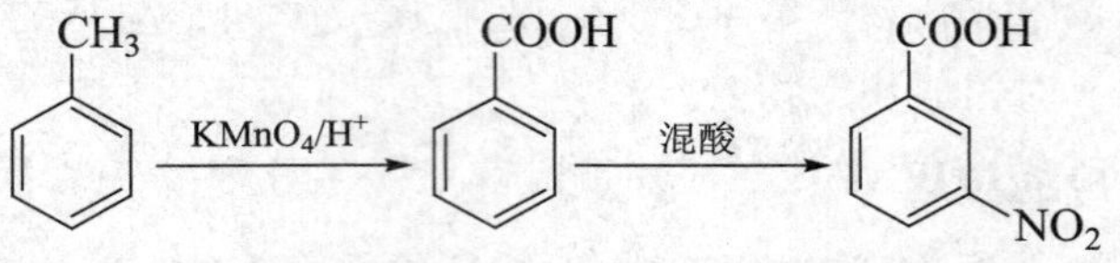

再如要求从苯出发合成常用的有机原料——对硝基氯苯、邻硝基氯苯、间硝基氯苯时，因为—Cl 是邻、对位定位基，—NO₂ 为间位定位基，所以合成间硝基氯苯时要先硝化后氯化；而合成邻硝基氯苯、对硝基氯苯时则应先氯化后硝化。二者顺序不能颠倒，否则达不到预期的效果。反应简单表示如下：

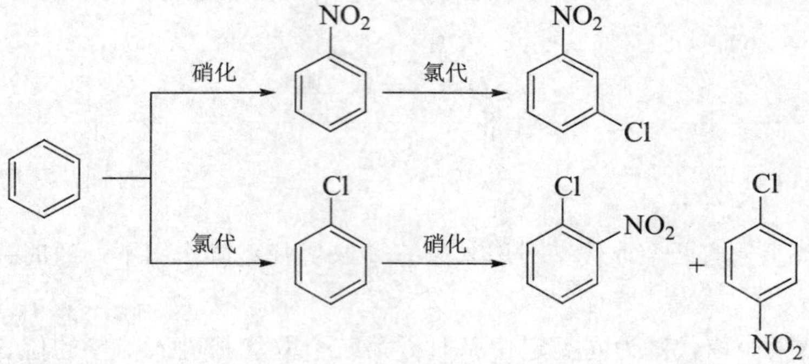

七、稠环芳烃

分子中两个或两个以上的苯环通过共用两个相邻碳原子而形成的多环芳烃称为稠环芳烃〔fused（condensed）ring aromatic hydrocarbons〕。重要的稠环芳烃有萘、蒽、菲等，它们存在于煤焦油的高沸点分馏产物中，是重要的化工原料。

（一）萘

萘（naphthalane）是煤焦油中含量最多的一种化合物，高温煤焦油中含萘约 10%。萘为无色片状晶体，熔点 80.6℃，沸点 218℃，有特殊气味，易升华，不溶于水和冷的乙醇中，但可溶于热的乙醇和乙醚中。

1. 萘的结构　萘的分子式为 $C_{10}H_8$，是由两个苯环稠合而成。X 射线分析得知：萘的两个苯环处于同一个平面，各键长数据如下图：

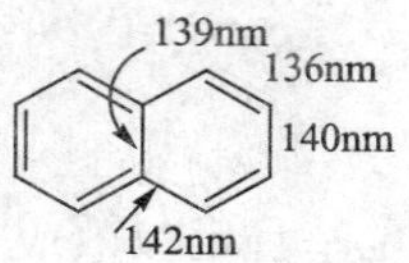

萘的每个碳原子都以 sp^2 杂化轨道形成 C—Cσ 键，各碳原子的 p 轨道相互平行，侧面重叠形成一个含 10 个 π 电子的闭合大 π 键。但萘与苯不同的是，苯中 6 个碳原子完全相同，是一个 π 电子云分布均匀的闭合共轭体系，C–C 键键长相等。但萘分子中含有稠合碳原子，各碳原子的位置不是等同的，电子云的分布不均匀，各碳原子之间的键长也不相同。

2. 萘及其衍生物命名　萘的编号如下所示，其中 1、4、5、8 位等同，称为 α 位；2、3、6、7 位等同，称为 β 位，共用碳原子不编号。萘的一元取代物命名时，可用阿拉伯数字或 α、β 来标明取代基的位置；二元和多元取代物，则用阿拉伯数字标明其位置。如：

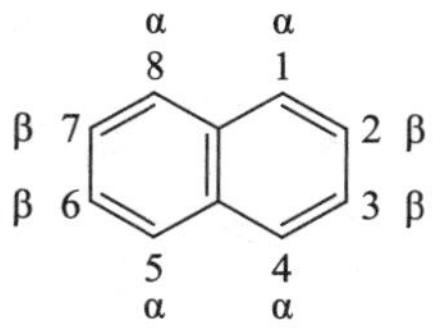

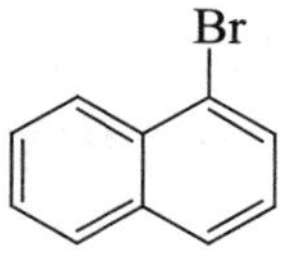

1（或α）-溴萘

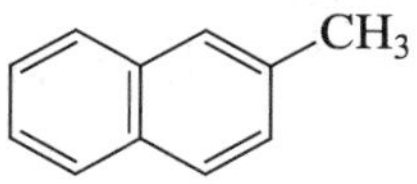

2（或β）-甲萘

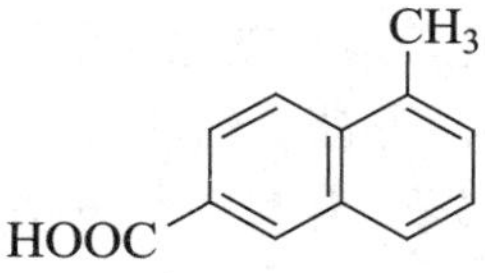

5-甲基萘-2-甲酸

想一想

命名下列化合物

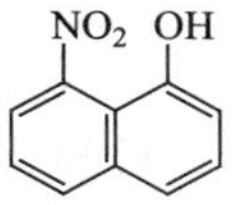

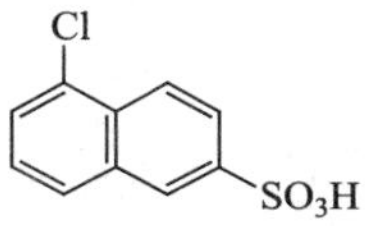

3. 萘的化学性质　萘的化学性质与苯相似，也具有芳香性。但由于萘环上电子云分布不均匀，所以其芳香性比苯弱，比苯更容易发生化学反应。

（1）亲电取代反应　萘比苯容易发生亲电取代反应，且由于环上α－位电子云密度较大，所以取代主要发生在α－位。

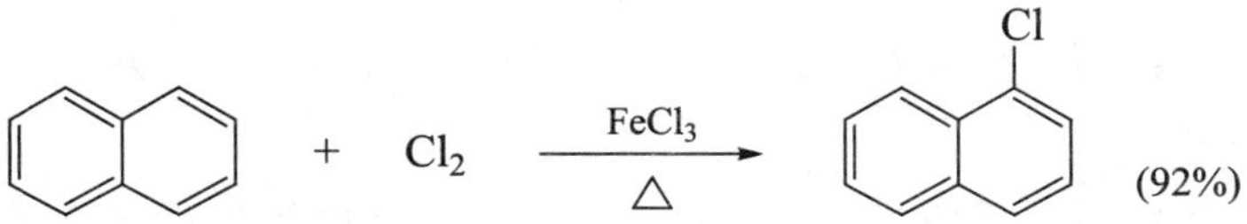

α-氯萘

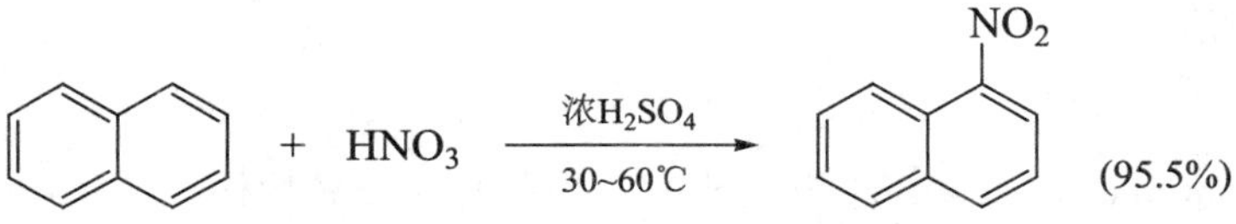

α-硝基萘

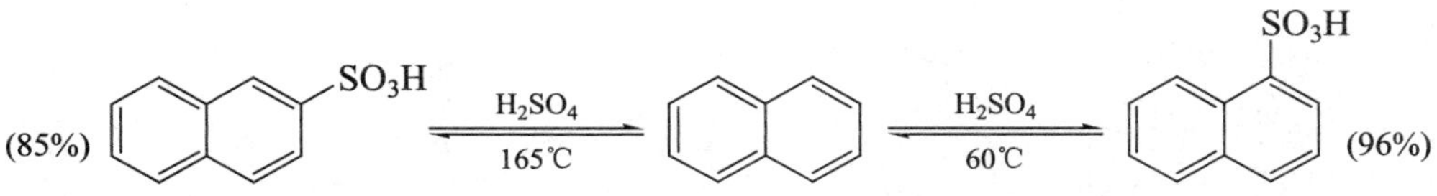

β-萘磺酸　　α-萘磺酸

（2）加成反应　在一定的温度、压强和催化剂作用下，萘能与氢气发生加成，条件不同，生成的产物不同。

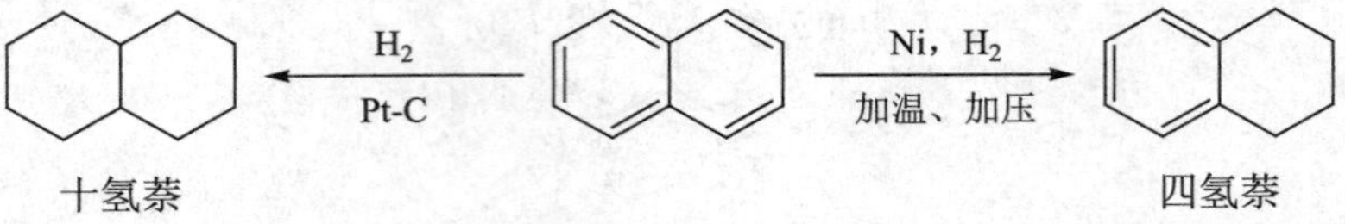

十氢萘　　　　　　　　　　　　　　　　　　　　四氢萘

（3）氧化反应　萘比苯易氧化，氧化反应发生在 α 位。室温下，萘就能被三氧化铬氧化成 1,4 - 萘醌。强烈条件下被空气氧化生成重要的化工原料邻苯二甲酸酐。这是工业上生产邻苯二甲酸酐的方法。

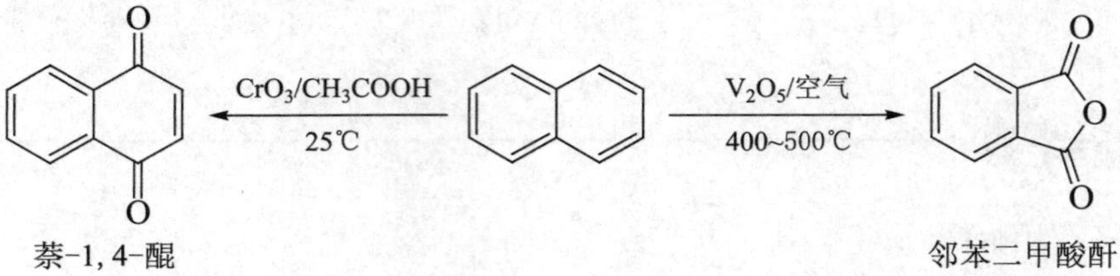

萘-1,4-醌　　　　　　　　　　　　　　　　　　邻苯二甲酸酐

（二）蒽

蒽（anthracene）在煤焦油中含量约为 0.25%。纯蒽为无色片状结晶，熔点 216℃，沸点 340℃。

蒽是三个苯环呈线性稠合。蒽中所有原子都处在同一个平面内，都具有芳香大 π 键，具有一定的芳香性。

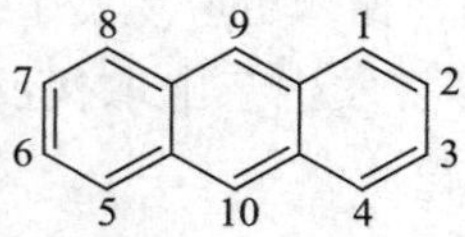

在蒽分子中：1、4、5、8 位相同，称为 α 位；2、3、6、7 位相同，称为 β 位；9、10 位相同称为 γ 位。

蒽性质比萘更活泼，反应主要发生在 9、10 位。蒽的衍生物非常重要，如蒽醌是一类重要的染料，中药中的一些重要活性成分，如大黄、番泻叶等的有效成分，都属于蒽醌类衍生物。

（三）菲

菲（phenanthrene）也存在于煤焦油中，是蒽的同分异构体，分子中三个苯环是角式稠合。菲的结构式和碳原子编号如下图所示：

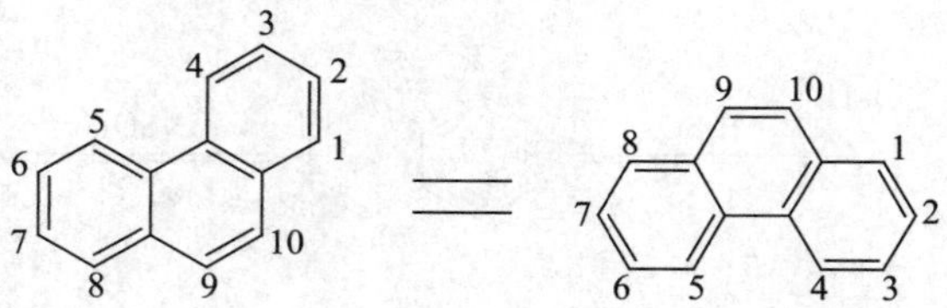

菲是带光泽的无色晶体，熔点 101℃，沸点 304℃，不溶于水，溶于乙醇、苯和乙醚中，溶液有蓝色的荧光。

菲的化学性质介于萘和蒽之间，它也可以在 9、10 位起反应，但没有蒽那么容易。

（四）致癌芳烃

致癌芳烃（carcinogenic aromatic hydrocarbon）主要是蒽或菲的衍生物，多存在于煤焦油、沥青和烟草的焦油中。致癌芳烃能直接参加机体细胞内的生化反应而导致癌变。许多有机物在高温都能热解生成强致癌性的 3,4 - 苯并芘；熏制和烧焦的食品中、多次使用的食用油中、烟气和汽车尾气中都含有少量的 3,4 - 苯并芘。如：

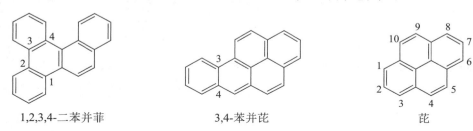

1,2,3,4-二苯并菲　　　　　　　3,4-苯并芘　　　　　　　芘

（五）休克尔规则

1. 休克尔规则　苯系芳烃都具有特殊稳定的环状结构——苯环，都具有一定的芳香性，但是也有很多不含苯环的化合物也具有与苯类似的芳香性。如何判断分子是否具有芳香性呢？1831 年，德国化学家休克尔（Hvckel）提出了判断芳香性的规则：一个具有平面闭环共轭体系的单环多烯化合物中，其 π 电子数为 $4n+2$（$n=0$，1，2，3……）时，该化合物就具有芳香性。这个规则称为休克尔规则，又称为 $4n+2$ 规则。

根据休克尔规则，苯是具有 6 个 π 电子的环状平面共轭体系，符合休克尔规则，具有芳香性。

有些环状多烯烃，虽然也有单双键交替的环状结构，但它们不符合休克尔规则，因而是没有芳香性的，如环丁二烯和环辛四烯：

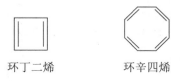

环丁二烯　　　　　环辛四烯

环丁二烯分子中有 4 个 π 电子，环辛四烯分子中有 8 个 π 电子，都不符合 $4n+2$，所以没有芳香性。目前对二者的实验研究也证明了这一点：环丁二烯非常不稳定，目前仅从红外光谱中见其瞬间存在，至今还没有被分离得到过。环辛四烯虽然是一个稳定的分子，但它不是一个平面分子，也没有环状共轭大 π 键，而且性质上它像普通烯烃一样，容易加成，也容易氧化。

2. 非苯芳烃　分子中不含苯环，但结构符合休克尔规则，有一定程度芳香性的化合物称为非苯系芳香烃，简称非苯芳烃（non - benzeboid aromatic hydrocarbon）。如䓬（azulene）分子具有环平面共轭体系，其结构如下：

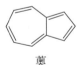

䓬

因为奥分子中 π 电子数为 10，符合 $4n+2$ 规则，故预测其具有芳香性。后来通过实验发现奥可以发生硝化反应和傅－克反应，证明它确实具有芳香性。

环戊二烯分子不是共轭体系，其 π 电子数为 4，不符合 $4n+2$ 规则，故没有芳香性；但环戊二烯负离子可形成闭合的 p－π 共轭体系，而且 π 电子数变为 6，符合 $4n+2$ 规则，具有芳香性。

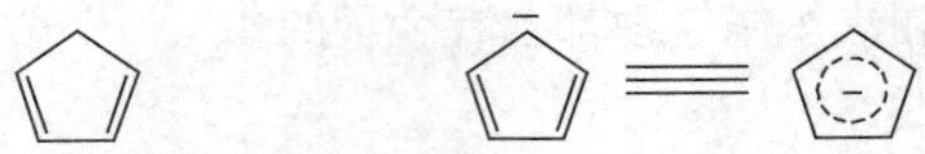

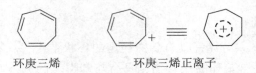

环戊二烯　　　　　　　　　　环戊二烯负离子

环庚三烯分子虽然 π 电子数为 6，但不是共轭体系；环庚三烯正离子结构中有一个 p 空轨道，构成了 p－π 闭合的共轭体系，而且 π 电子数为 6，符合休克尔规则，具有芳香性。

环庚三烯　　　　　　　　环庚三烯正离子

知识拓展

认识多环芳烃

多环芳烃大多具有大的共轭体系，是一类惰性很强的碳氢化合物，不易降解，能稳定而持久地存在于环境中，并能通过呼吸、饮食、饮水、皮肤接触等多种途径进入人体。目前已经证实，煤、石油、木材、有机高分子化合物、烟草和许多碳氢化合物在不完全燃烧时都能生成多环芳烃。当温度在 $650 \sim 900℃$，氧气不足而未能深度氧化时，最易生成多环芳烃。多环芳烃还存在于熏制的食物和香烟烟雾中，美国公共卫生署提出，在诱发肺癌的诸因素中，吸烟是最主要的因素之一。

多环芳烃最早是在高沸点的煤焦油中发现的，是最早被认识的化学致癌物。1775 年英国 P. 波特发现烟囱清扫工人多患阴囊癌；1892 年有人发现从事煤焦油和沥青作业的工人多患皮肤癌；1915 年日本的山极胜三郎和市川厚一用动物实验证明煤焦油可以诱发皮肤癌；其他各国也有类似的报道。1922 年英国的 Kennway 首次从煤焦油中分离出多种多环芳烃，其中有几种可诱发动物皮肤癌，证实了多环芳烃的致癌性。除此之外，目前已知的多种多环芳烃具有 DNA 损伤、诱导有机体基因突变以及染色体畸变等毒性作用，能引发呼吸、消化、生殖等多系统癌变，而且还具有肝脏毒性和神经毒性。

本章总结

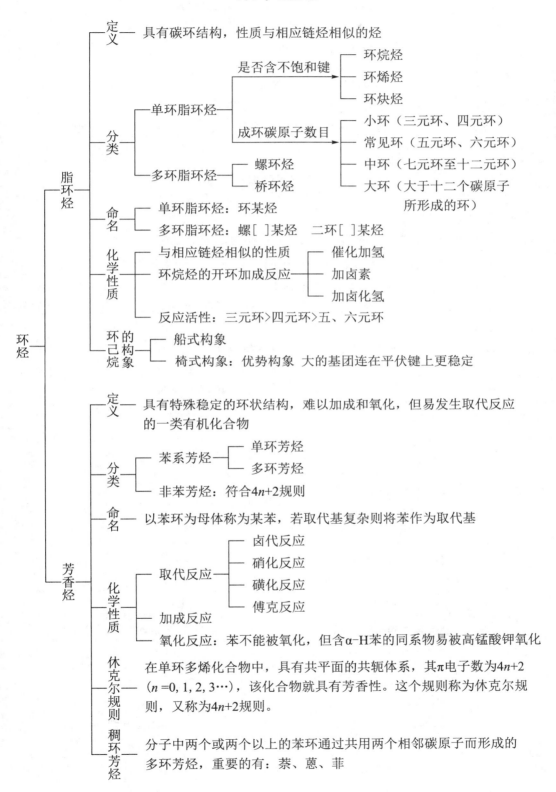

脂环烃

　定义 —— 具有碳环结构，性质与相应链烃相似的烃

　分类

　　单环脂环烃

　　　是否含不饱和键 —— 环烷烃／环烯烃／环炔烃

　　　成环碳原子数目 —— 小环（三元环、四元环）／常见环（五元环、六元环）／中环（七元环至十二元环）／大环（大于十二个碳原子所形成的环）

　　多环脂环烃 —— 螺环烃／桥环烃

　命名 —— 单环脂环烃：环某烃／多环脂环烃：螺〔　〕某烃　二环〔　〕某烃

　化学性质 —— 与相应链烃相似的性质／环烷烃的开环加成反应 —— 催化加氢／加卤素／加卤化氢／反应活性：三元环＞四元环＞五、六元环

　环己烷的构象 —— 船式构象／椅式构象：优势构象　大的基团连在平伏键上更稳定

环烃

芳香烃

　定义 —— 具有特殊稳定的环状结构，难以加成和氧化，但易发生取代反应的一类有机化合物

　分类 —— 苯系芳烃 —— 单环芳烃／多环芳烃／非苯芳烃：符合$4n+2$规则

　命名 —— 以苯环为母体称为某苯，若取代基复杂则将苯作为取代基

　化学性质 —— 取代反应 —— 卤代反应／硝化反应／磺化反应／傅克反应／加成反应／氧化反应：苯不能被氧化，但含α-H苯的同系物易被高锰酸钾氧化

　休克尔规则 —— 在单环多烯化合物中，具有共平面的共轭体系，其π电子数为$4n+2$（$n=0, 1, 2, 3\cdots$），该化合物就具有芳香性。这个规则称为休克尔规则，又称为$4n+2$规则。

　稠环芳烃 —— 分子中两个或两个以上的苯环通过共用两个相邻碳原子而形成的多环芳烃，重要的有：萘、蒽、菲

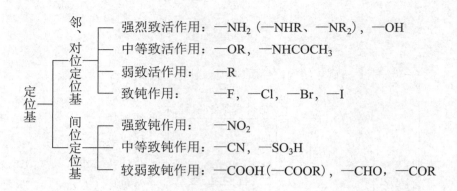

定位基
- 邻、对位定位基
  - 强烈致活作用：—NH₂（—NHR、—NR₂），—OH
  - 中等致活作用：—OR，—NHCOCH₃
  - 弱致活作用：—R
  - 致钝作用：—F，—Cl，—Br，—I
- 间位定位基
  - 强致钝作用：—NO₂
  - 中等致钝作用：—CN，—SO₃H
  - 较弱致钝作用：—COOH（—COOR），—CHO，—COR

目标检测

1. 选择题

（1）下列化合物中与丙烯属于同分异构体的是（   ）

A. CH₃CH₂CH₃　　　B. CH₂＝CHCH₂CH₃　　C. 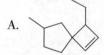　　D. △

（2）能鉴别环丙烷与丙烯的试剂是（   ）

A. 溴水　　　　　　B. 高锰酸钾　　　　　　C. 水　　　　　　D. 硝酸银的氨溶液

（3）3–乙基–6–氯–螺[3.4]辛–1–烯是（   ）

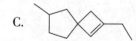

（4）最难催化加氢为相应的直链烷烃的是（   ）

A. △　　　　　B. □　　　　　C. ⬠　　　　　D. ⬡

（5）下列构象中最稳定的是（   ）

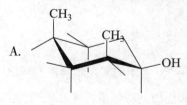

（6）下列基团中，属于邻对位定位基的是（　　）

A. —COOH　　　　B. —CHO　　　　C. —NH₂　　　　D. —NO₂

（7）下列能使酸性高锰酸钾溶液褪色，但不能使溴水褪色的化合物是（　　）

A. 戊烷　　　　B. 戊 – 1 – 烯　　　　C. 己 – 1 – 炔　　　　D. 甲苯

（8）下列化合物最易发生亲电取代反应的是（　　）

A. 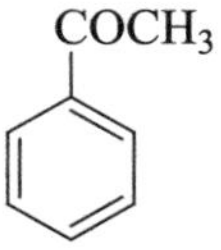 　　B. 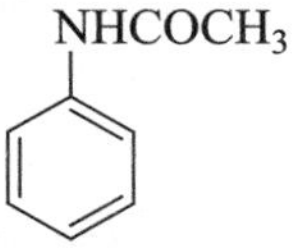 　　C. 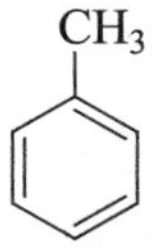 　　D.

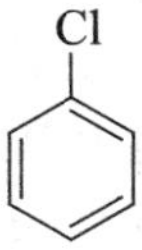

（9）下列化合物具有芳香性的是（　　）

A. 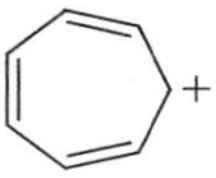 　　B. 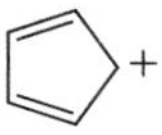 　　C. 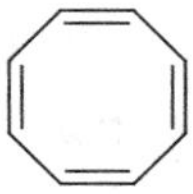 　　D.

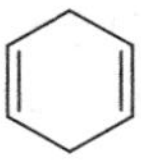

（10）物质具有芳香性不一定需要的条件是（　　）

A. 闭合的共轭体系　　　　　　　　B. 体系的 π 电子数符合 $4n+2$

C. 有苯环存在　　　　　　　　　　D. 共轭体系共平面

2. 命名或写出下列化合物结构式。

（1） 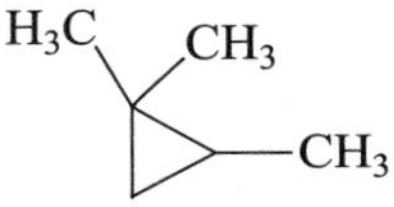　（2） 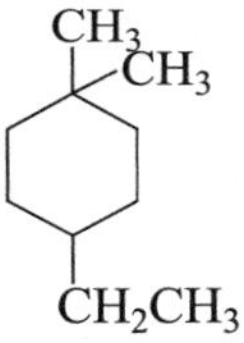　（3） 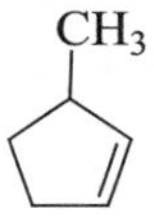　（4）

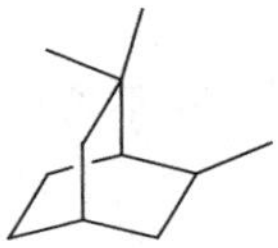

（5） 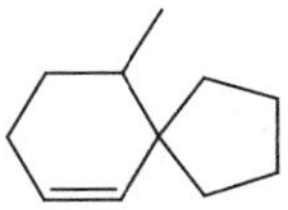　（6） 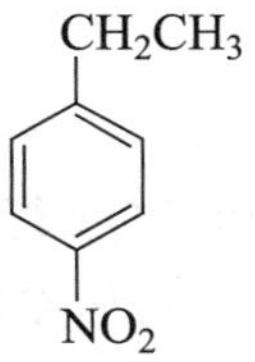　（7） 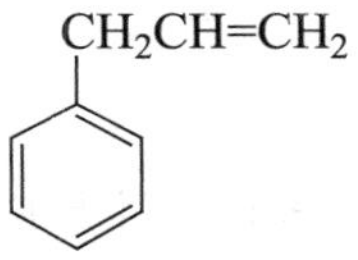　（8）

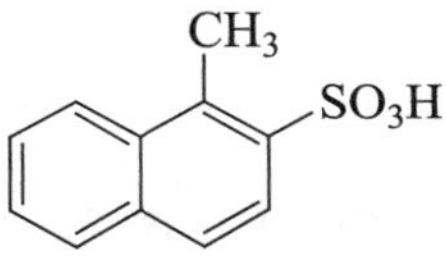

（9）3,5 – 二溴环己烯　　　　　（10）1 – 苯基丙烯

（11）对硝基苯磺酸　　　　　　（12）3,5 – 二溴 – 2 – 硝基甲苯

（13）1 – 溴 – 3 – 苯基丁 – 2 – 烯　（14）氯化苄

3. 完成下列化学反应方程式。

（1） 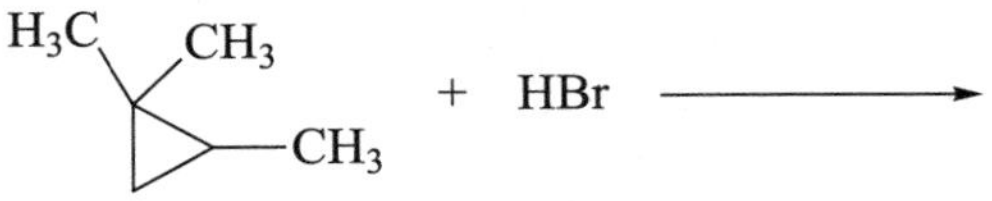 + HBr ⟶　（2）□ + H₂ $\xrightarrow[120℃]{Ni, H_2}$

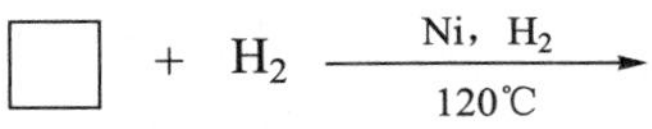

（3） 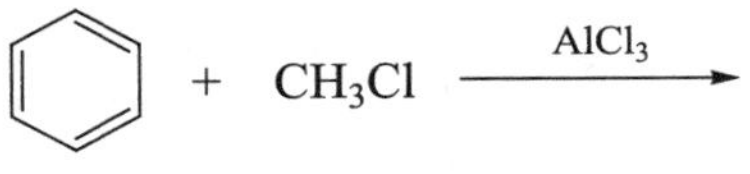 + CH₃Cl $\xrightarrow{AlCl_3}$　（4） 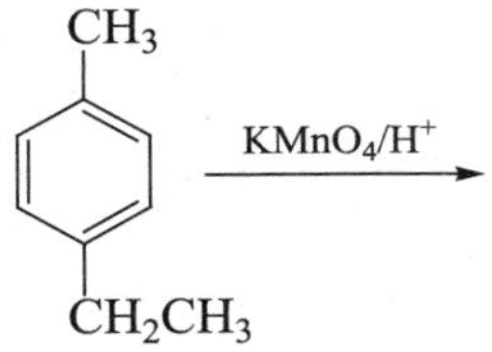 $\xrightarrow{KMnO_4/H^+}$

（5） 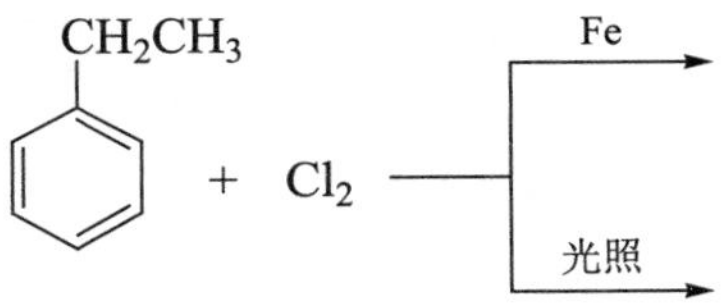 + Cl₂ —〈 Fe ⟶　光照 ⟶

4. 比较下列化合物苯环硝化的反应活性，并用箭头表示硝基进入的位置（指主要产物）。

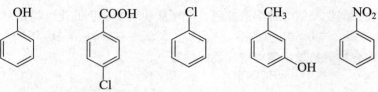

5. 用化学方法鉴别下列各组化合物。

（1）苯、甲苯、环己烯　　　　　　（2）丙烷、环丙烷、丙烯

（3）乙苯、苯乙烯、苯乙炔

6. 比较下列化合物进行硝化反应时的难易。

（1）苯、硝基苯、甲苯

（2）甲苯、间二甲苯、1,2,3 - 三甲苯、苯

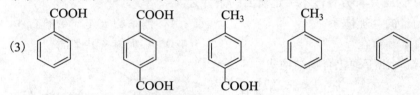

7. 以苯或甲苯为原料合成下列化合物。

（1） 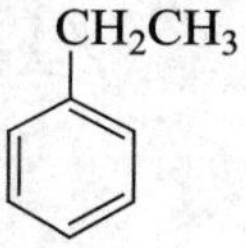　　　　　　　　　（2） 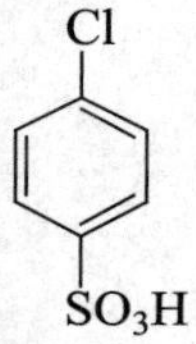　　　　　　　　　（3）

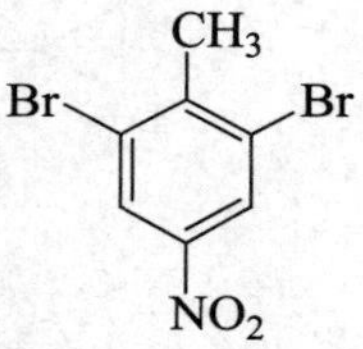

8. 化合物 A、B、C 分子式同为 C_9H_{12}，氧化时 A 得一元羧酸，B 得二元羧酸，C 得三元羧酸。但是硝化时 A 和 B 分别得到两种一硝基化合物，C 只得到一种一硝基化合物，试写出 A、B、C 三种化合物的结构式。

第四章 | 卤代烃

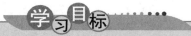

1. 掌握卤代烃的命名方法、卤代烃中卤原子的反应活性、卤代烃的取代反应和消除反应。

2. 熟悉卤代烃的分类方法，能正确区分伯、仲、叔卤代烃、同分异构现象、卤代烃与硝酸银溶液的反应及应用。

3. 了解格氏试剂的生成及亲核取代反应和消除反应的机制、医药中常见的卤代烃。

烃分子中的氢原子被卤素原子取代后的化合物称为卤代烃（halohyrocarbon），简称卤烃。卤代烃的通式为：（Ar）R－X，X 可看作是卤代烃的官能团，包括 F、Cl、Br、I。

一、卤代烃的分类、命名和同分异构现象

（一）分类

1. 一卤代烃、二卤代烃和多卤代烃　根据卤代烃分子中卤素的数目不同，分为一卤代烃、二卤代烃和多卤代烃。例如：

CH_3Cl 　　　　　　　CH_2ClCH_2Cl 　　　　　　　$CHCl_3$

一卤代烃 　　　　　　　二卤代烃 　　　　　　　多卤代烃

2. 脂肪族卤代烃和芳香族卤代烃　根据卤代烃分子中卤素原子所连的烃基不同，分为脂肪族卤代烃和芳香族卤代烃，脂肪族卤代烃又分为饱和卤代烃和不饱和卤代烃。例如：

$CH_3CH_2CH_2Cl$ 　　　$CH_3CH=CHCH_2Br$

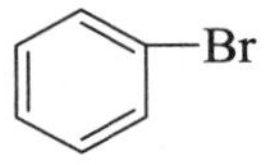

饱和卤代烃 　　　　　不饱和卤代烃 　　　　　芳香族卤代烃

3. 伯卤代烃、仲卤代烃和叔卤代烃　根据卤素原子所连接的碳原子种类不同，分为伯卤代烃、仲卤代烃和叔卤代烃。例如：

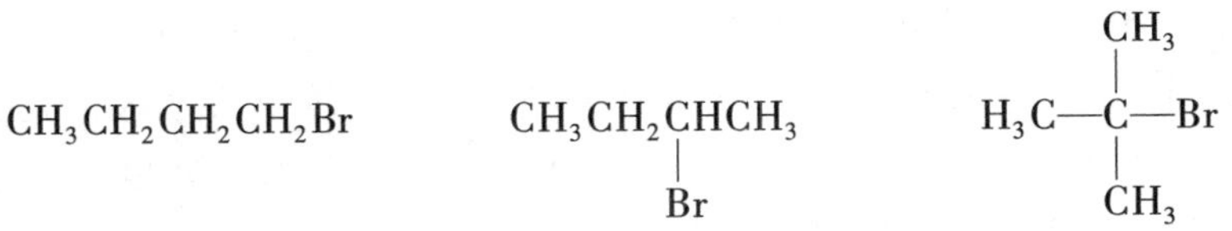

$CH_3CH_2CH_2CH_2Br$ 　　　$CH_3CH_2CHCH_3$ 　　　　　　　　

伯卤代烃 　　　　　　　仲卤代烃 　　　　　　　叔卤代烃

4. 氟代烃、氯代烃、溴代烃和碘代烃 根据卤素原子的种类不同，分为氟代烃、氯代烃、溴代烃和碘代烃。例如：

$$CH_3CH_2CH_2F \qquad CH_3CH_2CH_2Cl \qquad CH_3CH_2CH_2Br \qquad CH_3CH_2CH_2I$$

（二）卤代烃的命名

1. 普通命名法 简单卤代烃的命名，可直接根据相应的烃基称为"某基卤"。例如：

$$CH_3CH_2CH_2CH_2Cl \qquad \underset{\underset{Cl}{|}}{CH_3CH_2CHCH_3} \qquad \underset{\underset{CH_3}{|}}{CH_3CHCH_2Cl} \qquad \underset{\underset{CH_3}{|}}{\overset{\overset{CH_3}{|}}{H_3C-C-Cl}} \qquad \langle \ \rangle-CH_2Cl$$

$$\text{正丁基氯} \qquad\qquad \text{仲丁基氯} \qquad\qquad \text{异丁基氯} \qquad\qquad \text{叔丁基氯} \qquad\qquad \text{苄基氯}$$

2. 系统命名法 复杂卤代烃的命名，采用系统命名法。命名卤代烷时选择含有卤素原子所连碳原子在内的最长碳链为主链，按取代基及卤素原子"序号和最小"原则给主链碳原子编号。例如：

$$\underset{\underset{CH_3}{|}}{CH_3CHCH_2CH_2Cl} \qquad\qquad \underset{\underset{CH_3}{|}\ \ \underset{Cl}{|}}{CH_3CHCH_2CHCH_3} \qquad\qquad \underset{\underset{Br}{|}\ \ \underset{Cl}{|}}{CH_3CHCH_2CHCH_3}$$

$$\text{1－氯－3－甲基丁烷} \qquad\qquad \text{2－氯－4－甲基丁烷} \qquad\qquad \text{2－溴－4－氯丁烷}$$

不饱和卤代烃应选择含有不饱和键和卤素原子所连碳原子在内的最长碳链作为主链，编号时使不饱和键的位次最小。例如：

$$H_2C=CHCH_2CH_2Cl \qquad ClCH_2CH=CHCH_3 \qquad \underset{\underset{CH_2Cl}{|}}{CH_3CHCH=CHCH_3}$$

$$\text{4－氯丁－1－烯} \qquad\qquad \text{1－氯丁－2－烯} \qquad\qquad \text{5－氯－4－甲基戊－2－烯}$$

芳香卤代烃一般以芳香烃为母体，卤素原子作为取代基。例如：

$$\text{2-溴甲苯}$$

部分卤代烃也常使用俗名，例如：CHI_3 称为碘仿，$CHCl_3$ 称为氯仿。

（三）同分异构现象

卤代烃的同分异构体数目比相应烷烃的异构体要多，例如，一卤代烷除了碳链异构外，还有卤素的位置异构。

二、卤代烃的物理性质

室温下，氯甲烷、溴甲烷和氯乙烷为气体，低级的卤代烷为液体，15 个碳以上的高级卤代烃为固体，许多卤代烃具有强烈的气味。卤代烃均不溶于水，但能溶于大多数有机溶剂。多数一氯代烃的密度比水小，而溴代烃、碘代烃的密度则比水大，分子中卤素原子的数目增多，卤代烃的密度增大。

三、卤代烃的化学性质

卤代烃的化学性质主要是由官能团卤素原子决定的。由于卤素原子的电负性比碳原子强，C—X 键为极性共价键，容易断裂，所以卤代烃的化学性质比较活泼。在外界电场的影响下，C—X 键可以被极化，极化性强弱的顺序为：C—I > C—Br > C—Cl。极化性强的分子在外界条件影响下，更容易发生化学反应，所以卤代烃发生化学反应的活性顺序为：R—I > R—Br > R—Cl。现以卤代烷为例，讨论卤代烃的主要化学性质。

（一）亲核取代反应

1. 被羟基取代　卤代烷与强碱水溶液共热，卤素原子被羟基（—OH）取代生成醇。此反应又称为卤代烃的水解反应。

$$CH_3CH_2Cl + NaOH \xrightarrow{H_2O} CH_3CH_2OH + NaCl$$

2. 被烷氧基取代　卤代烷与醇钠作用，卤素原子被烷氧基（—OR）取代生成醚。

$$CH_3Cl + CH_3CH_2ONa \longrightarrow CH_3OCH_2CH_3 + NaCl$$

3. 被氨基取代　卤代烷与氨作用，卤素原子被氨基（—NH_2）取代生成胺。

$$CH_3CH_2Br + NH_3 \longrightarrow CH_3CH_2NH_2 + HBr$$

4. 被氰基取代　卤代烷与氰化物的醇溶液共热，卤素原子被氰基（—CN）取代生成腈。

$$CH_3CH_2Br + NaCN \xrightarrow[\triangle]{乙醇} CH_3CH_2CN + NaBr$$

腈经过水解反应可以得到羧酸，这是增长碳链的方法之一。例如：

$$CH_3CH_2CN + H_2O \xrightarrow[\triangle]{H^+} CH_3CH_2COOH$$

5. 与硝酸银反应　卤代烷与硝酸银的醇溶液反应，产生卤化银沉淀，同时生成硝酸酯。

$$CH_3CH_2Br + AgNO_3 \xrightarrow{乙醇} CH_3CH_2ONO_2 + AgBr\downarrow$$

不同类型卤代烃与硝酸银反应的速率有很大差别，利用产生沉淀的快慢可以鉴别不同类型卤代烃。

上述反应有一个共同特点，都是由试剂的负离子（OH^-，CN^-，RO^-，ONO_2^-）或具有孤对电子的分子（NH_3）进攻卤代烃分子中带部分正电荷的碳原子而引起的反应。由于这些反应是亲核试剂进攻带部分正电荷的中心碳原子而引起的取代反应，称为亲核取代反应（nucleophilic substitution reaction）。常用符号 S_N 表示。

（二）消除反应

卤代烃与强碱的醇溶液共热，分子中脱去一分子卤化氢，生成烯烃。这种由分子内脱去一个小分子（如 HX，H_2O 等），形成不饱和键的反应称为消除反应（elimination），常用符号 E 表示。由于此种反应消除的是卤素原子和 β - 碳上的氢，也称为 β - 消除反应。例如：

$$CH_3CH-CH_2 \xrightarrow[\triangle]{KOH/醇} CH_3CH=CH_2 + KBr + H_2O$$

（下方：Br、H）

消除反应的取向：当卤代烃结构中存在着不同的 β - 氢原子时，反应可以有不同的取向，得到不同的烯烃。例如：

$$CH_3CH_2-CHCH_3 \xrightarrow[\triangle]{KOH/醇} CH_3CH=CHCH_3 + CH_3CH_2CH=CH_2$$

（下方：Br）

2 - 丁烯（81%）　　　　1 - 丁烯（19%）

大量实验证明，当分子中存在两种可消除的 β - 氢时，主要脱去含氢较少的 β - 碳上的氢原子，优先产物是双键碳上连有烃基较多的烯烃。这一规则称为扎依采夫（Saytzeff）规则。

> **练·习**
>
> 写出下列反应的主要产物：
>
> $$CH_3CHCHCH_2CHCH_2CH_3 \xrightarrow[\triangle]{KOH/醇}$$
>
> （下方：CH$_2$Cl、CH$_2$CH$_3$）

（三）与金属反应

卤代烃能与 Li、Na、K、Mg 等金属反应生成有机金属化合物。其中，卤代烃在无水乙醚中与金属镁反应生成的烃基卤化镁，称为格利雅（Grignard）试剂，简称格氏试剂。

$$RX + Mg \xrightarrow{无水乙醚} RMgX （烷基卤化镁）$$

格氏试剂中含有强极性的 C - Mg 共价键，碳原子带有部分负电荷。它们的性质非常活泼，能与许多含活泼氢的化合物（如水、醇、酸、氨等）作用，生成相应的烃。例如：

$$RMgX \begin{cases} \xrightarrow{HOH} RH + Mg(OH)X \\ \xrightarrow{R'OH} RH + Mg(OR')X \\ \xrightarrow{HX} RH + MgX_2 \\ \xrightarrow{R'C\equiv CH} RH + R'C\equiv CMgX \\ \xrightarrow{HNH_2} RH + Mg(NH_2)X \end{cases}$$

格氏试剂是有机合成中应用广泛的试剂，因此，具有"有机合成中的万能试剂"之称。

在制备格氏试剂时，必须使用绝对无水的乙醚作为溶剂，同时由于格氏试剂易被氧化，可与空气中的二氧化碳反应，所以要求在隔绝空气的条件下保存，或用前临时制备。

格利雅

格利雅（1871～1935）是法国化学家。1893 年进入里昂大学学习数学，毕业后改学有机化学，1901 年获博士学位。1905 年任贝桑松大学讲师。1910 年在南锡大学任教授。1919 年起，任里昂大学终身教授。1926 年当选为法国科学院院士。格利雅于 1901 年研究用镁进行缩合反应，发现烷基卤化物易溶于醚类溶剂，与镁反应生成烷基卤化镁（即格氏试剂）。还对铝、汞有机化合物及萜类化合物进行过广泛的研究。他还研究过羰基缩合反应和烃类的裂化、加氢、脱氢等反应；在第一次世界大战期间研究过光气和芥子气等毒气。格利雅因发现格氏试剂而与 P. 萨巴蒂埃分获 1912 年诺贝尔化学奖。他还是许多国家的科学院名誉院士和化学会名誉会员，著有《有机化学专论》等。

四、亲核取代反应和消除反应机制

（一）亲核取代反应机制

1937 年英国伦敦大学休斯（Hughes）和英果尔德（Ingold）教授通过对卤代烷水解反应进行系统的研究发现，卤代烷的水解反应是按两种不同的反应机制进行的，即单分子亲核取代反应（S_N1）和双分子亲核取代反应（S_N2）机制。

单分子亲核取代反应（S_N1）实验证明，叔卤代烷在碱性溶液中水解反应的机制为 S_N1，反应分两步进行。以叔丁基溴的水解反应机制为例进行分析。

第一步：叔丁基溴的碳溴键发生异裂，生成叔丁基碳正离子和溴负离子，此反应的反应速率很慢。

$$(CH_3)_3C—Br \xrightarrow{\text{慢}} (CH_3)_3C^+ + Br^-$$

叔丁基碳正离子

第二步：生成的叔丁基碳正离子很快地与进攻试剂结合生成叔丁醇。

$$(CH_3)_3C^+ + OH^- \xrightarrow{\text{快}} (CH_3)_3C—OH$$

叔丁醇

该反应在动力学上属于一级反应，决定整个反应速率的是第一步，反应速率只与叔丁基溴的浓度有关，反应速率表达式为：$v = K\left[(CH_3)_3CBr\right]$，所以称为单分子亲核取代反应。

S_N1 反应机制的特点是：①反应速率只与卤代烷的浓度有关，不受亲核试剂浓度的影响；②反应分步进行；③决定反应速率的一步中有活性中间体碳正离子生成。

双分子亲核取代反应（S_N1） 实验证明，伯卤代烷在碱性溶液中水解反应的机制为 S_N2，反应是一步完成的。以溴甲烷的水解反应机制为例进行分析：

$$CH_3Br + OH^- \longrightarrow CH_3OH + Br^-$$

该反应动力学上属于二级反应，反应速率与溴甲烷和碱的浓度有关，反应速率表达式为 $v = K\left[CH_3Br\right]\left[OH^-\right]$，所以称为双分子亲核取代反应。在该反应过程中，

OH⁻ 从 Br 的背面进攻带部分正电荷的 α - 碳原子，形成一个过渡状态。C - O 键逐渐形成，C - Br 键逐渐变弱：

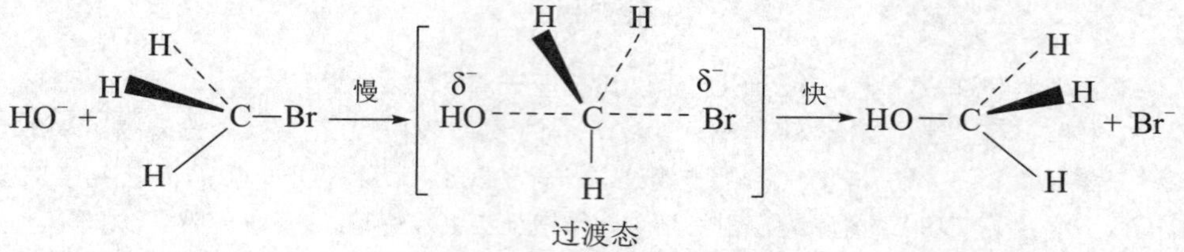

过渡态

S_N2 反应机制的特点是：①反应速率与卤代烷及亲核试剂的浓度均有关；②旧键的断裂与新键的形成同时进行，反应一步完成。

卤代烃的亲核取代反应活性　实验测得不同烃基卤代烷按 S_N1 反应的相对速率为：

叔卤代烷 > 仲卤代烷 > 伯卤代烷 > 卤代甲烷

这是因为决定 S_N1 反应速率的是中间体碳正离子的稳定性。叔卤代烷生成的碳正离子最稳定，卤代甲烷生成的碳正离子最不稳定，所以前者反应速率最快，后者反应速率最慢。

若按 S_N2 机制反应，则相对速率正好相反：

卤代甲烷 > 伯卤代烷 > 仲卤代烷 > 叔卤代烷

这是因为决定 S_N2 反应速率的是空间位阻。叔卤代烷 α - 碳连接的是三个体积大的烃基，过渡态势必拥挤，所以反应速率最慢；而卤代甲烷 α - 碳连接的是三个体积最小的氢，它的过渡态最容易形成，反应速率最快。因此，我们可以得出以下的活性顺序：

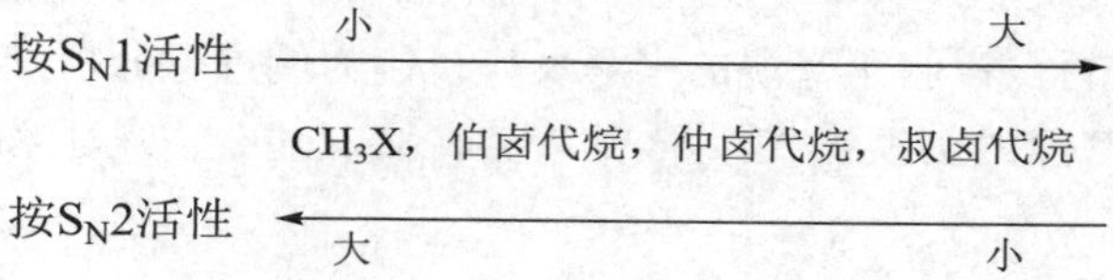

想一想

将下列卤代烃按单分子亲核取代反应速率增大的顺序排列：

$CH_2=CHCH_2Br$　　　　　$CH_3CH_2CH_2Br$　　　　　$CH_3CH=CHBr$

（二）消除反应机制

消除反应机制也有两种，即单分子消除反应（E1）和双分子消除反应（E2）机制。

1. 单分子消除反应（E1）　E1 与 S_N1 机理相似，反应也是分两步完成的。第一步卤代烃分子中的 C—X 键发生异裂，生成碳正离子中间体；第二步碳正离子在碱的作用下，β—C 原子上的氢原子以质子形式解离下来，形成 α,β - 双键，得到烯烃。例如：

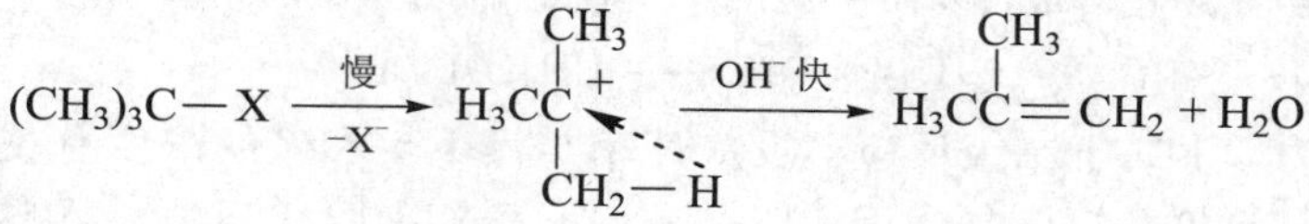

在以上机制中，由于决定整个反应速率的第一步是慢反应，可见消除反应的速率只与卤代烃有关，与「OH⁻」浓度无关。

2. 双分子消除反应（E2） E2 与 S_N2 机制也很相似，反应也是一步完成的。碱试剂 OH⁻ 进攻卤代烃分子中的 β–氢原子，形成一个能量较高的过渡态，之后 C—X 和 C—H 键的断裂与碳碳双键的形成同时进行，生成烯烃。其反应速率与卤代烃和碱的浓度均有关。例如：

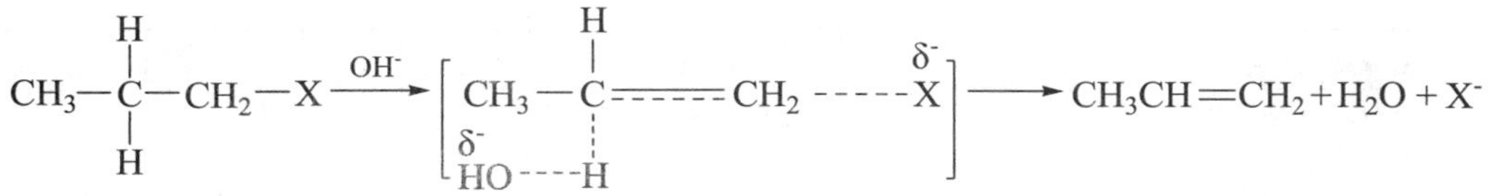

$$CH_3-\overset{\overset{\displaystyle H}{|}}{\underset{\underset{\displaystyle H}{|}}{C}}-CH_2-X \xrightarrow{OH^-} \left[\underset{\underset{\displaystyle HO----H}{\overset{\displaystyle\delta^-}{|}}}{CH_3-\overset{\overset{\displaystyle H}{|}}{C}} ══ CH_2 ----\overset{\displaystyle\delta^-}{X} \right] \longrightarrow CH_3CH=CH_2+H_2O+X^-$$

过渡态

消除反应不论是 E1 机制还是 E2 机制，卤代烷反应活性的排列顺序是一致的：

叔卤代烷 > 仲卤代烷 > 伯卤代烷

将下列卤代烃按消除反应速率增大的顺序排列：

CH₃CH₂CH₂CH₂Cl　　　（CH₃）₃CCl　　　CH₃CHClCH₂CH₃

知识拓展

亲核取代反应与消除反应的关系

消除反应和亲核取代反应机理很相似，它们的区别在于：亲核取代反应中，试剂进攻的是 α–C 原子；而在消除反应中，试剂进攻的是 β–C 原子上的 H 原子。因此，当卤代烃水解时，不可避免地会有消除卤化氢的副反应发生；当消除卤化氢时，也会有水解产物生成，两种反应往往同时发生，并相互竞争，哪一种反应占优势，则与卤烷的分子结构、试剂的碱性、溶剂的极性及反应温度等多种因素有关。

1. 卤烷结构的影响 消除反应和取代反应都是由同一亲核试剂进攻而引起的，进攻 α–碳原子，则发生取代反应，进攻 β–氢原子，则发生消除反应。当卤烷 α–碳上支链增多，由于空间位阻增强，不利于进攻 α–碳，所以不利于 S_N2 反应而有利于消除反应。在其他条件相同时，不同卤代烃的反应方向为：

消除反应活性增强
$$\overrightarrow{}$$
CH₃X　RCH₂　R₂CHX　R₃CX
S_N2 反应活性减弱

2. 试剂的影响 试剂的碱性强，浓度高，有利于消除反应；而试剂的亲核性强，碱性弱，有利于取代反应。

3. 溶剂和温度的影响 弱极性溶剂有利于消除反应，而强极性溶剂有利于取代反应。升高温度对消除反应和取代反应都有利。但由于消除反应中涉及 C—H 键断裂，所需的活化能要比取代反应大，所以提高温度对消除反应更有利。

五、卤代烃中卤原子的反应活性

卤代烃与硝酸银的醇溶液作用生成卤化银沉淀，可作为卤代烃的鉴别反应。

$$RX + AgNO_3 \xrightarrow{\text{乙醇}} RONO_2 + AgX \downarrow$$

不同结构的卤代烃中卤素原子的活性不同，所以根据产生卤化银沉淀的速度可以区分不同类型的卤代烃。不同类型卤代烃与 $AgNO_3$ 醇溶液作用的反应条件不同。

卤代烯丙型	卤代烷型	卤代乙烯型
$CH_2=CHCH_2-X$ （苯基）CH_2-X （室温下产生 AgX 沉淀）	$CH_2=CH(CH_2)_n-X$ （苯基）$CH_2-(CH_2)_2-X$ （加热后缓慢产生 AgX 沉淀）	$CH_2=CH-X$ （苯基）X （加热后难产生 AgX 沉淀）

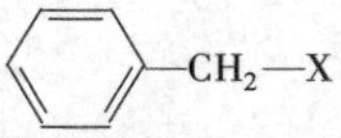

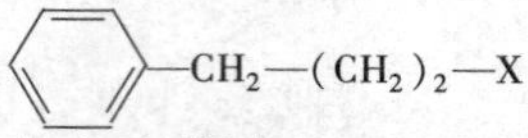

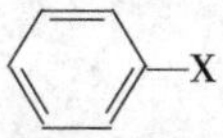

可见三种类型卤代烃的活性是：

卤代烯丙型 > 卤代烷型 > 卤代乙烯型

下面对卤代烯烃中卤素原子的反应活性进行分析。

（一）卤代烯丙型

这类卤代烃的卤素原子与双键相隔一个饱和碳原子，卤素原子很活泼，易发生取代反应。例如：

$$CH_2=CHCH_2-X \qquad \text{（苯基）}CH_2-X$$

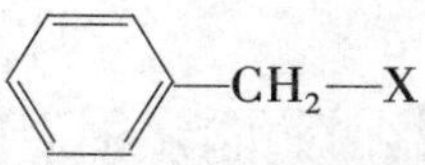

卤代烯丙型卤代烃中的卤素原子与双键之间被一个饱和碳原子隔开，卤素原子与双键不能互相共轭。但卤素原子的电负性较大，通过吸电子诱导作用，使双键碳原子上的 π 电子云发生偏移，促使卤素原子获得电子而离解，生成烯丙基正离子或苄基正离子。原来与卤素原子连接的饱和碳原子，则从原来的 sp^3 杂化，转变为 sp^2 杂化，留下一个空的 p 轨道，与烯丙基正离子的 π 轨道或苄基正离子的苯环大 π 轨道重叠，形成了 p-π 共轭体系，碳正离子趋向稳定而容易生成，有利于取代反应的进行。所以这类卤代烃中的卤素原子比较活泼，其反应活性强于叔卤代烷。

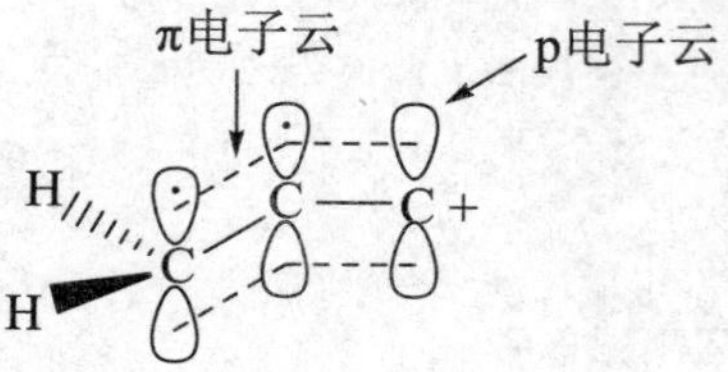

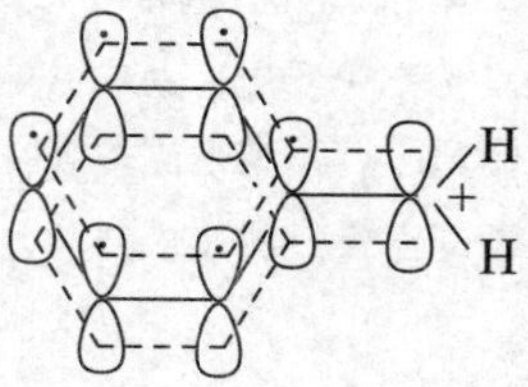

（二）卤代烷型

这类卤代烃包括卤代烷及卤素原子与双键相隔两个以上饱和碳原子的卤代烯烃。例如：

$$RX \qquad CH_2=CH(CH_2)_2-X \qquad \text{（苯基）}CH_2CH_2-X$$

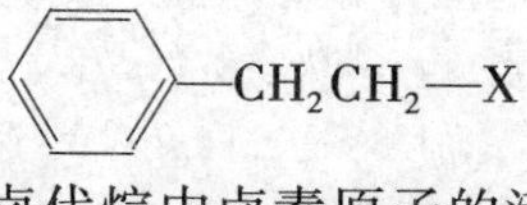

卤代烷型卤代烃中的卤素原子基本保持正常卤代烷中卤素原子的活泼性，反应活

性顺序为：叔卤代烷 > 仲卤代烷 > 伯卤代烷。

（三）卤代乙烯型

这类卤代烃的卤素原子与双键碳原子直接相连。例如：

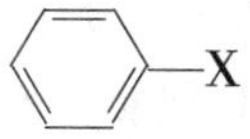

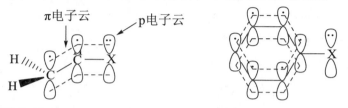

卤代乙烯型中的卤素原子，其孤对电子占据的 p 轨道与双键形成 p－π 共轭，导致 C—X 键的稳定性增强，卤素原子的活泼性很低，不易发生取代反应。

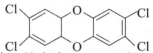

六、重要的卤代烃

1. 三氯甲烷（CHCl₃） 俗称氯仿，是无色带有甜味的液体，沸点 $61.2℃$，是实验室和工业上常用的一种可燃性有机溶剂。三氯甲烷有很强的麻醉作用，但对心脏和肝脏有毒害性，目前临床已不使用。

三氯甲烷遇光易被空气中的氧所氧化，生成有剧毒的光气，吸入光气容易引起肺水肿，以致缺氧窒息。因此，三氯甲烷要保存在棕色瓶中，并装满到瓶口加以密封，以免见光和空气接触。药用三氯甲烷要加 1% 乙醇，以破坏可能生成的光气。

2. 二氟二氯甲烷（CF₂Cl₂） 俗称氟利昂，是无色无臭、无腐蚀性、不能燃烧的气体。沸点 $-29.9℃$，易压缩成液态，解除压力后立即气化，且吸收大量的热，因此，常用作冷冻剂。现已发现氟利昂能造成环境污染，破坏大气层的臭氧层而危害人类的健康。

3. 氟烷（CF₃CHClBr） 学名 1,1,1－三氟－2－氯－2－溴乙烷，是无色透明液体，不燃不爆，性质稳定，氟烷是吸入性全身麻醉剂之一，麻醉诱导时间短，苏醒快，麻醉效果比乙醚高四倍，氟烷对皮肤和黏膜无刺激作用，还具有扩张支气管，解除支气管痉挛的作用。但用量大时，可积蓄于体内造成危害。

4. 二噁英 狭义的二噁英是 2,3,7,8－四氯二苯并对二噁英（TCDD），其结构式为：

二噁英在标准状态下呈固态，熔点为 303～305℃。极难溶于水，在常温情况下溶解度在水中仅为 7.2×10^{-6} mg/L，在二氯苯中的溶解度可高达 1400mg/L，这说明二噁英具溶脂性，易积聚在脂肪中。

二噁英常以微小的颗粒存在于大气、土壤和水中，主要的污染源是化工冶金工业、垃圾焚烧、造纸及生产杀虫剂等产业。日常生活所用的胶袋，PVC（聚氯乙烯）软胶等物都含有氯，燃烧这些物品时便会释放出二噁英，悬浮于空气中。

二噁英在环境中难以分解，可经过食物链进入生物体，容易在生物体内积累，并难以被排出，损害肝脏、生殖系统，发生癌变，国际癌症研究中心已将其列为人类一级致癌物。

本章总结

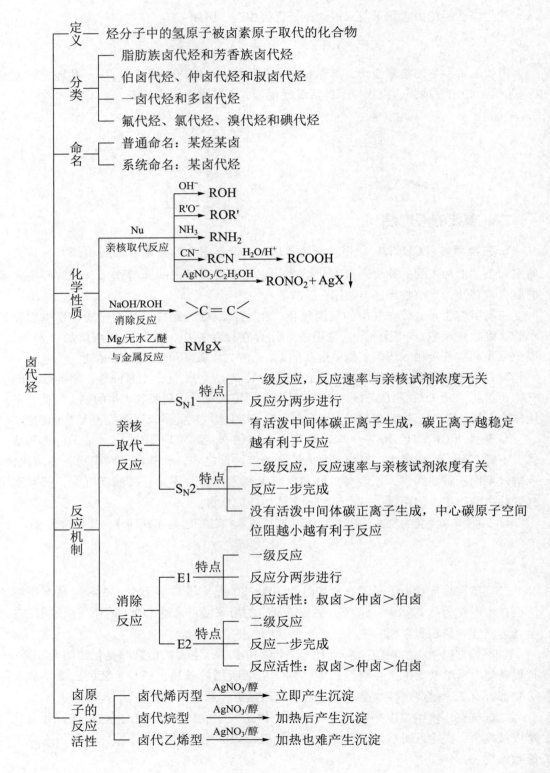

- 卤代烃
  - 定义 —— 烃分子中的氢原子被卤素原子取代的化合物
  - 分类
    - 脂肪族卤代烃和芳香族卤代烃
    - 伯卤代烃、仲卤代烃和叔卤代烃
    - 一卤代烃和多卤代烃
    - 氟代烃、氯代烃、溴代烃和碘代烃
  - 命名
    - 普通命名：某烃某卤
    - 系统命名：某卤代烃
  - 化学性质
    - 亲核取代反应（Nu）
      - OH^- → ROH
      - $R'O^-$ → ROR'
      - NH_3 → RNH_2
      - CN^- → RCN —H_2O/H^+→ RCOOH
      - $AgNO_3/C_2H_5OH$ → $RONO_2 + AgX\downarrow$
    - 消除反应（NaOH/ROH） → $\!>\!C\!=\!C\!<$
    - 与金属反应（Mg/无水乙醚） → RMgX
  - 反应机制
    - 亲核取代反应
      - S_N1 特点
        - 一级反应，反应速率与亲核试剂浓度无关
        - 反应分两步进行
        - 有活泼中间体碳正离子生成，碳正离子越稳定越有利于反应
      - S_N2 特点
        - 二级反应，反应速率与亲核试剂浓度有关
        - 反应一步完成
        - 没有活泼中间体碳正离子生成，中心碳原子空间位阻越小越有利于反应
    - 消除反应
      - E1 特点
        - 一级反应
        - 反应分两步进行
        - 反应活性：叔卤＞仲卤＞伯卤
      - E2 特点
        - 二级反应
        - 反应一步完成
        - 反应活性：叔卤＞仲卤＞伯卤
  - 卤原子的反应活性
    - 卤代烯丙型 —$AgNO_3/醇$→ 立即产生沉淀
    - 卤代烷型 —$AgNO_3/醇$→ 加热后产生沉淀
    - 卤代乙烯型 —$AgNO_3/醇$→ 加热也难产生沉淀

目标检测

1. 选择题

（1）卤代烷中的 C—X 键最易断裂的是（　　）

    A. R—F   B. R—Br   C. R—I   D. R—Cl

（2）下列发生的反应属于取代反应的是（　　）；属于消除反应的是（　　）

A. 丙烯和溴化氢   B. 乙炔和溴水

C. 乙炔和硝酸银氨溶液   D. 1－氯丁烷和氢氧化钠醇溶液

（3）下列化合物属于伯卤代烷的是（　　）；属于叔卤代烷的是（　　）

A. CH_3CHCH_2Cl
      |
      CH_3
                           B. CH_3CHCH_3
                                      |
                                    Cl

      CH_3
      |
C. CH_3CCl D. $CH_2 = CH$
      | |
      CH_3 Cl

（4）2－氯丁烷生成丁－2－烯的反应条件是（　　）

A. NaOH/ 醇   B. NaOH/ 水   C. 浓硫酸   D. 硝酸银

（5）2－氯丁烷生成丁－2－醇的反应条件是（　　）

A. NaOH/ 醇   B. NaOH/ 水   C. 浓硫酸   D. 硝酸银

（6）下列化合物按 S_N1 机制反应活性最大的是

A. $CH_2 = CHBr$ B. CH_3CH_2Br C. $(CH_3)_2CHBr$ D. $(CH_3)_3CBr$

（7）下列化合物按 S_N2 机制反应活性最大的是（　　）

A. CH_3Br B. CH_3CH_2Br C. $(CH_3)_2CHBr$ D. $(CH_3)_3CBr$

（8）下列化合物在 NaOH 的醇溶液中脱 HCl 最容易的是（　　）

A. CH_3CH_2CHCl B. $CH_3CH_2CH_2CH_2Cl$
              |
              CH_3

      CH_3
      |
C. CH_3CCl D. CH_3CHCH_2Cl
      | |
      CH_3 CH_3

（9）下列化合物与的硝酸银醇溶液生成白色沉淀最困难的是（　　）

      Cl
      |
A. $CH_3C = CH_2$ B. ⬡—CH_2Cl

C. CH_3CH_2Cl D. ⬡—Cl

（10）下列卤代烃不属于卤代烯丙基型的是（　　　）

A．$CH_2=CHCH_2Cl$　　　　　　　　B．$CH_3CH=CHCl$

C．$CH_3CH=CHCH_2Cl$　　　　　　　D．$C_6H_5CH_2Cl$

2．用系统命名法命名下列化合物

（1）$CH_3CHCH_2CH-CHCH_3$
　　　　　|　　　　|　　|
　　　　CH_3　　Cl　CH_3

（2）$(CH_3)_2CHCH_2CH_2Cl$

（3）$CH_2=C-CH=CH_2$
　　　　　　|
　　　　　Cl

（4）〔苯环〕$-CH_2CH_2Br$

（5）〔苯环〕CH_3 / Br

（6）〔苯环〕$-CH_2Br$

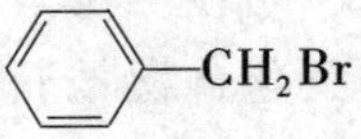

（7）$CH_3CH=CCH_2Br$
　　　　　　　|
　　　　　　CH_3

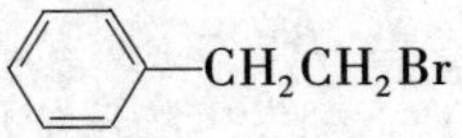

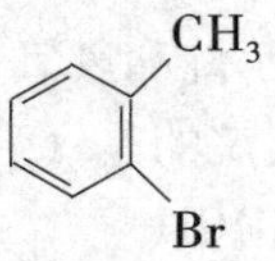

3．写出下列化合物的结构简式

（1）苄基氯

（2）γ–氯丙苯

（3）对碘甲苯

（4）3–氯–1–环己烯

4．完成下列反应

（1）$CH_3I + CH_3ONa \longrightarrow$

（2）$CH_3CH_2CHCHBrCH_3 \xrightarrow{NaOH/H_2O}$
　　　　　　|
　　　　　CH_3

（3）〔环己烯基〕$CH_2CHCH_2CH_3$ 其中 Br $\xrightarrow[\triangle]{NaOH/醇}$

（4）〔苯环〕$-CH_2Br + NaCN \longrightarrow$

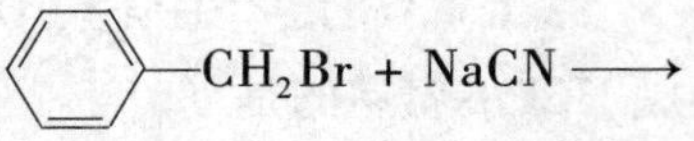

（5）$CH_3CH_2CH_2CHBrCH_3 \xrightarrow[\triangle]{NaOH/醇} ? \xrightarrow{Br_2} ?$

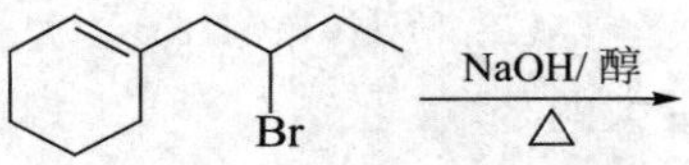

（6）〔苯环 CH_3〕 $\xrightarrow{?}$ 〔苯环 CH_3 / NO_2〕 $\xrightarrow{?}$ 〔苯环 CH_2Cl / NO_2〕 $\xrightarrow{NaOH/H_2O} ?$

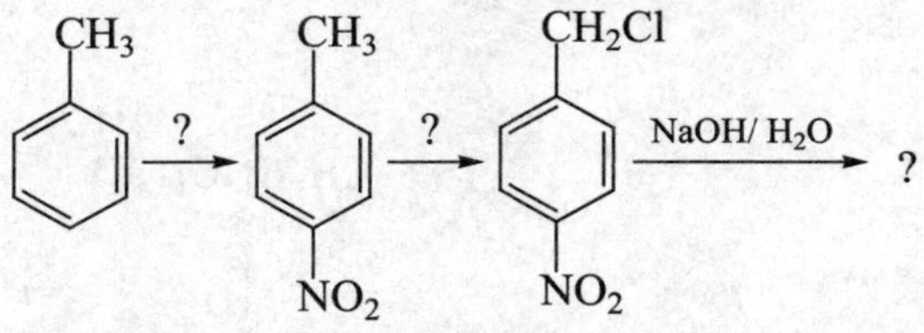

5．用化学方法区分下列各组化合物

（1）丁烷和2–溴丁烷

（2）氯乙烷和氯乙烯

（3）1–氯戊烷，1–溴戊烷和1–碘戊烷

（4）氯化苄和对氯甲苯

6. 试比较下列化合物进行反应时的反应速率

（1）

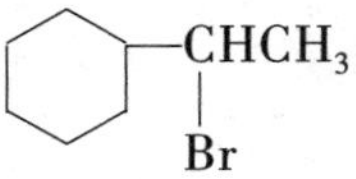

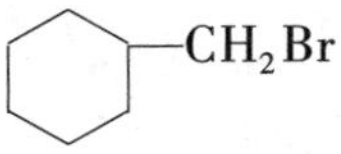

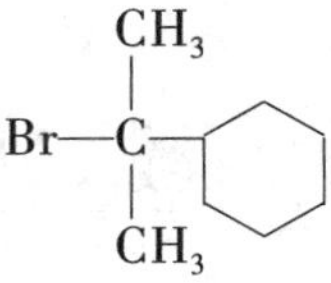

（2）

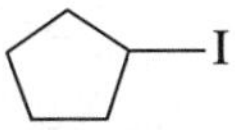

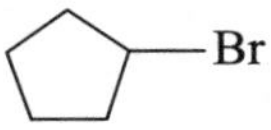

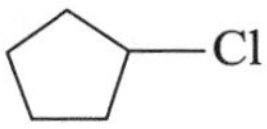

7. 试比较下列化合物进行反应时的反应速率

（1） 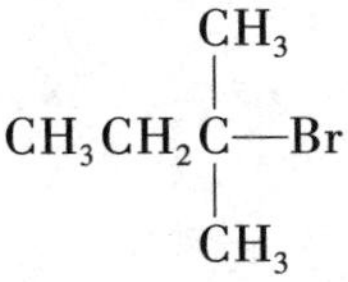 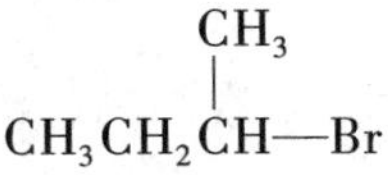
$$CH_3CH_2\underset{\underset{CH_3}{|}}{\overset{\overset{CH_3}{|}}{C}}-Br \qquad CH_3CH_2\underset{\underset{}{|}}{\overset{\overset{CH_3}{|}}{CH}}-Br \qquad CH_3CH_2CH_2CH_2Br$$

（2）

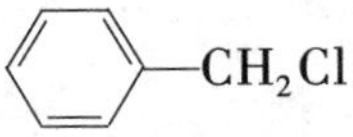

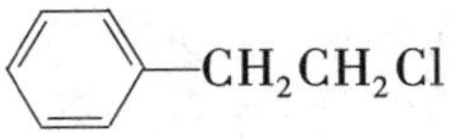

8. 完成下列化合物的转化

（1）由乙烯转化为氯乙烯

（2）由苯转化为苄醇

（3）由 3 – 苯基丙烯转化为 1 – 苯基丙烯

9. 某卤代烃 C_3H_7Cl（A）与 KOH 的醇溶液作用，生成 C_3H_6（B）。（B）氧化后得到乙酸、二氧化碳和水，（B）与 HCl 作用得到（A）的异构体（C）。试写出（A）、（B）和（C）的结构简式。

10. 某卤烃 A 分子式为 $C_6H_{13}Cl$。A 与 KOH 的醇溶液作用得产物 B，B 经氧化得两分子丙酮，写出 A、B 的结构简式。

学习目标

1. 掌握醇、酚、醚的命名；醇的弱酸性、与卢卡斯试剂的反应、脱水反应、氧化反应；酚的弱酸性、显色反应、与溴水的反应；锌盐的生成。
2. 熟悉醇、酚、醚的分类方法、物理性质，能正确区分伯、仲、叔醇；邻二醇的特性；酚苯环上的取代反应；乙醚的氧化；醚键的断裂。
3. 了解醇、酚、醚的制备方法及医药中常见的醇、酚、醚。

醇、酚、醚是烃的含氧衍生物，也可以看作是水分子中的氢原子被烃基取代的产物。

第一节 醇

醇（alcohol）是羟基与脂肪烃、脂环烃以及芳香烃侧链的碳原子相连的化合物。其官能团 —OH 称为醇羟基，通式为：R—OH。

一、醇的结构、分类和命名

（一）醇的结构

醇的结构特点是羟基的氧原子与氢原子、sp^3 杂化的碳原子直接相连。由于氧原子的电负性比它们大，导致羟基氧原子上的电子云密度较高，使得 C—O 键、O—H 键都具有较强的极性，容易断裂，对醇的性质产生较大的影响。

（二）醇的分类

1. 按与羟基相连的碳原子种类分类 伯醇、仲醇、叔醇。

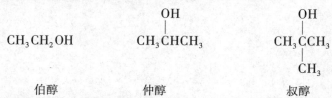

2. 按与羟基相连的烃基的结构不同分类 脂肪醇、脂环醇、芳香醇。

3. 按烃基的饱和与否分类 饱和醇、不饱和醇。

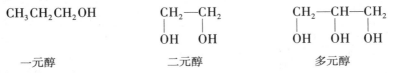

脂肪醇 脂环醇 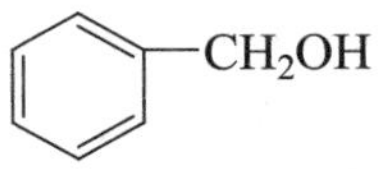 芳香醇

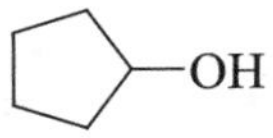

$CH_3CH_2CH_2OH$ $CH_2{=}CHCH_2OH$

饱和醇 不饱和醇

4. 按羟基数目分类 一元醇、二元醇、多元醇。

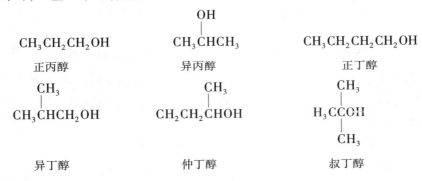

一元醇 二元醇 多元醇

（三）醇的命名

1. 普通命名法 对于结构简单的醇可采用普通命名法。一般在烃基名称后加上"醇"字即可，"基"字可省去。

$CH_3CH_2CH_2OH$

正丙醇

$CH_3\overset{\displaystyle OH}{\underset{}{CH}}CH_3$

异丙醇

$CH_3CH_2CH_2CH_2OH$

正丁醇

$CH_3\overset{\displaystyle CH_3}{\underset{}{CH}}CH_2OH$

异丁醇

$CH_2CH_2\overset{\displaystyle CH_3}{\underset{}{CHOH}}$

仲丁醇

$H_3C\overset{\displaystyle CH_3}{\underset{\displaystyle CH_3}{C}}OH$

叔丁醇

2. 系统命名法 对于结构复杂的醇采用系统命名法，其命名原则如下。

（1）选择带有与羟基相连的碳原子的最长碳链为主链，按照主链碳原子的数目称为"某醇"，从靠近羟基的一端将主链的碳原子逐个编号；最后将取代基的位次、数目、名称及羟基的位次，依次写在"某醇及醇"前面。如：

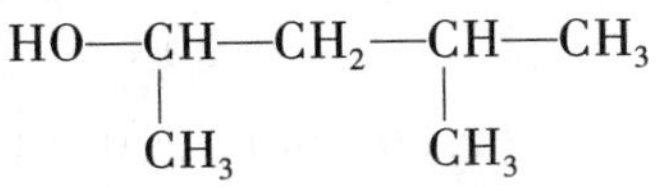

$HO{-}\overset{}{\underset{\displaystyle CH_3}{CH}}{-}CH_2{-}\overset{}{\underset{\displaystyle CH_3}{CH}}{-}CH_3$

4－甲基戊－2－醇

$H_3C{-}\overset{\displaystyle CH_3}{\underset{}{CH}}{-}\overset{}{\underset{\displaystyle OH}{CH}}{-}\overset{\displaystyle CH_2CH_3}{\underset{}{CH}}{-}\overset{}{\underset{\displaystyle CH_3}{CH}}{-}CH_3$

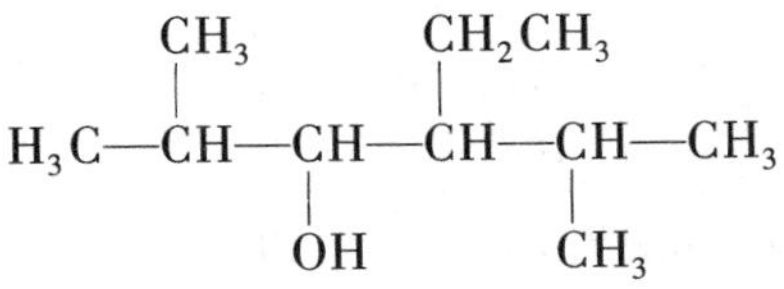

4－乙基－2,5－二甲基己－3－醇

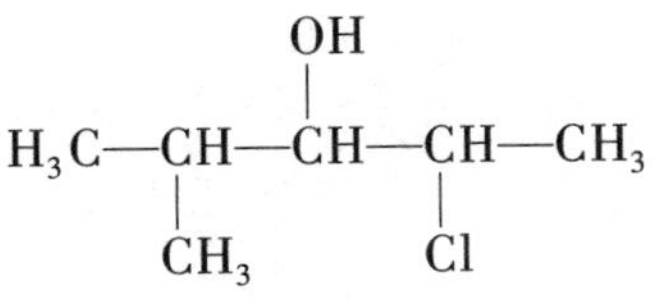

$H_3C{-}\overset{}{\underset{\displaystyle CH_3}{CH}}{-}\overset{\displaystyle OH}{\underset{}{CH}}{-}\overset{}{\underset{\displaystyle Cl}{CH}}{-}CH_3$

2－氯－4－甲基戊－3－醇

$Br{-}CH_2{-}\overset{}{\underset{\displaystyle CH_3}{CH}}{-}\overset{\displaystyle Cl}{\underset{}{CH}}{-}OH$

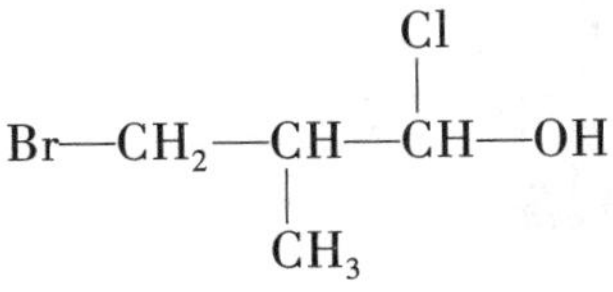

3－溴－1－氯－2－甲基丙醇

（2）不饱和醇命名。选择包含与羟基相连的碳原子和碳碳不饱和键在内的最长碳链为主链。根据主链所含碳原子的数目和碳碳不饱和键的种类称为"某烯醇"或"某炔醇"。编号时应使羟基的位次最小，其次使碳碳不饱和键的位次也尽可能小。

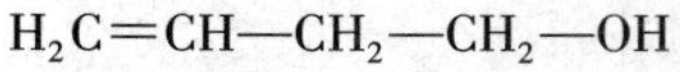

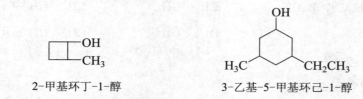

丁-3-烯-1-醇 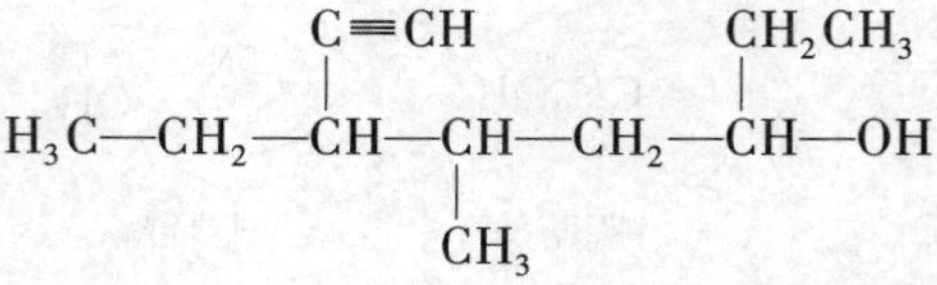 　　　　　　　　　　　　6-乙基-5-甲基辛-7-炔-3-醇

（3）脂环醇命名。以羟基和脂环烃基为母体，称为"环某醇"，从连接羟基的环碳原子开始编号，尽量使环上取代基的编号最小。

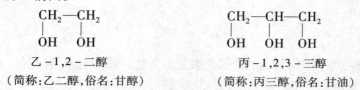

2-甲基环丁-1-醇　　　　　　　　　　　3-乙基-5-甲基环己-1-醇

（4）芳香醇命名。以脂肪醇为母体，芳基作为取代基。

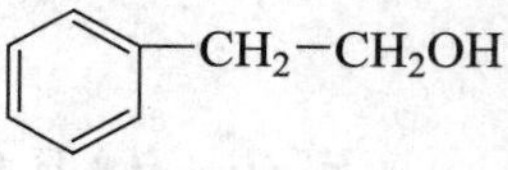

2-苯基乙醇 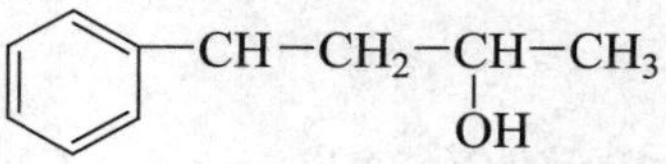　　　　　　　　　　　　4-苯基丁-2-醇

（5）多元醇命名。选择包含多个羟基所连接的碳原子在内的最长碳链作为主链，按羟基的数目称为"某二醇"或"某三醇"，并将羟基的数目和位次放在"某二醇"或"某三醇"前面。

$$CH_2-CH_2$$
$$OH\ \ \ \ OH$$
乙-1,2-二醇
（简称:乙二醇,俗名:甘醇）

$$CH_2-CH-CH_2$$
$$OH\ \ \ OH\ \ \ OH$$
丙-1,2,3-三醇
（简称:丙三醇,俗名:甘油）

想一想

写出下列化合物的系统名称。

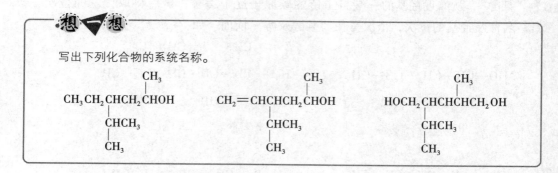

二、醇的制备

（一）卤烃水解法

卤代烃在碱性溶液中水解可生成醇。但是叔卤代烃和仲卤代烃在碱性条件下易发生消除反应生成副产物烯烃，所以这种方法应用范围有限。

$$RX + NaOH \rightleftharpoons ROH + NaX$$

（二）烯烃水合法

1. 间接法　把乙烯通入浓硫酸中，乙烯与硫酸加成生成硫酸氢乙酯，高温下该酯水解生成乙醇。

$$CH_2{=}CH_2 \xrightarrow[0\sim15℃]{98\% \ H_2SO_4} CH_3CH_2OSO_3H \xrightarrow[90℃]{H_2O} CH_3CH_2OH + H_2SO_4$$

2. 直接法　用磷酸 - 硅藻土做催化剂，在高温、高压条件下乙烯和水蒸气直接生成乙醇。

$$CH_2{=}CH_2 + H_2O \xrightarrow[200\sim300℃,\ 7\sim8MPa]{磷酸 - 硅藻土} CH_3CH_2OH$$

（三）醛、酮还原法

醛、酮催化加氢可还原生成相应的醇，常用的催化剂为 Ni、Pd、Pt 等。醛还原成伯醇，酮还原成仲醇。

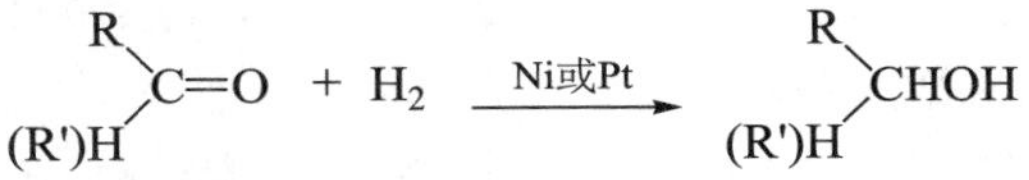

$$\begin{array}{c} R \\ \diagdown \\ C{=}O \\ \diagup \\ (R')H \end{array} + H_2 \xrightarrow{Ni或Pt} \begin{array}{c} R \\ \diagdown \\ CHOH \\ \diagup \\ (R')H \end{array}$$

（四）格氏试剂法

格氏试剂可以和环氧乙烷反应，生成比格氏试剂多两个碳原子的伯醇。

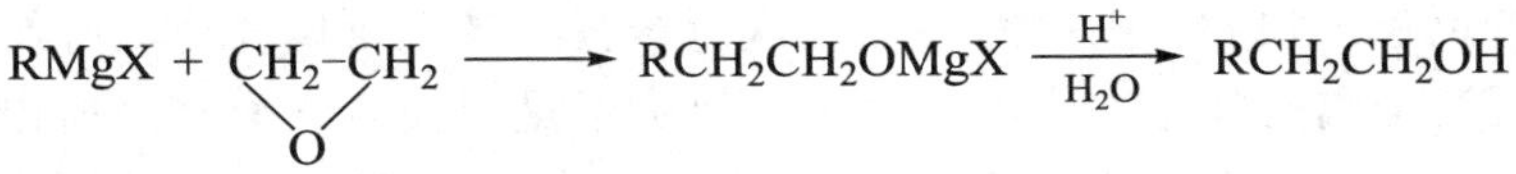

$$RMgX + \underset{O}{CH_2{-}CH_2} \longrightarrow RCH_2CH_2OMgX \xrightarrow[H_2O]{H^+} RCH_2CH_2OH$$

三、醇的物理性质

低级的一元饱和醇为无色液体，具有特殊的气味和辛辣味道。水与醇均具有羟基，彼此间可以形成氢键，甲醇、乙醇和丙醇可与水以任意比例混溶，4～11 个碳的醇为油状液体，仅可部分溶于水；高级醇为无臭、无味的蜡状固体，不溶于水。随着分子量的增大，烷基对整个分子的影响也越来越大，从而使高级醇的物理性质与烷烃近似。

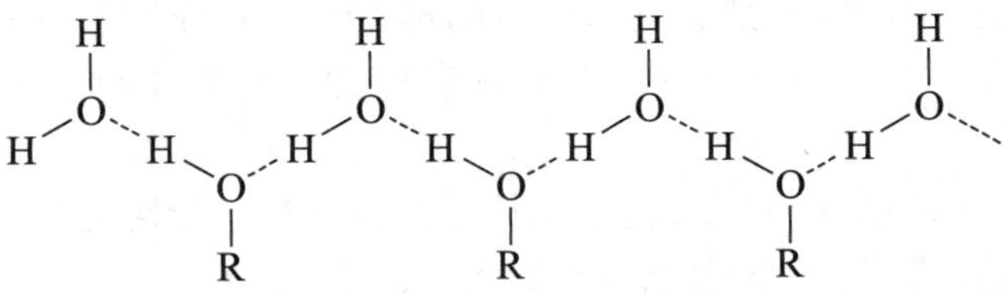

醇的沸点随分子量的增大而升高，有支链醇的沸点总比相同碳原子数的直链醇低。低级醇的沸点比碳原子数相同的烷烃的沸点高得多，这是由于醇分子间有氢键缔合作用的结果。多元醇分子中有两个以上位置可以形成氢键，因此沸点更高。

$$R-O-H \cdots H-O-R \cdots H-O-R \cdots H-O-R \cdots$$

（结构图：醇分子间氢键示意图，R—O—H基团通过氢键相连）

脂肪醇、脂环醇的密度比相应的烃大，但仍比水轻。芳香醇的密度比水大。

四、醇的化学性质

醇的化学性质主要是由其所含的官能团醇羟基决定。由于羟基上氧原子的电负性比与其相连的氢原子和碳原子大，因此在反应中有 C—O 键和 O—H 键两种断裂方式，以及由于 α – 氢原子和 β – 氢原子的活性引发的氧化反应、消除反应等。

（一）与活泼金属反应（弱酸性）

醇与活泼金属反应，发生 O—H 键的断裂。醇羟基上的氢原子可以被钠、钾、镁、铝等活泼金属取代，生成醇金属化合物，并放出氢气。各类醇与活泼金属反应的速度次序为：甲醇 ＞ 伯醇 ＞ 仲醇 ＞ 叔醇。

$$2R-O-H + 2Na(K) \longrightarrow 2R-O-Na(K) + H_2 \uparrow$$
$$\text{醇钠（钾）}$$

$$6R-OH + 2Al \longrightarrow 2(R-O-)_3Al + 3H_2 \uparrow$$
$$\text{醇铝}$$

低级醇的反应很顺利，高级醇的反应进行很慢，甚至难以发生。醇与活泼金属反应没有水与活泼金属反应那么剧烈，放出的热量不足以使氢气燃烧。所以醇是比水弱的酸。实验室中有过量金属钠时必须加少量的乙醇予以破坏，然后再加水溶解。

钠与醇反应生成的醇钠是一种白色固体，碱性比氢氧化钠强，不稳定，遇水甚至潮湿空气就可以分解生成醇和氢氧化钠，在有机合成中常作为强碱使用。

（二）与无机酸的反应

1. 与氢卤酸的反应 醇与氢卤酸作用，C—O 键断裂，醇羟基被卤素取代，生成卤代烃和水。这是制备卤代烃的重要方法之一。

$$R-OH + HX \rightleftharpoons R-X + H_2O$$

醇的结构和氢卤酸的种类都影响该反应的速度。不同种类氢卤酸的反应活性顺序为：HI ＞ HBr ＞ HCl。不同结构醇的反应活性顺序为：苄醇和烯丙醇 ＞ 叔醇 ＞ 仲醇 ＞ 伯醇。

将卢卡斯试剂（浓盐酸与无水氯化锌所配置的溶液）分别与伯、仲、叔醇在常温下作用，叔醇起反应最快，仲醇其次，伯醇最慢。

$$(CH_3)_3-C-OH + HCl \xrightarrow[20℃,\ 1min]{ZnCl_2} (CH_3)_3-C-Cl + H_2O$$

$$\underset{\overset{|}{CH_3}}{H_3C-CH_2-CH}-OH + HCl \xrightarrow[20℃,\ 10min]{ZnCl_2} \underset{\overset{|}{CH_3}}{H_3C-CH_2-CH}-Cl + H_2O$$

$$CH_3CH_2CH_2CH_2OH + HCl \xrightarrow[20℃,\ 1h\ \text{不反应，加热才反应}]{ZnCl_2} CH_3CH_2CH_2CH_2Cl + H_2O$$

由于反应生成的氯代烷不溶于水，因此呈现混浊或者分层现象，观察反应中出现混浊或者分层现象的快慢，就可以区分反应物是伯醇、仲醇或叔醇。此法可用于鉴定六个碳原子以下的饱和一元伯、仲、叔醇。

2. 与含氧无机酸的反应 醇除了与氢卤酸反应外，与硫酸、硝酸、磷酸等含氧无机酸也可反应，反应中醇脱羟基上的氢，含氧无机酸脱羟基，生成无机酸酯。

$$R—OH + HONO_2 \longrightarrow R—ONO_2 + H_2O$$

$$\begin{array}{l} CH_2—OH \\ CH—OH \\ CH_2—OH \end{array} + 3HONO_2 \longrightarrow \begin{array}{l} CH_2—ONO_2 \\ CH—ONO_2 \\ CH_2—ONO_2 \end{array} + 3H_2O$$

甘油 　　　　　　　　　　三硝酸甘油酯

三硝酸甘油酯（俗称硝化甘油）是一种黄色的油状透明液体，这种液体可因震动而爆炸，属化学危险品。同时硝化甘油也可用做心绞痛的缓解药物。

$$CH_3CH_2OH + HOSO_3H \Longrightarrow CH_3CH_2OSO_3H + H_2O$$

硫酸氢乙酯

$$CH_3CH_2OSO_2OH + HOSO_2OCH_2CH_3 \Longrightarrow CH_3CH_2OSO_2OCH_2CH_3 + H_2SO_4$$

硫酸二乙酯

硫酸氢乙酯和硫酸二乙酯都是化学合成中常用的烷基化试剂，因有剧毒，使用时应注意安全。

（三）脱水反应

醇的脱水反应按照反应温度的不同，可以发生分子内脱水生成烯烃，也可以发生分子间脱水生成醚。

1. 分子内脱水 将乙醇与浓硫酸加热到170℃，或将乙醇蒸气在360℃下通过氧化铝，乙醇发生分子内脱水生成乙烯。

$$\begin{array}{l} CH_2—CH_2 \\ | | \\ H OH \end{array} \xrightarrow[\text{或 } Al_2O_3, 360℃]{\text{浓 } H_2SO_4, 170℃} CH_2{=}CH_2 + H_2O$$

醇分子内脱水生成烯烃的反应称为消除反应，同卤代烃的消除反应类似，都遵循扎依采夫规则。

$$\begin{array}{l} CH_3—CH—CH—CH_3 \\ | | \\ H OH \end{array} \xrightarrow[H^+, \text{加热}]{-H_2O} CH_3—CH{=}CH—CH_3$$

丁-2-醇 　　　　　　　　　丁-2-烯（主要产物）

$$\text{C}_6\text{H}_5—CH_2-CH-CH_3 \atop OH \xrightarrow[-H_2O]{H^+} \text{C}_6\text{H}_5—CH{=}C-CH_3$$

1-苯基丙-2-醇 　　　　　　　　　1-苯基丙-1-烯

醇分子内脱水的反应活性顺序是：叔醇＞仲醇＞伯醇。

2. 分子间脱水 乙醇在浓硫酸存在下加热到140℃，或将乙醇蒸气在260℃下通过氧化铝，乙醇发生分子间脱水生成乙醚。

$$CH_3-CH_2-OH + H-O-CH_2-CH_3 \xrightarrow[\text{或 } Al_2O_3,\ 260℃]{\text{浓 } H_2SO_4,\ 140℃}$$

$$CH_3-CH_2-O-CH_2-CH_3 + H_2O$$

（四）氧化反应

在有机化合物分子中引入氧原子或脱去氢原子的反应，称为氧化反应。常用的氧化剂是高锰酸钾或重铬酸钾。伯醇、仲醇、叔醇的结构不同，氧化得到的产物也不同。

1. 直接氧化　伯醇和仲醇分子中，与羟基直接相连的碳原子上都连接有氢原子（α-氢原子），这些氢原子受到相连羟基的影响，比较活泼，容易被氧化。

伯醇先被氧化生成相应的醛，醛继续氧化生成酸。

$$R-CH_2OH \xrightarrow{[O]} R-CHO \xrightarrow{[O]} R-COOH$$

$$\qquad\quad 伯醇 \qquad\qquad 醛 \qquad\qquad 酸$$

$$3RCH_2OH + 2Cr_2O_7^{2-} + 16H^+ \longrightarrow 3RCOOH + 4Cr_3^+ + 11H_2O$$

仲醇被氧化生成相应的酮

$$\underset{\overset{|}{OH}}{R-CH-R'} \xrightarrow{[O]} \underset{\overset{\|}{O}}{R-C-R'}$$

$$\qquad\quad 仲醇 \qquad\qquad 酮$$

$$3\underset{\overset{|}{OH}}{R-CH-R'} + Cr_2O_7^{2-} + 8H^+ \longrightarrow 3\underset{\overset{\|}{O}}{R-C-R'} + 2Cr_3^+ + 7H_2O$$

伯醇和仲醇被氧化后，重铬酸钾由橙红色（$Cr_2O_7^{2-}$）还原成绿色（Cr^{3+}）。

叔醇无 α-氢原子，不能被重铬酸钾或高锰酸钾氧化，所以无颜色变化，因此，可以利用该反应将叔醇与伯醇和仲醇区别开来。

> **知识拓展**
>
> 　　呼吸中的乙醇浓度和血液中乙醇浓度的比例是 2100∶1。通过这个比例，交警就可以通过测定驾驶者的呼气，很快计算出受测者血液中的乙醇含量。我国警用乙醇测试仪是一种利用化学反应剂来测定呼出气体中乙醇浓度的测试仪。除了一般测试仪都有的构件外，还配有两只装着化学混合剂的玻璃瓶。当受测者的呼气通过这些玻璃瓶时，如果气体中含有乙醇，瓶中的混合剂会从橙色变成绿色，而化学反应产生的电阻也会令指针移动，精确标示出呼气中乙醇的浓度，并通过微电脑将其换算成血液乙醇的浓度。

2. 脱氢氧化　伯醇或仲醇蒸气在高温下通过活性铜或银等催化剂，可直接发生脱氢反应，分别生成相应的醛或酮。

$$R-CH_2OH \xrightarrow{Cu}_{325℃} R-CHO + H_2\uparrow$$

$$\qquad 伯醇 \qquad\qquad\quad 醛$$

$$R—\overset{\overset{\displaystyle R'}{|}}{C}H—OH \xrightarrow[325℃]{Cu} R—\overset{\overset{\displaystyle O}{||}}{C}—R' + H_2\uparrow$$

仲醇　　　　　　　酮

叔醇分子中没有 α-氢原子，因此，叔醇不发生脱氢反应。

（五）邻二醇的特性

相邻的两个碳原子上都连有羟基的醇（邻二醇）的化学性质和一元醇相似，但也具有一些特殊的性质。

1. 与新制氢氧化铜的反应　邻二醇与新制氢氧化铜溶液反应生成一种深蓝色的甘油铜配合物。此反应可以鉴别具有邻二羟基结构的多元醇。

$$\begin{array}{l}CH_2—OH\\CH—OH\\CH_2—OH\end{array} + Cu(OH)_2 \longrightarrow \begin{array}{l}CH_2—H\\CH—O\\CH_2OH\end{array}\!\!\!\diagdown Cu + H_2O$$

甘油铜（深蓝色）

2. 与高碘酸的反应　邻二醇被高碘酸氧化，连有两个相邻羟基的碳原子间的单键断裂，生成两分子羰基化合物。高碘酸还原形成碘酸，再加硝酸银溶液，生成碘酸银白色沉淀，可作为邻二醇的鉴别。

$$CH_3—\overset{\overset{\displaystyle CH_3}{|}}{C}H—\overset{\overset{\displaystyle }{|}}{C}—CH_2—CH_3 + HIO_4 \longrightarrow CH_3CHO + CH_3—\overset{\overset{\displaystyle O}{||}}{C}—CH_2—CH_3 + HIO_3 + H_2O$$

醛　　　　　酮　　　　　碘酸

$$HIO_3 + AgNO_3 \longrightarrow AgIO_3\downarrow + HNO_3$$

从上面两个反应式中可以看出，沉淀量与邻二醇的量成正比，所以可用于邻二醇的定量测定，并可根据生成的羰基化合物推测邻二醇的结构。

练·习

用高碘酸氧化某邻二醇得到的产物为乙醛和丙酮，试推出该邻二醇的结构简式，并写出相关的反应方程式。

五、重要的醇

1. 甲醇（CH_3OH）　甲醇又称"木醇"或"木精"。是无色有乙醇气味易挥发的液体，有剧毒，误饮 5～10ml 能使人双目失明，大量饮用（约30ml）会导致死亡。工业上用于制造甲醛和农药等，并用作有机物的萃取剂和乙醇的变性剂等，还可以用作无公害燃料。通常由一氧化碳与氢气反应制得。

2. 乙醇（CH_3CH_2OH）　乙醇俗称酒精，是一种易燃、易挥发的无色透明液体。乙醇的用途很广，可用乙醇来制造醋酸、饮料、香精、染料、燃料等。医疗上也常用体积分数为70%～75%的乙醇作消毒剂等。

医疗上为什么用体积分数为 70% ~75% 的乙醇作消毒剂，不用更高浓度的？

3. 丙三醇（ HOH₂C—CHOH—CH₂OH ）　丙三醇俗称甘油，为无色澄明黏稠液体，有甜味。《中国药典》上鉴别甘油的方法是将甘油在脱水剂硫酸氢钾的存在下加热，甘油失去两分子水后生产有刺激性气味的丙烯醛。

$$
\underset{\substack{|\\OH}}{CH_2}\!-\!\underset{\substack{|\\OH}}{CH}\!-\!\underset{\substack{|\\OH}}{CH_2} \xrightarrow[-H_2O]{KHSO_4, \ 215\sim230℃} \left[\ \underset{\substack{|\\OH}}{CH_2}\!-\!CH\!=\!CH\ \underset{\substack{|\\OH}}{}\ \right]
$$

$$
\xrightarrow{\text{重排}} \underset{\substack{|\\OH}}{CH_2}\!-\!CH_2\!-\!\underset{\substack{\|\\O}}{CH} \xrightarrow{-H_2O} CH_2\!=\!CH\!-\!CHO
$$

丙烯醛

结合邻二醇的特性，说出可以用于鉴别甘油的化学方法。

4. 苯甲醇（ C₆H₅—CH₂OH ）　苯甲醇又称苄醇，是无色液体，有芳香味，难溶于水，易溶于有机溶剂。苯甲醇具有麻醉作用，对眼、上呼吸道、皮肤有刺激作用，可燃，有毒。

5. 木糖醇（ HOCH₂CHOHCHOHCHOHCH₂OH ）　又名戊五醇，为结晶性白色粉末。在体内新陈代谢不需要胰岛素参与，又不使血糖值升高，并可消除糖尿病患者三多（多饮、多尿、多食），因此是糖尿病患者安全的甜味剂、营养补充剂和辅助治疗剂。食用木糖醇不会引起龋齿，可作为口香糖、巧克力、硬糖等食品的甜味剂。还可作为化妆品类的湿润调整剂使用，对人体皮肤无刺激作用。

第二节　酚

酚（phenol）是羟基与芳环直接相连的化合物。其官能团—OH 称为酚羟基，通式为 Ar—OH。

酚与芳香醇在结构上有何区别？

一、酚的分类和命名

（一）酚的分类

酚按照分子中含有酚羟基的数目，分为一元酚和多元酚。

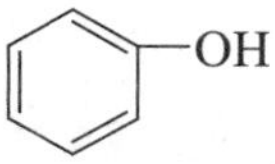

一元酚 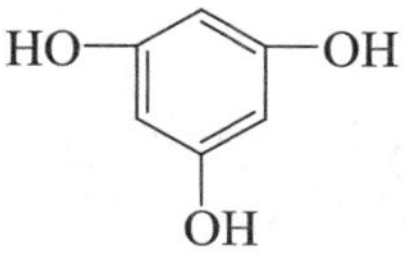　　　　　　　　多元酚

（二）酚的命名

1. 一元酚的命名　是在芳环的名字后面加上"酚"字，芳环上有取代基时，在芳环名字前加上取代基的位次、名称以及数目。例如：

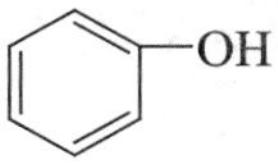

苯酚 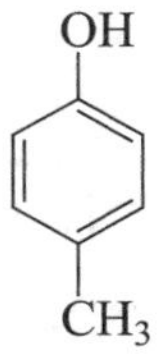　　　　　　　4-甲基苯酚　　　　　　4-甲基萘-2-酚
　　　　　　　　　对甲基苯酚

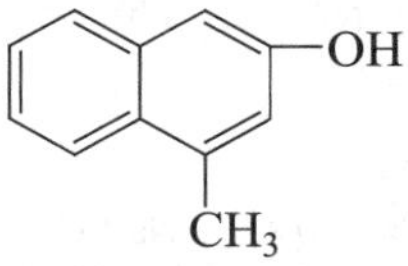

2. 多元酚的命名　要在芳环的名字后面标明酚羟基的数目，再加上"酚"字，在芳环名字后面加上酚羟基的位次。例如：

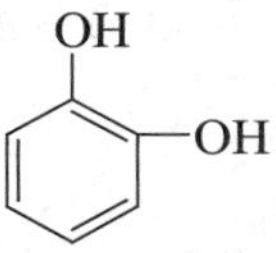

苯-1,3-二酚　　　　苯-1,2,3-三酚　　　　萘-1,8-二酚
间苯二酚　　　　　　连苯三酚

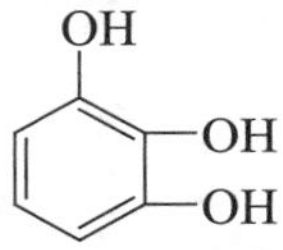

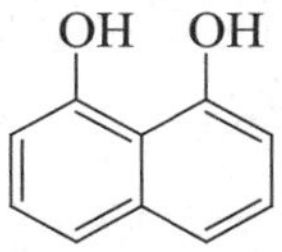

3. 结构复杂的酚的命名　对于苯环上连有其他官能团的酚类也可把酚羟基作为取代基来命名。例如：

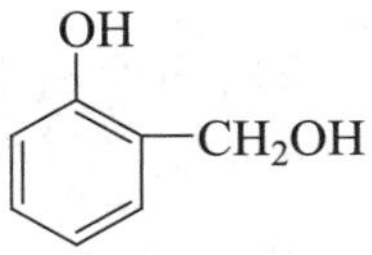

2-羟基苯甲醇　　　　　　　　3-（3-羟基苯基）丙醛
间羟基苯甲醇

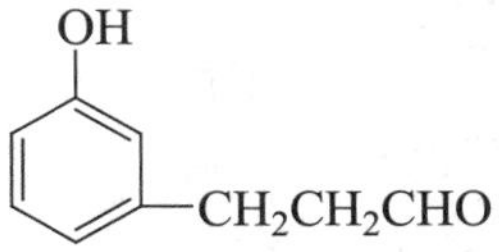

练·习

写出2,4-二甲基苯酚、苯-1,3,5-三酚、萘-1-酚的结构简式。

二、酚的制备

酚的制备主要通过官能团的转换来实现。

（一）卤代芳烃水解

卤代芳烃的卤原子不活泼，一般需在加热、高压和催化剂的存在下与稀碱作用，生成相应的酚。

$$\underset{}{\text{C}_6\text{H}_5\text{—Cl}} + 2\text{NaOH} \xrightarrow[\text{铜}]{400\sim500℃,\,20\text{MPa}} \underset{}{\text{C}_6\text{H}_5\text{—ONa}} + \text{NaCl} + \text{H}_2\text{O}$$

$$\underset{}{\text{C}_6\text{H}_5\text{—ONa}} + \text{HCl} \longrightarrow \underset{}{\text{C}_6\text{H}_5\text{—OH}} + \text{NaCl}$$

当芳环上卤原子的邻、对位有强的吸电子基时,卤原子变得活泼,反应容易进行。

$$\xrightarrow[130℃]{\text{Na}_2\text{CO}_3} \xrightarrow{\text{H}^+}$$

$$\xrightarrow[35℃]{\text{Na}_2\text{CO}_3} \xrightarrow{\text{H}^+}$$

(二) 磺酸盐碱熔融法

将芳香族的磺酸钠盐和氢氧化钠共熔(称为碱熔)可以得到相应的酚钠,再经过酸化,即得到相应的酚。

$$\underset{}{\text{C}_6\text{H}_5\text{—SO}_3\text{Na}} \xrightarrow[\text{共熔}]{\text{NaOH}} \underset{}{\text{C}_6\text{H}_5\text{—ONa}} \xrightarrow{\text{H}^+} \underset{}{\text{C}_6\text{H}_5\text{—OH}}$$

当芳环上有—X、—NO₂、—COOH 等基团时,会发生很多副反应,故不能采用这种方法。

(三) 异丙苯氧化法

该法是目前工业上合成苯酚的方法,其优点是:原料廉价易得,可连续化生产,副产物丙酮也是重要的化工原料。

$$\xrightarrow[\text{H}^+]{\text{CH}_3\text{CH}=\text{CH}_2} \xrightarrow[\substack{\text{过氧化物}\\110\sim120℃}]{\text{O}_2} \xrightarrow[\text{H}^+]{\text{H}_2\text{O}} + \text{CH}_3\text{COCH}_3$$

三、酚的物理性质

大多数酚为无色结晶,有特殊气味,遇空气和光变红,遇碱变色更快。其相对密度比水大,熔点、沸点比相应的芳烃要高。酚羟基能与水形成氢键,故酚有一定的水溶性,酚羟基的数目越多,其水溶性越大。酚能溶于有机溶剂。

四、酚的化学性质

酚的化学性质主要是由酚羟基决定。由于酚羟基氧原子上的未共用电子对与苯环

的大 π 键产生 p – π 共轭效应，所以酚具有一些不同于醇的化学性质。例如酚的酸性比醇强；酚羟基难以被卤原子取代；酚容易氧化；酚羟基使芳环活化易进行亲电取代反应等。

（一）弱酸性

酚不仅能和活泼金属反应，而且能和强碱水溶液发生中和反应生成酚盐。

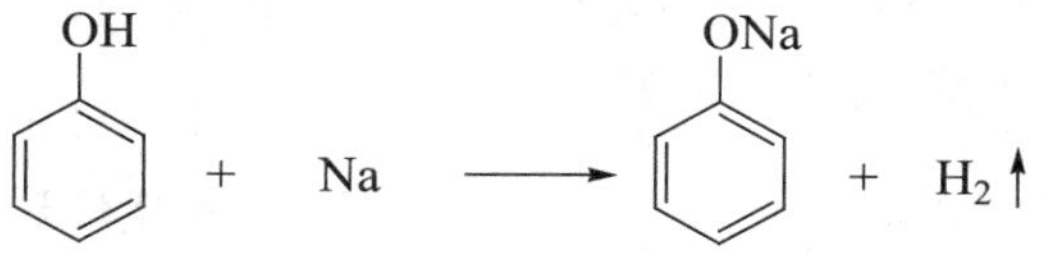

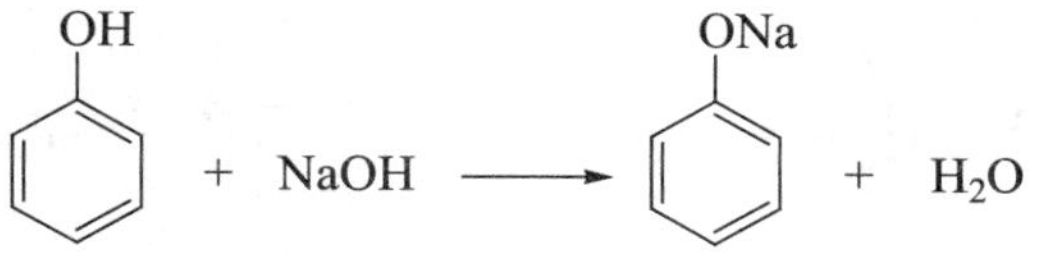

以上反应说明苯酚的酸性（$pK_a = 10$）比醇强，比碳酸（$pK_a = 6.4$）弱，因此苯酚能溶于氢氧化钠或碳酸钠溶液，但不溶于碳酸氢钠溶液。如果向无色透明的苯酚钠水溶液中加入无机酸，甚至通入二氧化碳，就可以让苯酚析出，达到分离提纯的目的。

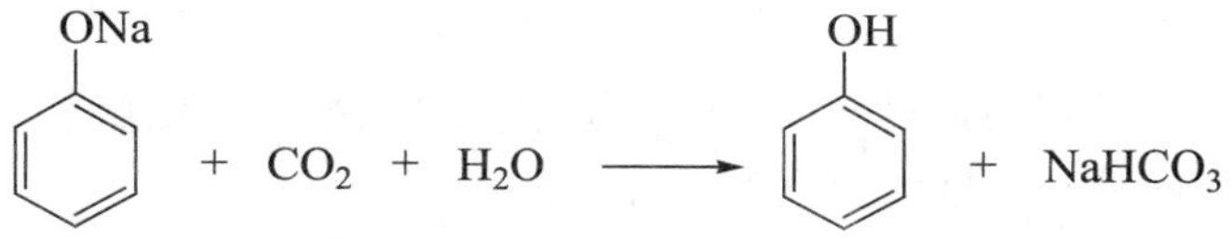

取代酚的酸性受到取代基的电子效应的影响，若酚羟基的邻、对位连有吸电子基时，将使酸性增强；吸电子基数目越多，酸性越强。例如，2,4,6 – 三硝基苯酚的酸性（$pK_a = 0.38$）接近于无机酸。反之，酚羟基的邻、对位连有供电子基时，将使酸性减弱；供电子基数目越多，酸性越弱。如对甲苯酚的酸性（$pK_a = 10.26$）比苯酚小。

练·习

> 如何除去环己醇中含有的少量苯酚？

（二）与三氯化铁的显色反应

大部分的酚类物质能与三氯化铁发生显色反应，显色的原因一般可用下列反应式表示：

$$6C_6H_5-OH + Fe^{3+} \longrightarrow [Fe(OC_6H_5)_6]^{3-} + 6H^+$$

能与三氯化铁发生显色反应的不仅限于酚类，凡是具有烯醇结构或通过互变后产生烯醇结构的化合物都可以发生这种反应。

不同的酚与三氯化铁反应显示出不同的颜色，如：苯酚、间苯二酚、均苯三酚显紫色；甲苯酚显蓝色；对苯二酚、邻苯二酚显绿色等。此反应可以用来鉴别酚类化合物。

想一想

如何用化学方法鉴别苯酚、环己醇、对甲苯酚。

（三）酚醚的生成

由于酚中存在 p–π 共轭，使酚羟基的 C—O 键比较牢固，不易断裂，因此常用酚钠与卤代烷或硫酸酯等烷基化试剂制备酚醚。

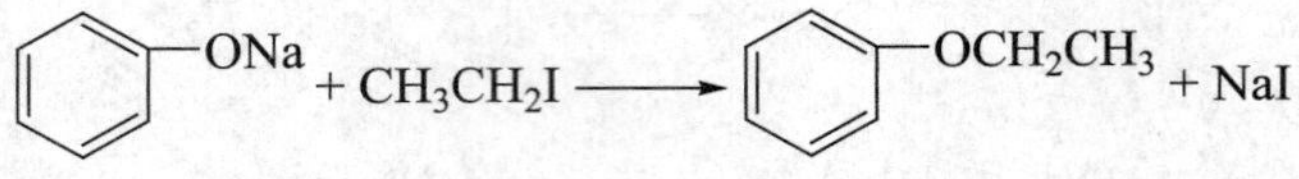

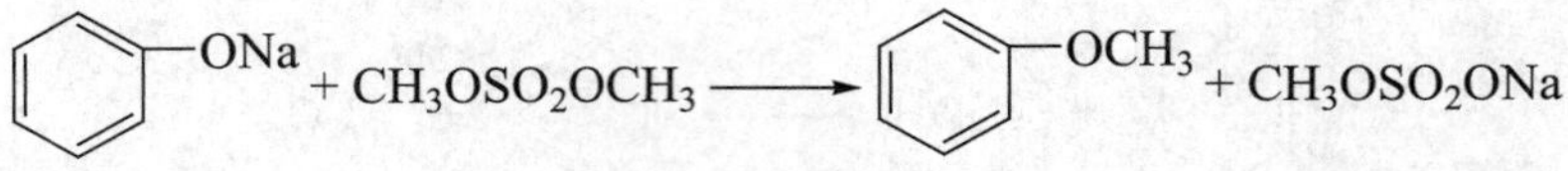

$$\bigcirc\text{—ONa} + CH_3CH_2I \longrightarrow \bigcirc\text{—OCH}_2CH_3 + NaI$$

$$\bigcirc\text{—ONa} + CH_3OSO_2OCH_3 \longrightarrow \bigcirc\text{—OCH}_3 + CH_3OSO_2ONa$$

酚醚化学性质比酚稳定，不易被氧化，而且酚醚与氢碘酸反应，能分解得到原来的酚。

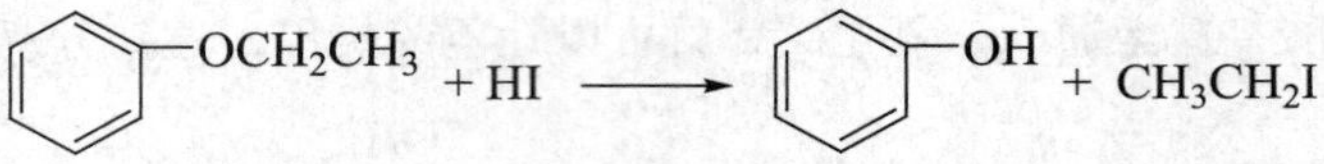

$$\bigcirc\text{—OCH}_2CH_3 + HI \longrightarrow \bigcirc\text{—OH} + CH_3CH_2I$$

在有机合成上，常利用暂时变成醚的方法来保护酚羟基，以免其在反应中被破坏，待反应完成，再将醚分解，恢复原来的酚羟基。

（四）酚酯的生成

醇易与羧酸生成酯，酚与羧酸直接酯化比较困难，一般要用活性更强的酰氯或酸酐共热，才能生成酚酯。

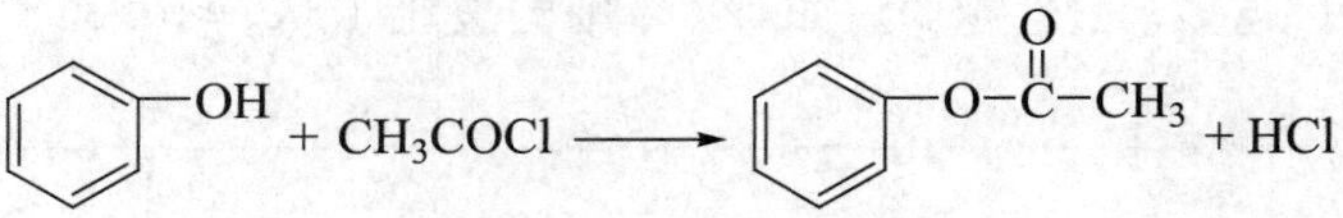

$$\bigcirc\text{—OH} + CH_3COCl \longrightarrow \bigcirc\text{—O—}\overset{\displaystyle O}{\overset{\|}{C}}\text{—CH}_3 + HCl$$

乙酸苯酯

（五）苯环上的取代反应

酚羟基是强的邻对位定位基，使苯环上的电子云密度尤其是邻、对位增加较多，因此，酚比苯更容易发生亲电取代反应，且主要发生在酚羟基的邻、对位。

1. 卤代反应 苯酚与溴水作用，溴立刻取代邻、对位的三个氢原子，生成2,4,6–三溴苯酚的白色沉淀。这个反应灵敏迅速、简便，常用于苯酚的定性检验和定量分析。

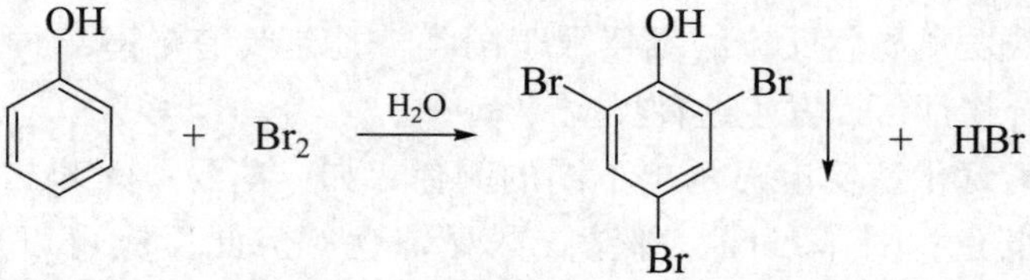

凡是酚羟基的邻、对位上还有氢原子的化合物均能与溴水反应，生成溴代物沉淀。如驱虫药己基间苯二酚（又称己塞雷锁辛）与溴水作用即产生沉淀。

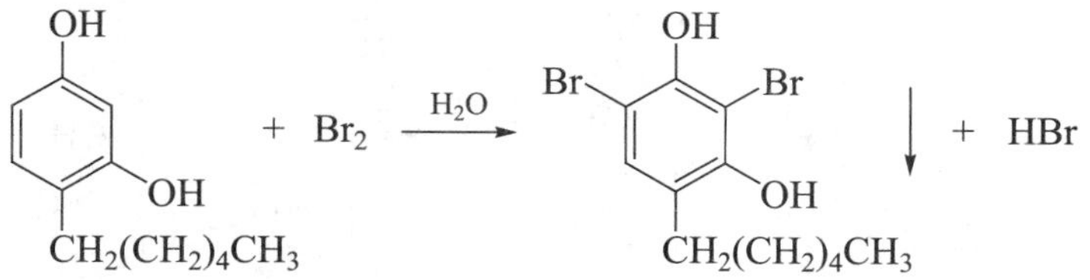

在低温以及非极性溶剂如 CS_2、CCl_4 中，控制溴的用量，可得到一溴取代物。

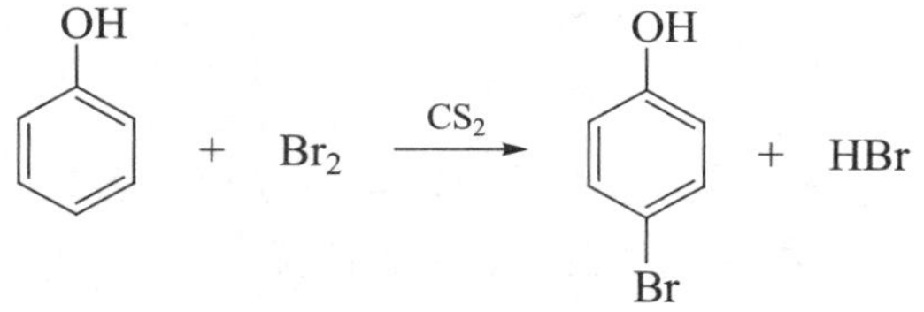

苯酚与氯在水溶液中也能生成 2,4,6 – 三氯苯酚，若有三氯化铁存在下，2,4,6 – 三氯苯酚能进一步氯化成五氯苯酚。五氯苯酚是一种橡胶制品的杀菌剂，也是一种灭钉螺（防止血吸虫病）的药物。

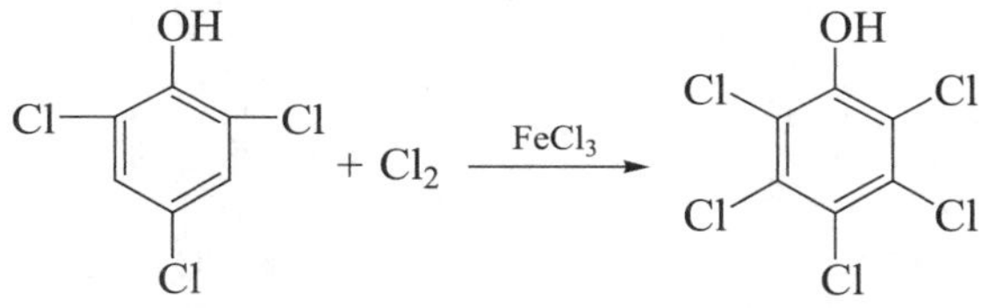

2. 硝化反应　苯酚很容易硝化，与稀硝酸在室温下作用，即可生成邻硝基苯酚和对硝基苯酚的混合物。这两种同分异构体可用水蒸气蒸馏方法分开。因邻硝基苯酚分子中的酚羟基和硝基处在相邻位置，能通过氢键在分子内形成六元环的螯合物，而对硝基苯酚分子中的酚羟基和硝基处在对位，只能通过分子间的氢键络合，分子量较高，不能随水蒸气蒸馏出来。

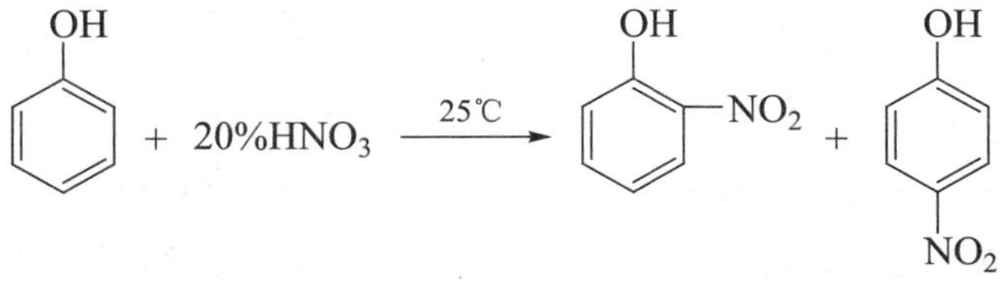

> **知识拓展**
>
> 　　水蒸气蒸馏法系指将含有挥发性成分的药材与水共蒸馏，使挥发性成分随水蒸气一并馏出，经冷凝后取挥发性成分的浸提方法。该法适用于具有挥发性、能随水蒸气蒸馏而不被破坏、在水中稳定且难溶或不溶于水的药材成分的浸提。

3. 磺化反应　苯酚容易磺化，随反应温度不同，与浓硫酸作用生成不同的磺化产物。如果再提高反应温度，则得到 4 – 羟基苯 – 1,3 – 二磺酸。

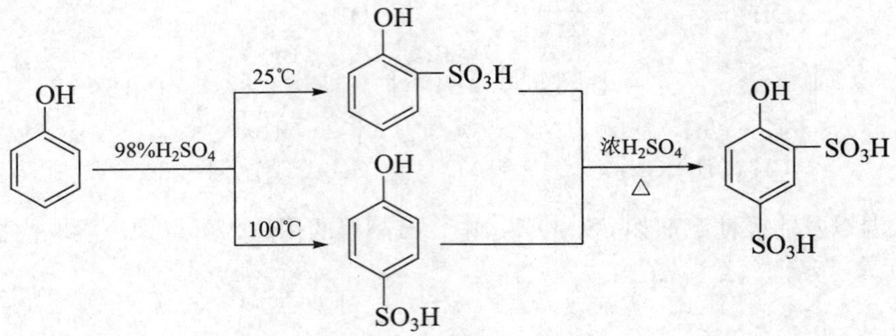

磺化反应是个可逆过程，磺酸基在受热时可以脱掉，因此，在有机合成上磺酸基可以作为苯的位置保护基，将取代基引入到指定位置。

（六）氧化反应

酚很容易被氧化，酚能被空气中的氧气氧化。随着氧化作用的进行，无色的苯酚会变成粉红色、红色或暗红色。苯酚与重铬酸钾的硫酸溶液作用，则生成对苯醌。

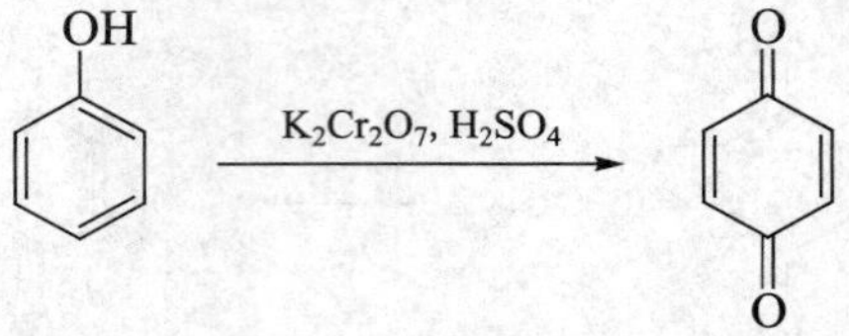

多元酚更容易被氧化，能被弱氧化剂如氧化银氧化，产物也是醌类，对苯二酚可将照相机底片上曝光活化的溴化银还原成银，因此冲洗照相底片时多用多元酚作显影剂。

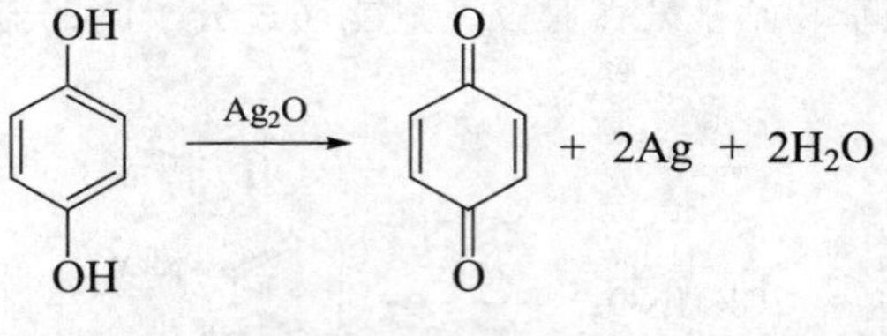

酚类易被氧化，可用作抗氧剂被添加到化学试剂中，空气中的氧首先氧化酚，即可防止化学试剂被氧化而变质，如常用的抗氧剂——"抗氧246"，其结构式为：

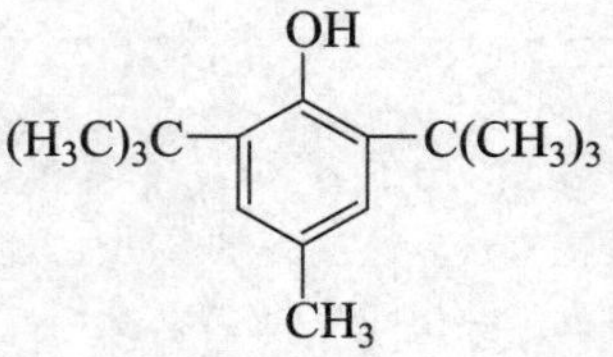

2,6-二叔丁基-4-甲基苯酚

因酚易被氧化，所以保存含有酚羟基的药物时要注意避免与空气接触，必要时加入抗氧剂。

五、重要的酚

1. 苯酚　俗称石炭酸，主要存在于煤焦油中，常温下为无色，有特殊气味的针状晶体。熔点 40.8℃，沸点 181.8℃，相对密度 1.07；有毒，有腐蚀性，可混溶于有机溶剂和强碱水溶液。苯酚是重要的有机化工原料，用它可制取很多化工产品及中间体，在工业中有着重要用途。此外，苯酚还可用作溶剂、实验试剂和消毒剂，苯酚的水溶液可以使植物细胞内染色体上蛋白质与 DNA 分离，便于对 DNA 进行染色。苯酚易氧化，应储藏于棕色瓶内，密闭、避光保存。

2. 甲苯酚　简称甲酚，存在于煤焦油中，俗称煤酚，是邻、间、对位三种异构体的混合物。它们的沸点很接近，难以分离。通常使用它们的混合物。甲苯酚有苯酚的气味，杀菌效率比苯酚强。医药上用的消毒剂"煤酚皂"（俗名"来苏儿"），就是含 47% ~53% 三种甲苯酚的肥皂水溶液。

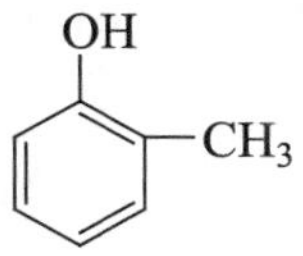

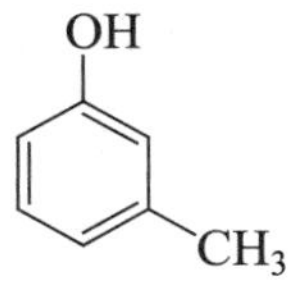

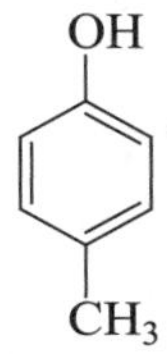

邻甲苯酚	间甲苯酚	对甲苯酚
沸点　191℃	202℃	201.8℃

3. 苯二酚　有三种异构体，分别为邻、间、对苯二酚。

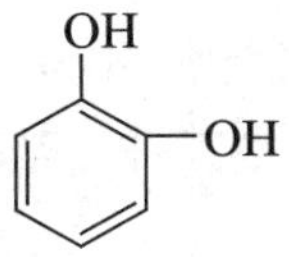

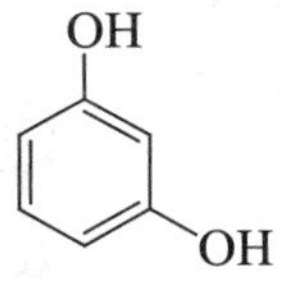

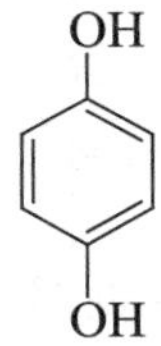

邻苯二酚	间苯二酚	对苯二酚

邻苯二酚又名儿茶酚，为无色结晶体，熔点 105℃，沸点 246℃，是医药工业重要的中间体，用于制备黄连素、异丙肾上腺素等药品。

间苯二酚又名雷锁辛，为白色针状结晶，熔点 110.7℃，沸点 276.8℃。具有杀灭细菌和真菌的作用，2% ~10% 洗剂或软膏剂在医药上用于治疗皮肤病。

对苯二酚为白色结晶，熔点 170.5℃，沸点 285℃，是一种强还原剂，很容易被氧化成黄色的对苯醌，在药物制备中常作抗氧剂，还可用作摄影胶片的黑白显影剂，也用作生产蒽醌染料、偶氮染料的原料。

4. 萘酚　有 α-萘酚、β-萘酚两种异构体。

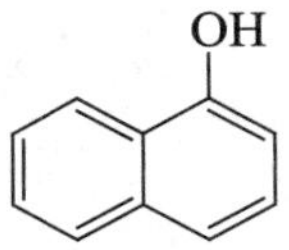

α-萘酚	β-萘酚

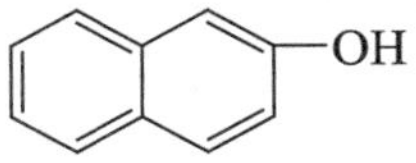

α - 萘酚为无色菱形结晶，熔点 96℃，沸点 288℃。β - 萘酚为白色结晶性，熔点 121～123℃。萘酚是制取医药、染料、香料、合成橡胶抗氧剂等的原料。它也可用作驱虫和杀菌剂。萘酚与局部皮肤接触可引起脱皮，甚至产生永久性的色素沉着。

5. 麝香草酚　麝香草酚是无色结晶，熔点 51℃，沸点 323℃。医药上用作消毒剂、防腐剂和驱虫剂。

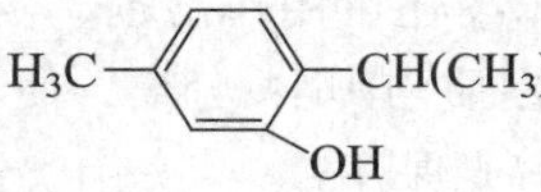

$$H_3C \quad CH(CH_3)_2 \quad OH$$

第三节　醚

醚（ether）是醇或酚分子中的羟基上的氢原子被烃基取代的化合物。其官能团 C—O—C 称为醚键，通式为 R—O—R′、Ar—O—R、Ar—O—Ar′。

一、醚的分类和命名

（一）醚的分类

醚按照分子中与氧原子相连的两个烃基是否相同分为简单醚和混合醚。两个烃基相同的称为简单醚，简称单醚；两个烃基不同的称为混合醚，简称混醚。

$$H_3C—O—CH_3 \qquad\qquad H_3CH_2C—O—CH_3$$

简单醚　　　　　　　　　　　　混合醚

醚还可以根据分子中与氧原子相连的两个烃基类型分为脂肪醚和芳香醚。两个烃基都为脂肪烃基的称为脂肪醚；一个或者两个烃基是芳香烃基的称为芳香醚。

$$H_3C—O—CH_3 \qquad\qquad H_3CH_2C—O—$$

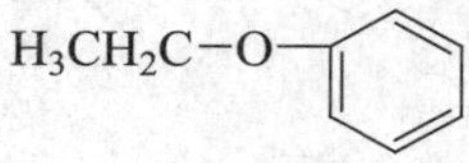

脂肪醚　　　　　　　　　芳香醚

如果醚分子成环状则称为环醚。

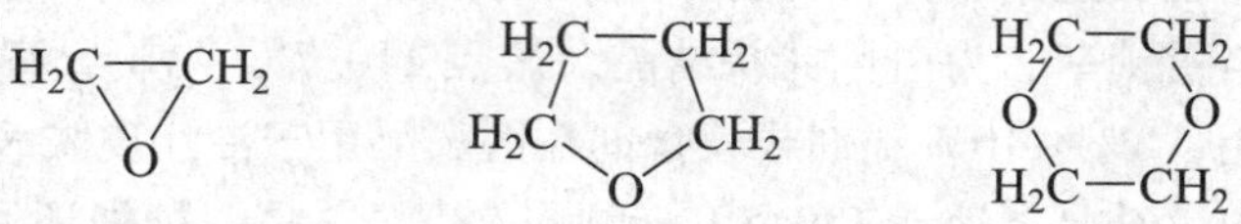

（二）醚的命名

1. 简单醚　简单醚命名时，在烃基名称前面加上"二"字，后面加上"醚"字，烃基的"基"字省略。若烃基是烷基，则"二"字可以省略。

$$H_3C—O—CH_3 \qquad H_3CH_2C—O—CH_2CH_3$$

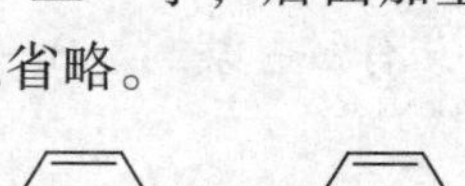

（二）甲醚　　　　　　（二）乙醚　　　　　　　二苯醚

2. 混合醚　混合醚命名时，按照烃基的大小顺序，把小的烃基名称写在前面，大的烃基名称写在后面，最后加上"醚"字，烃基的"基"字都省略。如果一个烃基为脂肪烃基，另一个为芳香烃基时，芳香烃基的名称写在脂肪烃基名称前。

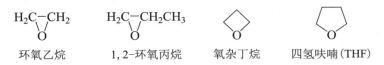

乙基甲基醚 　　　　　　　　　　　　苯乙醚

3. 环醚　环醚命名时，可以称为环氧"某"烷，也可以按杂环来命名。

$$H_2C \overset{\displaystyle}{-} CH_2 \qquad H_2C \overset{\displaystyle}{-} CH\text{-}CH_3 \qquad \square \qquad \bigcirc$$
$$\underset{O}{} \qquad \underset{O}{} \qquad O \qquad O$$

环氧乙烷 　　1,2-环氧丙烷 　　氧杂丁烷 　　四氢呋喃（THF）

4. 复杂的醚　复杂的醚命名时，取碳链最长的烃基为母体，以烷氧基作为取代基，按照系统命名法命名。

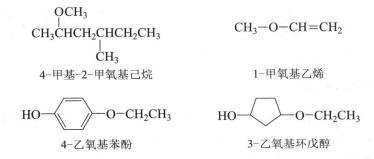

4-甲基-2-甲氧基己烷 　　　　　　　　　1-甲氧基乙烯

4-乙氧基苯酚 　　　　　　　　　　　3-乙氧基环戊醇

> **想一想**
>
> 醚与碳原子数目相同的醇是同分异构体，属于哪种类型的异构？

二、醚的制备

（一）醇分子间脱水

将等摩尔的醇与浓硫酸共热，在控制反应温度条件下（不超过150℃），两个醇分子间脱水生成醚。

$$CH_3\text{—}CH_2\text{—}OH + H\text{—}O\text{—}CH_2\text{—}CH_3 \xrightarrow[\text{或 Al}_2O_3,\ 260℃]{\text{浓 H}_2SO_4,\ 140℃}$$

$$CH_3\text{—}CH_2\text{—}O\text{—}CH_2\text{—}CH_3 + H_2O$$

这种方法只能用于制备含有低级烷基的简单醚，因为不同的醇之间脱水，副产物很多，也难以分离。故不用来制备混合醚；而叔醇很容易发生分子内脱水，生成烯烃，也很难得到叔烷基醚。

（二）威廉姆森（Williamson）合成法

卤代烃与醇钠或酚钠反应，生成醚。这个合成法可用来合成简单醚或混合醚，但主要用来合成混合醚。

$$CH_3CH_2Cl + CH_3CH_2ONa \longrightarrow CH_3CH_2-O-CH_2CH_3 + NaCl$$

$$CH_3CH_2Cl + \text{[benzene]}-ONa \longrightarrow \text{[benzene]}-OCH_2CH_3 + NaCl$$

制备含有叔烷基的醚时，应采用叔醇钠与卤代烃反应。

$$CH_3I + CH_3\underset{\underset{CH_3}{|}}{\overset{\overset{CH_3}{|}}{C}}-ONa \longrightarrow CH_3\underset{\underset{CH_3}{|}}{\overset{\overset{CH_3}{|}}{C}}-OCH_3 + NaI$$

三、醚的物理性质

甲醚和甲乙醚在常温下是气体，大多数的醚在常温下为无色有特殊气味的液体，比水轻。与醇不同，醚分子之间不能形成氢键，所以沸点比同组分醇的沸点低得多，如乙醇的沸点为78.4℃，甲醚的沸点为－24.9℃，正丁醇的沸点为117.8℃，乙醚的沸点为34.6℃。多数醚不溶于水，易溶解于有机溶剂。

四、醚的化学性质

由于醚的氧原子与两个烃基相连，分子的极性很小，因此醚键相当稳定（环氧乙烷除外），化学性质比较不活泼，通常情况下，对碱、活泼金属、氧化剂和还原剂都十分稳定。但醚的稳定性也是相对的，在一定的条件下还是可以发生一些特有反应。

（一）乙醚的氧化

乙醚长期与空气接触，会被空气中的氧气氧化，生成过氧化物，反应发生在 α - 碳原子上。

$$CH_3CH_2-O-CH_2CH_3 + O_2 \longrightarrow CH_3\underset{\underset{O-OH}{|}}{CH}-O-CH_2CH_3$$

过氧化物不稳定，受热时易分解发生爆炸，且沸点比醚高，所以蒸馏乙醚时，过氧化物会残留在容器中，继续加热即会爆炸。因此醚类一般避光存放在深色的玻璃瓶内，并加入抗氧剂如对苯二酚等，以防止过氧化物的生成。

常用的过氧化物检查方法是用碘化钾－淀粉试纸，若存在过氧化物，碘化钾中的 I^- 被氧化为 I_2，遇淀粉试纸显蓝色。也可以用硫酸亚铁和硫氰化钾的混合溶液与乙醚一起振摇，如果有过氧化物，会将亚铁离子氧化成铁离子，铁离子与 SCN^- 生成血红色的配离子。除去乙醚中过氧化物的方法是向其中加入适量的还原剂（硫酸亚铁或亚硫酸钠）振摇，过氧化物即可被分解破坏。

（二）锌盐的生成

醚由于氧原子上带有未共用电子对，在低温时能与强酸如浓硫酸、氯化氢等通过配位键形成锌盐。但是醚的碱性很弱，生成的锌盐是一种弱碱强酸盐，不稳定，遇水很快分解为原来的醚，利用这性质，可将醚从烷烃或卤代烃等混合物中分离出来。如乙醚和正戊烷的沸点几乎相同，但乙醚能溶于冷的浓硫酸，而正戊烷不溶于浓硫酸，出现明显的分层现象。

$$R\text{—}O\text{—}R + HX \longrightarrow \left[\begin{array}{c} H \\ | \\ R\text{—}O\text{—}R \end{array}\right]^+ X^- \xrightarrow{H_2O} R\text{—}O\text{—}R + H_3O^+ + X^-$$

> **知识拓展**
>
> 　　路易斯碱即电子给予体，是在酸碱电子理论定义下的碱，指可以提供电子对的分子或离子。任何在键结轨道中有孤对电子的分子均为路易斯碱。路易斯酸碱理论是由美国化学家吉尔伯特·牛顿·路易斯提出的，是多种酸碱理论的一种。

（三）醚键的断裂

　　醚与氢卤酸共热，醚键断裂，生成醇和卤代烃。在过量氢卤酸作用下，生成的醇也转变为卤代烃。使醚键断裂的氢卤酸的活性顺序为 HI > HBr > HCl。

$$CH_3OCH_3 + HI \longrightarrow CH_3OH + CH_3I$$
$$\downarrow HI$$
$$CH_3I$$

　　混合醚的醚键断裂时，一般是小的烃基形成卤代烃；芳基烷基醚的醚键断裂时，生成卤代烷和酚。例如：

$$CH_3CH_2\text{—}O\text{—}CH_3 + HI \longrightarrow CH_3CH_2\text{—}OH + CH_3I$$

$$\text{C}_6\text{H}_5\text{—OCH}_3 + HI \longrightarrow \text{C}_6\text{H}_5\text{—OH} + CH_3I$$

　　上述反应可以用来使含有甲氧基的醚定量地生成碘甲烷，再将反应混合物中所生成的碘甲烷蒸馏出来，通入硝酸银的醇溶液中，由生成碘化银的含量来换算测定分子中甲氧基的含量（蔡塞尔法）。

五、重要的醚

　　1. 乙醚（$CH_3CH_2OCH_2CH_3$）　　乙醚是无色，易挥发，有特殊气味的液体，沸点 34.5℃，比水轻，易燃，在制备和使用时应远离火源，注意安全。微溶于水，能溶解多种有机化合物，本身性质稳定，是常用的有机溶剂之一。

　　2. 环氧乙烷（$\overset{\displaystyle H_2C\text{—}CH_2}{\underset{\displaystyle O}{\diagdown\diagup}}$）　　环氧乙烷是一种无色有毒的气体，沸点 11℃，能溶于水、乙醇和乙醚。它保存在钢瓶中，制备方法为乙烯在金属银催化下与氧气作用生成环氧乙烷。

$$H_2C{=}CH_2 + O_2 \xrightarrow[25℃]{Ag} \underset{O}{H_2C{-}CH_2}$$

环氧乙烷是有较大张力的三元环，因此它的化学性质活泼。当遇到亲核试剂进攻时，环中的 C—O 键容易断裂，发生开环加成反应。亲核试剂中的负离子或带微负电荷的原子或基团，总是与碳原子结合，其他部分与氧原子结合。环氧乙烷还能与格氏试剂发生反应，再水解得到增加了两个碳原子的伯醇。

$$
\underset{O}{H_2C{-}CH_2} +
\begin{cases}
H_2O & \xrightarrow{H^+} & \underset{OH\quad OH}{CH_2{-}CH_2} & 乙二醇 \\
HCl & \longrightarrow & \underset{OH\quad Cl}{CH_2{-}CH_2} & 2\text{-}氯乙醇 \\
H{-}NH_2 & \longrightarrow & \underset{OH\quad NH_2}{CH_2{-}CH_2} & 2\text{-}氨基乙醇 \\
C_2H_5OH & \longrightarrow & \underset{OH\quad OC_2H_5}{CH_2{-}CH_2} & 2\text{-}乙氧基乙醇 \\
HCN & \longrightarrow & \underset{OH\quad CN}{CH_2{-}CH_2} & 2\text{-}羟基丙腈 \\
RMgX & \longrightarrow & \underset{XMgO\quad R}{CH_2{-}CH_2} & \xrightarrow{H_2O} & \underset{OH\quad R}{CH_2{-}CH_2} & 伯醇
\end{cases}
$$

取代环氧乙烷的开环方向与反应的酸碱性密切相关。酸性条件下反应主要发生在取代基较多的碳氧之间；碱性条件下，反应主要发生在取代基较少的碳氧间。

$$
\underset{O}{H_2C{-}CH}{-}CH_3
\begin{cases}
\xrightarrow{HBr} & \underset{Br}{CH_3CHCH_2OH} \\
\xrightarrow[CH_3ONa]{CH_3OH} & \underset{OH}{CH_3CHCH_2}{-}OCH_3
\end{cases}
$$

利用环氧乙烷的开环加成反应能够合成多种化合物，因此该反应在有机合成上非常重要。环氧乙烷在有机合成上是一个重要的羟乙基化试剂。此外，环氧乙烷也可与微生物菌体蛋白质分子中的氨基、羟基、巯基等活性氢部分结合，使蛋白质失活，从而使微生物失去活力或死亡，因此环氧乙烷也是常用的杀虫剂和气体灭菌剂。

知识拓展

山梨醇简介

山梨醇（Sorbitol），即己六醇，又名山梨糖醇。分子式 $C_6H_{14}O_6$，与单糖的结构相似，可通过还原葡萄糖上的醛基为羟基来获得。山梨醇为白色结晶性粉末；无臭，味略甜；微有吸湿性。溶于水，几乎不溶于有机溶剂。

山梨醇为甘露醇的异构体，作用与甘露醇相似但较弱，静脉注射本品浓溶液（25%）后，除小部分转化为糖外，大部以原形经肾排出，因形成血液高渗，可使周围组织及脑实质脱水而随药物从尿液排出，从而降低颅内压，消除水肿。注射后2小时出现高效，明显地使脑水肿逐渐平复，紧张状态消失，脑脊液压下降，在体内不被代谢，经肾小球滤过后在肾小管内很少被重吸收，起到渗透利尿作用。

山梨醇是一种用途广泛的化工原料，在食品、日化、医药等行业都有极为广泛的应用。

食品工业中 山梨醇具有吸湿性，故在食品中加入山梨醇可以防止食品的干裂，使食品保持新鲜柔软。山梨醇甜度低于蔗糖，且不被某些细菌利用，是生产低甜度糖果点心的好原料，也是生产无糖糖果的重要原料，可加工各种防龋齿的食品。山梨醇代谢不引起血糖升高，可以作为糖尿病患者食品的甜味剂和营养剂。

日化工业中 山梨醇在牙膏中作为赋形剂、保湿剂、防冻剂，加入量可达25%～30%，可保持膏体润滑，色泽、口感好；在化妆品中作为防干剂（代替甘油），可增强乳化剂的伸展性和润滑性，适宜长期贮存。

医药工业中 山梨醇可作为维生素C生产原料；也可以作为糖浆、注射液、医药压片的原料、作为药物分散剂、填充剂、冷冻保护剂、防结晶剂、中药稳定剂、润湿剂、胶囊增塑剂、甜味剂、软膏基质等。

本章总结

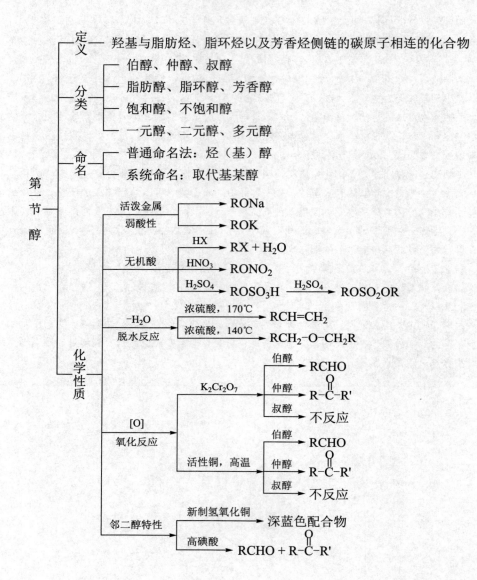

定义 —— 羟基与脂肪烃、脂环烃以及芳香烃侧链的碳原子相连的化合物

分类
- 伯醇、仲醇、叔醇
- 脂肪醇、脂环醇、芳香醇
- 饱和醇、不饱和醇
- 一元醇、二元醇、多元醇

命名
- 普通命名法：烃（基）醇
- 系统命名：取代基某醇

第一节 醇

化学性质

活泼金属 弱酸性
- → RONa
- → ROK

无机酸
- HX → RX + H$_2$O
- HNO$_3$ → RONO$_2$
- H$_2$SO$_4$ → ROSO$_3$H —H$_2$SO$_4$→ ROSO$_2$OR

−H$_2$O 脱水反应
- 浓硫酸，170℃ → RCH=CH$_2$
- 浓硫酸，140℃ → RCH$_2$-O-CH$_2$R

[O] 氧化反应

K$_2$Cr$_2$O$_7$
- 伯醇 → RCHO
- 仲醇 → R-C-R'（O）
- 叔醇 → 不反应

活性铜，高温
- 伯醇 → RCHO
- 仲醇 → R-C-R'（O）
- 叔醇 → 不反应

邻二醇特性
- 新制氢氧化铜 → 深蓝色配合物
- 高碘酸 → RCHO + R-C-R'（O）

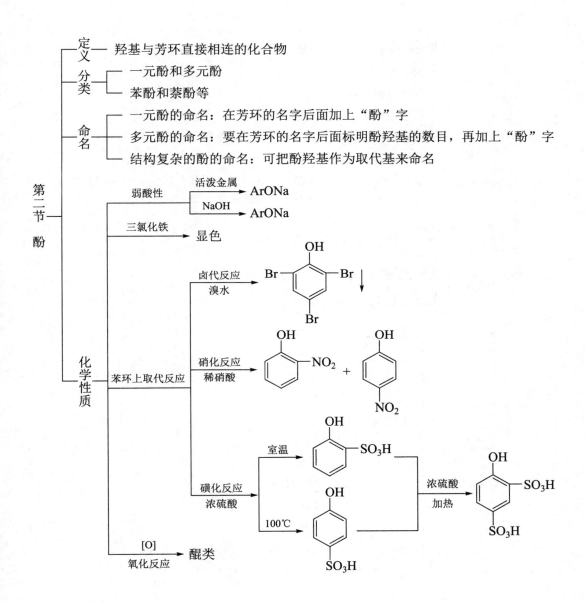

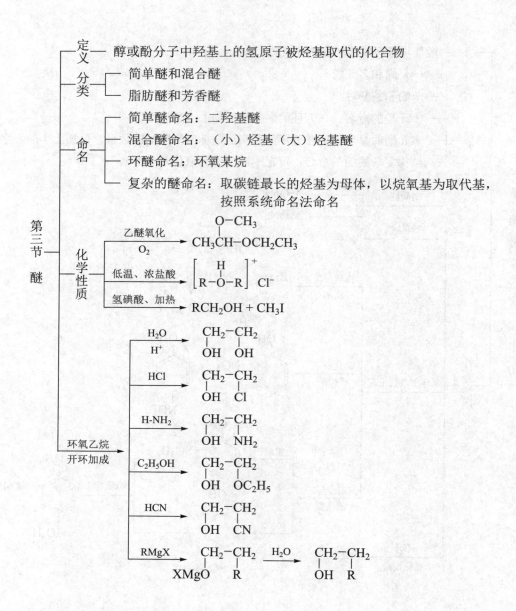

目标检测

1. 选择题

（1）合成乙酸乙酯时，为了提高收率，最好采取何种方法（　　）

A. 在反应过程中不断蒸出水　　　　　B. 增加催化剂用量

C. 使乙醇过量　　　　　　　　　　　D. A 和 C 并用

（2）苯酚可以用下列哪种方法来检验（　　）

A. 加漂白粉溶液　　　　　　　　　　B. 加 Br_2 水溶液

C. 加酒石酸溶液　　　　　　　　　　D. 加 $CuSO_4$ 溶液

（3）下列醇与金属 Na 作用，反应速率最快的为（　　）

A. 甲醇　　　　　B. 正丙醇　　　　　C. 异丙醇　　　　　D. 叔丁醇

（4）能区别五个碳以下的伯、仲、叔醇的试剂为（　　）

A. 高锰酸钾　　　B. 卢卡斯试剂　　　C. 斐林试剂　　　　D. 溴水

（5）下列化合物与 $FeCl_3$ 溶液发生显色反应的有（　　）

A. 对甲基苯酚　　B. 苄醇　　　　　　C. 乙烷　　　　　　D. 丙烯

（6）下列化合物酸性最强的是（　　）

A. 苯酚　　　　　　　　　　　　　　B. 2，4 - 二硝基苯酚

C. 对硝基苯酚　　　　　　　　　　　D. 间硝基苯酚

（7）下列化合物在水中溶解度最大的是（　　）

A. 丙醇　　　　　B. 丙烯　　　　　　C. 苯酚　　　　　　D. 丙烷

（8）下列醇与卢卡斯试剂反应速度最快的是（　　）

A. 戊 - 1 - 醇　　　　　　　　　　　B. 戊 - 2 - 醇

C. 2 - 甲基丁 - 1 - 醇　　　　　　　D. 2,2 - 二甲基丙 - 1 - 醇

2. 写出下列化合物的系统名称。

（1）　CH₃CHCH₂CHCH₃
　　　　　　|　　　|
　　　　　OH　　OH

（2）　CH₂＝CHCH₂CHCH₃
　　　　　　　　　　　|
　　　　　　　　　　OH

（3）　CH₃CH₂—O—CHCH₃
　　　　　　　　　　　|
　　　　　　　　　　CH₃

（4） 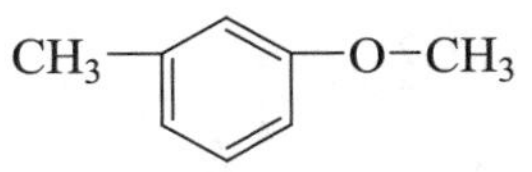　CH₃—⬡—O—CH₃

（5） 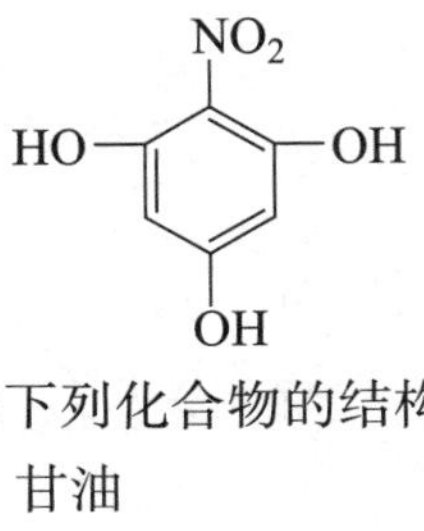　
NO₂
HO—⬡—OH
　　｜
　　OH

（6） 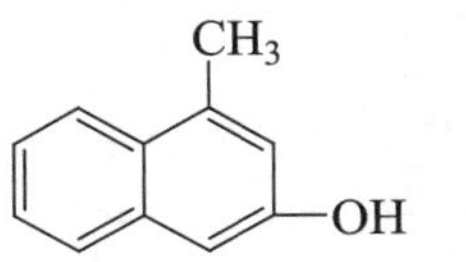　
CH₃
⬡⬡—OH

3. 写出下列化合物的结构简式。

（1）甘油　　　　　　　　　　　（2）石炭酸

（3）乙醚　　　　　　　　　　　（4）苄醇

（5）苯甲醚　　　　　　　　　　（6）4 - 硝基苯 - 1,3 - 二酚

4. 写出下列反应的反应方程式。

（1）乙醇与浓硫酸，170℃   （2）乙醇与浓硫酸，140℃

（3）对甲苯酚与溴水   （4）丙 – 1,2 – 二醇与高碘酸

（5）乙醚与氢碘酸（过量）   （6）环氧乙烷与乙基卤化镁再水解

5. 用化学方法鉴别下列物质。

（1）正丙醇、异丙醇、叔丁醇   （2）苯甲醇、苯甲醚、邻甲苯酚

（3）己烷、乙醚、丁醇   （4）甘油、正丙醇

6. 分离或纯化下列各组化合物。

（1）苯、苯酚   （2）苯甲醚、邻甲苯酚

7. 推断下列化合物的结构。

（1）某化合物 A（$C_6H_{14}O$）与氢碘酸共热反应，产物为碘乙烷和 B。B 被酸性重铬酸钾氧化生成 2 – 甲基丙醛。试推测化合物 A、B 的结构式。

（2）某化合物 A（C_7H_8O）能溶于 NaOH 溶液，但不溶于 $NaHCO_3$ 溶液中。当 A 与溴水作用时，能迅速生成 B（$C_7H_6OBr_2$），试推测 A、B 的结构式。

（3）某化合物 A（$C_4H_{10}O$）与浓硫酸共热，产物为 B（C_4H_8）；B 与冷而稀的高锰酸钾反应生成 C（$C_4H_{10}O_2$）；C 能与新制氢氧化铜反应生成深蓝色配合物，被高碘酸氧化得到 HCHO 和 CH_3COCH_3。试推测 A、B、C 的结构式。

8. 合成题（无机试剂任选）

（1）以乙醇为原料合成丁 – 2 – 烯醇。

（2）从甲醇和苯合成间硝基苯甲醚。

第六章 | 醛、酮

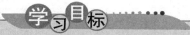
醛、酮是分子中含有羰基（carbonyl group）的化合物。羰基分别与 1 个烃基和 1 个氢相连的化合物称为醛（aldehyde）（甲醛中羰基与 2 个氢相连）；羰基与 2 个烃基相连的化合物称为酮（ketone）。其通式可表示为：

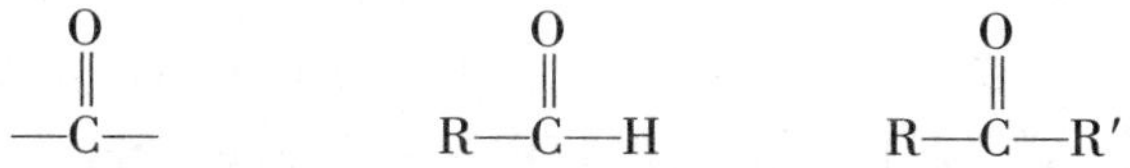

$$\overset{O}{\underset{|}{\overset{||}{-C-}}} \qquad R-\overset{O}{\overset{||}{C}}-H \qquad R-\overset{O}{\overset{||}{C}}-R'$$

羰基 醛 酮

醛分子中的羰基称为醛基，可简写作—CHO，酮分子中的羰基称为酮基，可简写作—CO—。

醛和酮在有机合成中有广泛的用途，某些醛、酮是药物合成的重要原料或中间体；有些天然醛、酮是植物药的有效成分，有显著的生理活性。

一、醛、酮的结构、分类和命名

（一）醛和酮的结构

羰基中的碳原子以 3 个 sp^2 杂化轨道分别和其他 3 个原子形成 3 个 σ 键（其中有 1 个是碳氧 σ 键），这 3 个 σ 键处于同一平面；碳原子上未参与杂化的 p 轨道（垂直于 σ 键所在平面）与氧的 1 个 p 轨道相互重叠形成 π 键，此 π 键也垂直于 3 个 σ 键所在的平面，如图 6-1 所示。因此羰基的碳氧双键与烯烃的碳碳双键相似，也是由 1 个 σ 键和 1 个 π 键组成，π 电子云也是分布于 σ 键所在平面的两侧。但由于碳原子与氧原子的电负性不同，所以羰基具有极性，氧周围电子云密度比碳周围的电子云密度高，氧带部分负电荷，碳带部分正电荷。

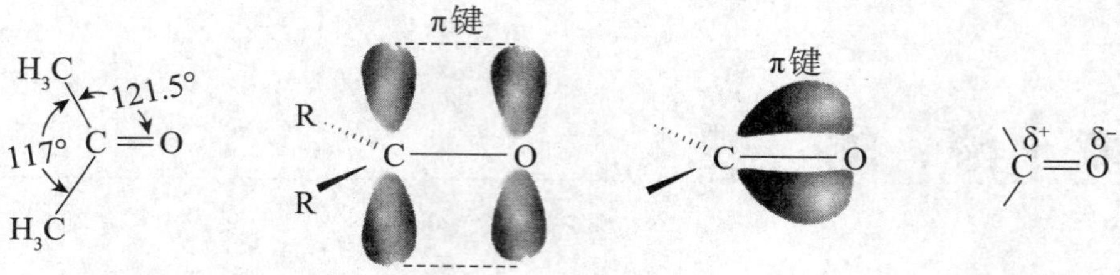

图 6-1 醛酮的结构

知识拓展

李比希（Justus Von Liebig，1803~1873）是 19 世纪前半世纪最卓越的化学家之一。首先合成了三氯甲烷，用作麻醉剂；合成了三氯乙醛水化物，用作安眠药；合成了连苯三酚，用作显影剂。李比希提出了植物营养理论，制成"李比希专利肥料"，其影响较深。李比希培养了一批第一流化学家，其中有本生、霍夫曼、威廉逊、凯库勒等，1960 年以前，获得诺贝尔化学奖金的 60 人中有 44 人是出自李比希学派门下，由此说明李比希的教育方法对世界科学发展的深远影响。

（二）醛和酮的分类

醛、酮的分类方法有多种。根据羰基所连接烃基的不同，分为脂肪族醛、酮，芳香族醛、酮和脂环醛、酮；根据烃基的饱和性与否分为饱和醛、酮和不饱和醛、酮；根据分子中所含羰基的数目分为一元醛、酮和多元醛、酮等。

此外，一元酮还可根据分子中羰基所连的两个烃基是否相同分为简单酮（两个烃基相同）和混合酮（两个烃基不同）。

（三）醛和酮的命名

简单的醛、酮在命名时一般采用普通命名法，而结构复杂的醛、酮则采用系统命名法。

醛的普通命名法与醇相似。例如：

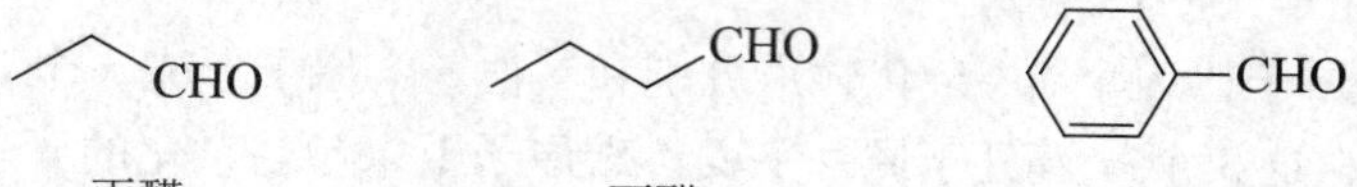

丙醛　　　　　　　丁醛　　　　　　　苯甲醛

酮则根据羰基所连的两个烃基来命名，"基"字通常可省略。例如：

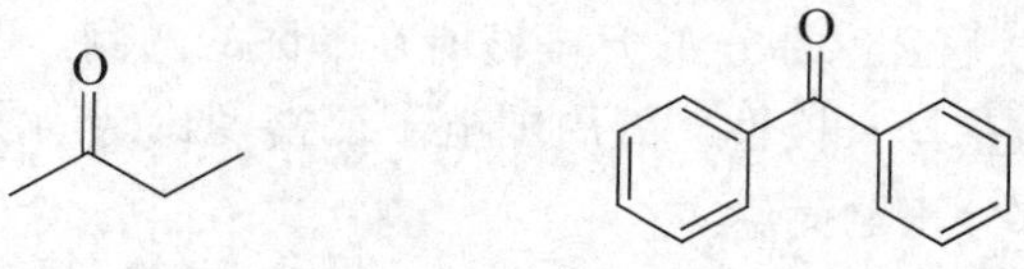

乙基甲基酮　　　　　　　二苯（基）酮

采用系统命名法时，选择含有羰基碳在内的最长碳链为主链，根据主链碳数称为某醛或某酮，从靠近羰基的一端开始编号。醛基总是在碳链的一端，不用标明它的位次，而酮基则一般须注明位次；支链和芳基作为取代基。例如：

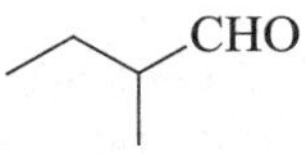

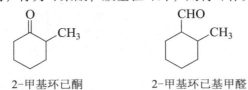

2-甲基丁醛 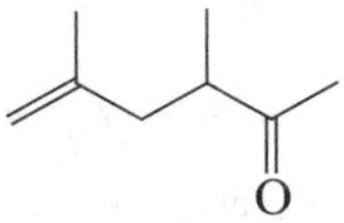　　　3,5-二甲基己-5-烯-2-酮 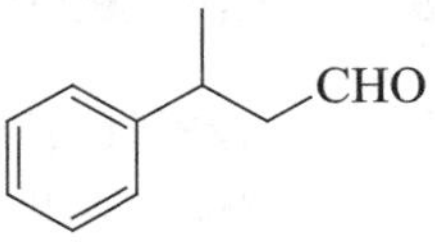　　　　　3-苯基丁醛

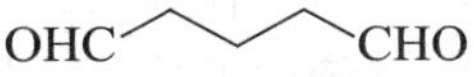

OHC————CHO　　　　　　　　　　　　　　　　　

戊二醛 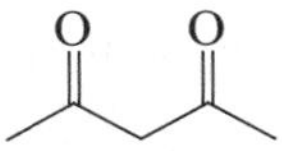　　　　　　　戊-2,4-二酮 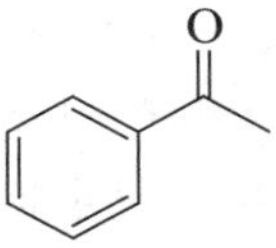　　　　　　苯乙酮

环酮的羰基在环内，称为环某酮；羰基在环外，则将环作为取代基。例如：

2-甲基环己酮　　　　2-甲基环己基甲醛

碳链的位次也可用希腊字母 α、β、γ 和 δ 等标明，和羰基相连的碳称 α 位，依次排列。

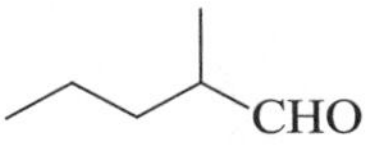

α-甲基戊醛 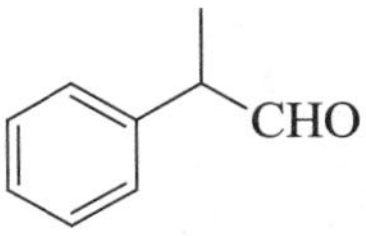　　　　　　α-苯基丙醛

许多天然醛、酮都有俗名。例如：从桂皮油中分离出的 3-苯丙烯醛称肉桂醛，芳香油中常见的有茴香醛等，天然麝香的主要香气成分麝香酮为十五元酮，视黄醛是与视觉化学有关的重要物质等。

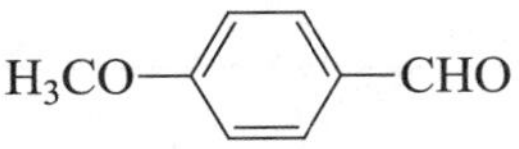

茴香醛 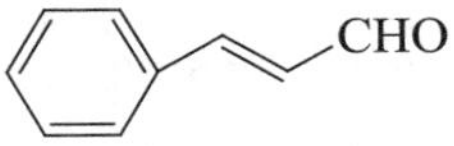　　　　　　　　　肉桂醛

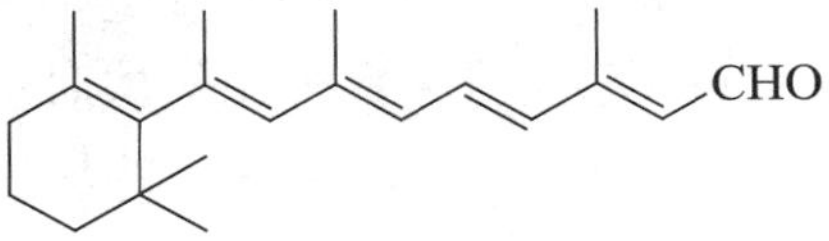

视黄醛 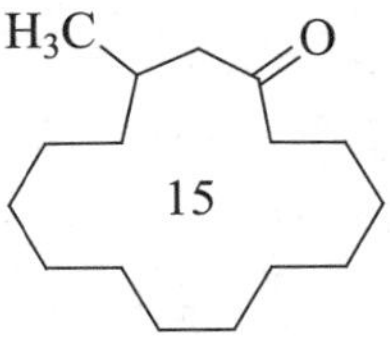　　　　　　　　　麝香酮

练·习

分子式为 $C_6H_{12}O$ 的醛酮的结构有多少种？试对每种结构进行命名。

二、醛、酮的物理性质

室温下，甲醛是气体；其他 12 个碳以下的低级脂肪醛、酮是液体；高级脂肪醛、酮和芳香酮多为固体。一些常见醛、酮的物理常数见表 6－1。许多低级醛有刺鼻臭味。某些天然醛、酮具有特殊芳香气味，可用于化妆品及食品工业。

由于醛、酮不能形成分子间氢键，所以其沸点比分子量相近的醇和羧酸要低。但羰基的极性使得它们分子间偶极－偶极吸引力增大，因而其沸点比相应的烷烃和醚类要高。低级醛、酮易溶于水，这是由于羰基氧原子与水形成氢键的缘故。随着醛酮中烃基碳原子数的增加，其水溶性迅速降低，含 6 个碳以上的醛、酮几乎不溶于水，但可溶于乙醚、甲苯等有机溶剂。

表 6－1　一些常见醛、酮的物理常数

名称	熔点（℃）	沸点（℃）	溶解度（g/100gH$_2$O）
甲醛	－92	－21	易溶
乙醛	－121	21	16
丙醛	－81	49	7
丁醛	－99	76	微溶
戊醛	－92	103	微溶
苯甲醛	－26	178	0.3
丙酮	－95	56	易溶
丁酮	－86	80	26
戊－2－酮	－78	102	6.3
戊－3－酮	－40	102	5
环己酮	－45	155	2.4
苯乙酮	21	202	不溶
二苯酮	48	306	不溶

三、醛、酮的化学性质

醛、酮的化学反应主要发生在两个部位，一是醛酮的官能团羰基上。它是一个极性不饱和基团，碳原子带部分正电荷的碳氧双键很容易和一系列亲核试剂发生亲核加成反应。此外还原、氧化、歧化反应也在羰基上发生。另一反应部位就是与羰基相连的 α－碳原子，α－碳原子上的氢表现出一定的活性，醇醛缩合、卤代（卤仿）反应等都属于这类反应。醛和酮由于官能团上所连接的基团有所差异，在化学性质的表现上也不尽相同。

（一）醛、酮的相似性质

1. 亲核加成反应　亲核加成反应（nucleophilic addition）是羰基的特征反应。亲核试剂 NuA 与羰基 C＝O 发生亲核加成反应的机制如下：

$$\underset{(R')\ \ H}{\overset{R}{C}}=O \quad \underset{慢}{\overset{Nu^-，}{\rightleftharpoons}} \quad \underset{(R')\ H\ \ Nu}{\overset{R\ \ \ O^-}{C}} \quad \underset{快}{\overset{A^+，}{\rightleftharpoons}} \quad \underset{(R')\ H\ \ Nu}{\overset{R\ \ \ OA}{C}}$$

由于羰基的极性，醛、酮可以形成两个反应中心——带部分正电荷的羰基碳和带部分负电荷的羰基氧。羰基的加成反应是由亲核试剂 NuA 中的亲核部分 Nu⁻ 进攻活泼的羰基碳开始，在 π 键断裂形成新 σ 键的同时，电子对转移到氧原子上，形成氧负离子中间体。反应的第二步是该氧负离子与试剂中带正电荷的部分（A⁺）结合，生成最终的加成产物。在上述反应物中羰基碳原子的杂化由原来的 sp^2 转化为 sp^3 杂化。

在上述机制中，第一步是决定整个反应速率的慢步骤，它是由亲核试剂进攻带正电荷的羰基碳开始，最终得到加成产物，所以称为亲核加成。亲核试剂一般是带负电荷或含有孤对电子的原子或原子团。

醛、酮亲核加成反应的难易除了与亲核试剂的性质有关外，主要取决于醛、酮的结构，即取决于羰基碳上连接的原子或基团的电子效应和空间效应。若羰基碳原子连有吸电子诱导效应和共轭效应的基团将使羰基碳原子的正电性增加，从而有利于亲核试剂的进攻；反之，连有给电子诱导效应和共轭效应的基团，将使羰基碳原子的正电性减弱，不利于亲核试剂的进攻。因此醛比酮更容易发生亲核加成。若羰基碳原子连有基团的体积增大，空间位阻也相应增大，不利于亲核试剂进攻，达到过渡状态所需活化能增加，故反应活性相对减弱。

想一想

试分别从电子效应和空间效应两个方面解释下列醛酮进行亲核加成时的难易次序？

$$\begin{array}{c}H \\ | \\ C=O \\ | \\ H\end{array} > \begin{array}{c}H \\ | \\ C=O \\ | \\ H_3C\end{array} > \begin{array}{c}H \\ | \\ C=O \\ | \\ C_6H_5\end{array} > \begin{array}{c}H_3C \\ | \\ C=O \\ | \\ C_6H_5\end{array} > \begin{array}{c}C_6H_5 \\ | \\ C=O \\ | \\ C_6H_5\end{array}$$

（1）与氢氰酸加成　醛、脂肪族甲基酮及 8 个碳以下的环酮能与氢氰酸发生加成反应生成 α-羟基腈，又称 α-氰醇，其反应式为：

$$\begin{array}{c}R \\ | \\ C=O \\ | \\ (CH_3)H\end{array} + HCN \rightleftharpoons \begin{array}{c}R\quad OH \\ \ \ \backslash\ / \\ C \\ / \ \backslash \\ (CH_3)H\quad CN\end{array} \qquad α-羟基腈$$

例如：

$$\begin{array}{c}H_3C \\ \ \backslash \\ C=O \\ / \\ H_3C\end{array} + HCN \xrightarrow{OH^-} \begin{array}{c}H_3C\quad OH \\ \ \ \backslash\ / \\ C \\ / \ \backslash \\ H_3C\quad CN\end{array}$$

氢氰酸与醛或酮的作用在碱催化下反应速率很快，产率也高。氢氰酸与丙酮作用无碱存在时，3~4 小时内只有一半反应物转化；但若加一滴氢氧化钾溶液，则反应 2 分钟内即完成；若加入酸，反应速度减慢，加入大量的酸，放置几天也不发生作用。这是因为氢氰酸是一个弱酸，在酸性条件下不易解离生成氰离子，加酸使 CN⁻ 浓度更加降低；加碱则可增加 CN⁻ 浓度。碱催化下氢氰酸对羰基加成反应的机制表示如下：

$$HCN + OH^- \rightleftharpoons CN^- + H_2O$$

$$\underset{H_3C}{\overset{H_3C}{>}}C=O + CN^- \underset{慢}{\rightleftharpoons} \underset{H_3C}{\overset{H_3C}{>}}\underset{O^-}{\overset{CN}{\underset{|}{C}}}$$

$$\underset{H_3C}{\overset{H_3C}{>}}\underset{O^-}{\overset{CN}{\underset{|}{C}}} + H_2O \underset{快}{\rightleftharpoons} \underset{H_3C}{\overset{H_3C}{>}}\underset{OH}{\overset{CN}{\underset{|}{C}}}$$

氢氰酸与醛或酮的加成反应在有机合成中有重要地位，因为在这一反应中生成了新的碳碳键，产物比原料增加了一个碳原子。氰醇具有醇羟基和氰基两种活泼的官能团，是一种非常有用的有机合成中间体，由氰醇可制备 α，β - 不饱和醇、β - 羟基胺、α - 羟基酸等多种类型的化合物。

$$\underset{H_3C}{\overset{H_3C}{>}}C=O + HCN \rightleftharpoons \underset{H_3C}{\overset{H_3C}{>}}\underset{OH}{\overset{CN}{\underset{|}{C}}} \quad \xrightarrow{-H_2O} \quad \xrightarrow{[H]} \quad \xrightarrow{H_2O}$$

（2）与亚硫酸氢钠加成　醛、脂肪族甲基酮及 8 个碳以下的环酮可与饱和的亚硫酸氢钠溶液（40%）反应，生成 α - 羟基磺酸钠。α - 羟基磺酸钠不溶于饱和的亚硫酸氢钠溶液而析出白色结晶。该反应可用于这几类化合物的鉴别。例如：

$$\underset{(CH_3)H}{\overset{R}{>}}C=O + NaHSO_3 \rightleftharpoons \underset{(CH_3)H}{\overset{R}{\underset{SO_3H}{\overset{ONa}{\underset{|}{C}}}}} \rightleftharpoons \underset{(CH_3)H}{\overset{R}{\underset{SO_3Na}{\overset{OH}{\underset{|}{C}}}}} \quad \downarrow 白色$$

该反应为可逆反应，常加入过量的饱和亚硫酸氢钠溶液，促使反应向右移动。

加成产物 α - 羟基磺酸钠遇酸或碱，又可恢复成原来的醛或甲基酮，可利用这一性质来分离和提纯醛、酮，其反应过程如下：

$$\underset{(CH_3)H}{\overset{R}{\underset{SO_3Na}{\overset{OH}{\underset{|}{C}}}}} \quad \overset{HCl}{\underset{Na_2CO_3}{\Bigg\langle}} \quad \begin{array}{l} \underset{(CH_3)H}{\overset{R}{>}}C=O + NaCl + SO_2\uparrow + H_2O \\[2mm] \underset{(CH_3)H}{\overset{R}{>}}C=O + Na_2SO_3 + NaHCO_3 \end{array}$$

α - 羟基磺酸钠与 NaCN 作用可生成 α - 氰醇，可避免使用极毒的 HCN 来制备氰醇。此外药物分子中引入磺酸基，可增加药物的水溶性，例如合成鱼腥草 $[CH_3(CH_2)_8COCH_2CH(OH)SO_3Na]$ 的分子中就含有磺酸基，可制成注射剂使用，有抗菌消炎作用。

练·习

如果在戊 - 2 - 酮中含有少量戊 - 3 - 酮，如何进行提纯？

（3）**与醇加成**　在干燥氯化氢或浓硫酸等酸性催化剂的作用下，一分子醛与一分子醇发生加成反应，生成的化合物称作半缩醛（hemiacetal）。

$$\begin{array}{c} R \\ | \\ C=O \\ | \\ H \end{array} + HOR' \underset{}{\overset{干燥\ HCl}{\rightleftharpoons}} \begin{array}{c} R\ \ \ OH \\ \diagdown\ \diagup \\ C \\ \diagup\ \diagdown \\ H\ \ \ OR' \end{array}$$

半缩醛一般不稳定（环状的半缩醛较稳定），易分解成原来的醛，因此不易分离出来。半缩醛可继续与另一分子醇反应，失去一分子水而生成稳定的缩醛（acetal），缩醛能从过量的醇中分离出来，其反应通式如下：

$$\begin{array}{c} R\ \ \ OH \\ \diagdown\ \diagup \\ C \\ \diagup\ \diagdown \\ H\ \ \ OR' \end{array} + HOR' \underset{}{\overset{干燥\ HCl}{\rightleftharpoons}} \begin{array}{c} R\ \ \ OR' \\ \diagdown\ \diagup \\ C \\ \diagup\ \diagdown \\ H\ \ \ OR' \end{array} + H_2O$$
缩醛

在结构上，缩醛可以看作是同碳二元醇的醚，对碱和氧化剂是稳定的，对稀酸敏感可水解成原来的醛。

$$\begin{array}{c} R\ \ \ OR' \\ \diagdown\ \diagup \\ C \\ \diagup\ \diagdown \\ H\ \ \ OR' \end{array} + H_2O \overset{H^+}{\longrightarrow} \begin{array}{c} R \\ | \\ C=O \\ | \\ H \end{array} + 2HOR'$$

在有机合成中利用这一性质来保护醛基。例如：将 2 - 丁烯醛转化成 2，3 - 二羟基丁醛。

$$\diagdown\!\!\diagup\!\!\diagdown CHO \xrightarrow[干燥HCl]{C_2H_5OH} \diagdown\!\!\diagup\!\!\diagdown \begin{array}{c} OC_2H_5 \\ OC_2H_5 \end{array} \xrightarrow{冷，稀KMnO_4}$$

$$\begin{array}{c} OH\ \ \ \ OC_2H_5 \\ |\ \ \ \ \ \ \ \ | \\ \diagdown\!\!\diagup\!\!\diagdown\!\!\diagup \\ |\ \ \ \ \ \ \ \ OC_2H_5 \\ OH \end{array} \xrightarrow[H^+]{H_2O} \begin{array}{c} OH\ \ \ \ \\ |\ \ \ \ \ \ \ \ \\ \diagdown\!\!\diagup\!\!\diagdown\!\!\diagup CHO \\ |\ \ \ \ \ \ \ \ \\ OH \end{array}$$

上述转化中，如果不先将醛基保护起来，当用 KMnO₄ 处理时，分子中醛基会被氧化成酸，得不到目标物。

酮也可与醇作用生成缩酮，但反应缓慢得多，若酮在酸催化下与乙二醇作用，并移去生成的水，便可得到环状缩酮，用以保护酮基。如：

$$\begin{array}{c} R \\ \diagdown \\ C=O \\ \diagup \\ R \end{array} + \begin{array}{c} CH_2OH \\ | \\ CH_2OH \end{array} \underset{}{\overset{干燥HCl}{\rightleftharpoons}} \begin{array}{c} R\ \ \ \ \ O \\ \diagdown\diagup\ \ \ \diagdown \\ C\ \ \ \ \ \ \ | \\ \diagup\diagdown\ \ \ \diagup \\ R\ \ \ \ \ O \end{array} + H_2O$$

（4）**与格氏试剂加成**　Grignard（格氏）试剂容易与羰基化合物发生亲核加成。由于 $\overset{\delta-}{R}-\overset{\delta+}{Mg}X$ 是极性化合物，与 Mg 相连的碳带有负电荷，具有很强的亲核性，而 Mg 则带有正电荷。因此在加成中，烷基进攻羰基碳，MgX 则与羰基氧结合，所得的加成产物经水解后即生成醇。如：

$$
\underset{H}{\overset{C_6H_5}{C}}{=}O + \overset{\delta^-}{CH_3}\overset{\delta^+}{CH_2}MgX \xrightarrow{\text{无水乙醚}} \underset{H}{\overset{C_6H_5}{C}}\underset{CH_2CH_3}{\overset{OMgX}{|}} \xrightarrow{H_2O} \underset{}{\overset{C_6H_5}{CH_2}}\overset{}{CH}\!-\!OH
$$

格氏试剂与醛酮加成，可以形成具有更多碳原子及新碳骨架的醇，是实验室中制备醇类化合物的常用方法。格氏试剂与甲醛反应可得伯醇，与其他醛反应可得仲醇，与酮反应则得叔醇。

$$
\begin{array}{l}
H\!-\!\overset{O}{\overset{\|}{C}}\!-\!H \\
R_1\!-\!\overset{O}{\overset{\|}{C}}\!-\!H \\
R_1\!-\!\overset{O}{\overset{\|}{C}}\!-\!R_2
\end{array}
\quad
\begin{array}{c}
\textcircled{1}RMgX \\
\textcircled{2}H_3O^+
\end{array}
\quad
\begin{array}{l}
H\!-\!\overset{OH}{\overset{|}{\underset{H}{C}}}\!-\!R \quad \text{伯醇} \\
R_1\!-\!\overset{OH}{\overset{|}{\underset{H}{C}}}\!-\!R \quad \text{仲醇} \\
R_1\!-\!\overset{OH}{\overset{|}{\underset{R_2}{C}}}\!-\!R \quad \text{叔醇}
\end{array}
$$

（5）与氨及其衍生物加成　醛或酮的羰基可以与许多氨的衍生物（如羟胺、肼、苯肼、2,4-二硝基苯肼等）加成，并进一步失水，产物是含有 $\diagup C{=}NH$ 结构的 N-取代亚胺类化合物。若用 G 代表不同氨的衍生物的取代基，该反应通式如下：

> **练·习**
>
> 以乙烯为原料合成 3-甲基-戊-2-醇。

$$
\underset{(R')H}{\overset{R}{C}}{=}O + H_2N\!-\!G \underset{}{\overset{H^+}{\rightleftharpoons}} \left[\underset{(R')H}{\overset{R}{C}}\underset{NH\!-\!G}{\overset{OH}{|}}\right] \underset{}{\overset{-H_2O}{\rightleftharpoons}} \underset{(R')H}{\overset{R}{C}}{=}N\!-\!G
$$

表6-2列出了常见氨的衍生物及缩合产物的名称和结构式。这些试剂与醛、酮的加成产物都是很好的结晶，特别是2,4-二硝基苯肼几乎能与所有的醛、酮迅速发生反应，生成橙黄色2,4-二硝基苯腙固体沉淀，因而常用来鉴别醛、酮。此外，肟、腙等在稀酸作用下能够水解为原来的醛和酮，所以利用这一性质来分离和提纯醛、酮。这些氨的衍生物常称为羰基试剂。

表6-2　氨衍生物和醛酮反应的产物

氨衍生物	结构式	加成缩合产物结构式	加成缩合产物名称
伯胺	$H_2N\!-\!R''$	$\underset{(R')H}{\overset{R}{C}}{=}N\!-\!R''$	Schiff 碱
羟胺	$H_2N\!-\!OH$	$\underset{(R')H}{\overset{R}{C}}{=}N\!-\!OH$	肟（oxime）
肼	$H_2N\!-\!NH_2$	$\underset{(R')H}{\overset{R}{C}}{=}N\!-\!NH_2$	腙（hydrazone）

氨衍生物	结构式	加成缩合产物结构式	加成缩合产物名称
苯肼	$H_2N{-}NH{-}C_6H_5$	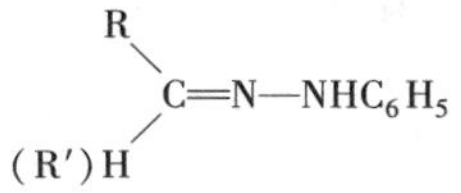	苯腙（phenylhydrazone）
2，4-二硝基苯肼	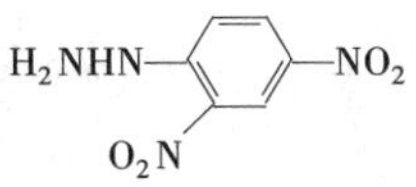	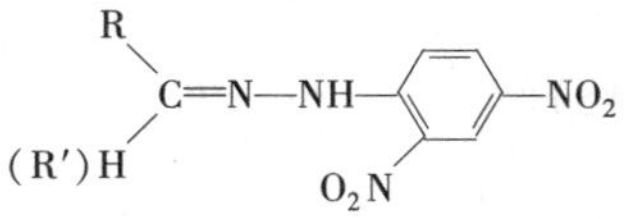	2，4-二硝基苯腙 (2，4-dinitrophenylhydrazone)

2. α-氢原子的反应 醛酮 α-C 原子上的氢原子，受到羰基的吸电子诱导效应及 σ-π超共轭效应的影响具有一定的活性，可发生一系列反应。

（1）卤代和卤仿反应 醛、酮分子中的 α-H 可被卤素取代生成 α-卤代醛、酮，一般可用酸或碱催化。如果醛或酮的 α-C 上含有多个氢时，用酸催化反应，可通过控制反应条件，得到一卤代物，例如：

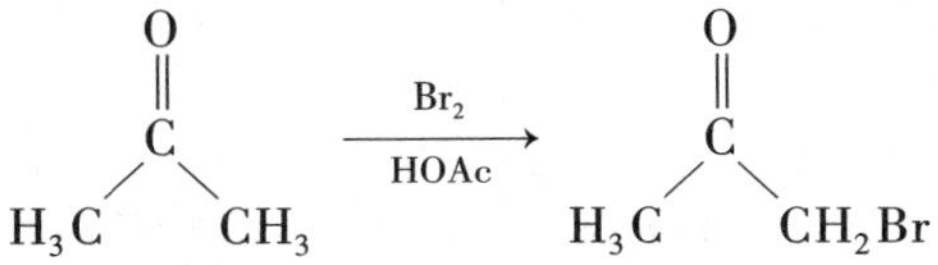

在碱催化下，反应不易控制在一取代阶段，往往生成多卤代物。例如：

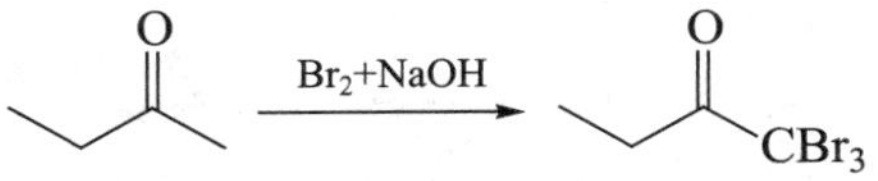

三卤代物在碱性溶液中不稳定，分解成卤仿和相应的羧酸盐。

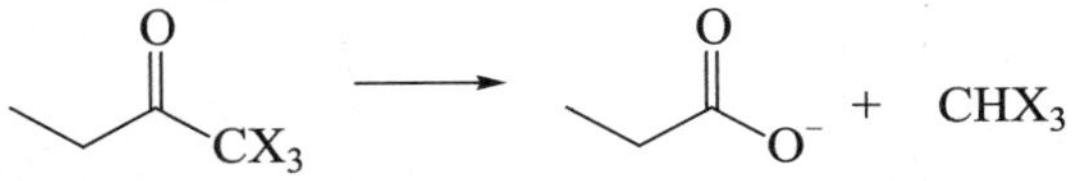

由于产物中有卤仿生成，故称卤仿反应（haloform reaction）。若卤仿反应中的卤素是碘，则得到的碘仿是黄色沉淀，且有特殊气味，专称碘仿反应（iodoform reaction）。因此，能发生卤仿反应的醛（酮），其充分和必要的条件就是要有三个 α-H。

由于次碘酸钠是个氧化剂，能将具有 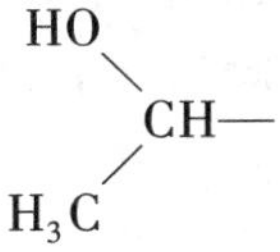 结构的醇氧化成含有

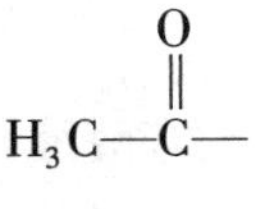

的醛或酮，所以凡具有 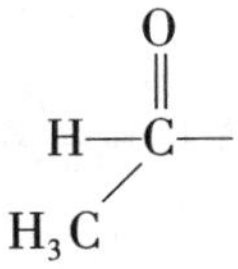 的醛、酮或具有 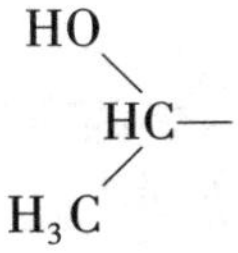 结构的醇，

均可发生碘仿反应。

例如：

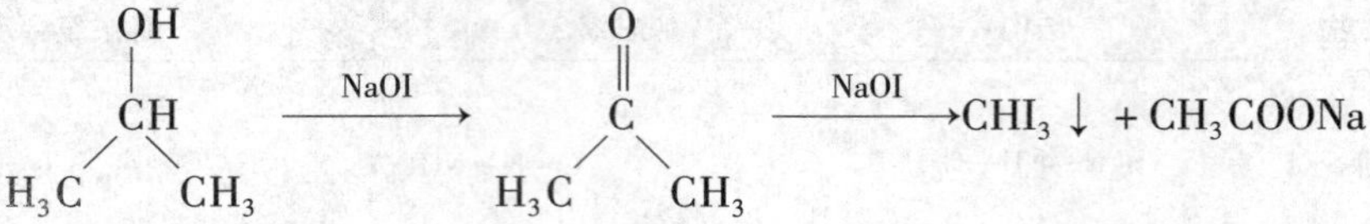

$$\underset{\underset{CH_3}{|}}{\overset{\overset{OH}{|}}{\underset{H_3C}{}}CH} \xrightarrow{NaOI} \underset{\underset{CH_3}{}}{\overset{\overset{O}{\|}}{\underset{H_3C}{}}C} \xrightarrow{NaOI} CHI_3\downarrow + CH_3COONa$$

故碘仿反应可作为具有 $\underset{H_3C}{\overset{\overset{OH}{|}}{}}CH$ 和 $\underset{H_3C}{\overset{\overset{O}{\|}}{}}C$ 结构的化合物的鉴别反应。

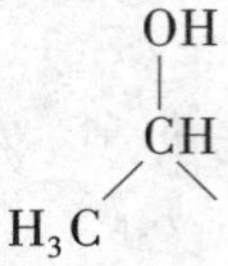

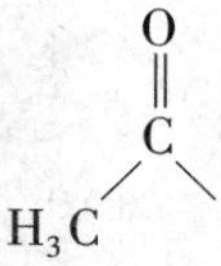

练·习

用化学方法如何鉴别乙醇、正丙醇、乙醛和丙醛？

（2）羟醛缩合反应　在稀酸或稀碱的催化下（最常用的是稀碱），含有 α‑H 的醛可与另一分子醛发生加成反应，生成 β‑羟基醛，该反应称为羟醛缩合反应（aldol condensation），是增长碳链的一种方法。例如：

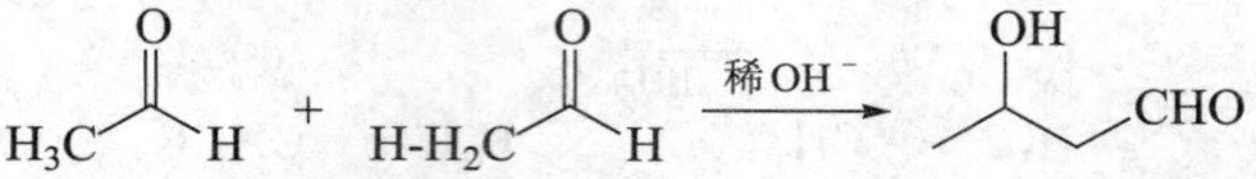

β‑羟基醛在受热或在酸作用下可发生脱水生成 α，β‑不饱和醛。

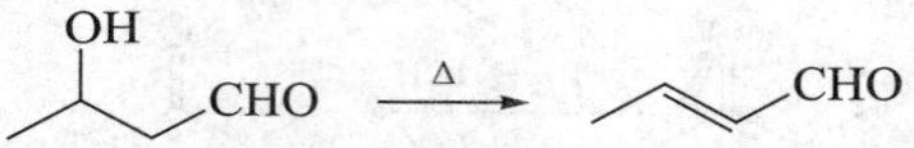

酮也能发生羟醛缩合反应，但比醛困难。例如丙酮的羟醛缩合需在氢氧化钡的催化下，并采用特殊设备将生成的产物及时分出，使平衡向生成产物的方向移动，收率方可达到 70%。

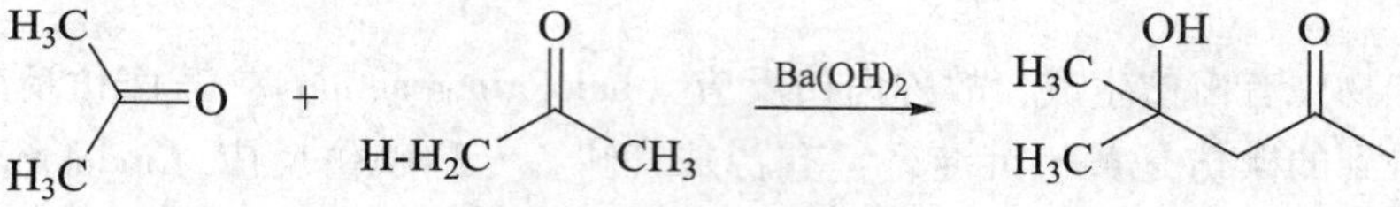

若选用一种不含 α‑氢的醛（如甲醛、叔丁醛、苯甲醛等）和一种含有 α‑氢的醛进行反应，通过控制反应条件，仍能得到单一产物。例如：

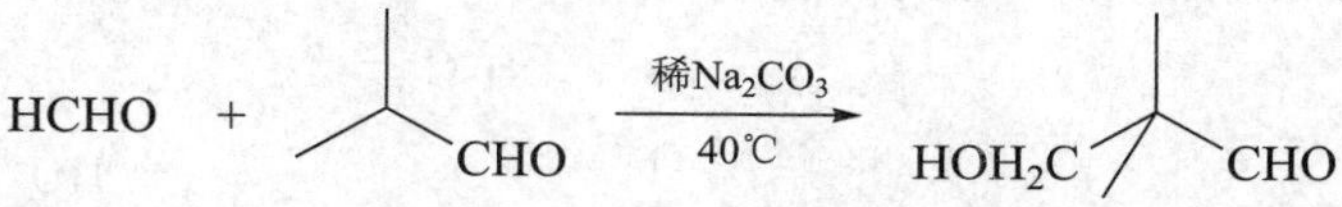

不含 α‑氢的芳醛（如苯甲醛）与含有 α‑氢的醛或酮在碱催化下进行的羟醛缩合反应专称克莱森‑施密特缩合（Claisen‑Schmidt condensation）。反应中生成的 β‑羟基醛（酮）极易脱水生成 α，β‑不饱和醛（酮）。

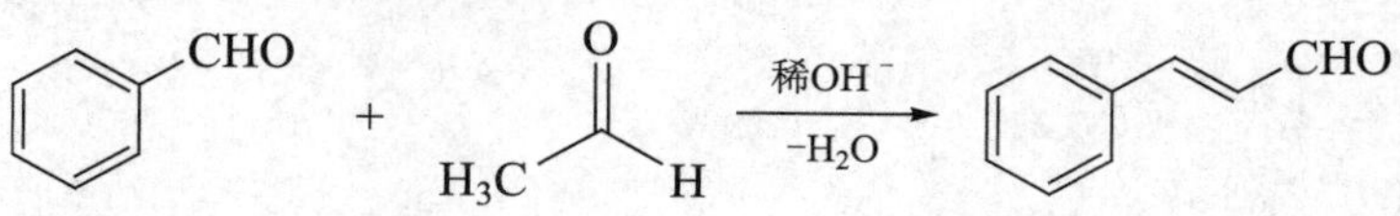

羟醛缩合反应若在分子内进行则生成环状化合物，是合成环状化合物的一种方法。

例如：

$$\text{（结构式）} \xrightarrow[100℃]{KOH,\ H_2O} \text{（结构式）CH}_3$$

3. 还原反应　采用不同的还原剂，可将醛、酮分子中的羰基还原成醇羟基或亚甲基。

（1）羰基还原成醇羟基

①催化氢化：在催化剂 Pt、Pd、Ni 等存在下，可催化加氢，将羰基还原成羟基。若分子中有碳碳双键等不饱和键也同时被还原。如：

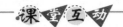

课堂互动
若都含有 α–H 的不同醛酮相互之间发生羟醛缩合，至少会得到几种产物？

$$\text{（结构式）CHO} \xrightarrow{H_2,\ Ni} \text{（结构式）CH}_2\text{OH}$$

②金属氢化物作催化剂：常用的金属氢化物是硼氢化钠（sodium borohydride）、氢化铝锂（lithium aluminum byelride）。它们可选择性地将羰基还原成羟基，不影响分子中的碳碳双键。如：

$$\text{（结构式）CHO} \xrightarrow[\text{或NaBH}_4]{LiAlH_4} \text{（结构式）CH}_2\text{OH}$$

（2）羰基还原成亚甲基

①克莱门森还原（Clemmensen reduction）：醛、酮与锌汞齐及浓盐酸回流反应，羰基被还原成亚甲基，这一反应称为克莱门森还原法。例如：

$$\text{（苯乙酮结构式）} \xrightarrow[\Delta]{Zn-Hg,\ HCl} \text{（苯结构式）CH}_2\text{CH}_3$$

此法还原芳酮的收率较好，是合成带侧链芳烃的一种方法。但此法只适用于对酸稳定的化合物。

②乌尔夫–凯希纳尔–黄鸣龙还原（Wolff–Kishner–Huang Ming Long reduction）：此法最初是将醛、酮与无水肼作用生成腙，然后将腙、醇钠及无水乙醇在封管或高压釜中加热反应，反应温度高，操作不方便。其反应通式如下：

$$\text{C=O} \longrightarrow \text{C=NNH}_2 \longrightarrow \text{CH}_2 + N_2\uparrow$$

后来我国著名化学家黄鸣龙进行了改进，用氢氧化钠（钾）、85% 水合肼代替醇钠、无水肼，反应在常压下即可进行。改良后的方法专称黄鸣龙法。如：

$$\text{（苯丙酮结构式）} \xrightarrow[(HOCH_2CH_2)_2O,\ \Delta]{NH_2NH_2,\ NaOH} \text{（苯结构式）CH}_2\text{CH}_2\text{CH}_3$$

该法是在碱性条件下进行的，因此对酸敏感而碱稳定的化合物可用此法进行还原。

知识拓展

黄鸣龙：1898 年 8 月 6 日出生于江苏省扬州市。主要的科研成就概述如下：①山道年一类物立体化学的研究：开展延胡素和细辛的研究。其中，延胡索乙素现已在临床上广泛应用。②改良的凯希纳尔－乌尔夫还原法：经过改良的方法节约了成本、缩短了反应时间、提高了反应收率。③甾体激素的合成方法和有关反应的研究：1958 年，黄鸣龙等利用薯蓣皂为原料以七步合成了可的松，使我国的可的松合成方法跨进了世界先进行列。

（二）醛的特性反应

1. 氧化反应 醛容易被氧化成羧酸，酮在通常情况下难被氧化，这是醛和酮化学性质的主要差别之一。在实验室中，可利用弱氧化剂（如：硝酸银的氨溶液即 Tollens 试剂）能氧化醛而不能氧化酮的特性，方便地鉴别醛与酮。Tollens 试剂（托伦试剂）与醛共热，醛被氧化成羧酸而弱氧化剂中的银被还原成金属银析出。若反应容器干净，银可在反应器内壁上生成明亮的银镜，故又称银镜反应。

$$R-CHO + 2\left[Ag(NH_3)_2\right]^+ + NO_3^- \xrightarrow{\triangle} RCOONH_4 + 2Ag\downarrow + 3NH_3 + H_2O$$

Fehling（斐林试剂）（由硫酸铜和酒石酸钾钠的氢氧化钠溶液配制而成的深蓝色二价铜络合物）与醛一起加热，Cu^{2+} 被还原成砖红色的氧化亚铜沉淀析出。

$$R-CHO + 2Cu^{2+} + NaOH + H_2O \xrightarrow{\triangle} RCOONa + Cu_2O\downarrow + 4H^+$$

甲醛与斐林试剂作用，有铜析出可生成铜镜，故又称铜镜反应。

$$HCHO + 2Cu^{2+} + NaOH + H_2O \xrightarrow{\triangle} HCOONa + Cu\downarrow + 4H^+$$

芳醛不与斐林试剂反应，因此斐林试剂还可以用来区别脂肪醛和芳香醛。

托伦试剂和斐林试剂都是弱氧化剂，不能使碳碳双键氧化。如：

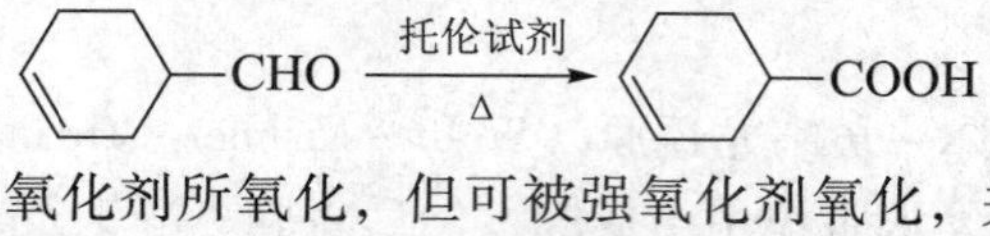

酮不被上述两个弱氧化剂所氧化，但可被强氧化剂氧化，并发生碳链断裂，生成多种碳链较短的羧酸的混合物，无实际应用价值，但环酮可氧化成相应的二元羧酸。如：

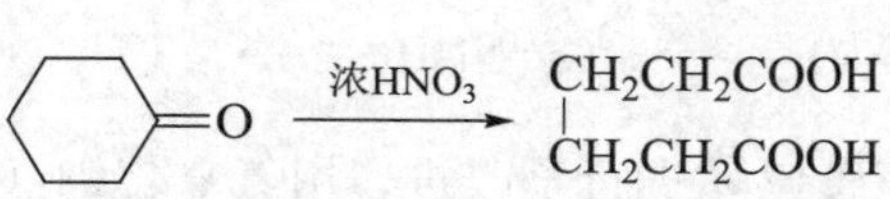

2. 与希夫试剂的显色反应 把二氧化硫通入红色的品红（一种染料）水溶液中，至红色刚好消失，所得的溶液称为品红亚硫酸试剂，又称希夫（Schiff）试剂。醛与希夫试剂作用显紫红色，酮则不显色。故可用于区别醛和酮。

3. 康尼查罗（Cannizzaro）反应——歧化反应 不含 α－H 的醛在浓碱作用下，一分子醛被氧化成羧酸，一分子醛被还原成醇，该反应称为 Cannizzaro 反应，属于典型的歧化反应。例如：

$$2HCHO \xrightarrow{\text{浓 } NaOH} HCOONa + CH_3OH$$

两种不同的醛（其中一种是甲醛）进行交错 Cannizzaro 反应时，则总是还原能力更强的甲醛被氧化成甲酸，而另一个醛被还原成醇。例如：

$$\text{C}_6\text{H}_5\text{CHO} + \text{HCHO} \xrightarrow{\text{浓NaOH}} \text{C}_6\text{H}_5\text{CH}_2\text{OH} + \text{HCOONa}$$

$$\underset{\underset{\text{CH}_2\text{OH}}{|}}{\overset{\overset{\text{CH}_2\text{OH}}{|}}{\text{HOH}_2\text{C}-\text{C}-\text{CHO}}} + \text{HCHO} \xrightarrow{\text{浓 NaOH}} \underset{\underset{\text{CH}_2\text{OH}}{|}}{\overset{\overset{\text{CH}_2\text{OH}}{|}}{\text{HOH}_2\text{C}-\text{C}-\text{CH}_2\text{OH}}} + \text{HCOONa}$$

季戊四醇

四、醛、酮的制备

（一）醇氧化法

伯醇和仲醇氧化可分别得到醛或酮。例如：

$$\text{CH}_3\text{CH}_2\text{OH} \xrightarrow[60℃]{\text{K}_2\text{Cr}_2\text{O}_7，\text{H}_2\text{SO}_4} \text{CH}_3\text{CHO}$$

实验室中常用的氧化剂是重铬酸钾与稀硫酸或铬酐与吡啶等。因醛比醇更容易氧化，为避免生成的醛进一步被氧化成羧酸，应将生成的醛尽快与氧化剂分离。低级醛的沸点比相应的醇低得多，控制适当温度，把生成的醛立即蒸出。故此法适用于从低级醇制备相应的醛。酮不易继续氧化，无须立即分离。例如：

$$\text{（醇结构）} \xrightarrow[40℃]{\text{K}_2\text{Cr}_2\text{O}_7，\text{H}_2\text{SO}_4} \text{（酮结构）}$$

工业上把醇的蒸气通过加热的铜或银等催化剂，脱氢生成相应的醛或酮。例如：

$$\underset{\text{H}_3\text{C}}{\overset{\text{H}_3\text{C}}{>}}\text{CHOH} \underset{\xrightarrow{300℃}}{\overset{\text{Cu}}{\rightleftharpoons}} \underset{\text{H}_3\text{C}}{\overset{\text{H}_3\text{C}}{>}}\text{C}=\text{O} + \text{H}_2$$

反应时将生成的氢气从平衡体系中分离出来，使平衡向右移动，可得到醛或酮。

（二）烯烃氧化法

醛和酮也可由烯烃双键上发生的氧化反应来制备，尤其是臭氧化还原后可制得两分子的羰基化合物。例如：

$$\text{（烯烃结构）} \xrightarrow[②\text{H}_2\text{O，Zn+HOAc}]{①\text{O}_3} \text{CH}_3\text{CH}_2\text{CHO} + \text{CH}_3\text{COCH}_2\text{CH}_3$$

（三）炔烃水合法

炔烃与水反应时产生不稳定的中间体烯醇，后者重排得到相应的醛、酮。乙炔水合得到乙醛，其他炔烃水合得到酮。反应在汞盐和硫酸催化下进行。例如：

$$\text{CH}_3(\text{CH}_2)_3\text{C}\equiv\text{CH} + \text{H}_2\text{O} \xrightarrow[\text{H}_2\text{SO}_4]{\text{HgSO}_4} \text{CH}_3(\text{CH}_2)_3\text{COCH}_3$$

（四）直接羰基化法

1. 傅－克酰基化法 该反应在芳烃中已经有所讨论。酰化试剂可以是酸酐或酰卤。例如：

$$\text{苯} + CH_3CH_2COCl \xrightarrow{AlCl_3} \text{苯}-COCH_2CH_3$$

2. 盖特曼－柯赫合成法 以一氧化碳及干燥氯化氢为原料，在无水 $AlCl_3$ 及 Cu_2Cl_2 存在下引入醛基的反应称为盖特曼－柯赫反应。例如：

$$\text{苯} + CO + HCl \xrightarrow[\Delta]{Cu_2Cl_2, \ AlCl_3} \text{苯}-CHO$$

当芳环上有第一类定位基时，反应易于进行，且醛基主要进入对位。例如：

$$\text{甲苯} + CO + HCl \xrightarrow[\Delta]{Cu_2Cl_2, \ AlCl_3} \text{对甲基苯甲醛}$$

五、不饱和的醛、酮

醛酮分子中含有碳碳双键的称为不饱和醛酮。根据分子中双键与羰基的相对位置可分为 α，β－不饱和醛酮和 β，γ－不饱和醛酮等。其中 α，β－不饱和醛酮最重要。

在 α，β－不饱和醛酮分子中，双键与羰基形成了共轭体系（图 6－2）。这种结构上的特点，使其在化学性质上表现出一定的特性。

图 6－2　丙烯醛分子中的共轭体系

（一）α，β－不饱和醛酮的化学性质

1. 亲核加成 在 α，β－不饱和醛酮中，碳碳双键和羰基构成共轭体系，羰基的吸电子效应在共轭链上传递使 β－碳也带上部分正电荷，因此进行亲核加成时，亲核试剂若进攻羰基碳则发生 1，2－加成，若进攻 β－碳则发生 1，4－加成。

在一般情况下，α，β－不饱和醛酮与水、醇、氢氰酸、氨的衍生物等加成时，倾向于得到 1，4－加成产物。例如：

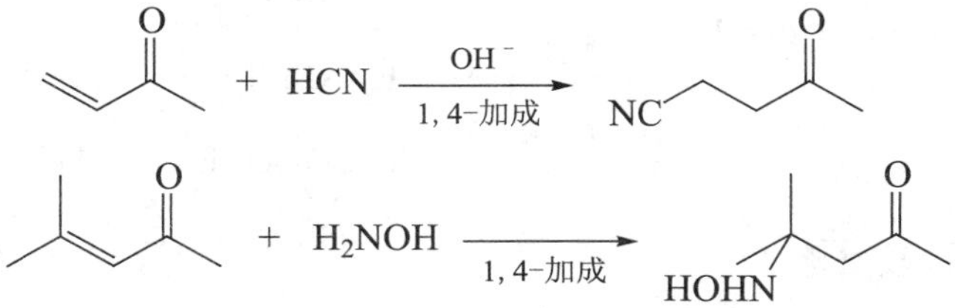

与格氏试剂的加成，当羰基旁取代基体积较小时，一般以 1，2－加成为主。例如：

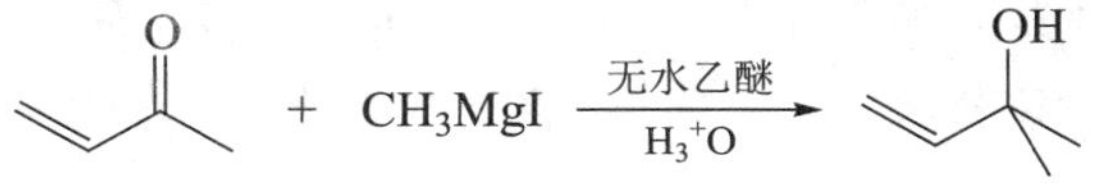

2. 亲电加成　由于羰基是一个强吸电子基团，一方面它使碳碳双键的亲电加成反应钝化，同时还控制加成反应的方向。例如：

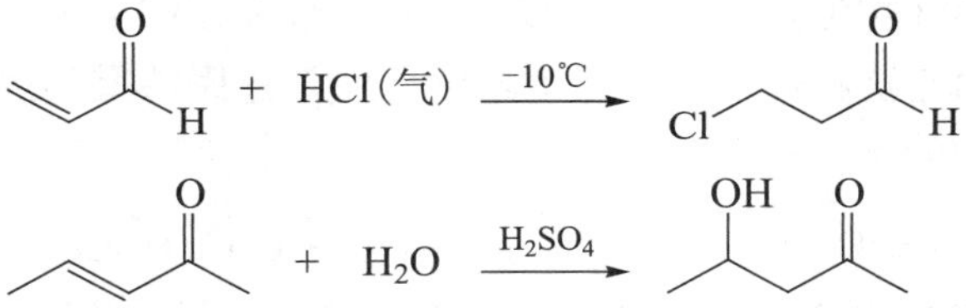

3. 插烯规律　丁－2－烯醛中甲基与乙醛中的甲基相似，在稀碱催化下，也可发生醇醛缩合反应。

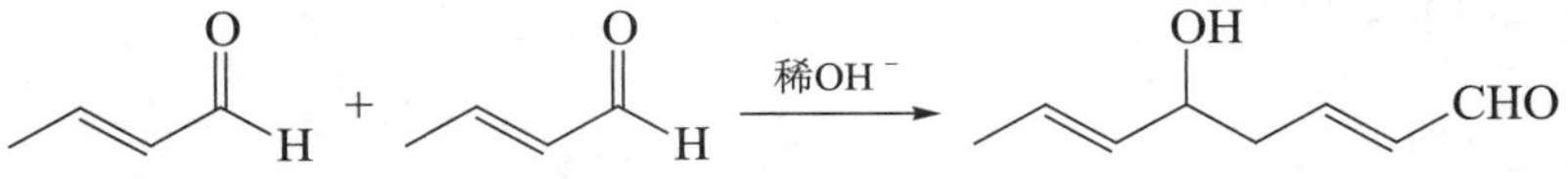

从结构上看，可把丁－2－烯醛看作是在乙醛分子中的甲基与醛基之间插入一个乙烯基（—CH＝CH—）。乙烯基的插入可以借共轭双键与甲基的碳氢 σ 键发生超共轭效应，并不妨碍醛对甲基的影响。并且连续插入多个乙烯基后，这种影响仍不改变，这种现象称为插烯规律。

（二）乙烯酮

乙烯酮是一种特殊的不饱和酮，是一种有毒气体，沸点 －48℃，溶于乙醚、丙酮中。乙烯酮极不稳定，须在低温下保存。乙烯酮可由乙酸或丙酮加热裂解制得。

$$CH_3COOH \xrightarrow[\text{磷酸三乙酯}]{700℃} CH_2{=}C{=}O + H_2O$$

$$CH_3COCH_3 \xrightarrow{700\sim800℃} CH_2{=}C{=}O + CH_4$$

乙烯酮的性质非常活泼，易于和含有活泼氢的化合物（如水、醇、氨等）发生加成反应，结果这些化合物中的活泼氢被乙酰基取代，生成乙酸及其衍生物。因此乙烯酮是一种理想的乙酰化试剂。

$$CH_2=C=O \begin{cases} \xrightarrow{\text{H-OH}} CH_3COOH \qquad 乙酸 \\ \xrightarrow{\text{H-OR}} CH_3COOR \qquad 酯 \\ \xrightarrow{\text{H-NH}} CH_3CONH_2 \qquad 乙酰胺 \\ \xrightarrow{\text{H-OOCR}} CH_3COOOCR \qquad 酸酐 \end{cases}$$

六、重要的醛、酮

（一）甲醛

甲醛又名蚁醛。甲醛在常温下是气体，沸点是 $-21℃$，易溶于水。甲醛有凝固蛋白质的作用，因而具杀菌防腐能力。福尔马林（formalin）是 40% 甲醛水溶液，用作消毒剂和防腐剂。

甲醛分子中羰基与两个氢原子相连，因此化学性质比其他醛活泼，容易被氧化，又极易聚合。福尔马林长期放置后，产生混浊或白色沉淀，这是由于甲醛聚合生成多聚甲醛之故。多聚甲醛在加热（$160 \sim 200℃$）时，解聚而产生甲醛。多聚甲醛是气态甲醛的方便来源，由于这种性质，多聚甲醛可以用作仓库的熏蒸剂，用来进行消毒杀菌。甲醛在水溶液中的聚合可用下式表示：

$$H_2C=O + HOH \longrightarrow HO-CH_2-OH \xrightarrow{nH_2C=O} HO\text{—}CH_2\text{—}O\text{—}CH_2\text{—}_n OH \qquad (n\simeq100)$$

甲醛溶液与氨共同蒸发，生成环六亚甲基四胺 $[(CH_2)_6N_4]$，药名为乌洛托品（Urotropine）。

$$4NH_3 + 6HCHO \longrightarrow (CH_2)_6N_4 + 6H_2O$$

乌洛托品结构式为：

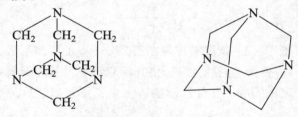

乌洛托品为白色结晶粉末，熔点 263℃，易溶于水，在医药上用作利尿剂及尿道消毒剂。

（二）乙醛

乙醛是无色、有刺激臭味、易挥发的液体，沸点 21℃，可溶于水、乙醇、乙醚中。乙醛具有醛的典型性质，也易聚合。工业用乙醛可由乙炔水合或加热加压下由乙烯氧化制得。

$$CH_2=CH_2 + 1/2O_2 \xrightarrow[\text{CuCl}_2]{\text{PdCl}_2} CH_3CHO$$

乙醛是重要的工业原料，可用于制备乙酸、乙醇和季戊四醇等。

三氯乙醛是乙醛的一个重要衍生物，由于 3 个氯原子的强吸电子效应，羰基活性大为提高，可与水形成稳定的水合物，称为水合三氯乙醛，简称水合氯醛（chloral hydrate）。

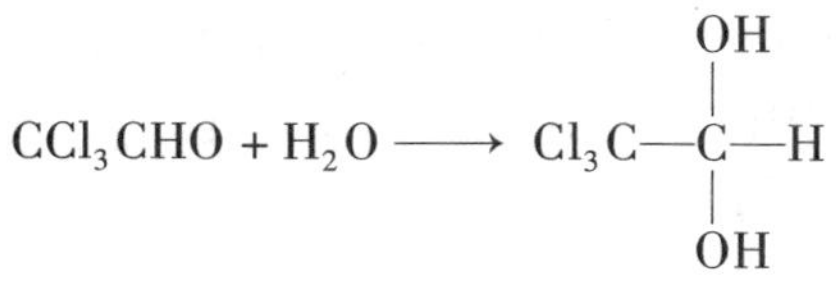

$$CCl_3CHO + H_2O \longrightarrow Cl_3C\overset{\displaystyle OH}{\underset{\displaystyle OH}{\vert}}\overset{\vert}{\underset{\vert}{C}}H$$

水合氯醛是无色透明棱柱形晶体，熔点57℃，有特臭，味微苦，易溶于水、乙醇及乙醚。其10%水溶液在临床上作为长时间作用的催眠药，用于失眠、烦躁不安及惊厥，长期服用不易引起蓄积性中毒，但对胃有刺激性。

知识拓展

喝酒为什么会脸红

酒的主要成分为乙醇，乙醇有兴奋中枢神经的作用。酒被人体摄入以后，会在人体内的乙醇脱氢酶的作用下，发生氧化反应，生成乙醛。乙醛有使毛细血管扩张的作用。如果摄入乙醇后脸立即就红，则表明体内的乙醇脱氢酶比较活跃，可迅速地将乙醇氧化成乙醛，使脸部变红；而如果乙醇脱氢酶的数量不足，则脸部变红的时间相应的会延长。这可以解释为什么有的人喝酒后立即脸红，而有的人可能要过一段时间才会脸红。乙醛生成后，如果继续在人体内的乙醛脱氢酶作用下反应，则会继续被氧化生成乙酸，即醋酸，然后参与人体的三羧酸循环，继续被氧化，放出二氧化碳的同时，提供给人体能量。如果乙醛脱氢酶的数量不足以去分解产生的乙醛的话，则这些物质得不到及时的氧化分解，积累下来会使人出现心跳加快、恶心等醉酒症状。因为乙醛对多种组织及器官都具有毒性，且致癌，因此会给人带来较大的伤害。有研究表明，喝酒脸红的人患食管癌的几率会随着摄入乙醇的量的增加而增大。

（三）苯甲醛

苯甲醛（C_6H_5CHO）是最简单的芳香醛，为无色液体，沸点179℃，有强烈苦仁味，微溶于水，易溶于乙醇和乙醚中。苯甲醛易被空气氧化成白色的苯甲酸固体。

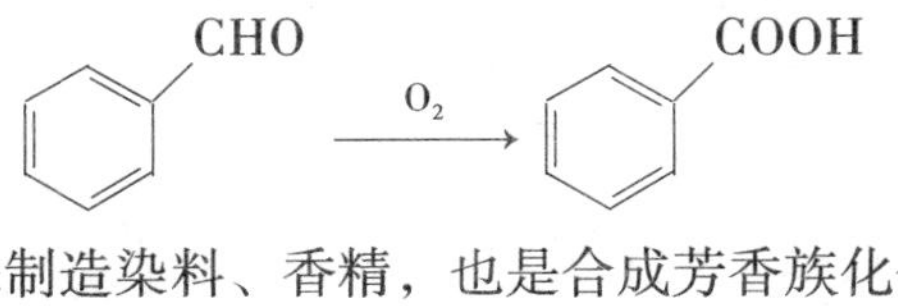

苯甲醛在工业上用来制造染料、香精，也是合成芳香族化合物的原料。

（四）丙酮

丙酮（CH_3COCH_3）是最简单的酮，为无色易挥发易燃的液体，沸点56℃，具有特殊的气味，与极性及非极性液体均能混溶，与水能以任意比例混溶。丙酮可用作醋酸纤维、树脂、油漆假漆及乙炔的溶剂。丙酮为制造有机玻璃的原料，在医药工业上，可用来制备三氯甲烷及三碘甲烷，也是用热裂法制备乙烯酮的原料。

（五）香荚兰醛

香荚兰醛又称香草醛，为白色结晶，熔点80～81℃，其结构式为：

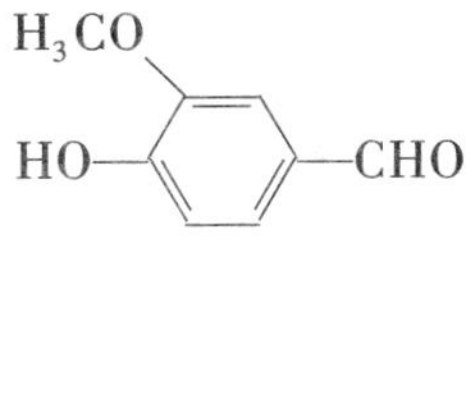

从结构上看，它应具有苯酚、芳香醚和芳香醛的化学性质，有特殊的香味，可用作饲料、仪器的香料或药剂中的矫味剂。

（六）苯乙酮

苯乙酮为淡黄色液体，不溶于水，是合成苯乙烯的中间体。苯乙酮是芳香酮的代表，可由傅－克反应制得，工业上由氧化乙苯制备。

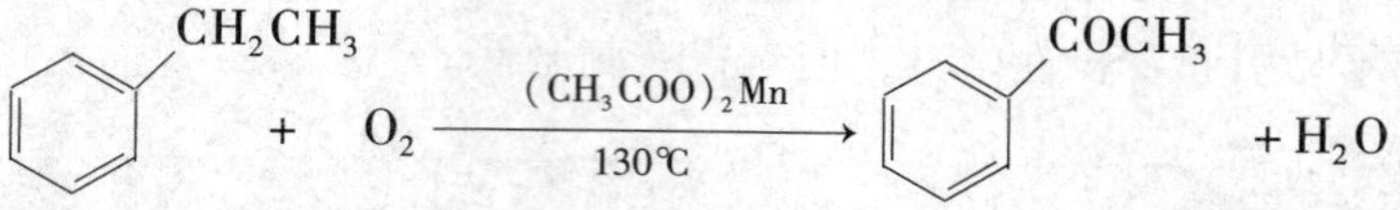

（七）视黄醛

视黄醛是构成细胞内感光物质的化合物。视黄醛有多种异构体，其中最重要的是 9－顺视黄醛或 11－顺视黄醛，这两种视黄醛可与视蛋白结合生成感光物质视紫红质。如果 11－顺视黄醛数量不足将使视紫红质减少导致夜盲症。11－顺视黄醛在体内可由维生素 A 转化而来，故补充维生素 A 有助于防治夜盲症。

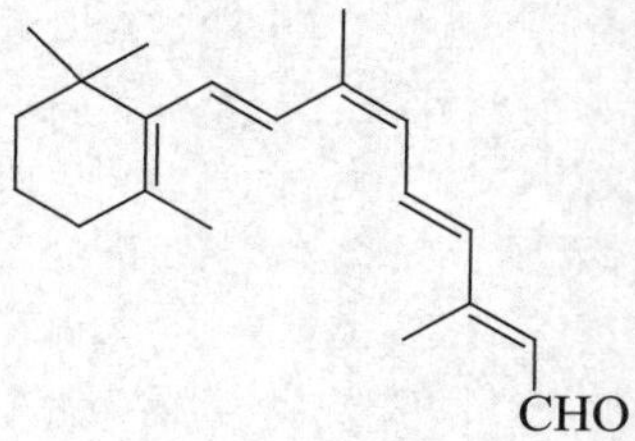

9－顺视黄醛

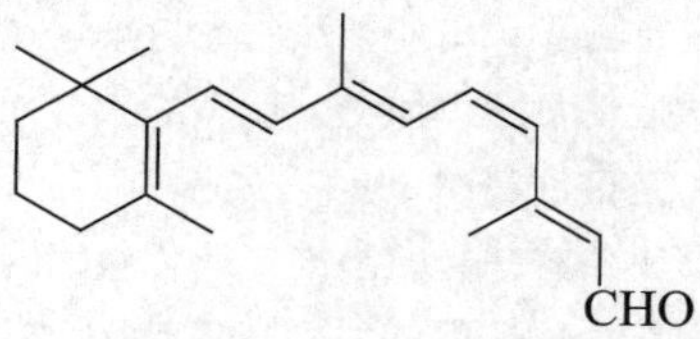

11－顺视黄醛

本章总结

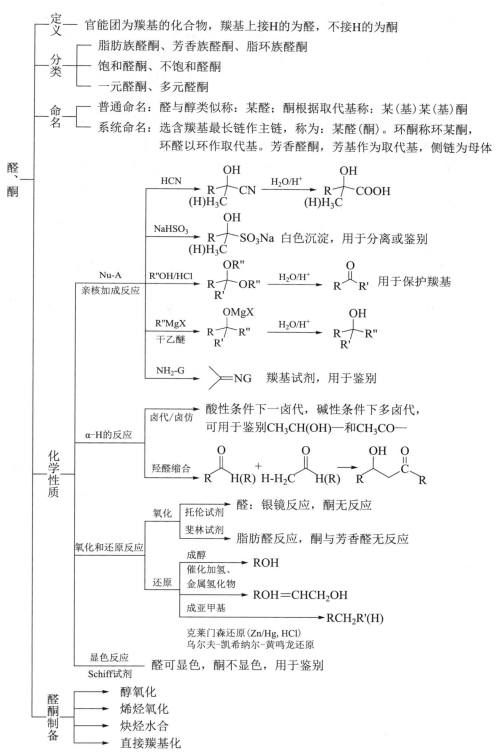

定义 —— 官能团为羰基的化合物，羰基上接H的为醛，不接H的为酮

分类 —— 脂肪族醛酮、芳香族醛酮、脂环族醛酮
　　　　饱和醛酮、不饱和醛酮
　　　　一元醛酮、多元醛酮

命名 —— 普通命名：醛与醇类似称：某醛；酮根据取代基称：某(基)某(基)酮
　　　　系统命名：选含羰基最长链作主链，称为：某醛(酮)。环酮称环某酮，
　　　　　　　　　环醛以环作取代基。芳香醛酮，芳基作为取代基，侧链为母体

化学性质

亲核加成反应 (Nu-A)

HCN → R(H)H₃C—C(OH)—CN → H₂O/H⁺ → R(H)H₃C—C(OH)—COOH

NaHSO₃ → R(H)H₃C—C(OH)—SO₃Na 白色沉淀，用于分离或鉴别

R″OH/HCl → R—C(OR″)(OR″)R′ → H₂O/H⁺ → R—CO—R′ 用于保护羰基

R″MgX / 干乙醚 → R—C(OMgX)(R″)R′ → H₂O/H⁺ → R—C(OH)(R″)R′

NH₂-G → =NG 羰基试剂，用于鉴别

α-H的反应

卤代/卤仿：酸性条件下一卤代，碱性条件下多卤代，可用于鉴别CH₃CH(OH)—和CH₃CO—

羟醛缩合：R—CHO H(R) + H-H₂C—CHO H(R) → R—CH(OH)—CH₂—CO—R

氧化和还原反应

氧化 —— 托伦试剂：醛：银镜反应，酮无反应
　　　　斐林试剂：脂肪醛反应，酮与芳香醛无反应

还原 —— 成醇 催化加氢、金属氢化物 → ROH
　　　　　　　　　　　　　　　　　→ ROH=CHCH₂OH
　　　　成亚甲基 → RCH₂R′(H)
　　　　克莱门森还原(Zn/Hg, HCl)
　　　　乌尔夫-凯希纳尔-黄鸣龙还原

显色反应 Schiff试剂 —— 醛可显色，酮不显色，用于鉴别

醛酮制备
→ 醇氧化
→ 烯烃氧化
→ 炔烃水合
→ 直接羰基化

目标检测

1. 选择题

(1) 下列化合物中，发生亲核加成反应活性最大的是（   ）

A. 乙醛   B. 丙醛   C. 丙酮   D. 丁酮

(2) 下列化合物中，不能与饱和的亚硫酸氢钠反应的是（   ）

A. 甲醛   B. 丙酮   C. 环己酮   D. 3 - 戊酮

(3) 下列化合物中，不能与 $I_2/NaOH$ 发生碘仿反应的是（   ）

A. 丁酮   B. 乙醇   C. 乙醛   D. 1 - 丁醇

(4) 下列化合物与格氏试剂反应，可生成仲醇的是（   ）

A. 甲醛   B. 丙酮   C. 丁醛   D. 苯酚

(5) 可以与斐林试剂发生反应生成砖红色沉淀的是（   ）

A. $HCHO$ B. CH_3CHO C. CH_3COCH_3 D. C_6H_5CHO

(6) 可用托伦试剂进行鉴别的是（   ）

A. 甲醛与乙醛   B. 丙醛与丙酮   C. 丙酮与丁酮   D. 乙醛与苯甲醛

(7) 希夫试剂指的是（   ）

A. 硝酸银氨溶液   B. 氯化亚铜氨溶液

C. 通入 SO_2 至无色的品红溶液   D. 酒石酸钾钠的碱溶液

2. 命名下列化合物

(1) $(CH_3)_3CCH_2CHO$

(2)

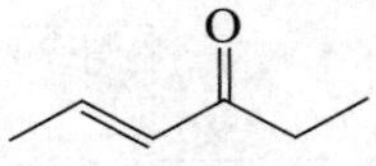

(3)

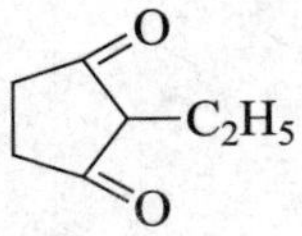

(4)

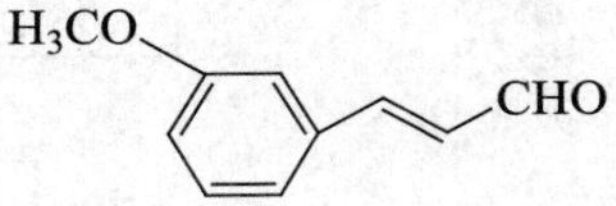

(5) 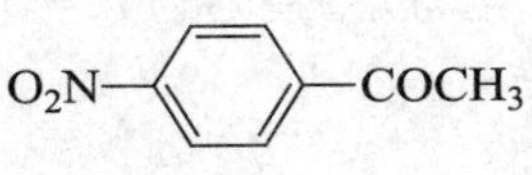 O_2N——COCH$_3$

(6)

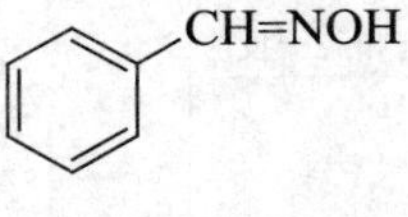

(7)

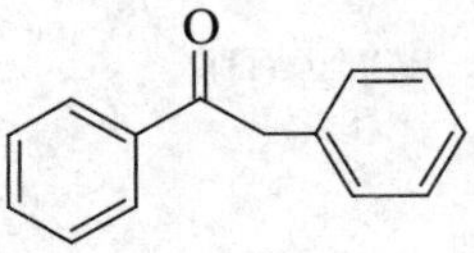

(8)

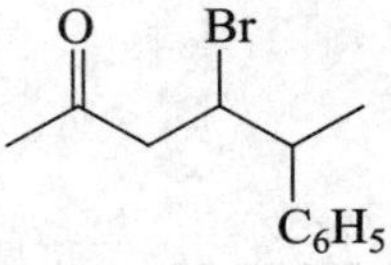

(9)

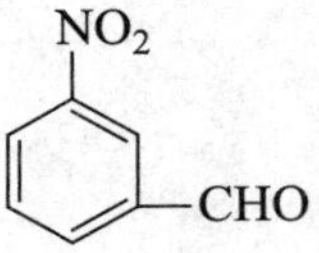

3. 完成下列反应方程式

(1) 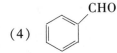 苯甲醛 ＋ CH_3CHO $\xrightarrow{OH^-}$

(2) CH_3CH_2CHO $\xrightarrow{CH_3MgBr}$ $\xrightarrow{H_3O^+}$

(3) CH_3COCH_3 $\xrightarrow{HCN}$

(4) 环戊酮 $=O$ $\xrightarrow{H_2NHNCONH}$

(5) $\xrightarrow{}$ CHO $\xrightarrow[H^+]{KMnO_4}$

(6) 丁酮 $\xrightarrow{Zn-Hg/HCl}$

(7) $CH_3CH=CHCHO$ $\xrightarrow[\text{干燥 HCl}]{\text{乙二醇}}$ $\xrightarrow[H_2O]{\text{冷稀 } KMnO_4}$ $\xrightarrow{H^+}$

(8) 茚满酮 $\xrightarrow{NaBH_4}$

(9) 苯乙酮 $COCH_3$ $\xrightarrow{I_2 + NaOH}$

(10) CH_3CH_2CHO $\xrightarrow[\triangle]{OH^-}$

4. 将下列化合物按羰基的亲核加成反应活性由大到小排列
   (1) ① $(CH_3)_3CCOC(CH_3)_3$　　② CH_3COCHO
   　　 ③ $CH_3COCH_2CH_3$　　④ CH_3CHO
   (2) ①甲醛　　②苯甲醛　　③对甲基苯甲醛　　④对硝基苯甲醛

5. 指出下列化合物中，哪些能发生碘仿反应
   (1) CH_3CHO　　　　　　　　(2) CH_3CH_2CHO
   (3) $C_6H_5COCH_2CH_3$　　　　(4) CH_3CH_2OH
   (5) $CH_3CH_2CH_2OH$　　　　(6) $CH_3CH_2CH(OH)CH_3$

6. 指出下列化合物中，哪些可与托伦试剂反应？哪些可与斐林试剂反应？
   (1) $CH_3CH_2COCH_3$　　(2) $C_6H_5COCH_3$　　(3) CH_3CH_2CHO
   (4) 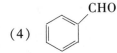苯甲醛CHO　　(5) 环己酮$=O$　　(6) 环己甲醛CHO

7. 用化学方法鉴别下列各组化合物
   (1) 苯甲醛、乙醛和丁酮
   (2) 戊 － 2 － 酮、戊 － 3 － 酮和环己酮
   (3) 乙醛、丙醛和丙酮

8. 推断结构

（1）化合物 A 分子式为 $C_{11}H_{14}O_2$，不与碱作用，但与酸性水溶液作用可生成 B（$C_9H_{10}O$）及乙二醇，B 与羟胺作用生成肟，而与托伦试剂作用生成 C，B 与重铬酸钾硫酸作用生成对苯二甲酸，试推测 A、B、C 可能的结构。

（2）A 分子式为 $C_{10}H_{10}O$，与苯肼反应有黄色固体产生；A 不与托伦试剂反应；A 用 I_2/NaOH 处理有黄色沉淀 B 生成，同时得到 C；C 用酸性高锰酸钾处理生成邻苯二甲酸。推测 A、B、C 可能的结构式。

9. 合成题（无机试剂任选）

（1）由甲苯和两个以下碳原子的有机物合成 $C_6H_5CH_2CH_2OH$。

（2）由乙醇合成丁 - 2 - 烯 - 1 - 醇。

第七章 | 羧酸及其衍生物

烃分子中的氢原子被羧基（或写为 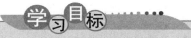 ）取代而生成的化合物称为羧酸，通式为 RCOOH 或 ArCOOH（甲酸为 HCOOH），羧基（—COOH）是羧酸的官能团。

羧酸羧基中的羟基被其他原子或基团取代的化合物称为羧酸衍生物。主要有酰卤、酸酐、酯、酰胺等。

羧酸及其衍生物广泛存在于自然界中，与人类生活密切相关。日常生活中，乙酸是食用醋的主要成分，是常用的有机试剂；食用油是羧酸甘油酯；高级脂肪酸的钠盐是肥皂的主要成分。某些羧酸是动植物代谢的重要物质，它们参与了动植物的生命过程，具有重要的生理活性；某些羧酸衍生物是许多昆虫的激素，能控制昆虫的发育。在医药工业上，羧酸常用作合成药物的原料或中间体，有些药物本身就是羧酸或其衍生物。例如：

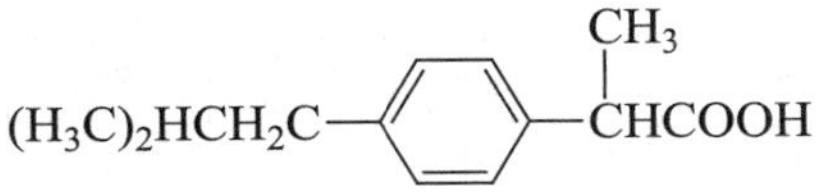

$$(H_3C)_2HCH_2C-\underset{}{\bigcirc}-\overset{CH_3}{\underset{}{CHCOOH}}$$ 布洛芬（消炎镇痛药）

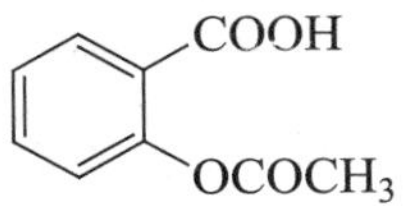

阿司匹林（解热镇痛药）

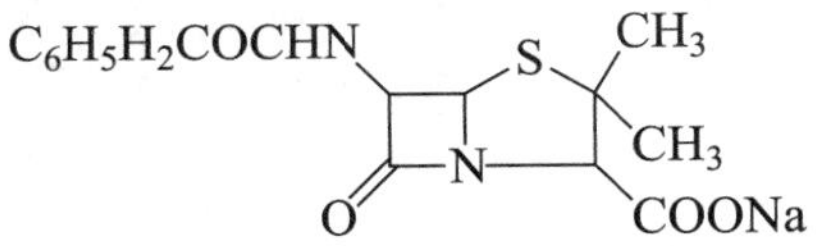

青霉素（抗生素）

第一节 羧 酸

一、羧酸的结构、分类和命名

(一) 羧酸的结构

羧酸的官能团羧基（—COOH），从表面上看，它是由羰基（ $-\overset{\overset{\displaystyle O}{\|}}{C}-$ ）和羟基（—OH）组成。但经物理方法测定，甲酸中的 C=O 键的键长为 124.5pm，比醛酮中羰基键长（122pm）要长，而羧基中的碳氧单键键长为 131pm，比醇中相应的碳氧键长 143pm 又短得多。这说明羧基中羰基与羟基间发生了相互影响。

杂化轨道理论认为，羧酸分子中羧基的碳原子采用 sp^2 杂化，三个 sp^2 杂化轨道分别与两个氧原子和另一个碳原子或氢原子形成三个 σ 键，未参与杂化的 p 轨道与氧原子的 p 轨道形成一个 π 键，因此，羧基是一个平面结构，三个 σ 键间的夹角大约为 120°。羧基氧原子上的 p 电子与 π 键发生 p–π 共轭，使键长趋于平均化。羧基的结构如图 7–1 所示。

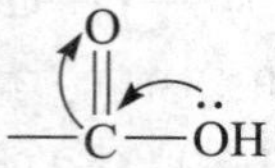

图 7–1 羧基的结构

(二) 羧酸的分类

羧酸根据烃基结构及饱和程度不同分为脂肪族羧酸（饱和及不饱和）、脂环族羧酸和芳香族羧酸。根据羧酸分子中所含羧基的数目，又可分为一元羧酸、二元羧酸和多元羧酸。羧酸的分类见表 7–1。

表 7–1 羧酸的分类

分类		一元羧酸	二元羧酸
脂肪族羧酸	饱和羧酸	CH_3COOH 乙酸（醋酸）	HOOC—COOH 乙二酸（草酸）
	不饱和羧酸	$CH_2=CH—COOH$ 丙烯酸	HOOCCH=CHCOOH 丁烯二酸
脂环族羧酸		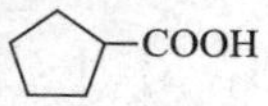 ⬠—COOH 环戊基羧酸	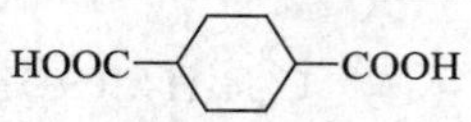 HOOC—⬡—COOH 环己–1,4–二甲酸
芳香族羧酸		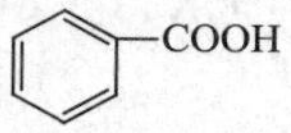 ⬡—COOH 苯甲酸	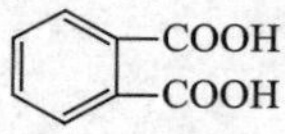 ⬡（COOH,COOH） 邻苯二甲酸

（三）羧酸的命名

脂肪族羧酸的系统命名原则与醛相同，即选择含有羧基的最长碳链作为主链，根据主链碳原子数称为某酸。从羧基中的碳原子开始，给主链上的碳原子编号，不饱和碳碳键、取代基的位次可用阿拉伯数字标明，也可用希腊字母来表示。从与羧基相邻的碳原子开始，依次为 α、β、γ 等，ω 则常用于表示碳链末端的位置。例如：

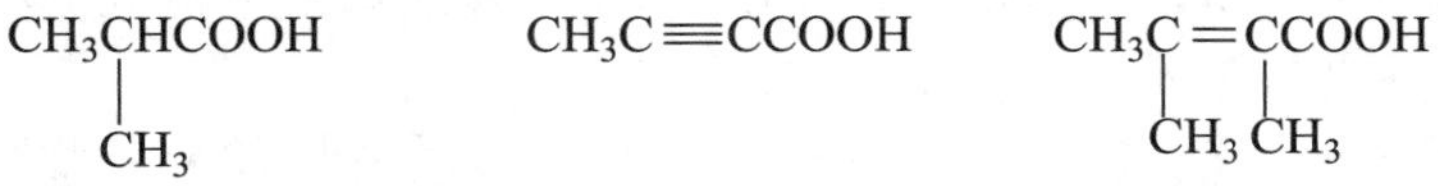

$$CH_3CHCOOH \qquad CH_3C≡CCOOH \qquad CH_3C=CCOOH$$
$$| \qquad\qquad\qquad\qquad\qquad\qquad\qquad | \quad |$$
$$CH_3 \qquad\qquad\qquad\qquad\qquad\qquad\qquad CH_3 \; CH_3$$

2-甲基丙酸　　　　丁-2-炔酸　　　　2,3-二甲基丁-2-烯酸
（α-甲基丙酸）　　（α-丁炔酸）　　（α,β-二甲基-α-丁烯酸）

$$CH_3(CH_2)_7CH=CH(CH_2)_7COOH$$

十八碳-9-烯酸(油酸)

二元酸的命名：是以包括两个羧基碳原子在内的最长碳链作为主链，按主链的碳原子数称为"某二酸"。例如：

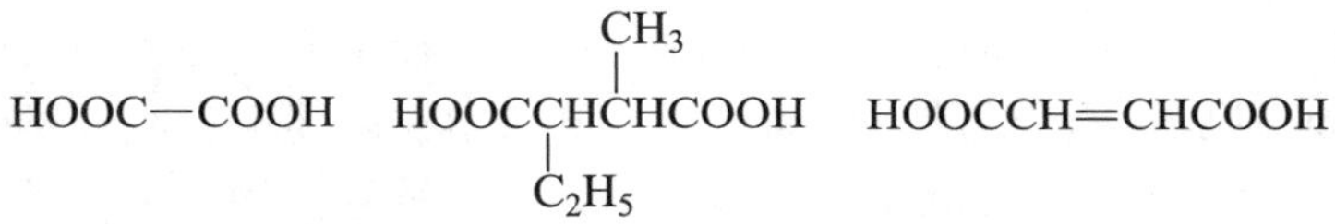

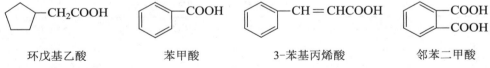

乙二酸　　　2-乙基-3-甲基丁二酸　　　丁烯二酸

脂环族羧酸和芳香族羧酸的命名：可把脂环或芳环作取代基来命名。例如：

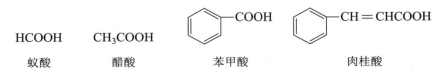

环戊基乙酸　　　苯甲酸　　　3-苯基丙烯酸　　　邻苯二甲酸

一些常见的羧酸多用俗名，这是根据它们最初的来源命名。如：

HCOOH　　　CH_3COOH

蚁酸　　　醋酸　　　苯甲酸　　　肉桂酸

用系统命名法命名下列化合物

（1）$CH_2=CHCH_2COOH$

（2）$(CH_3)_3CCH_2CHCOOH$
　　　　　　　　　$|$
　　　　　　　　CH_3

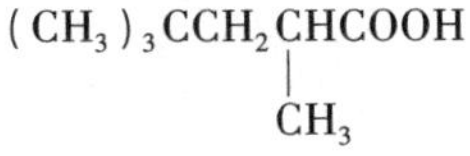

（3）
CH_2COOH

（4）$CH_3CH_2CHCOOH$
　　　　　　　$|$
　　　　　　CH_3

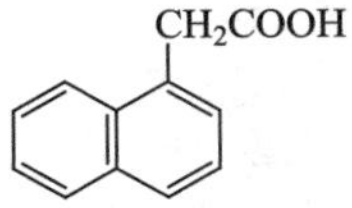

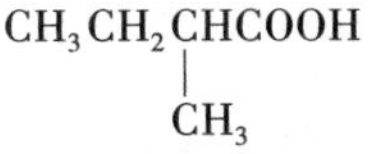

二、羧酸的物理性质

在饱和一元羧酸中，低级脂肪酸如甲酸、乙酸、丙酸等是具有强烈刺激性气味的液体；中级的（$C_4 - C_9$）羧酸是带有不愉快气味的油状液体；C_{10} 及 C_{10} 以上的羧酸为无味的蜡状固体，挥发性很低。脂肪族二元羧酸和芳香族羧酸都是固体。

低级脂肪酸易溶于水，但随着分子量的增加，在水中的溶解度减小，以至难溶或不溶于水，而溶于有机溶剂。

羧酸的沸点比分子量相近的醇还要高。例如，甲酸和乙醇的分子量相同，但乙醇的沸点为 78.5℃，而甲酸为 100.5℃。这是因为羧酸分子间能以氢键缔合成二聚体，羧酸分子间的这种氢键比醇分子间的氢键更稳定。乙醇分子间氢键的键能为 25.94kJ·mol^{-1}，而甲酸分子间氢键的键能则是 30.12kJ·mol^{-1}。低级羧酸即使在气态也是以二缔合体的形式存在。

$$R-C \underset{O-H\cdots O}{\overset{O\cdots H-O}{\big|\big|}} C-R$$

直链饱和一元羧酸的熔点随碳链增长呈锯齿形规律上升，即含偶数碳原子羧酸的熔点比相邻奇数碳原子羧酸的熔点要高一些，原因是在晶体中羧酸分子的碳链呈锯齿状排列，只有含偶数碳原子的链端甲基和羧基分处于链的两侧时，才具有较高的对称性，分子在晶格中排列较紧密，分子间的吸引力较大，因而具有较高熔点。一些羧酸的物理常数和 pK_a 值见表 7 – 2。

表 7 – 2   一些羧酸的物理常数和 pK_a

名称	结构式	熔点/℃	沸点/℃	溶解度/[g·(100g^{-1}水)]	pK_a，pK_{a_1}，pK_{a_2}
甲酸	HCOOH	8.4	100.5	∞	3.77
乙酸	CH_3COOH	16.6	118	∞	4.76
丙酸	CH_3CH_2COOH	−22	141	∞	4.88
正丁酸	$CH_3CH_2CH_2COOH$	−4.7	162.5	∞	4.82
正戊酸	$CH_3(CH_2)_3COOH$	−35	187	3.7	4.81
正己酸	$CH_3(CH_2)_4COOH$	−1.5	205	0.4	4.84
正庚酸	$CH_3(CH_2)_5COOH$	−11	223.5	0.24	4.89
正辛酸	$CH_3(CH_2)_6COOH$	16.5	237	0.25	4.85
壬酸	$CH_3(CH_2)_7COOH$	12.5	254		4.96
癸酸	$CH_3(CH_2)_8COOH$	31.5	268		
软脂酸	$CH_3(CH_2)_{14}COOH$	62.9	269（13Pa）		
硬脂酸	$CH_3(CH_2)_{10}COOH$	69.6	287（13Pa）		
丙烯酸	$CH_2 = CHCOOH$	13	141		4.26

续表

名称	结构式	熔点/℃	沸点/℃	溶解度/[g·(100g^{-1}水)]	pK_a, pK_{a_1}, pK_{a_2}	
乙二酸	HOOC – COOH	189		8.6	1.46	4.40
己二酸	HOOC（CH$_2$)$_4$COOH	151	276	1.5	4.43	5.52
顺丁烯二酸	HC—COOH ‖ HC—COOH	131		易溶	1.92	6.59
反丁烯二酸	HOOC—C—H ‖ H—C—COOH	287		0.7	3.03	4.54
苯甲酸	C$_6$H$_5$COOH	122	249	0.34	4.19	
苯乙酸	C$_6$H$_5$CH$_2$COOH	78	265	1.66	4.28	
萘乙酸	CH$_2$COOH 萘环	131		0.04		

三、羧酸的化学性质

羧酸包含烃基和羧基两部分，羧基在形式上由羰基和羟基组成，由于羰基的 π 键与羟基氧原子上未共用电子对形成了 p – π 共轭体系，使羧酸在性质上有别于羰基化合物和醇类。羧酸的化学性质与结构的关系如下所示。

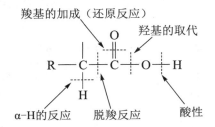

（一）酸性

由于 p – π 共轭体系，使羧基中羰基上的氧原子的电子云密度降低，氢氧键极性增强，在溶剂水分子作用下，离解出 H$^+$ 显酸性。

当羧酸分子中烃基上引入不同基团时，将会影响酸性的强度。一些羧酸的 pK_a 值见表 7 – 3。

表7-3 一些羧酸的 pK_a 值

结构式	pK_a 值	结构式	pK_a 值
HCOOH	3.77	BrCH₂COOH	2.90
CH₃COOH	4.76	ICH₂COOH	3.18
CH₃CH₂CH₂COOH	4.81	Cl₂CHCOOH	1.29
(CH₃)₂CHCOOH	4.81	Cl₃CCOOH	0.7

(CH₃)₃CCOOH	5.05	CH₃CH₂CHCOOH
		       |
		       Cl
			2.80

FCH₂COOH	2.59	CH₃CHCH₂COOH
		   |
		   Cl
			4.06

ClCH₂COOH	2.86	CH₂CH₂CH₂COOH | Cl	4.52

从表中7-3可看出，当羧酸的烃基上连有电负性大的吸电子基团（如卤原子）时，由于它们的吸电子诱导效应，使氢氧间电子云偏向氯原子，氢氧键的极性增强，促进离解，使羧酸酸性增强。

$$X \leftarrow CH_2 \leftarrow \underset{\underset{O}{\|}}{C} \leftarrow O \leftarrow H$$

基团的电负性愈大，取代基的数目愈多，距羧基位置愈近，吸电子诱导效应愈强，则使羧酸的酸性愈强。

反之，羧酸的烃基上连有斥电子基（如烷基）时，使羧酸酸性减弱。

苯甲酸比一般脂肪酸酸性强（除甲酸外），它的 pK_a 值为4.17。当芳环引入取代基后，取代基对芳香酸酸性的影响也有同样的规律。表7-4列出了一些取代苯甲酸的 pK_a 值。

表7-4 一些取代苯甲酸的 pK_a 值

取代基	邻-	间-	对-	取代基	邻-	间-	对-
H	4.17	4.17	4.17	NO₂	2.21	3.46	3.40
CH₃	3.89	4.28	4.35	OH	2.98	4.12	4.54
Cl	2.89	3.82	4.03	OCH₃	4.09	4.09	4.47
Br	2.82	3.85	4.18	NH₂	5.00	4.82	4.92

从表7-4中数据可看出，当羧基的对位连有硝基、卤原子等吸电子基时，酸性增强，而对位连有甲基，甲氧基等斥电子基时，则酸性减弱。至于邻位取代基的影响，因受位阻影响比较复杂，间位取代基的影响不能在共轭体系内传递，影响较小。

比较下列化合物的酸性强弱。

（1） FCH₂COOH   ClCH₂COOH   BrCH₂COOH   ICH₂COOH

（2） HCOOH   ⬡—COOH   CH₃COOH   ⬡—OH

羧酸是弱酸，但比苯酚和碳酸的酸性强，因此，羧酸能与 NaOH、Na_2CO_3、$NaHCO_3$等发生反应生成羧酸盐。

$$RCOOH + NaOH \longrightarrow RCOONa + H_2O$$

$$RCOOH + NaHCO_3 \longrightarrow RCOONa + CO_2\uparrow + H_2O$$

羧酸与碳酸氢钠能反应，说明其酸性比碳酸强，但和盐酸等强酸比较是弱酸，羧酸盐遇这些强酸又恢复成原来的羧酸。

$$RCOONa + HCl \longrightarrow RCOOH + NaOH$$

药物合成上常利用羧酸的酸性及成盐反应，将不溶于水或水溶解度较小的含羧基的化合物转变成可溶于水的羧酸钠（钾）盐。如苯甲酸具有抑制霉菌的作用，因它的水溶解度小，常用其钠盐作为食品和药剂的防腐剂。

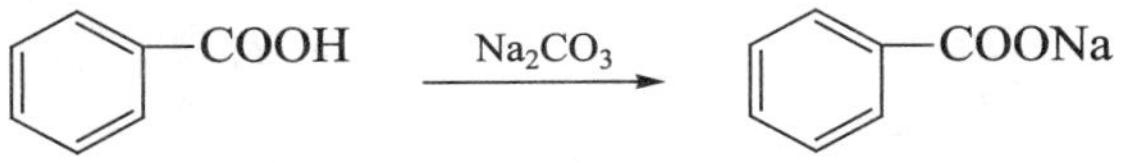

水中溶解度小　　　　易溶于水

羧酸的成盐反应也可用于分离和提纯。在石油工业上用加碱的方法使石油中的环烷酸生成盐分离出来，再酸化得到环烷酸。

想一想

如何利用羧酸的成盐反应来分离苯甲酸和对甲苯酚的混合物?

（二）羧酸衍生物的生成

在一定条件下，羧酸分子中羧基上的羟基可以被卤素（—X）、酰氧基(—OOCR)、烷氧基（—OR）及氨基（$—NH_2$）取代，生成一系列的羧酸衍生物。

1. 酰氯的生成　酰氯可由羧酸（除甲酸外）跟 PCl_3、PCl_5、$SOCl_2$（亚硫酰氯或氯化亚砜）等作用生成。

$$R-\overset{\overset{\displaystyle O}{\|}}{C}-OH \xrightarrow[\Delta]{PCl_3} R-\overset{\overset{\displaystyle O}{\|}}{C}-Cl + H_3PO_4$$

$$R-\overset{\overset{\displaystyle O}{\|}}{C}-OH \xrightarrow[\Delta]{PCl_5} R-\overset{\overset{\displaystyle O}{\|}}{C}-Cl + POCl_3 + HCl$$

$$R-\overset{\overset{\displaystyle O}{\|}}{C}-OH \xrightarrow{SOCl_2} R-\overset{\overset{\displaystyle O}{\|}}{C}-Cl + SO_2\uparrow + HCl\uparrow$$

酰氯很活泼，容易水解，因此不能用水洗的方法除去反应中无机物，通常用蒸馏法分离产物。实验室制备酰氯，常用羧酸与亚硫酰氯反应的方法，因为该反应的副产物都是气体，产物纯度高，而且亚硫酰氯价格较低。

2. 酸酐的生成　羧酸（除甲酸外）在脱水剂（如乙酰氯、乙酸酐、五氧化二磷等）存在下加热，分子间失去一分子水生成酸酐。

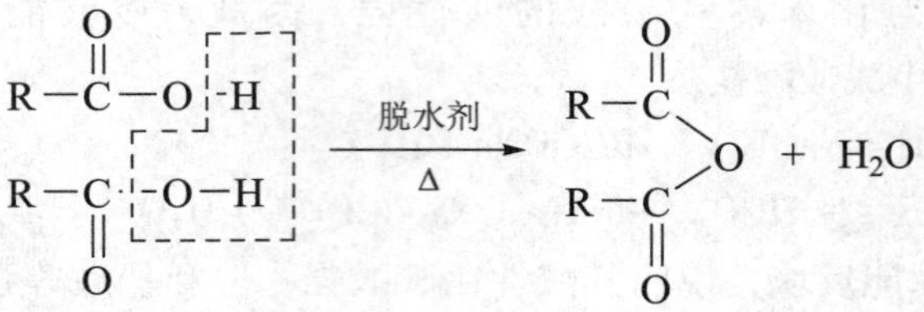

甲酸与脱水剂共热，分解为 CO 和 H_2O。

$$HCOOH \xrightarrow[60\sim80^\circ C]{H_2SO_4} CO + H_2O$$

含 4 个或 5 个碳原子的二元酸加热可发生分子内脱水，生成较稳定的具有五元环或六元环的酸酐。如：

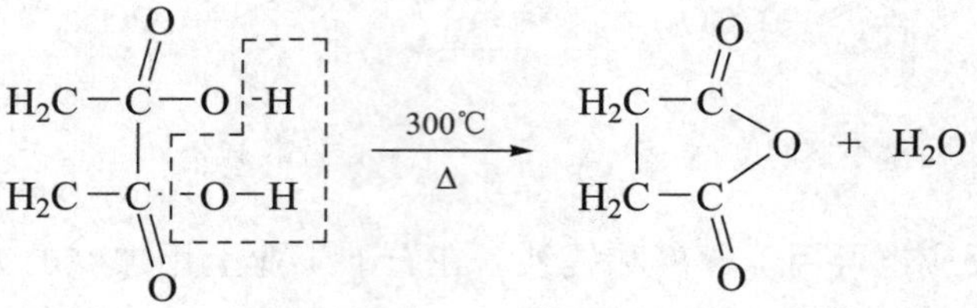

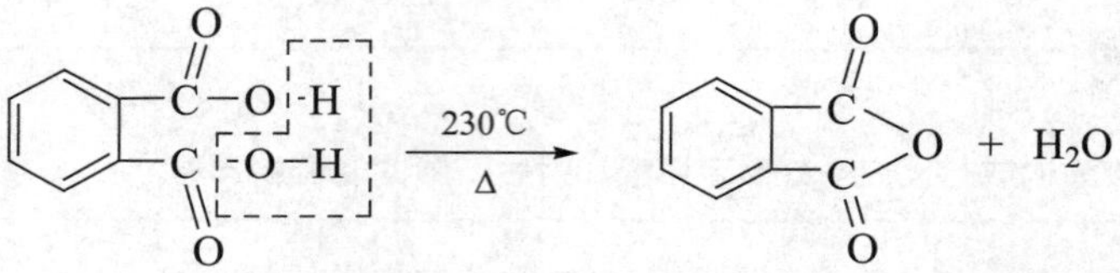

3. 酯的生成 羧酸与醇在酸的催化作用下生成酯的反应，称为酯化反应。

$$R-\overset{O}{\overset{\|}{C}}-OH + H-OR' \xrightarrow[\Delta]{H^+} R-\overset{O}{\overset{\|}{C}}-OR' + H_2O$$

酯化反应是可逆反应，为了提高酯的产率，可增加某种反应物的浓度，或及时蒸出反应生成的酯和水，使平衡向生成物方向移动。

实验证明，酯化反应大多数情况下是按酰氧键断裂方式进行的，如用含有同位素^{18}O的乙醇进行酯化，发现^{18}O存在于生成的酯分子中。

$$H_3C-\overset{O}{\overset{\|}{C}}-OH + H-\overset{18}{O}CH_2CH_3 \overset{H^+}{\rightleftharpoons} H_3C-\overset{O}{\overset{\|}{C}}-\overset{18}{O}CH_2CH_3 + H_2O$$

羧酸和醇的结构对酯化反应的速度影响较大，一般来说，酸或醇分子中烃基的空间位阻加大都会使酯化速度变慢。例如：在盐酸催化下，下列羧酸与甲醇酯化的相对速度为：

CH_3COOH	C_2H_5COOH	$(CH_3)_2CHCOOH$	$(CH_3)_3CCOOH$	$(C_2H_5)_3CCOOH$
1	0.84	0.33	0.027	0.016

结构不同的醇和羧酸进行酯化反应时的活性顺序为：

醇：$CH_3OH > RCH_2OH > R_2CHOH > R_3C-OH$

酸：$CH_3COOH > RCH_2COOH > R_2CHCOOH > R_3C-COOH$

酯化反应是一重要的反应，在药物合成中，常利用酯化反应将药物转变成前药，以改变药物的生物利用度、稳定性及克服多种不利因素。如治疗青光眼的药物塞他洛尔，分子中含有羟基，极性强，脂溶性差，难于透过角膜。将羟基酯化制成丁酰塞他洛尔，其脂溶性明显增强，透过角膜的能力增强了 4~6 倍，进入眼球后，经酶水解再生成塞他洛尔而起效。

4. 酰胺的生成 羧酸与氨先生成羧酸的铵盐，其后经加热，分子内脱水生成酰胺。

$$R-\overset{\overset{O}{\parallel}}{C}-OH \xrightarrow{NH_3} R-\overset{\overset{O}{\parallel}}{C}-ONH_4 \xrightarrow{P_2O_5,\ \triangle} R-\overset{\overset{O}{\parallel}}{C}-NH_2 + H_2O$$

二元羧酸与氨共热脱水，可生成酰亚胺。例如：

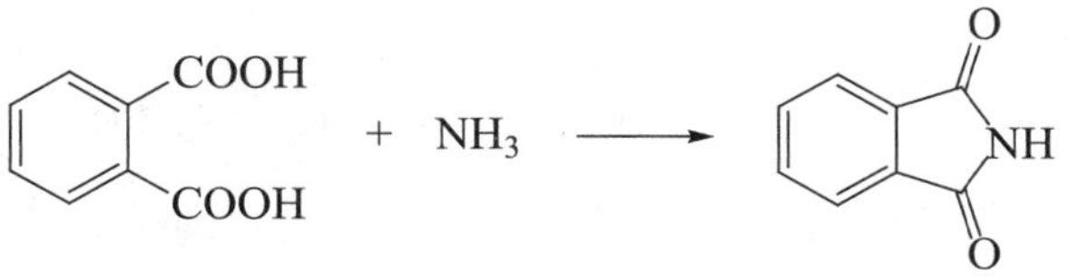

想一想

完成下列反应式

(1) $CH_3COOH \xrightarrow{SOCl_2}$

(2) 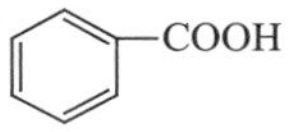 ⬡—COOH + $CH_3CH_2OH \xrightarrow[\triangle]{H^+}$

(3) $HOOCCH_2CH_2COOH \xrightarrow{\triangle}$

(4) $CH_3COOH \xrightarrow{NH_3} \xrightarrow[-H_2O]{\triangle}$

（三）还原反应

羧基含有碳氧双键，但受羟基的影响，难于被一般还原剂或催化加氢还原，但能被强还原剂——氢化锂铝（$LiAlH_4$）还原成伯醇。

$$R-\overset{\overset{O}{\parallel}}{C}-OH \xrightarrow{LiAlH_4} R-CH_2OH$$

用氢化锂铝还原羧酸时，不但收率高，而且分子中的碳–碳双键、叁键不受影响。

$$RCH=CHCOOH \xrightarrow{LiAlH_4} RCH=CHCH_2OH$$

（四）α–H 的卤代反应

羧酸的 α–H 受羧基的影响，具有一定的活性，但较醛酮的 α–H 活性差，难以直接取代。羧酸的 α–H 卤代需在红磷或三卤化磷催化下进行。例如：

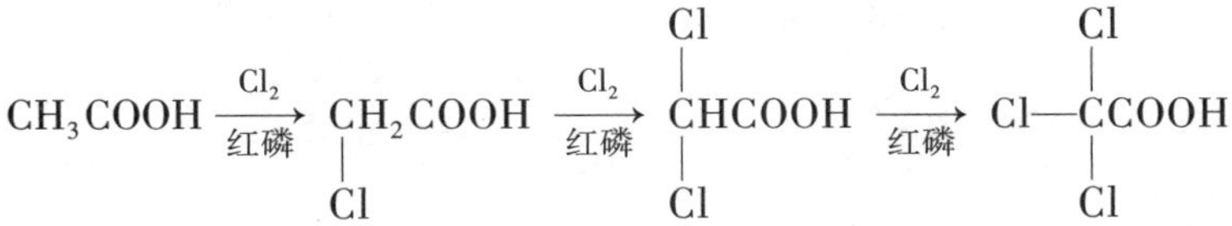

$$CH_3COOH \xrightarrow[红磷]{Cl_2} \underset{Cl}{CH_2COOH} \xrightarrow[红磷]{Cl_2} \underset{Cl}{\overset{Cl}{CHCOOH}} \xrightarrow[红磷]{Cl_2} Cl-\underset{Cl}{\overset{Cl}{CCOOH}}$$

控制反应条件和卤素的用量，可以得到产率较高的一元卤代酸。α–一元卤代酸是重要的合成中间体，通过它可以进一步合成 α–羟基酸、α–氨基酸等多种 α–取代酸。例如：

$$\begin{array}{l}\underset{\underset{X}{|}}{RCHCOOH} \left\{\begin{array}{l}\xrightarrow[②H^+]{①H_2O/OH^-} \underset{\underset{OH}{|}}{RCHCOOH} \\ \xrightarrow[②H^+]{①NH_3} \underset{\underset{NH_2}{|}}{RCHCOOH} \\ \xrightarrow{CN^-} \underset{\underset{CN}{|}}{RCHCOOH} \xrightarrow{H^+} \underset{\underset{COOH}{|}}{RCHCOOH}\end{array}\right.\end{array}$$

（五）脱羧反应

羧酸分子中脱去羧基并放出二氧化碳的反应称为脱羧反应。饱和一元羧酸对热稳定，通常不发生脱羧反应，但在特殊条件下，如羧酸钠与碱石灰共热，也可发生脱羧反应。例如实验室制取纯甲烷。

$$CH_3COONa + NaOH \xrightarrow[强热]{CaO} CH_4 + Na_2CO_3$$

但在 α – 碳上连有强吸电子基（如硝基、卤原子等）的羧酸容易发生脱羧反应。

例如：
$$Cl—COOH \xrightarrow{\triangle} CHCl_3 + CO_2 \uparrow$$

芳香羧酸的脱羧反应较脂肪族羧酸容易。如在喹啉溶液中加少量铜粉加热即可脱羧，当羧基邻、对位上连有强吸电子基时更易发生脱羧反应。

例如：

$$\text{（苯甲酸）} \xrightarrow[\text{喹啉},\triangle]{Cu} \text{（苯）} + CO_2 \uparrow$$

$$\text{（三硝基苯甲酸）} \xrightarrow[\triangle]{H_2O} \text{（三硝基苯）} + CO_2 \uparrow$$

（六）二元羧酸的热解反应

二元羧酸对热较敏感，当单独加热或与脱水剂共热时，随着两羧基间距离的不同而发生脱羧、脱水或两者都兼有的反应。

两个羧基直接相连或连在同一碳原子上的二元羧酸，受热后易脱羧生成一元羧酸。例如：

$$\underset{COOH}{\overset{COOH}{|}} \xrightarrow[-CO_2]{\triangle} HCOOH$$

$$H_2C\underset{COOH}{\overset{COOH}{\big\langle}} \xrightarrow[-CO_2]{\triangle} CH_3COOH$$

两个羧基间隔两个或三个碳原子的二元羧酸，与脱水剂（如乙酰氯、乙酸酐等）共热发生脱水反应，生成环状酸酐。例如：

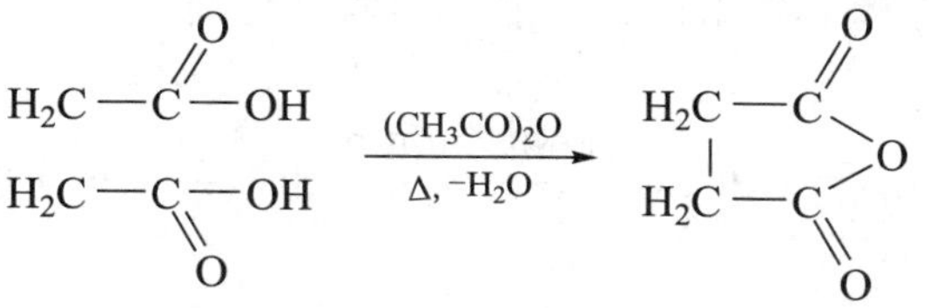

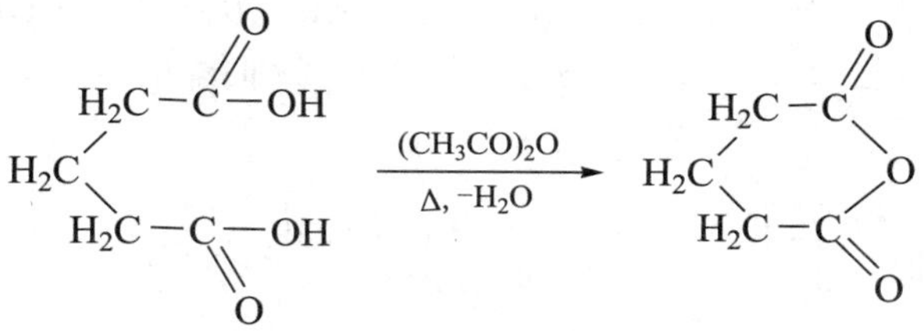

两个羧基间隔四个或五个碳原子的二元羧酸，受热发生脱水脱羧反应，生成较稳定的五元或六元环。例如：

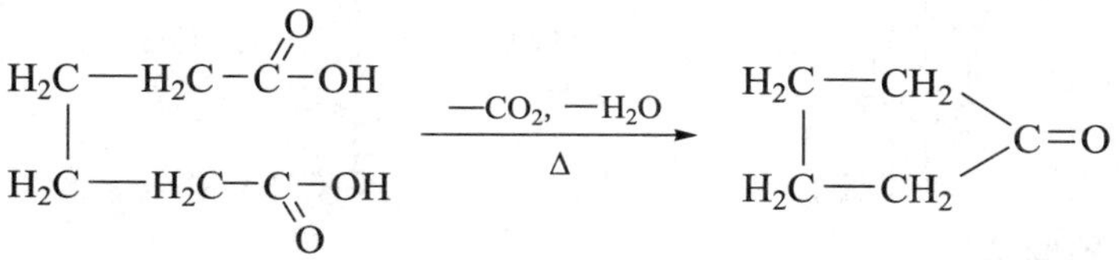

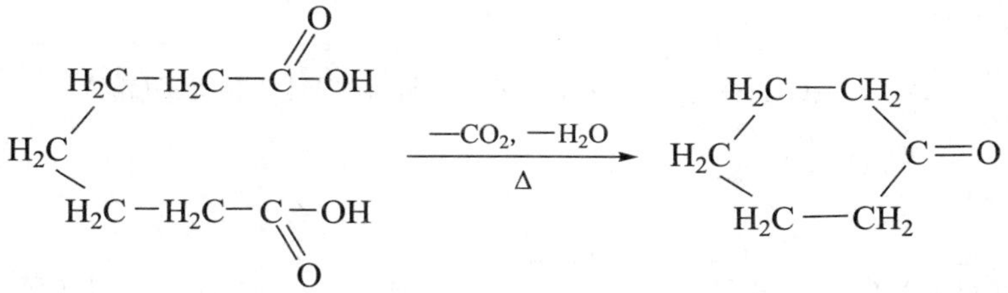

练·习

完成下列反应式，写出主要产物

(1) 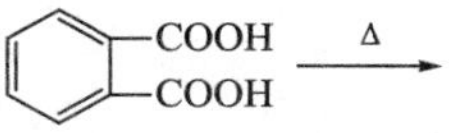 邻苯二甲酸 COOH / COOH $\xrightarrow{\Delta}$

(2) COOH $\xrightarrow{\text{LiAlH}_4}$

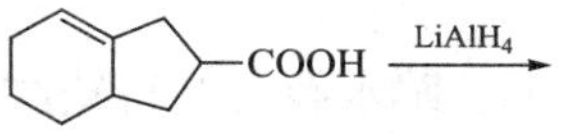

四、羧酸的制备

（一）氧化法

1. 伯醇或醛的氧化 伯醇或醛氧化可得相应的羧酸，高锰酸钾或重铬酸钾作常用的氧化剂。

$$RCH_2OH \xrightarrow{[O]} RCHO \xrightarrow{[O]} RCOOH$$

例如：

$$CH_3CH_2CH_2CH_2OH \xrightarrow[H_2SO_4]{KMnO_4} CH_3CH_2CH_2CHO \xrightarrow{[O]} CH_3CH_2CH_2COOH$$

不饱和醛氧化成不饱和羧酸时，一般可用弱氧化剂硝酸银的氨溶液使醛基氧化，而双键不受影响。

$$RCH = CHCHO \xrightarrow{AgNO_3/NH_3H_2O} RCH = CHCOOH$$

例如：

$$H_3CHC = CHCHO \xrightarrow{AgNO_3/NH_3H_2O} H_3CHC = CHCOOH$$

2. 侧链氧化　含 α – H 的烷基苯用高锰酸钾氧化时，烷基均被氧化成羧基(—COOH)。

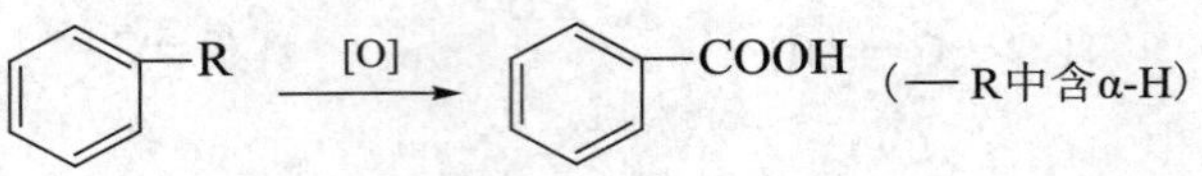

　（—R中含α-H）

例如：

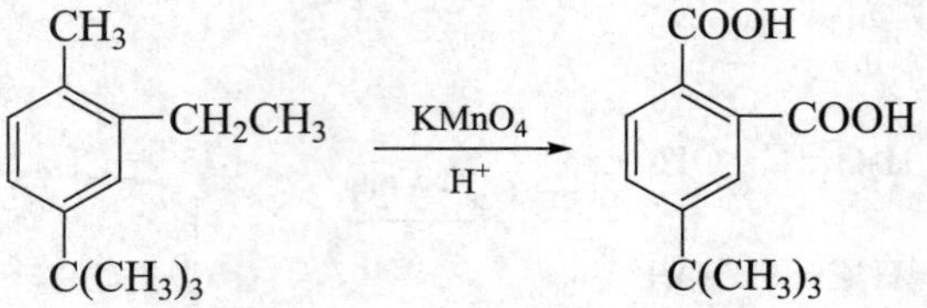

3. 甲基酮的碘仿反应

例如：

$$(H_3C)_3C-\overset{O}{\underset{\|}{C}}-CH_3 \xrightarrow[\text{②}H^+]{\text{①}I_2/NaOH} (H_3C)_3C-\overset{O}{\underset{\|}{C}}-OH + CHI_3（黄色沉淀）$$

此反应可制备比原来的酮少一个碳原子的羧酸。

（二）腈水解法

在酸或碱的催化下，腈水解可制得羧酸。

$$RCN + 2H_2O + HCl \xrightarrow{\triangle} RCOOH + NH_4Cl$$

$$RCN + H_2O + NaOH \longrightarrow RCOONa + NH_3$$
$$\downarrow H^+$$
$$RCOOH$$

腈可用卤代烷与氰化钠反应制得。

例如：

（三）格氏试剂法

卤代烃生成格氏试剂后再与二氧化碳作用，先生成羧酸镁盐，然后在酸性条件下水解制得相应的羧酸。

例如：

$$RX \xrightarrow[\text{Mg}]{\text{无水乙醚}} RMgX \xrightarrow{CO_2} R-\overset{\overset{\displaystyle O}{\|}}{C}-OMgX \xrightarrow{H_3O^+} R-\overset{\overset{\displaystyle O}{\|}}{C}-OH$$

利用此法可由卤代烃来制备增加一个碳原子的羧酸。

五、重要的羧酸

(一) 甲酸

甲酸（HCOOH）俗名蚁酸，是无色有刺激臭味的无色液体。沸点 100.5℃，能与水、乙醇、乙醚混溶。蚂蚁和蜂类昆虫叮咬皮肤引起红肿发疱，就是甲酸刺激所致。

工业上用一氧化碳和氢氧化钠作用制得甲酸钠盐，再用硫酸酸化制得甲酸。

$$CO + NaOH \xrightarrow[\text{加压}]{\text{加热}} HCOONa \xrightarrow{H^+} HCOOH$$

从甲酸的结构可看出，它既含有羧基，又含有醛基。

$$H-\overset{\overset{\displaystyle O}{\|}}{C}-OH$$

因此，甲酸除具有羧酸的性质外，还具有某些醛的性质，如能被托伦试剂或斐林试剂氧化。

甲酸的工业用途是作还原剂及橡胶的凝聚剂，还用于染料工业及合成酯等。在医药上用作消毒剂和防腐剂。

(二) 乙酸

乙酸（CH_3COOH）俗名醋酸，存在于食醋中。乙酸是具有刺激性气味的液体。熔点 16.6℃，沸点 118℃，当室温低于 16.6℃时纯乙酸很易凝结成冰状固体，故又名冰醋酸。乙酸易溶于水。

工业上常用乙醛氧化法和烷烃氧化法来制备乙酸。

$$CH_3\overset{\overset{\displaystyle O}{\|}}{C}-H \xrightarrow[\text{65~70℃, 0.2~0.3MPa}]{\text{Mn(Ac)}_2} CH_3\overset{\overset{\displaystyle O}{\|}}{C}-OH$$

民间用发酵的方法制取酒和醋，即在醋酸菌的作用下，利用空气中的氧把乙醇氧化成乙酸。

$$CH_3CH_2OH + O_2 \xrightarrow{\text{醋酸菌}} CH_3\overset{\overset{\displaystyle O}{\|}}{C}-OH + H_2O$$

乙酸是重要的有机化工原料之一，它在有机化学工业中处于重要地位。乙酸广泛用于合成涂料、医药、食品添加剂、染料等工业，是国民经济的一个重要组成部分。

用水将乙酸稀释至 4%~5% 浓度，添加各种调味剂而得到食用醋，其风味与酿造醋酸相似，常用于番茄调味酱、泡菜、干酪、糖食制品等。

配成不同浓度的乙酸溶液可治疗甲癣、鸡眼和疣，也可用于灌洗创面等。

（三）乙二酸

乙二酸（HOOC—COOH）俗名草酸，常以盐的形式广泛存在于许多植物的细胞壁中。草酸是无色晶体，通常含有两分子结晶水（$H_2C_2O_4 \cdot 2H_2O$），其熔点为 101.5℃，无水草酸的熔点为 189.5℃，乙二酸可溶于水和乙醇，不溶于乙醚。

草酸是饱和二元羧酸中酸性最强的酸。它的 2 个羧基直接相连，使它与同系列其他酸相比，除具有羧酸的通性外，还具有还原性，易被氧化。在分析化学中常用草酸作基准试剂标定高锰酸钾溶液的浓度。

$$5HOOC—COOH + 2KMnO_4 + 3H_2SO_4 \rightarrow K_2SO_4 + 2MnSO_4 + 10CO_2 \uparrow + 8H_2O$$

利用草酸的还原性，可将其用来洗除铁锈或蓝墨水的污渍等。

知识拓展

草酸的毒性

草酸的毒性源于其能与一些重金属离子形成可溶性配合物的能力，同时，草酸能与食物中的钙结合，产生不溶于水的草酸钙，影响人体对钙质的吸收，甚至形成结石。草酸存在于一些草本植物中，如大黄、菠菜等。大黄叶中含有大量的酸，毒性相当大，因而只有大黄的茎可以食用。菠菜中草酸的量较少，但如果食用太多，依然存在草酸过量的危险。草酸过量的症状包括从肠胃不舒服到呼吸困难、肌肉无力、肾衰竭、循环性虚脱、昏迷和死亡。

（四）苯甲酸

苯甲酸（ ⬡—COOH ）俗名安息香酸，是无色晶体，微溶于水，易升华，熔点 122.4℃。

苯甲酸是重要的有机合成原料，可用于制备染料、香料、药物、媒染剂、增塑剂等。

苯甲酸具有抑菌防腐能力，且毒性低，无味，故广泛用于食品、医药和日用化妆品的防腐，但由于苯甲酸的水溶性差，通常使用它的钠盐。

（五）亚油酸

亚油酸化学名称为 9,12 - 十八碳二烯酸。亚油酸以甘油酯的状态存在于大豆、亚麻仁、向日葵、核桃、棉籽等植物油中。

亚油酸在人体内有降低血浆中胆固醇的作用，所以临床上对某些冠心病患者用含亚油酸的复方制剂如脉通、心脉乐等作为降血脂药。

第二节 羧酸衍生物

羧酸中羧基上的羟基被其他原子或原子团取代后的产物叫羧酸衍生物。主要有酰卤、酸酐、酯和酰胺。

$$R-\overset{\overset{\text{O}}{\|}}{C}-X \qquad R-\overset{\overset{\text{O}}{\|}}{C}-O-\overset{\overset{\text{O}}{\|}}{C}-R' \qquad R-\overset{\overset{\text{O}}{\|}}{C}-OR' \qquad R-\overset{\overset{\text{O}}{\|}}{C}-NH_2$$

酰卤　　　　　　酸酐　　　　　　酯　　　　　　酰胺

羧酸衍生物的反应性能很强,可转变成多种化合物,被广泛用于药物的合成,且许多药物本身就含有酯、酰胺或其衍生物的结构。例如:

盐酸普鲁卡因(局部麻醉药)　　　　　　苯巴比妥(镇静剂)

在学习羧酸衍生物的命名之前,首先要了解酰基的概念,羧酸分子中去掉羟基后剩余的部分(RCO—)称为酰基。酰基的命名是将相应羧酸的"酸"字改为"酰基"即可。如:

乙酰基　　　　　　苯甲酰基　　　　　　草酰基

一、羧酸衍生物的命名

1. 酰卤　羧酸分子中的羟基被卤素原子取代后的生成物称为酰卤,其通式为:

$$R-\overset{\overset{\text{O}}{\|}}{C}-X \quad (X=F、Cl、Br、I)$$

酰卤根据酰基和卤原子来命名,称为"某酰卤"。例如:

$$CH_3CH_2-\overset{\overset{\text{O}}{\|}}{C}-Cl \qquad \overset{\overset{\text{O}}{\|}}{C}-Br \qquad CH_2=CHC-Cl$$

丙酰氯　　　　　　苯甲酰溴　　　　　　丙烯酰氯

2. 酸酐　酸酐可看作是由两分子羧酸分子间脱水而成的化合物。其通式为:

$$R-\overset{\overset{\text{O}}{\|}}{C}-O-\overset{\overset{\text{O}}{\|}}{C}-R'$$

酸酐可看作是由两个羧酸脱水而成,命名是根据相应的羧酸,两个相同羧酸形成的酸酐为简单酸酐,称为"某酸酐",简称"某酐";两个不同羧酸形成的酸酐为混合酸酐,将两种羧酸依次写出,简单的羧酸名称在前,复杂的羧酸在后,称为"某酸某酸酐"，简称"某某酐"；二元羧酸分子内失去一分子水形成的酸酐为内酐，称为"某二酸酐"。如：

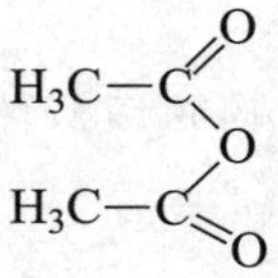

$$H_3C-C(=O)-O-C(=O)-CH_3 \qquad H_3C-C(=O)-O-C(=O)-CH_2CH_3$$

乙(酸)酐 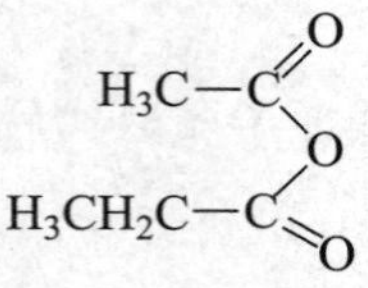　　　　　乙丙(酸)酐 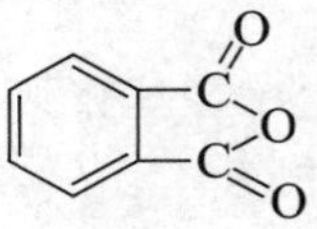　　　　　邻苯二甲(酸)酐

3. 酯 羧酸和醇（或酚）作用，脱去水分子生成的化合物称为酯，其结构通式为：

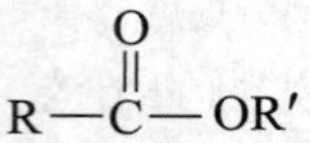

$$R-\overset{O}{\underset{\|}{C}}-OR'$$

酯根据形成它的羧酸和醇来命名，称为"某酸某酯"。例如：

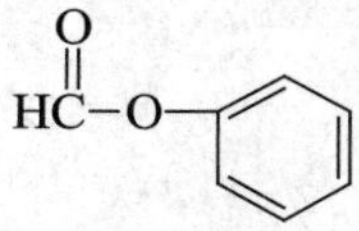

$$HC(=O)-O-C_6H_5 \qquad H_2C=CHC(=O)-OCH_2CH_3 \qquad H_5C_2O-C(=O)-CH_2-C(=O)-OC_2H_5$$

甲酸苯酯 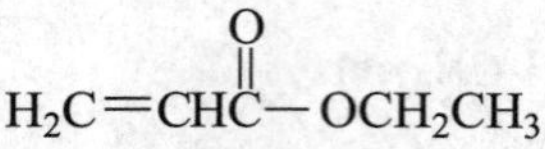　　　　　丙烯酸乙酯 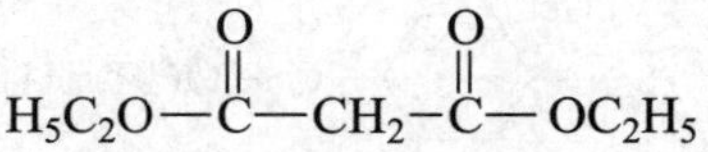　　　　　丙二酸二乙酯

环状酯为内酯，内酯命名只需将相应的羧酸改为内酯，用希腊字母表明成环羟基所在的位置，若有取代基则按照其所处母体酸的位置来命名；多元醇与一元酸形成的酯称为"某醇某酸酯"。如：

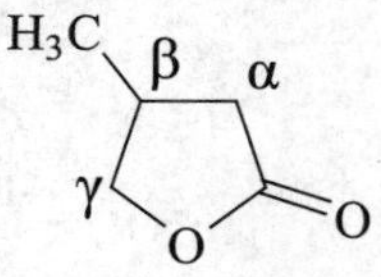

β-甲基-γ-丁内酯 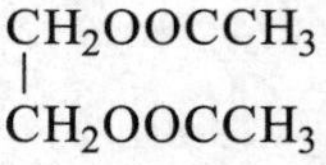　　　　　乙二醇二乙酸酯

$$\begin{array}{c}CH_2OOCCH_3\\ |\\ CH_2OOCCH_3\end{array}$$

4. 酰胺 羧酸分子中的羟基被氨基（或烃氨基）取代后的生成物称为酰胺，其通式为：

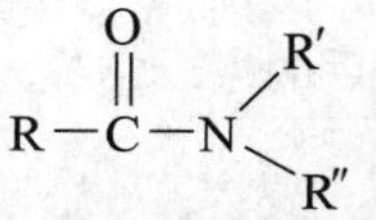

$$R-\overset{O}{\underset{\|}{C}}-N\overset{R'}{\underset{R''}{\diagdown}} \quad （R'和R''可为烃基或氢原子）$$

酰胺的命名与酰卤相似，根据酰胺中酰基名称，称为"某酰胺"。例如：

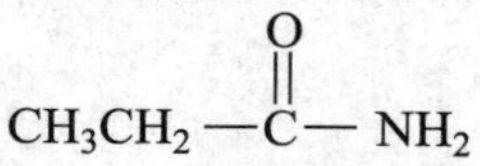

$$CH_3CH_2-C(=O)-NH_2 \qquad C_6H_5-C(=O)-NH_2$$

丙酰胺 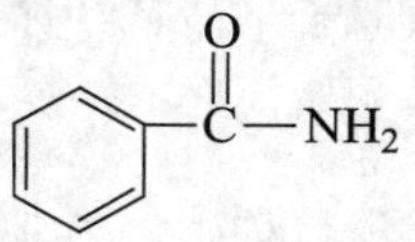　　　　　苯甲酰胺

当酰胺氮原子上有取代基时，在取代基名称前加 N 标出，以表示取代基连在氮原子上。例如：

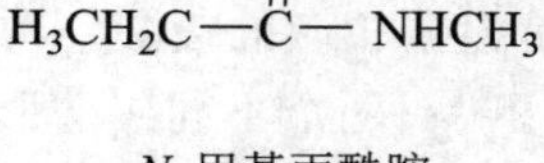

$$H_3CH_2C-C(=O)-NHCH_3 \qquad C_6H_5-C(=O)-N(CH_3)_2$$

N-甲基丙酰胺 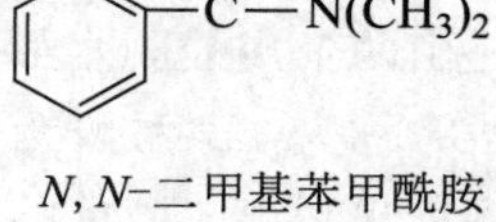　　　　　*N*, *N*-二甲基苯甲酰胺

氮原子和两个酰基相连，则称为"某酰亚胺"。例如：

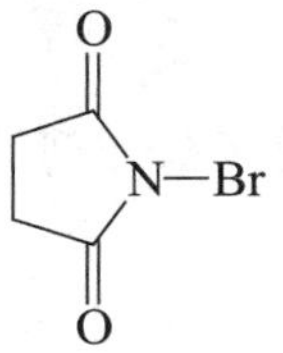

N-溴丁二酰亚胺 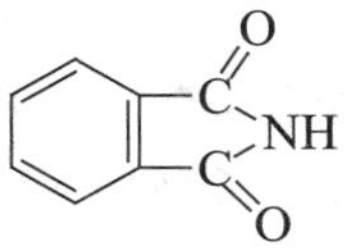　　　　　　邻苯二甲酰亚胺

> **想一想**
>
> 命名下列化合物或写出结构式。
>
> （1）$CH_3CH=CHC-Cl$（O）
>
> （2）苯-$C-OCH_2CH_2CH_3$（O）
>
> （3）H_2C、H_2C、O、C=O 结构
>
> （4）$CH_3CH_2CHC-NH_2$（O, CH_3）
>
> （5）乙酸丙酯
>
> （6）N,N-二甲基乙酰胺

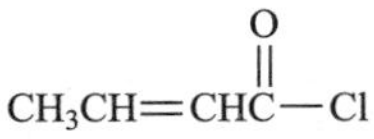

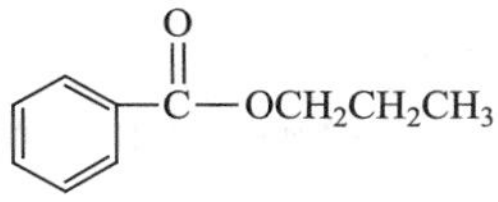

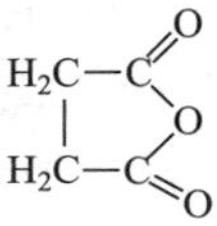

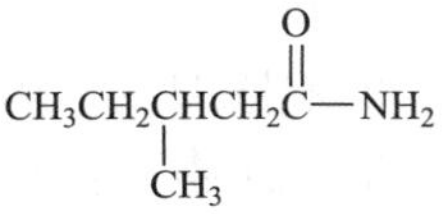

二、羧酸衍生物的物理性质

酰氯大多是具有强烈刺激性气味的无色液体或低熔点固体。其分子间不能形成氢键，所以酰氯的沸点比相应的羧酸低，酰氯对黏膜有刺激性。

低级酸酐是具有刺激气味的无色液体，高级酸酐为无色无味的固体，酸酐沸点比分子量相近的羧酸低，因分子间也无形成氢键的条件，酸酐难溶于水而溶于有机溶剂。

低级酯大多数是具有愉快香味的无色液体，高级酯为蜡状固体。许多水果的香气都是由酯引起的，如乙酸异戊酯有香蕉的气味，丁酸丁酯有菠萝的香味，正戊酸异戊酯有苹果的香味。所以许多酯可用作食品或化妆品中的香料。酯的沸点比相应的酸和醇低，因为酯分子之间不能形成氢键。酯难溶于水，易溶于乙醇、乙醚等有机溶剂，酯本身也是一种有机溶剂。

> **想一想**
>
> 乙酰胺的分子量较 N,N-二甲基甲酰胺小，但熔点和沸点均比后者高，为什么？

除甲酰胺外，大部分酰胺为白色结晶，由于分子间氢键的缔合作用，使它的沸点比相应的羧酸高，低级的酰胺溶于水，随着分子量的增加，在水中的溶解度减小。

三、羧酸衍生物的化学性质

羧酸衍生物的结构中含有相同的官能团酰基，表现出相似的化学反应，都可发生在酰基上的亲核取代反应，如与水、醇、氨（胺）等发生水解、醇解、氨解反应。羧酸衍生物中的羰基也能发生还原反应及与有机金属化合物发生加成等反应。有的羧酸衍生物还有一些特殊性质。

（一）亲核取代反应

羧酸衍生物的羰基碳上带部分正电荷，易受亲核试剂的进攻，而发生酰基上的亲核加成－消除反应，其反应机制如下：

$$R-\overset{\overset{\ddot{O}}{\|}}{\underset{L}{C}} \xrightleftharpoons{Nu^-} R-\overset{Nu}{\underset{L}{C}}-O^- \rightleftharpoons R-\overset{\overset{\ddot{O}}{\|}}{C}-Nu + L^-$$

$$Nu = H_2O,\ R'OH,\ NH_3,\ R'NH_2$$

$$L = —X, —O\overset{\overset{O}{\|}}{C}R'—NH_2(R), —OR'$$

反应速率受羧酸衍生物结构中的电子效应和空间效应的影响，因而与亲核加成和消除两步反应均有关系。第一步亲核加成，形成四面体的氧负离子中间体，如果羰基碳上所连的基团吸电子效应越强，且体积较小，则使中间体稳定，有利于加成，反应速率就快；反之不利于加成，反应速率就慢。—L基团吸电子效应强弱是—X＞—OCOR'＞—OR'＞—NH₂。第二步消除反应时，其反应速率与离去基团L^-的碱性强弱有关，碱性愈弱愈易离去。L离去的倾向越大，反应速率越快，L^-的碱性强弱顺序是$NH_2^- ＞ RO^- ＞ RCOO^- ＞ X^-$，所以，$L^-$的离去能力是$X^- ＞ RCOO^- ＞ RO^- ＞ NH_2^-$。因此，羧酸衍生物亲核取代反应的活性顺序为：

$$R-\overset{\overset{O}{\|}}{C}-X ＞ R-\overset{\overset{O}{\|}}{C}-O-\overset{\overset{O}{\|}}{C}-R' ＞ R-\overset{\overset{O}{\|}}{C}-OR' ＞ R-\overset{\overset{O}{\|}}{C}-NH_2$$

亲核取代反应总的结果是—L基团被羟基、烷氧基或氨（胺）基所取代，这称为羧酸衍生物的水解、醇解和氨解反应。

1. 水解反应 四种羧酸衍生物在化学性质上的一个主要共性是都能水解成相应的羧酸。

$$
\begin{aligned}
&R-\overset{\overset{O}{\|}}{C}-Cl \\
&R-\overset{\overset{O}{\|}}{C}-O-\overset{\overset{O}{\|}}{C}-R' \\
&R-\overset{\overset{O}{\|}}{C}-OR' \\
&R-\overset{\overset{O}{\|}}{C}-NH_2
\end{aligned}
+ H-OH \longrightarrow R-\overset{\overset{O}{\|}}{C}-OH +
\begin{cases}
HCl \\
R'-\overset{\overset{O}{\|}}{C}-OH \\
R'-OH \\
NH_3\uparrow
\end{cases}
$$

酯在酸催化下，水解反应是可逆的。在碱作用下，水解反应可以进行到底。例如：高级脂肪酸甘油酯用碱溶液水解，生成甘油与高级脂肪酸盐，如硬脂酸钠。它们是肥皂的主要成分，故酯的水解又称为皂化反应。

羧酸衍生物易水解，许多前体药物正利用了这一性质，但在使用和保存该类药物

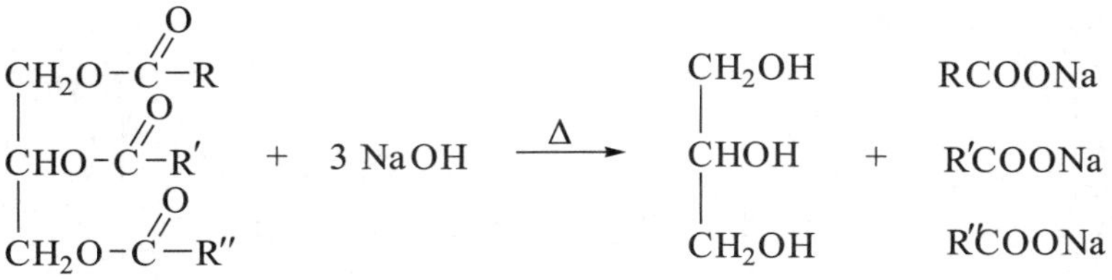

高级脂肪酸甘油酯   甘油   高级脂肪酸钠
（油脂）   （丙三醇）   （肥皂）

时应多加注意。例如：某些易水解的药物通常制成含水量控制在一定范围内的注射用制剂，临用时再加水配成注射液；酯类和酰胺类药物在一定 pH 范围内较稳定，配成水溶液时，必须控制溶液的 pH；羧酸衍生物类药物的注射用制剂在消毒灭菌时，应注意控制温度和时间等。

2. 醇解反应 酰氯、酸酐和酯都能与醇作用生成酯。

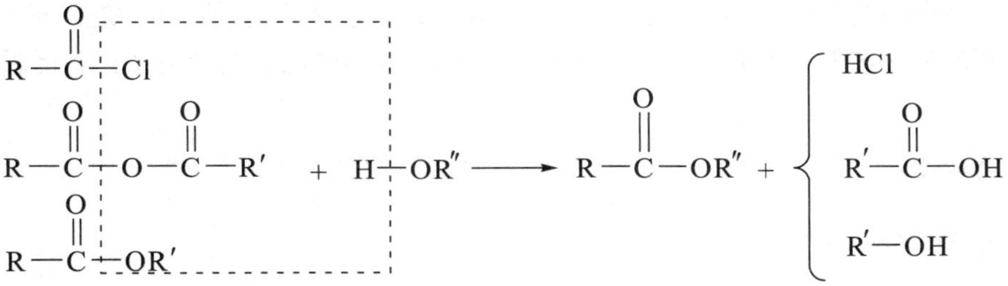

酰氯和酸酐很容易与醇反应生成相应的酯，这是制备酯的重要方法之一，尤其适合于利用其他方法难以合成的酯。例如，叔醇酯和酚酯都不能用羧酸与叔醇或酚直接反应来制备，但可用酰氯或酸酐与叔醇或酚反应制取。

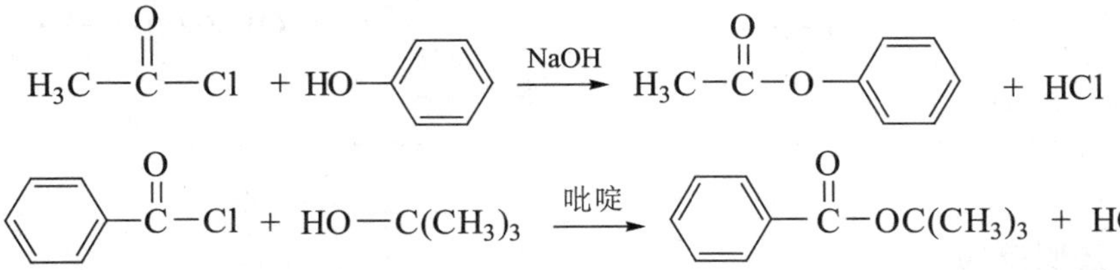

酯的醇解也叫酯交换反应。酯交换反应用于药物合成上，当合成一个结构复杂的酯时，如用直接酯化法有困难，即可先生成简单易得的酯，然后通过酯交换法转变成有药用价值的酯，例如，局部麻醉药普鲁卡因的合成。

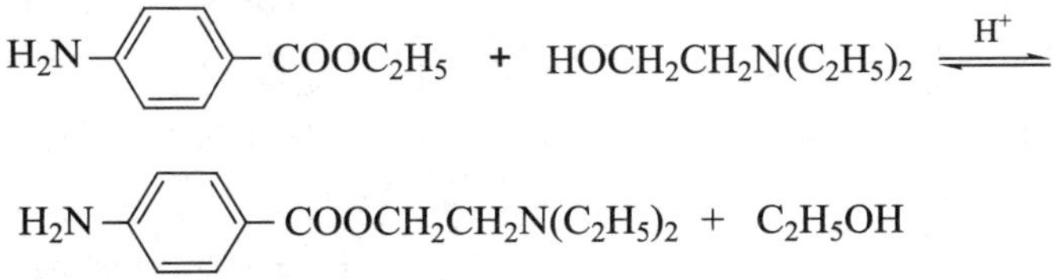

酯交换反应是可逆反应，因此，将交换下来的乙醇不断从反应系统中蒸出，则可抑制逆反应，使普鲁卡因产率提高。

3. 氨解反应 酰氯、酸酐和酯都能与氨作用，生成酰胺。由于氨或胺具有碱性，其亲核性比水强，因此羧酸衍生物的氨解反应比水解反应更容易进行。

$$
\left.\begin{array}{c}
\underset{\overset{\displaystyle O}{\parallel}}{R-C}-Cl \\[4pt]
\underset{\overset{\displaystyle O}{\parallel}}{R-C}-O-\underset{\overset{\displaystyle O}{\parallel}}{C}-R' \\[4pt]
\underset{\overset{\displaystyle O}{\parallel}}{R-C}-OR'
\end{array}\right\} + H-NH_2 \longrightarrow R-\underset{\overset{\displaystyle O}{\parallel}}{C}-NH_2 + \left\{\begin{array}{c} HCl \\[6pt] R'-\underset{\overset{\displaystyle O}{\parallel}}{C}-OH \\[6pt] R'-OH \end{array}\right.
$$

想一想

用化学反应式表示下列制备过程

(1) 由甲苯制取苯甲酰胺　　　　(2) 由丙醇制取丙酸丙酯

　　酰氯和酸酐与氨的反应都很剧烈，需要在冷却或稀释的条件下缓慢混合进行。酰胺的氨解反应是酰胺的交换反应，反应中所用胺的碱性应比置换者更强，并需过量。

练习

完成下列反应式

(1)　$H_3CH_2C\underset{\overset{\displaystyle O}{\parallel}}{C}-Cl + H_2O \longrightarrow$

(2)　苯$-CH_2\underset{\overset{\displaystyle O}{\parallel}}{C}-Cl + NH_3 \longrightarrow$

(3)　$\begin{array}{c} CH_3-\underset{\overset{\displaystyle O}{\parallel}}{C} \\ CH_3-\underset{\underset{\displaystyle O}{\parallel}}{C} \end{array}O + H_2O \longrightarrow$

(4)　$\begin{array}{c} CH_3-\underset{\overset{\displaystyle O}{\parallel}}{C} \\ CH_3-\underset{\underset{\displaystyle O}{\parallel}}{C} \end{array}O + CH_3CH_2OH \longrightarrow$

（二）还原反应

和羧酸类似，羧酸衍生物分子中的羰基也可被氢化锂铝还原。

$$
\left.\begin{array}{c}
\underset{\overset{\displaystyle O}{\parallel}}{R-C}-X \\[4pt]
\underset{\overset{\displaystyle O}{\parallel}}{R-C}-O-\underset{\overset{\displaystyle O}{\parallel}}{C}-R' \\[4pt]
\underset{\overset{\displaystyle O}{\parallel}}{R-C}-OR' \\[4pt]
\underset{\overset{\displaystyle O}{\parallel}}{R-C}-NH_2 \\[2pt]
(NHR',\ NR'_2)
\end{array}\right\} \xrightarrow{\ LiAlH_4\ } \left\{\begin{array}{l} RCH_2OH + HX \\[6pt] RCH_2OH + R'OH \\[6pt] RCH_2OH + R'OH \\[6pt] RCH_2NH_2 \\[2pt] (NHR',\ NR'_2) \end{array}\right.
$$

氢化锂铝还原酰卤、酸酐、酯生成伯醇，酰胺还原成胺。由于羧酸衍生物羰基相连的基团不同，通常发生还原反应由易到难的顺序为：酰氯＞酸酐＞酯＞羧酸。

（三）异羟肟酸铁盐反应

酸酐、酯、酰胺（氮上无取代基）都能与羟胺作用生成异羟肟酸盐，再与三氯化铁作用，即生成红色到紫色的异羟肟酸铁盐。

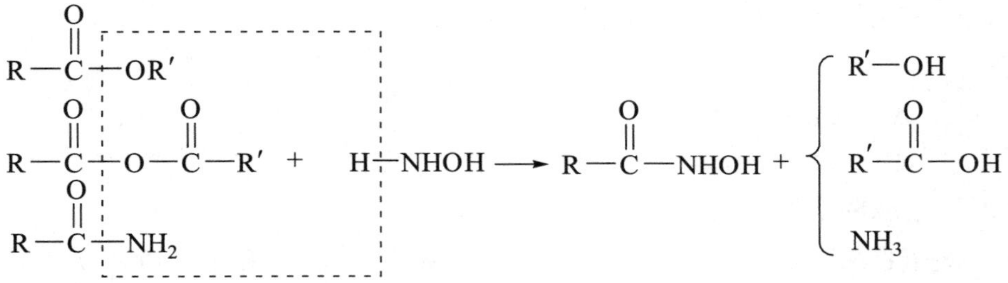

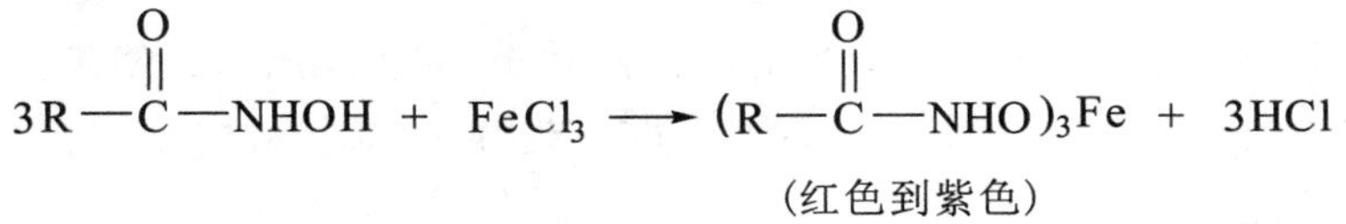

此反应可用于羧酸及其衍生物的鉴定，称为异羟肟酸铁试验，但羧酸和酰卤应先转变成酯后才能进行。酰胺较难反应，且只限氮上没有取代基的酰胺才能发生反应。

（四）与格氏试剂的反应

酰氯与格氏试剂作用，可制备酮。

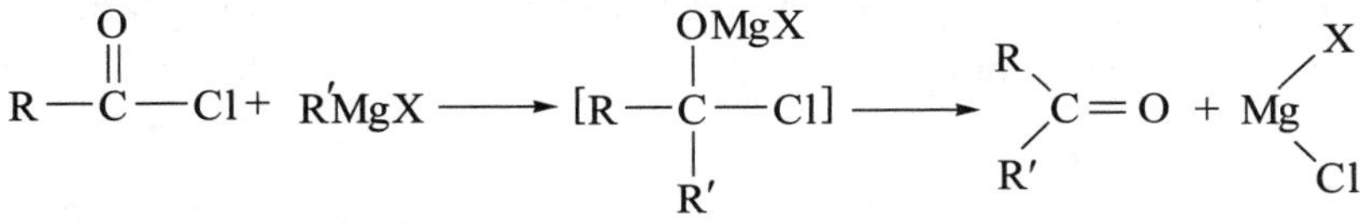

酯与格氏试剂作用，然后水解可生成叔醇：

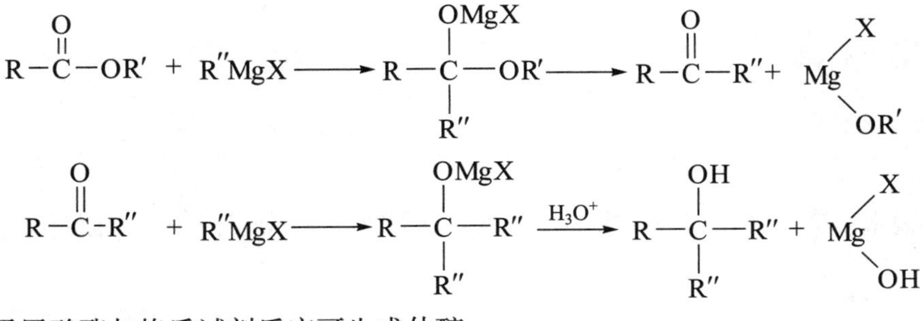

如果甲酸酯与格氏试剂反应可生成仲醇：

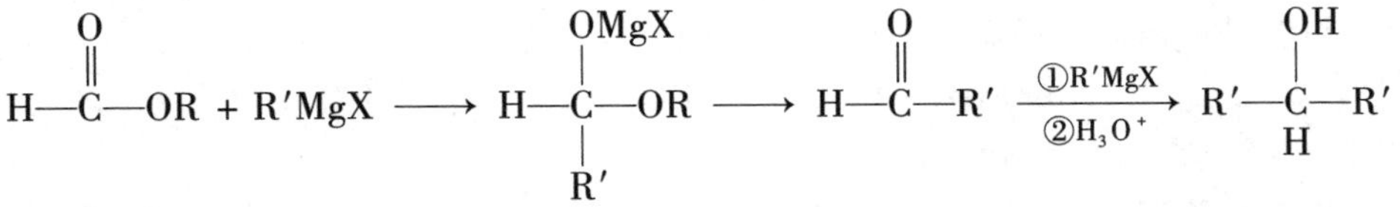

用格氏试剂和酯的反应可以制备不同结构的仲醇和叔醇。

练·习

完成下列反应式。

$$(1) \quad CH_3CH=CHCH_2\overset{\overset{\displaystyle O}{\|}}{C}OC_2H_5 \xrightarrow{Na + EtOH}$$

$$(2) \quad \langle\!\!\langle \rangle\!\!\rangle\!-COOC_2H_5 \xrightarrow[\text{②}H_3O^+]{\text{①}2CH_3MgCl}$$

$$(3) \quad CH_3CH_2MgCl + CH_3\overset{\overset{\displaystyle O}{\|}}{C}-Cl \longrightarrow$$

（五）酰胺的特性

1. 弱酸性和弱碱性 氨具有碱性是由于氮原子上的未共用电子对可以接受质子，而酰胺的碱性很弱，一般可认为是中性化合物，这是由于在酰胺分子中，氮原子的未共用电子对与羰基上的 π 电子形成 p−π 共轭。电子云向羰基方向转移，使氮上电子云密度降低，接受质子的能力减弱，因而酰胺的碱性减弱。同时氮氢键的极性有所增强，于是又表现微弱的酸性。

$$R-\overset{\overset{\displaystyle O}{\|}}{C}-\overset{\displaystyle \ddot{N}}{\underset{\displaystyle H}{\,}}\overset{\displaystyle H}{\,}$$

例如：$CH_3CONH_2 + HCl \longrightarrow CH_3CONH_2 \cdot HCl \downarrow$

如果酰胺分子中氮原子上两个氢原子同时被酰基取代，所得的化合物叫酰亚胺，不显碱性，而表现出明显的酸性。例如：

$$\langle\!\!\langle \rangle\!\!\rangle\!\overset{\overset{\displaystyle O}{\|}}{\underset{\overset{\displaystyle \|}{\displaystyle O}}{\,}}\ddot{N}-H + KOH \longrightarrow \langle\!\!\langle \rangle\!\!\rangle\!\overset{\overset{\displaystyle O}{\|}}{\underset{\overset{\displaystyle \|}{\displaystyle O}}{\,}}NK + H_2O$$

想一想

比较下列化合物的碱性并解释：苯甲酰胺、邻苯二甲酰亚胺、氨。

2. 脱水反应 酰胺与强脱水剂（如 P_2O_5）共热，则分子内脱水生成腈。

$$R-\overset{\overset{\displaystyle O}{\|}}{C}-N \xrightarrow[\triangle]{P_2O_5} RCN + H_2O$$

3. 与亚硝酸反应 酰胺与亚硝酸的作用，放出氮气。

$$RCONH_2 + HNO_2 \longrightarrow RCOOH + N_2\uparrow + H_2O$$

反应定量进行，可用于酰胺的鉴定。

4. 霍夫曼降解反应 氮上未取代的酰胺，在碱性溶液中与卤素（Cl_2 或 Br_2）作用，失去羰基而生成少一个碳原子的伯胺的反应，称为霍夫曼（Hofmann）降解反应，也称为霍夫曼重排。

$$R\overset{\overset{\displaystyle O}{\|}}{-C}-NH_2 + 4OH^- + Br_2 \longrightarrow RNH_2 + CO_3^{2-} + 2Br^- + 2H_2O$$

反应按下列机制进行：

$$R\overset{\overset{\displaystyle O}{\|}}{-C}-NH-H \xrightarrow[-H_2O]{OH^-} R\overset{\overset{\displaystyle O^-}{\|}}{-C}=NH \xrightarrow[-Br^-]{Br-Br} R\overset{\overset{\displaystyle O}{\|}}{-C}-\underset{Br}{N}\overset{H}{} \xrightarrow[-H_2O]{OH^-} R\overset{\overset{\displaystyle O}{\|}}{-C}-\overset{-}{N}-Br$$

$$\xrightarrow{-Br^-} R=N=C=O \xrightarrow{H_2O} RNH\overset{\overset{\displaystyle O}{\|}}{-C}-OH \longrightarrow RNH_2 + CO_2$$

霍夫曼降解反应操作简单易行，产率较高。该反应常用于由羧酸制备少一个碳原子的伯胺，也可用来制备氨基酸。例如：

$$CH_3(CH_2)_4\overset{\overset{\displaystyle O}{\|}}{-C}-NH_2 \xrightarrow[NaOH]{Br_2} CH_3(CH_2)_3CH_2NH_2 + NaCO_3 + NaBr + H_2O$$

练·习

写出下列反应完成的条件。

(1) $CH_3CH_2\overset{\overset{\displaystyle O}{\|}}{C}-NH_2 \xrightarrow{?} CH_3CH_2NH_2$ (2) $CH_3\overset{\overset{\displaystyle O}{\|}}{C}-NH_2 \xrightarrow{?} CH_3CN \xrightarrow{?} CH_3COOH$

知识拓展

霍夫曼，德国有机化学家，1818年4月8日生于吉森，起初在吉森大学学习法律和哲学，后转攻化学，是李比希的学生，1841年获得博士学位。后经李比希推荐，到英国皇家化学学院任教授，克鲁克斯和柏琴等都是他的学生。1851年他被选为英国皇家学会的会员。1864年回国后，先后担任波恩大学、柏林大学的教授。1868年他创立了德国化学学会，先后14次当选会长。他一生从事有机含氮化合物的研究。1850年，霍夫曼提出了各级胺的制法。1858年，霍夫曼用四氯化碳处理苯胺，得到碱性品红。1860年，霍夫曼用苯胺与碱性品红共热，得到苯胺蓝。以他的名字命名的重要反应有：霍夫曼重排、霍夫曼彻底甲基化、霍夫曼消除、霍夫曼－勒夫勒－弗赖伊塔格反应等。霍夫曼为英国和德国的染料工业做出了巨大的贡献。

四、重要的羧酸衍生物

1. 乙酰氯 乙酰氯（CH_3COCl）是一种在空气中发烟的无色液体，有窒息性的刺鼻气味，沸点52℃。乙酰氯能与乙醚、三氯甲烷、冰醋酸等混溶，其极易水解和醇解，生成乙酸或乙酸乙酯。乙酰氯是常用的乙酰化试剂。

2. 乙酸酐 乙酸酐（$[(CH_3CO)_2O]$）又名醋（酸）酐。具有刺激气味的无色液体，沸点 139.6℃，微溶于水，易溶于乙醚、苯等有机溶剂。乙酸酐是良好的溶剂，也用于制造醋酸纤维素、药物、染料、香料，也是重要的乙酰化试剂。

3. 乙酸乙酯 乙酸乙酯（$CH_3COOCH_2CH_3$）是无色透明的液体，具有令人愉快的香味。沸点 77℃，微溶于水，溶于乙醇、乙醚和三氯甲烷等有机溶剂。其可用作清漆、人造革、硝酸纤维素、塑料等的溶剂，也可用于染料、药物、香料等。

4. 对氨基苯磺酸及磺胺类药物 对氨基苯磺酰胺（$H_2N-\langle\text{苯环}\rangle-SO_2NH_2$）简称磺胺。是在青霉素问世之前使用最广泛的抗菌药，它对葡萄球菌及链球菌有抑制作用。由于对氨基苯磺酸的副作用较大，现主要供外用或作其他磺胺类药物的原料。

目前使用较多的有磺胺嘧啶、磺胺甲噁唑等。

磺胺嘧啶(SD)

磺胺甲噁唑(SMZ)

磺胺类药物具有抗菌谱广、性质稳定、口服吸收良好等优点，是一类治疗细菌性感染的重要药物。

5. 甲基丙烯酸甲酯 甲基丙烯酸甲酯（$CH_2=\overset{CH_3}{\underset{}{C}}-COOCH_3$）为无色液体，沸点 100℃，是制造聚甲基丙烯酸甲酯 – 有机玻璃的单体：

$$n CH_2=\overset{CH_3}{\underset{}{C}}-COOCH_3 \xrightarrow[90\sim100℃]{\text{偶氮二异丁腈}} \left[CH_2-\overset{CH_3}{\underset{COOCH_3}{C}}\right]_n$$

这种聚合物质硬而不易破碎，机械强度大，耐老化，且容易加工成型，光透性特别好，俗称有机玻璃，用作制造汽车和飞机挡风玻璃及口腔科材料、人工颅骨、肢体的人工关节、人工骨骼等。

6. 丙二酸二乙酯及其在有机合成中的应用 丙二酸二乙酯（$H_5C_2OOCCH_2COOC_2H_5$）为无色有香味的液体，沸点 199℃，微溶于水，易溶于乙醇、乙醚等有机溶剂。

（1）制法 丙二酸二乙酯可由一氯代醋酸来合成。合成的反应式如下：

$$ClCH_2COOH \xrightarrow[\text{NaOH}]{\text{NaCN}} NCCH_2COONa \xrightarrow[\text{H}_2\text{SO}_4]{\text{C}_2\text{H}_5\text{OH}} H_2C\overset{COOC_2H_5}{\underset{COOC_2H_5}{<}}$$

（2）丙二酸二乙酯在合成上的应用 丙二酸二乙酯分子中亚甲基上的氢原子受到相邻两个酯基的影响变得较活泼，因此在合成上有广泛的应用。

①与卤代烃作用制备一元羧酸

$$H_2C\begin{array}{l}COOC_2H_5\\COOC_2H_5\end{array} \xrightarrow{C_2H_5ONa} \left[HC\begin{array}{l}COOC_2H_5\\COOC_2H_5\end{array}\right]^- Na^+ \xrightarrow{RX} R-CH\begin{array}{l}COOC_2H_5\\COOC_2H_5\end{array}$$

$$\xrightarrow[H_2O]{NaOH} R-CH\begin{array}{l}COOH\\COOH\end{array} \xrightarrow[H^+,\Delta]{-CO_2} RCH_2COOH$$

亚甲基上的氢原子可以逐步取代，生成 $\begin{array}{l}R\\R'\end{array}CHCOOH$ 类型的酸。

$$R-CH\begin{array}{l}COOC_2H_5\\COOC_2H_5\end{array} \xrightarrow{C_2H_5ONa} \left[R-C\begin{array}{l}COOC_2H_5\\COOC_2H_5\end{array}\right]^- Na^+ \xrightarrow{R'X}$$

$$\begin{array}{l}R\\R'\end{array}CH\begin{array}{l}COOC_2H_5\\COOC_2H_5\end{array} \xrightarrow[H^+,\Delta]{-CO_2} \begin{array}{l}R\\R'\end{array}CHCOOH$$

②与二元卤代物作用制备环状化合物

$$H_2C\begin{array}{l}COOC_2H_5\\COOC_2H_5\end{array} \xrightarrow{C_2H_5ONa} \left[HC\begin{array}{l}COOC_2H_5\\COOC_2H_5\end{array}\right]^- Na^+ \xrightarrow[CH_2Br]{\overset{CH_2Br}{\overset{|}{CH_2}}} BrCH_2CH_2CH_2CH\begin{array}{l}COOC_2H_5\\COOC_2H_5\end{array}$$

$$\xrightarrow{C_2H_5ONa} \left[BrCH_2CH_2CH_2CH\begin{array}{l}COOC_2H_5\\COOC_2H_5\end{array}\right]^- Na^+ \xrightarrow{-NaBr} H_2C\begin{array}{l}C\,H_2\\\\C\,H_2\end{array}C\begin{array}{l}COOC_2H_5\\COOC_2H_5\end{array} \xrightarrow[H_2O]{NaOH}$$

$$H_2C\begin{array}{l}C\,H_2\\\\C\,H_2\end{array}C\begin{array}{l}COONa\\COONa\end{array} \xrightarrow[\Delta]{H^+} H_2C\begin{array}{l}C\,H_2\\\\C\,H_2\end{array}CH-COOH$$

③与卤代酸酯作用制备二元羧酸

$$H_2C\begin{array}{l}COOC_2H_5\\COOC_2H_5\end{array} \xrightarrow{C_2H_5ONa} \left[HC\begin{array}{l}COOC_2H_5\\COOC_2H_5\end{array}\right]^- Na^+ \xrightarrow{ClCH_2COOC_2H_5} \begin{array}{l}CH(COOC_2H_5)_2\\|\\CH_2COOC_2H_5\end{array}$$

$$\xrightarrow[H_2O]{NaOH} \begin{array}{l}CH(COONa)_2\\|\\CH_2COONa\end{array} \xrightarrow[\Delta]{H^+} \begin{array}{l}CH_2COOH\\|\\CH_2COOH\end{array}$$

本章总结

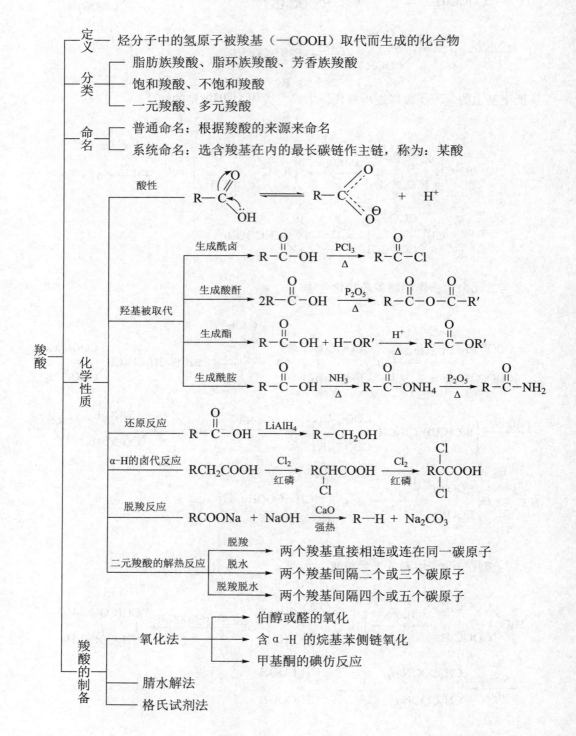

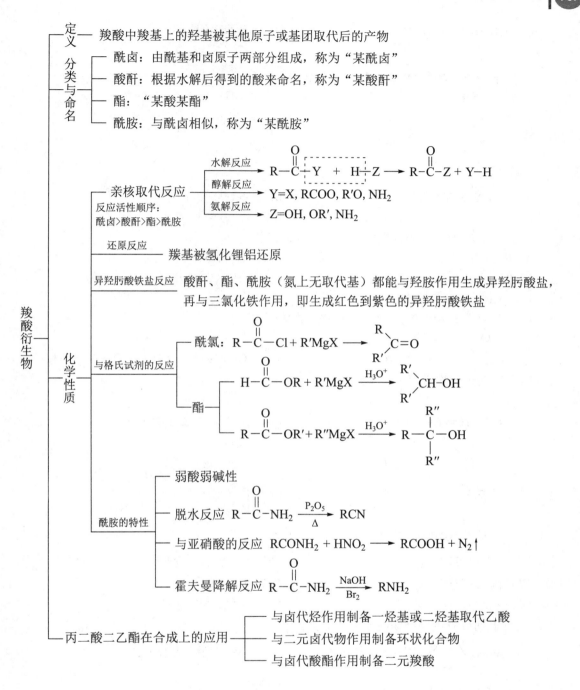

定义 —— 羧酸中羧基上的羟基被其他原子或基团取代后的产物

分类与命名
— 酰卤：由酰基和卤原子两部分组成，称为"某酰卤"
— 酸酐：根据水解后得到的酸来命名，称为"某酸酐"
— 酯："某酸某酯"
— 酰胺：与酰卤相似，称为"某酰胺"

羧酸衍生物

化学性质

亲核取代反应
反应活性顺序：
酰卤>酸酐>酯>酰胺

水解反应
醇解反应　Y=X, RCOO, R'O, NH_2
氨解反应　Z=OH, OR', NH_2

还原反应 —— 羰基被氢化锂铝还原

异羟肟酸铁盐反应　酸酐、酯、酰胺（氮上无取代基）都能与羟胺作用生成异羟肟酸盐，再与三氯化铁作用，即生成红色到紫色的异羟肟酸铁盐

与格氏试剂的反应
酰氯
酯

酰胺的特性
— 弱酸弱碱性
— 脱水反应 $R-C-NH_2 \xrightarrow[\Delta]{P_2O_5} RCN$
— 与亚硝酸的反应 $RCONH_2 + HNO_2 \longrightarrow RCOOH + N_2\uparrow$
— 霍夫曼降解反应 $R-C-NH_2 \xrightarrow[Br_2]{NaOH} RNH_2$

丙二酸二乙酯在合成上的应用
— 与卤代烃作用制备一烃基或二烃基取代乙酸
— 与二元卤代物作用制备环状化合物
— 与卤代酸酯作用制备二元羧酸

目标检测

1. 选择题

（1）下列化合物中酸性最强的是（　　　　）

A. $CH_3CH_2CH_2COOH$

B. $CH_3CH_2\underset{\underset{Cl}{|}}{C}HCOOH$

C. CH_3CHCH_2COOH D. $CH_2CH_2CH_2COOH$
    |Cl |Cl

（2）下列化合物的酸性强弱顺序正确的是（   ）

① 苯甲酸（COOH）   ② 对氨基苯甲酸（COOH, NH_2）   ③ 对甲基苯甲酸（COOH, CH_3）   ④ 苯酚（OH）

A. ①＞②＞③＞④   B. ②＞①＞③＞④
C. ③＞①＞②＞④   D. ④＞②＞①＞③

（3）下列酸中与乙醇发生酯化反应速度最慢的是（   ）

A. CH_3CH_2COOH B. $(CH_3)_2CHCOOH$
C. $HCOOH$ D. $(CH_3)_3CCOOH$
E. $(CH_3CH_2)_3CCOOH$

（4）下列化合物水解反应的速度最快的是（   ）

A. $CH_3\overset{O}{\underset{||}{C}}-Cl$ B. $CH_3\overset{O}{\underset{||}{C}}-NH_2$ C. $CH_3\overset{O}{\underset{||}{C}}-OC_2H_5$ D. $CH_3\overset{O}{\underset{||}{C}}-O-\overset{O}{\underset{||}{C}}-CH_3$

2. 命名下列化合物或写出结构式

（1）$CH_3CH=CHCOOH$

（2）苯基$\underset{CH_3}{\overset{|}{CH}}CH_2COOH$

（3）$CH_3CH_2-\overset{O}{\underset{||}{C}}-O-\overset{O}{\underset{||}{C}}-CH_3$

（4）苯$-\overset{O}{\underset{||}{C}}-N\overset{CH_3}{\underset{CH_3}{}}$

（5）$\underset{COOCH_2CH_3}{\overset{COOCH_2CH_3}{}}$

（6）N-溴丁二酰亚胺

（7）丙酸环己酯   （8）丁酰溴

（9）草酸   （10）邻苯二甲酸酐

3. 写出下列反应主要产物或反应所需条件

（1）O_2N-苯-$COOH$ $\xrightarrow{PCl_5}$ $\xrightarrow{(CH_3)_2CHCH_2CH_2OH}$

（2）$C_6H_5CH_2\underset{CH_3}{\overset{|}{CH}}COOH$ $\xrightarrow{SOCl_2}$ $\xrightarrow{NH_3}$ $\xrightarrow{Br_2/NaOH}$

（3）（十氢萘环）$COOCH_3$ $\xrightarrow[H_3O^+]{LiAlH_4}$

（4）O_2N-苯-$COOCH_3$ $\xrightarrow[H_3O^+]{苯MgBr}$

(5) $NC—CH_2CH_2—CN \xrightarrow[H_2O]{H^+} \xrightarrow{\Delta}$

(6) 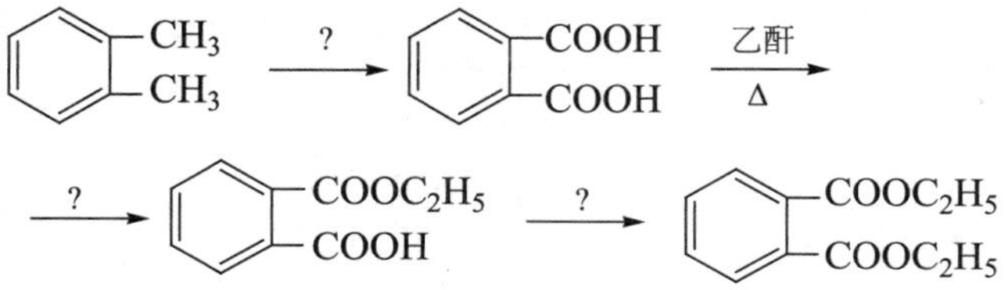

(7) $C_6H_5\overset{\overset{O}{\|}}{C}—NH_2 \xrightarrow[\Delta]{P_2O_5}$

4. 用化学方法鉴别下列各组化合物

(1) 甲酸、乙酸、乙酸乙酯　　(2) 乙酸、草酸、丙二酸

5. 由指定原料合成下列化合物

(1) 由乙醇合成丙酸乙酯　　(2) 由甲苯合成苄胺

(3) 由 $CH_2(COOC_2H_5)_2$ 制备 $CH_3(CH_2)_3COOH$（其他原料任选）

6. 有三种化合物的分子式均为 $C_3H_6O_2$，其 A 能与 $NaHCO_3$ 反应放出 CO_2，B 和 C 则不能。B 和 C 在 NaOH 溶液中加热均可发生水解，B 的水解溶液蒸馏出的液体能发生碘仿反应，而 C 则不能，试推测 A、B、C 的结构式。

7. 化合物 A 分子式为 $C_4H_{11}NO_2$，溶于水，不溶于乙醇，然后失水得 B，B 和 NaOH 水溶液煮沸，放出具有刺激性气味的气体，残余物酸化后得到酸性物质 C，C 与氢化锂铝作用后得到的物质再与浓 H_2SO_4 反应，得到烯烃 D（分子量 56），D 经臭氧氧化后还原水解，得到一个酮 E 和一个醛 F，试推测 A ~ F 的结构。

第八章 | 取代羧酸

    1. 掌握卤代酸、羟基酸、羰基酸的命名；醇酸酸性；乙酰水杨酸的制备及鉴别方法；β-酮酸的酸式和酮式分解；乙酰乙酸乙酯的酮式和烯醇式互变异构体及性质。

    2. 熟悉酚酸的酸性及脱羧反应；醇酸的脱水反应；α-酮酸的氧化；卤代酸的性质。

    3. 了解取代羧酸的制备方法及乙酰乙酸乙酯在有机合成中应用。

    羧酸分子中烃基上的氢原子被其他原子或原子团取代所生成的化合物称为取代羧酸（substituted carboxylic acid），简称取代酸。它们在有机合成及生物代谢中，都是十分重要的物质。根据取代基的种类，可分为卤代酸（halogeno acid）、羟基酸（hydroxy acid）、羰基酸（carbonyl acid）、氨基酸（amino acid）等。本章只讨论前三种，氨基酸将在第十二章中讨论。

    取代酸是具有两种或两种以上官能团的化合物。它们不仅具有羧基和取代基的一些典型性质，并且还有羧基与取代基彼此影响所表现的一些特殊性质。

第一节　卤代酸

    羧酸分子中烃基上的氢原子被卤素取代所生成的化合物叫卤代酸。其通式为：

$$\underset{\underset{X}{|}}{RCH}(CH_2)_nCOOH$$

一、卤代酸的命名

卤代酸以羧酸为母体，卤素原子为取代基来命名。例如：

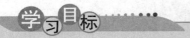

        邻氯苯甲酸   5-溴己-3-烯酸

二、卤代酸的化学性质

（一）酸性

卤素是吸电子基，羧酸烃基上的氢原子被卤素取代后，通过吸电子诱导效应（$-I$），使羧基中氢－氧键的极性增强，使氢原子易于解离，酸性增强。

$$X \longleftarrow CH_2 \longleftarrow \overset{\overset{\textstyle O}{\parallel}}{C} \longleftarrow O \longleftarrow H$$

在 $\underset{\overset{\textstyle |}{\underset{\textstyle Cl}{}}}{HOOCCHCH_2CH_2CH_2COOH}$ 中哪一个羧基的酸性更强？

（二）化学特性

卤代酸具有羧酸和卤代烃的一般通性，且羧酸和卤素相互影响，产生一些特性。如卤代酸在稀碱溶液中，卤素原子可发生亲核取代反应，也可发生消除反应，发生何种类型的反应，主要取决于卤原子与羧基的相对位置和产物的稳定性。

α－卤代酸中的卤原子受羧基的影响较活泼，因此 α－卤代酸水解生成 α－羟基酸。

$$\underset{\overset{\textstyle |}{\underset{\textstyle X}{}}}{RCHCOOH} + H_2O \xrightarrow[\triangle]{稀 NaOH} \underset{\overset{\textstyle |}{\underset{\textstyle OH}{}}}{RCHCOOH} + HCl$$

β－卤代酸在同样条件下发生消除反应，生成 α,β－不饱和酸。

$$\underset{\overline{\underset{\textstyle X\ H}{}}}{RCHCCOOH} \xrightarrow[\triangle]{稀 NaOH} RCH=CHCOOH$$

γ 或 δ－卤代酸在等量碱作用下生成五元或六元环内酯。

$$\underset{\overset{\textstyle |}{\underset{\textstyle X}{}}}{RCHCH_2CH_2COOH} \xrightarrow{Na_2CO_3/H_2O} \quad$$

三、卤代酸的制备

卤代酸主要靠人工合成。卤原子与羧基相对位置不同，可采用不同的反应制得。
饱和的 α－卤代酸可通过饱和一元羧酸与氯或溴在红磷或卤化磷等催化下制备。

$$\underset{\overset{\textstyle |}{\underset{\textstyle H}{}}}{RCHCOOH} + X_2 \xrightarrow{红磷} \underset{\overset{\textstyle |}{\underset{\textstyle X}{}}}{RCHCOOH} + HX$$

β－卤代酸由 α,β－不饱和酸与卤代氢共轭加成得到。

$$RCH=CHCOOH + HX \longrightarrow \underset{\overset{\textstyle |}{\underset{\textstyle X}{}}}{RCHCH_2COOH}$$

四、重要的卤代酸

1. 三氟乙酸 三氟乙酸（CF_3COOH）是具有强刺激性气味的无色液体。溶于水、乙醇和乙醚。

三氟乙酸是许多有机化合物的良好溶剂，与二硫化碳合用，可溶解蛋白质；也用于合成含氟化合物、杀虫剂和染料；是酯化反应和缩合反应的催化剂；羟基和氨基的保护剂，用于糖和多肽的合成。

2. 氯乙酸 氯乙酸（$ClCH_2COOH$）是无色或淡黄色结晶，有刺激性气味。易溶于水，溶于乙醇、乙醚、苯、三氯甲烷。易潮解，有强烈的腐蚀性。

氯乙酸在染料工业上用于生产靛蓝染料；在医药工业上用于合成咖啡因、巴比妥、肾上腺素、维生素 B_6 等；在农药工业上用于制造乐果、除草剂等。

3. 碘番酸 碘番酸（

$$\underset{\displaystyle I\underset{\displaystyle I}{\bigcirc}\underset{\displaystyle NH_2}{\overset{\displaystyle \overset{\displaystyle C_2H_5}{H_2C-CH-COOH}}{}}I}{}$$

）是白色或略带微红色粉末，无臭无味。不溶于水，可溶于乙醇。

碘番酸可制成胆囊造影剂。人体口服后经门静脉入血循环，部分由肝脏排出，再随同胆汁排入胆管及胆囊，在胆囊内被浓缩后在 X 射线下可显影，用以诊断胆囊疾病。

练·习

完成下列反应式

（1） $\underset{\displaystyle CH_3}{CH_3CHCH_2COOH} \xrightarrow[\text{红磷}]{Cl_2} \xrightarrow[\triangle]{\text{稀 NaOH}}$

（2） $\underset{\displaystyle Cl}{CH_2CH_2CH_2CH_2COOH} \xrightarrow[\triangle]{Na_2CO_3/H_2O}$

第二节 羟基酸

一、羟基酸的结构、分类和命名

分子中既含有羟基又含有羧基的化合物称为羟基酸，其通式为：$\underset{\displaystyle CH_3}{RCH}(CH_2)_nCOOH$。它分为醇酸和酚酸两类。羟基连在脂肪族烃基上的称为醇酸（alcoholic acid）；羟基连在芳环上的称为酚酸（phenolic acid）。

　　醇酸以羧酸为母体，把羟基作为取代基进行命名，主链碳原子既可以从羧基碳原子开始用阿拉伯数字编号，也可以从羧基相连的碳原子开始用 α、β、γ 等希腊字母编号。酚酸是以芳香酸为母体，羟基作为取代基进行命名。但许多羟基酸是天然产物，常按其来源采用俗名。

$$CH_3CHCOOH$$
$$\quad\quad |$$
$$\quad\quad OH$$

2 - 羟基丙酸
（α - 羟基丙酸
或乳酸）

$$HOOCCH_2CHCOOH$$
$$\quad\quad\quad\quad\quad |$$
$$\quad\quad\quad\quad\quad OH$$

2 - 羟基丁二酸
（α - 羟基丁二酸
或苹果酸）

$$COOH$$
$$\quad\quad\quad |$$
$$HOOCCH_2CCH_2COOH$$
$$\quad\quad\quad |$$
$$\quad\quad\quad OH$$

3-羟基-3-羧基戊二酸
[β-羟基-β-羧基戊二酸
或柠檬酸(枸橼酸)]

$$COOH$$
$$\quad\quad |$$
$$\quad\quad\quad\quad OH$$

2-羟基苯甲酸
（邻羟基苯甲酸
或水杨酸）

二、醇酸

　　醇酸具有醇和羧酸的一般性质，如醇羟基可以氧化、酯化；羧基可以成盐、成酯等。又由于羟基和羧基的相互影响而具有一些特殊的性质。

（一）酸性

　　在醇酸分子中，由于羟基的吸电子诱导效应（−I）沿着碳链传递到羧基上，而降低了羧基碳的电子云密度，使羧基中氢—氧键的电子云偏向于氧原子，促进了氢原子离解成 H^+。所以醇酸的酸性比相应的羧酸强。

　　诱导效应的影响随着羟基与羧基距离的增加而减弱，因此醇酸的酸性也随着减弱。例如：

$$CH_3CH_2COOH \quad\quad CH_3CHCOOH \quad\quad CH_2CH_2COOH$$
$$\quad\quad\quad\quad\quad\quad\quad\quad |\quad\quad\quad\quad\quad\quad |$$
$$\quad\quad\quad\quad\quad\quad\quad\quad OH\quad\quad\quad\quad\quad OH$$

pK_a 值　　　　4.88　　　　　3.86　　　　　　4.51

（二）特殊性质

　　醇酸易发生脱水、脱羧反应，产物取决于羟基与羧基的相对位置。

1. 脱水反应

　　（1）α - 醇酸生成交酯　α - 醇酸受热时，一分子 α - 醇酸的羟基与另一分子 α - 醇酸的羧基相互脱水，生成六元环状交酯。

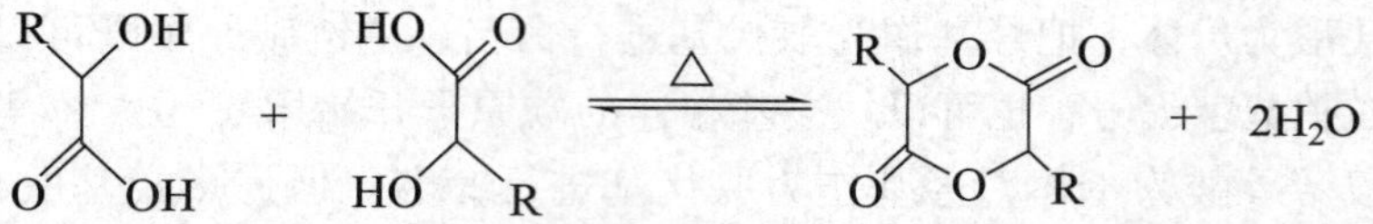

交酯与其他酯一样，与酸或碱的水溶液共热可水解生成原来的 α - 醇酸。

（2）β - 醇酸生成 α,β - 不饱和羧酸　　β - 羟基酸的 α 碳上的氢同时受羧基和羟基的影响而非常活泼，受热时与 β - 碳上的羟基脱去一分子水生成 α,β - 不饱和酸。

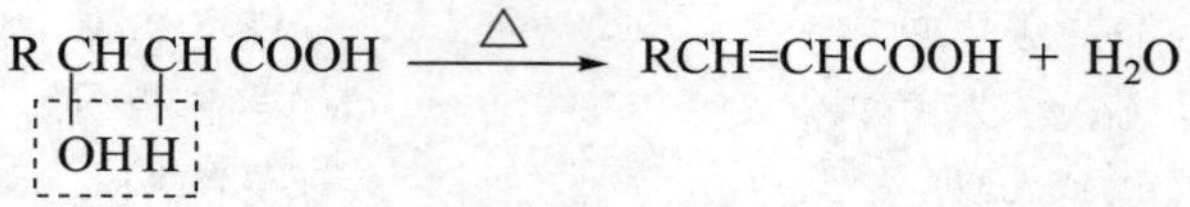

（3）γ - 和 δ - 醇酸生成内酯　　γ - 醇酸不稳定，室温时分子内的羟基和羧基就自动脱去一分子水，生成稳定的五元环的 γ - 内酯。

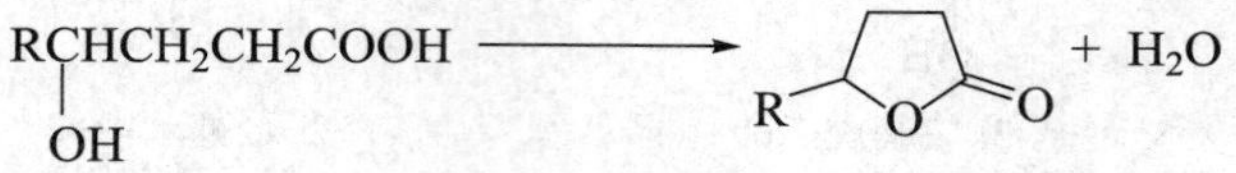

γ - 羟基酸在室温下可脱水，所以不易得到游离的 γ - 羟基酸。γ - 内酯是稳定的中性化合物，在碱性条件下可开环形成 γ - 羟基酸盐。δ - 羟基酸也能脱水生成六元环的 δ - 内酯，但反应比 γ - 羟基酸困难，需加热才能脱水生成 δ - 内酯。

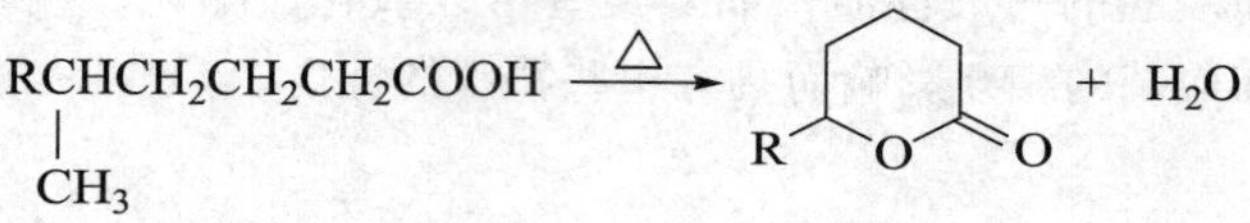

自然界许多有生理活性的中草药有效成分中，常含有 γ 和 δ - 内酯。例如

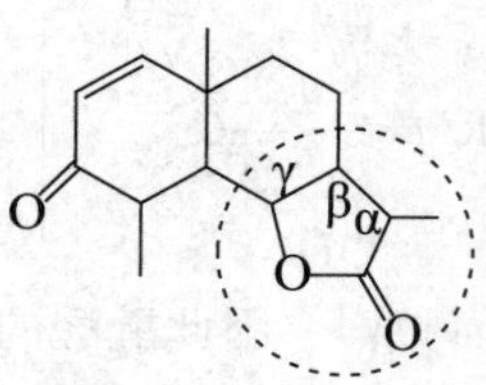

驱蛔药山道年 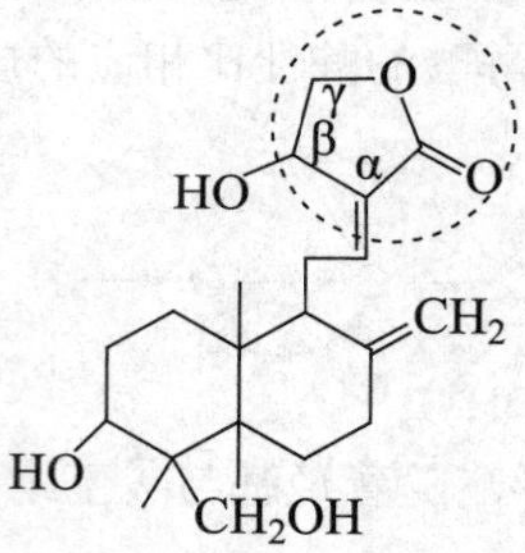　　　　　　　　抗菌消炎药穿心莲内酯

具有内酯结构的药物，常因水解开环而失效或减效。例如治疗青光眼的硝酸毛果芸香碱滴眼液，在 pH 4~5 最稳定，偏碱时，内酯环水解开环失效。

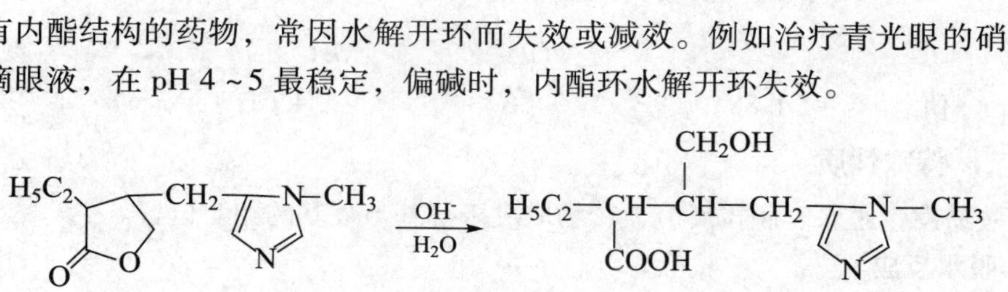

2. 脱羧反应　　α - 羟基酸与硫酸或酸性高锰酸钾溶液共热，则分解脱羧生成醛或酮。

$$\underset{(R')H}{\overset{R}{\underset{\mid}{C}}}\underset{OH}{\overset{COOH}{\mid}} \xrightarrow[\triangle]{H_2SO_4/H_2O} \underset{(R')H}{\overset{R}{\underset{\mid}{C}}} =O \ + \ HCOOH \ + \ H_2O$$

该反应常用于由高级羧酸经 α – 卤代酸制备少一个碳原子的高级醛。

$$RCH_2COOH \xrightarrow[P]{X_2} \underset{X}{\overset{\mid}{R-CH-COOH}} \xrightarrow[OH^-]{H_2O} \underset{OH}{\overset{\mid}{RCHCOOH}} \xrightarrow[\triangle]{H_2SO_4} RCHO + HCOOH$$

β – 羟基酸用碱性高锰酸钾溶液处理，则氧化生成 β – 酮酸后再脱羧生成甲基酮。

$$\underset{OH}{\overset{\mid}{RCHCH_2COOH}} \xrightarrow[\triangle]{KMnO_4/OH^-} \underset{O}{\overset{\parallel}{RCCH_2COOH}} \xrightarrow{\triangle} \underset{O}{\overset{\parallel}{RCHCH_3}} + CO_2$$

三、酚酸

酚酸具有酚和芳香酸的一般性质。如遇三氯化铁溶液显色，羟基和羧基分别成盐、成酯等。同时由于两种官能团的相互影响而具有一些特殊性质。

（一）酸性

在酚酸中，由于羟基与芳环之间既有吸电子诱导效应又有斥电子共轭效应，但因空间分布不同，所以几种酚酸异构体的酸性强弱有所不同。

| pK_a值 | 3.00 | 4.12 | 4.17 | 4.54 |

羟基处在羧基的邻位时，其氢原子能与羧基氧原子形成分子内氢键，降低了羧基中羟基氧原子的电子云密度，使氢原子更易解离，同时也使形成的羧酸负离子更加稳定，所以使邻羟基苯甲酸酸性比较强。

羟基处于羧基的间位时，羟基的斥电子共轭效应对羧基的影响不大，主要通过吸电子诱导效应起作用，但因距离较远作用也不大，因而酸性增强很小。

羟基处于羧基的对位时，主要是羟基的斥电子共轭效应大于其吸电子诱导效应，因而不利于羧基氢原子的解离，从而使酸性降低。

（二）脱羧反应

羟基处于邻位或对位的酚酸，对热不稳定，加热至熔点以上时，则脱去羧基生成相应的酚。

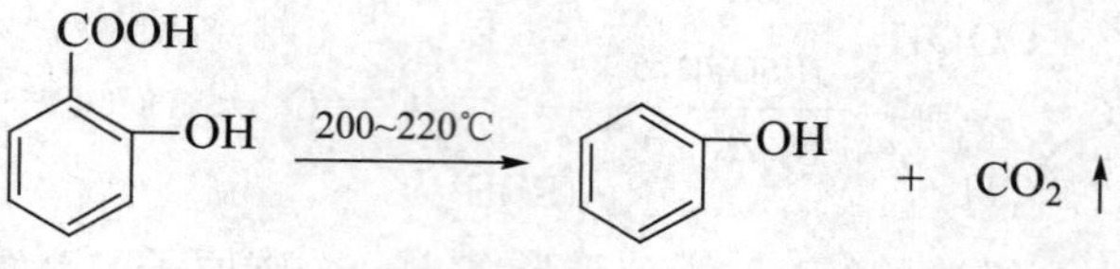

四、羟基酸的制备

（一）卤代酸的水解

α－卤代酸的卤原子由于受羧基影响而变得活泼，易水解生成相应的α－羟基酸。

$$R-\underset{\substack{|\\X}}{CH}-COOH \xrightarrow[\text{②}H_3O^+]{\text{①稀碱，}\triangle} R-\underset{\substack{|\\OH}}{CH}-COOH$$

例如：

$$CH_3CH_2COOH \xrightarrow[\text{红磷}]{Br_2} H_3C-\underset{\substack{|\\Br}}{CH}-COOH \xrightarrow[\text{②}H_3O^+]{\text{①}NaOH，\triangle} CH_3\underset{\substack{|\\OH}}{CH}COOH$$

β－卤代酸在碱溶液中易发生消除反应，脱去卤化氢得到α，β－不饱和酸。所以此法只适用于制备α－羟基酸。

（二）羟基腈水解

羟基腈水解是制备羟基酸常用的方法。醛、酮与氢氰酸作用生成α－羟基腈，α－羟基腈在酸性溶液中水解，可制得相应的羟基酸。

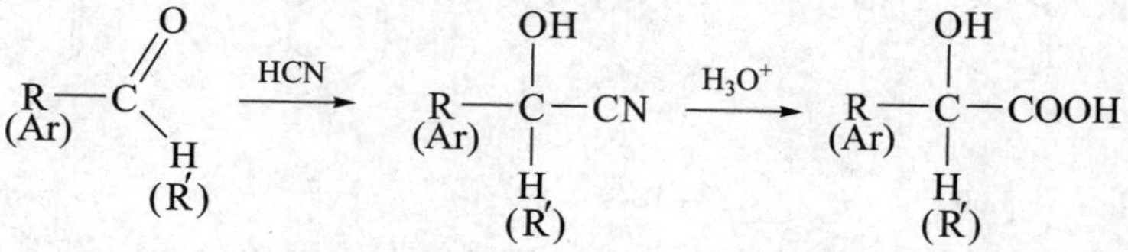

例如：

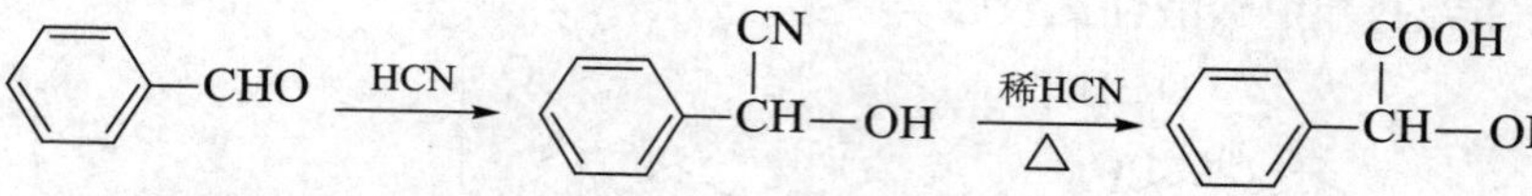

（三）雷福尔马茨基（Reformatsky）反应

在锌粉存在下，α－卤代酸酯与醛或酮反应得到β－羟基酸酯的反应，再经水解得到β－羟基酸。此反应叫作雷福尔马茨基（Reformatsky）反应。

$$BrCH_2COOC_2H_5 \xrightarrow[\text{乙醚}]{Zn} BrZnCH_2COOC_2H_5 \xrightarrow{RCHO} R\underset{\substack{|\\OZnBr}}{CH}CH_2COOC_2H_5$$

$$\xrightarrow{H_2O/H^+} R\underset{\substack{|\\OH}}{CH}CH_2COOC_2H_5 \xrightarrow{H_2O} R\underset{\substack{|\\OH}}{CH}CH_2COOCH$$

例如：

$$(CH_3)_2CHCH_2CHO + CH_3\underset{\underset{Br}{|}}{C}HCOOC_2H_5 \xrightarrow[\text{②}H_3O^+]{\text{①}Zn/乙醚} (CH_3)_2CHCH_2\underset{\underset{OHCH_3}{|}}{C}H\underset{}{C}HCOOC_2H_5$$

$$\xrightarrow{H_2O} (CH_3)_2CHCH_2\underset{\underset{OHCH_3}{|}}{C}HCHCOOC_2H_5$$

（四）柯尔贝－施密特（Kolbe－Schmitt）反应

酚钠与二氧化碳在高温高压下生成邻－羟基苯甲酸的反应叫柯尔贝－施密特（Kolbe－Schmitt）反应。它是工业上制取水杨酸的方法。

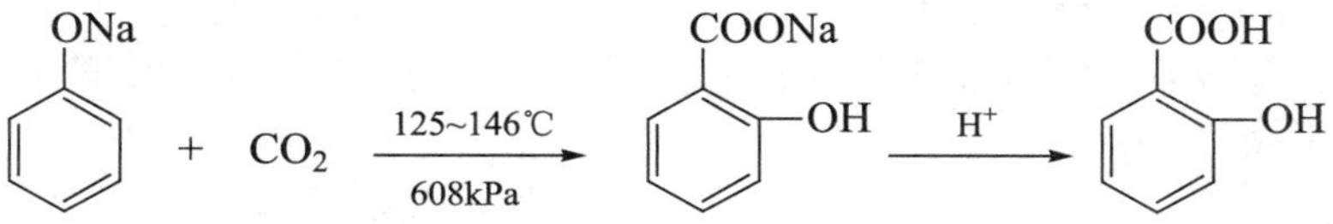

练·习

完成下列反应式

(1) $CH_3CH_2\underset{\underset{OH}{|}}{\overset{\overset{CH_3}{|}}{C}}CH_2COOH \xrightarrow{\triangle}$

(2) $CH_3\underset{\underset{OH}{|}}{C}HCOOH \xrightarrow{\triangle}$

(3) $CH_3\underset{\underset{OH}{|}}{C}HCH_2COOH \xrightarrow[\triangle]{KMnO_4/OH^-} \qquad\qquad \xrightarrow{\triangle}$

想一想

完成下列转变

(1) $CH_3CH_2CHO \longrightarrow CH_3CH_2\underset{\underset{OH}{|}}{C}HCOOH$

(2) $CH_2 = CHCH_3 \longrightarrow CH_3\underset{\underset{OH}{|}}{C}HCH_2COOH$

五、重要的羟基酸

（一）乳酸

乳酸（ $CH_3\underset{\underset{OH}{|}}{C}HCOOH$ ）最初来自酸牛奶，工业上用葡萄糖经乳酸杆菌发酵制得。

乳酸为无色或淡黄色糖浆状液体，熔点18℃，有很强的酸性和吸湿性，能溶于水、乙醇、甘油和乙醚，不溶于三氯甲烷和油脂。

医药上，乳酸钙是常见的补钙药物。乳酸可作消毒剂，在病房、手术室、实验室等场所采用乳酸蒸气消毒，可有效杀灭空气中的细菌。乳酸聚合得到聚乳酸，聚乳酸可以抽成丝，纺成线，这种线是良好的手术缝线，缝口愈合后不用拆线，能自动降解成乳酸，被人体吸收，无不良后果。此外，化学工业、食品及饮料工业中也大量使用乳酸。

（二）酒石酸

酒石酸（ $\begin{array}{c} HO-CH-COOH \\ | \\ HO-CH-COOH \end{array}$ ）常以游离或盐的形式广泛存在于各种植物和果实中，尤以葡萄中含量最多。酒石酸或其钾盐存在于葡萄汁内，当葡萄汁发酵时，以结晶形状析出，故名酒石酸。

酒石酸常用以配制饮料，酒石酸氢钾（ $\begin{array}{c} HO-CH-COOK \\ | \\ HO-CH-COOH \end{array}$ ）是配制发酵粉的原料。

酒石酸钾钠（ $\begin{array}{c} HO-CH-COOK \\ | \\ HO-CH-COONa \end{array}$ ）用来配制斐林试剂。

酒石酸锑钾（ $\begin{array}{c} HO-CH-COOK \\ | \\ HO-CH-COOSb \end{array}$ ）又叫吐酒石，有催吐作用，是医治血吸虫病的特效药。

（三）柠檬酸

柠檬酸（ $\begin{array}{c} OH \\ | \\ HOOCCH_2CCH_2COOH \\ | \\ COOH \end{array}$ ）又名枸橼酸，存在于柑橘、山楂、乌梅等果汁中，其中以柠檬含量最高，故称柠檬酸。

柠檬酸为无色结晶，含一分子结晶水，熔点100℃（无水柠檬酸的熔点为153℃），无臭，有强酸味，易溶于水和醇。常用作调味剂、清凉剂，用于配制汽水和酸性饮料，也是制药工业的重要原料，并在印染工业中作媒染剂。柠檬酸钠有防止血液凝固和利尿的作用，其镁盐是温和的泻药，柠檬酸铁铵用作补血剂，枸橼酸哌嗪是驱虫药。

（四）水杨酸

水杨酸（ 邻羟基苯甲酸结构式 ）在杨柳树皮中含量较多，所以又叫柳酸。水杨酸是白色晶体，熔点159℃，微溶于水，能溶于乙醇和乙醚。加热至79℃可升华。水杨酸中含有酚羟基，因此具有酚的通性，如容易氧化，遇三氯化铁显色。水杨酸与溴水作用，不仅发生取代反应，同时引起脱羧作用。水杨酸分子中含有羧基，因此还具有羧酸的性质。

水杨酸具有杀菌防腐、解热镇痛和抗风湿作用，常用作抗风湿病和因霉菌感染引起的皮肤病的外用药。因酸性较强，对食管和胃黏膜的刺激较大，不宜口服。其钠盐可作食品防腐剂和口腔清洁剂。

（五）乙酰水杨酸

乙酰水杨酸（）俗称"阿司匹林"，是用水杨酸为原料，经乙酰化后合成的产物。

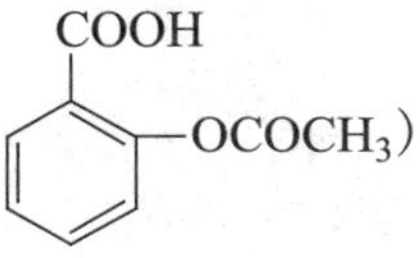

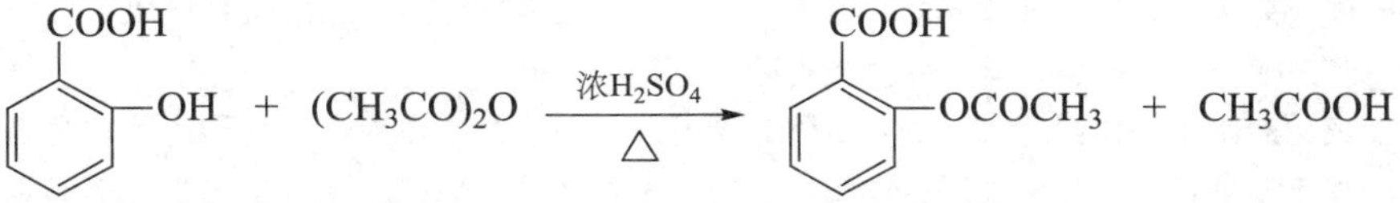

阿司匹林是白色晶体，熔点 135℃，无臭或微带酸味，难溶于水，易溶于乙醇、乙醚及三氯甲烷等有机溶剂。

阿司匹林在潮湿空气中可水解生成水杨酸和乙酸。

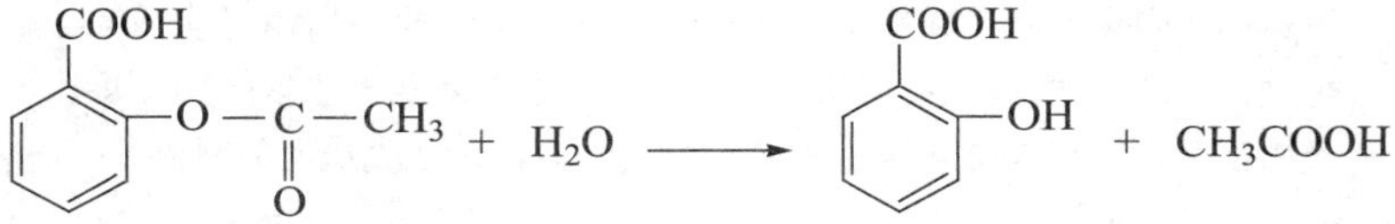

水解后生成的水杨酸遇 $FeCl_3$ 显紫色，药典上利用此法检查和鉴别乙酰水杨酸。阿司匹林具有解热、镇痛和抗风湿作用，是常用的解热镇痛药，现在还可用于防治冠状动脉和脑血管栓塞的形成，预防急性心肌梗死。

（六）没食子酸

没食子酸（）又称棓酸或五倍子酸，存在于茶、五倍子中，我国四川盛产五倍子，因此没食子酸来源很丰富。

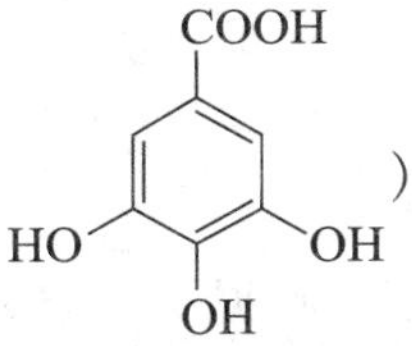

没食子酸为白色固体，熔点 253℃，能溶于水，加热至 220℃ 脱羧而生成没食子酚（即 1,2,3 – 苯三酚，又叫焦性没食子酸）

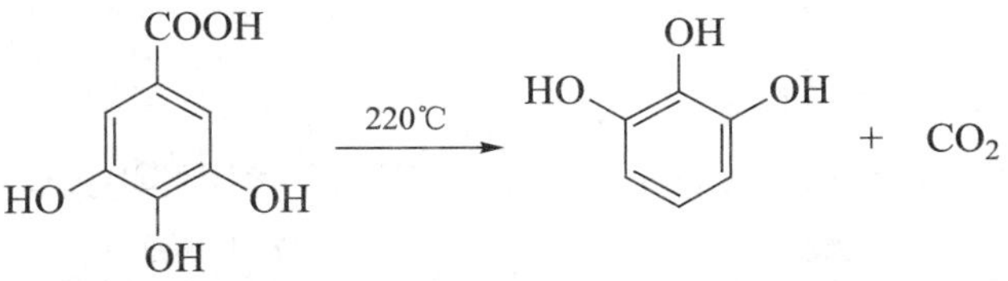

焦性没食子酸是较强的还原剂，可用作照相显影剂。在强碱溶液中可吸收大量氧气，常用作气体分析的吸氧剂。

没食子酸与葡萄糖结合生成的化合物叫鞣质（又称丹宁或鞣酸），是中草药中一类较重要的有效成分。鞣质用作局部止血药，用于皮肤溃疡、烫伤、褥疮、湿疹等，有时用作生物碱及重金属中毒的解毒剂。鞣质对胃黏膜有刺激作用，不宜内服，但可用其衍生物如鞣酸蛋白内服治疗腹泻和胃溃疡。

人与乳酸

对于人的身体来说，乳酸是疲劳物质之一，是身体在保持体温和机体运动而产生热量过程中产生的废弃物。我们身体生存所需要的能量大部分来自糖分。血液按照需要把葡萄糖送至各个器官燃烧，产生热量。这一过程中会产生水、二氧化碳和丙酮酸，丙酮酸和氢结合后生成乳酸。如果身体的能量代谢能正常进行，不会产生堆积，将被血液带至肝脏，进一步分解为水和二氧化碳，产生热量，疲劳就消除了。

如果运动过于剧烈或持久，或者身体分解乳酸所必需的维生素和矿物质不足，那么体内的乳酸来不及被处理，造成乳酸的堆积。乳酸过多将使呈弱碱性的体液呈酸性，影响细胞顺利吸收营养和氧气，削弱细胞的正常功能。堆积乳酸的肌肉会发生收缩，从而挤压血管，使得血流不畅，结果造成肌肉酸痛、发冷、头痛、头重感等。乳酸堆积在初期造成酸痛和倦怠，若长期置之不理，造成体质酸化，可能引起严重的疾病。

有些人用在假日睡懒觉来消除疲劳，这是无效的。用化学药品也只能求得一时的缓解，而且有副作用。正确的方法是用恰当的运动，尤其是舒展运动来放松肌肉，促进血液循环，选择均衡清淡的营养，尤其是富含维生素 B 族的食物，再加上高质量的睡眠，那将得到最好的效果。

第三节　羰基酸

一、羰基酸的结构、分类和命名

分子中既含有羰基又含有羧基的化合物称为羰基酸。根据所含的是醛基还是酮基，将其分为醛酸和酮酸。

命名羰基酸时选择含羰基和羧基的最长链为主链，称为某醛酸或某酮酸。酮酸须注明酮基的位次。

例如：

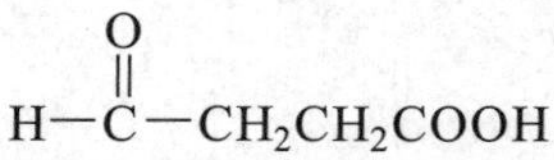

$$H-\overset{\overset{\displaystyle O}{\|}}{C}-CH_2CH_2COOH$$
丁醛酸

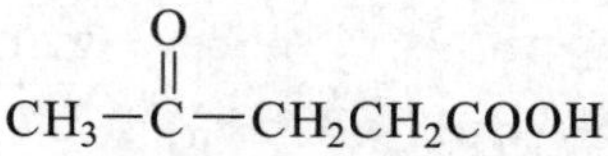

$$CH_3-\overset{\overset{\displaystyle O}{\|}}{C}-CH_2CH_2COOH$$
戊-4-酮酸
(4-氧亚基戊酸)

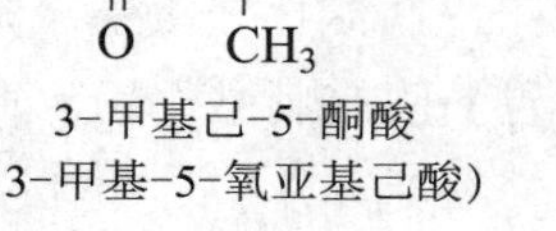

$$CH_3\overset{}{\underset{\underset{\displaystyle O}{\|}}{C}}CH_2\overset{}{\underset{\underset{\displaystyle CH_3}{|}}{C}}HCH_2COOH$$
3-甲基己-5-酮酸
(3-甲基-5-氧亚基己酸)

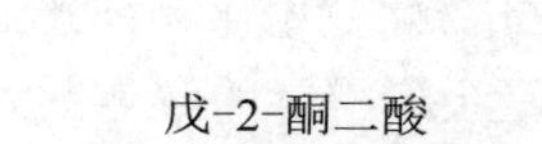

$$HOOC\overset{\overset{\displaystyle O}{\|}}{C}CH_2CH_2COOH$$
戊-2-酮二酸
(2-氧亚基戊二酸)

酮酸是氧代酸的一种。在生物体内，酮酸为糖、脂肪和蛋白质代谢的中间产物，这些中间产物可在酶的作用下，发生一系列化学反应，为生命活动提供物质基础。因此，酮酸是一类与医药密切相关的重要有机物。

二、酮酸的化学性质

酮酸具有酮和羧酸的一般性质，如与亚硫酸氢钠加成，与羟胺生成肟，成盐和酰化等。由于两种官能团的相互影响，α-酮酸和β-酮酸又有一些特殊的性质。

（一）α-酮酸的性质

1. 脱羧和脱羰反应 在α-酮酸分子中，羰基与羧基直接相连，由于羰基和羧基都是强吸电子基，使羰基碳和羧基碳原子之间的电子云密度降低，所以碳碳键容易断裂，在一定条件下，可发生脱羧和脱羰反应。

$$R-\overset{\overset{\text{O}}{\|}}{C}-COOH \xrightarrow[\triangle]{\text{稀}H_2SO_4} RCHO + CO_2\uparrow$$

$$R-\overset{\overset{\text{O}}{\|}}{C}-COOH \xrightarrow[\triangle]{\text{浓}H_2SO_4} RCOOH + CO\uparrow$$

生物体内的丙酮酸在缺氧情况下，发生脱羧反应生成乙醛，然后还原形成乙醇。水果开始腐烂或制作发酵饲料时，常常产生酒味就是这个原因。

2. 氨基化反应 α-酮酸与氨在催化剂作用下可生成α-氨基酸，称为α-酮酸的氨基化反应。

$$R-\overset{\overset{\text{O}}{\|}}{C}-COOH \xrightarrow{NH_3/Pt} R-\overset{\overset{\text{NH}}{\|}}{C}-COOH \xrightarrow{[H]} R-\overset{\overset{\text{NH}_2}{|}}{CH}-COOH$$

生物体内α-酮酸与α-氨基酸在转氨酶的作用下，可相互转换产生新的α-酮酸和α-氨基酸，该反应称为氨基转移反应。例如：

$$\begin{array}{c}COOH\\|\\C=O\\|\\(CH_2)_2COOH\end{array} + \begin{array}{c}COOH\\|\\H_2N-C-H\\|\\CH_3\end{array} \xrightarrow{\text{谷丙转氨酶}} \begin{array}{c}COOH\\|\\H_2N-C-H\\|\\(CH_2)_2COOH\end{array} + \begin{array}{c}COOH\\|\\C=O\\|\\CH_3\end{array}$$

α-酮戊二酸　　　　　　　　　　　　　谷氨酸

（二）β-酮酸的性质

在β-酮酸分子中，由于羰基和羧基的吸电子效应的影响，使α位的亚甲基碳原子上的电子云密度降低，因此亚甲基与相邻两个碳原子间的键容易断裂，在不同条件下，发生酮式分解和酸式分解。

1. 酮式分解 β-酮酸受热分解脱羧生成酮，该反应称为酮式分解。

$$R-\overset{\overset{\text{O}}{\|}}{C}-CH_2COOH \xrightarrow{\triangle} R-\overset{\overset{\text{O}}{\|}}{C}-CH_3 + CO_2\uparrow$$

2. 酸式分解 β-酮酸与浓碱共热时，α-碳原子和β-碳原子间的键发生断裂，生成两分子羧酸盐，此反应称为酸式分解。

$$R-\overset{O}{\overset{\|}{C}}-CH_2COOH \xrightarrow{40\%NaOH} RCOONa + CH_3COONa + H_2O$$

练·习

写出下列反应产物

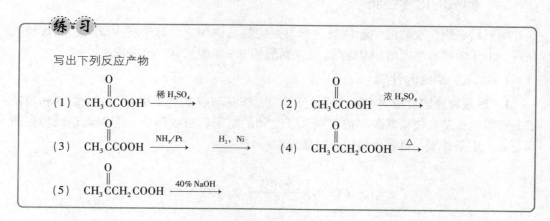

(1) $CH_3\overset{O}{\overset{\|}{C}}COOH \xrightarrow{\text{稀 }H_2SO_4}$

(2) $CH_3\overset{O}{\overset{\|}{C}}COOH \xrightarrow{\text{浓 }H_2SO_4}$

(3) $CH_3\overset{O}{\overset{\|}{C}}COOH \xrightarrow{NH_3/Pt} \xrightarrow{H_2, Ni}$

(4) $CH_3\overset{O}{\overset{\|}{C}}CH_2COOH \xrightarrow{\triangle}$

(5) $CH_3\overset{O}{\overset{\|}{C}}CH_2COOH \xrightarrow{40\%NaOH}$

三、乙酰乙酸乙酯

乙酰乙酸乙酯（ $CH_3\overset{O}{\overset{\|}{C}}CH_2COOC_2H_5$ ）为具有水果香味的无色液体，沸点180.8℃，微溶于水，溶于醇、醚。

（一）乙酰乙酸乙酯的制备

乙酰乙酸乙酯虽然是β-丁酮酸与乙醇的酯，但因β-丁酮酸受热易脱羧，所以不能用β-丁酮酸与乙醇直接酯化制得，而是用酯与酯之间在强碱作用下失去一分子醇生成β-酮酸酯的反应来制备，这种反应叫克莱森（Claisen）酯缩合反应。反应结果是一分子酯的α-H被另一分子酯的酰基取代。

$$CH_3-\overset{O}{\overset{\|}{C}}-OC_2H_5 + H-CH_2-\overset{O}{\overset{\|}{C}}-OC_2H_5 \xrightarrow[H_3O^+]{C_2H_5ONa} CH_3-\overset{O}{\overset{\|}{C}}-CH_2-\overset{O}{\overset{\|}{C}}-OC_2H_5 + C_2H_5OH$$

想一想

若都含有α-H的两个不同酯相互之间发生酯缩合反应，可得到几种产物？

（二）酮式-烯醇式互变异构现象

乙酰乙酸乙酯与羟胺、苯肼作用生成肟和苯腙，与饱和亚硫酸氢钠发生加成反应，与碘的氢氧化钠发生碘仿反应，显示了甲基酮的性质。另外它还能使溴的四氯化碳溶液褪色，与金属钠作用放出氢气，与三氯化铁作用呈紫红色，表现出烯醇的性质。这种现象的产生原因是乙酰乙酸乙酯通常是由酮式和烯醇式两种异构体共同组成的混合物，它们之间相互转化，并以一定的比例呈动态平衡。

$$
\overset{O}{\underset{\|}{CH_3-C}}-CH_2COOC_2H_5 \ \rightleftharpoons \ CH_3-\overset{OH}{\underset{\|}{C}}=CHCOOC_2H_5
$$

酮式（92.5%）　　　　　　　　烯醇式（7.5%）

练·习

试写出2,4 – 戊二酮的烯醇式结构。

像这样两种异构体之间所发生的相互转化的现象叫互变异构现象。具有这种关系的异构体叫互变异构体。

凡具有 $-\overset{H}{\underset{|}{C}}-\overset{O}{\underset{\|}{C}}-$ 结构单元的化合物，都有酮式和烯醇式两种互变异构体存在。

但烯醇式异构体的含量与整个分子的结构有关，一般来说，其比例将随着活泼氢酸性的增强，分子内氢键的形成和 $\pi-\pi$ 共轭体系的延伸而增加。此外，烯醇式异构体的含量还随着温度、溶剂和浓度的不同而不同。通常烯醇式异构体在极性溶剂中含量较低，在非极性溶剂中含量较高。

（三）乙酰乙酸乙酯的分解反应

1. 酮式分解　乙酰乙酸乙酯在稀碱溶液作用下，酯基发生水解生成 β – 酮酸盐，酸化后加热则脱羧生成酮，称为酮式分解。

$$
\overset{O}{\underset{\|}{CH_3-C}}-CH_2COOC_2H_5 \xrightarrow[\triangle]{5\%\,NaOH} \overset{O}{\underset{\|}{CH_3-C}}-CH_2COONa \xrightarrow[②\triangle]{①H_3O^+} \overset{O}{\underset{\|}{CH_3-C}}-CH_3 + CO_2\uparrow
$$

2. 酸式分解　乙酰乙酸乙酯与浓碱共热，不但酯基水解，而且 α 和 β 碳原子之间发生断裂，生成两分子乙酸盐，经酸化后得到两分子乙酸，称为酸式分解。

$$
\overset{O}{\underset{\|}{CH_3-C}}-CH_2COOC_2H_5 \xrightarrow[\triangle]{40\%\,NaOH} 2CH_3COONa + C_2H_5OH
$$

$$
\downarrow H_3O^+
$$

$$
2CH_3COOH
$$

（四）乙酰乙酸乙酯在合成中的应用

乙酰乙酸乙酯分子中亚甲基上的氢原子受到相邻的两个羰基影响，有明显的酸性，在醇钠的作用下可形成乙酰乙酸乙酯的钠盐，再与活泼卤代烃或酰卤作用，生成烷基或酰基取代的乙酰乙酸乙酯，然后通过酮式分解或酸式分解，可合成各种复杂结构的化合物。

1. 与卤代烷反应合成一元羧酸和甲基酮

$$CH_3-\overset{\overset{O}{\|}}{C}-CH_2COOC_2H_5 \xrightarrow{C_2H_5ONa} [CH_3-\overset{\overset{O}{\|}}{C}-CHCOOC_2H_5]^- Na^+ \xrightarrow{RX}$$

$$CH_3-\overset{\overset{O}{\|}}{C}-\underset{\underset{R}{|}}{CH}COOC_2H_5 \xrightarrow{C_2H_5ONa} [CH_3-\overset{\overset{O}{\|}}{C}-\underset{\underset{R}{|}}{C}COOC_2H_5]^- Na^+ \xrightarrow{R'X}$$

$$CH_3-\overset{\overset{O}{\|}}{C}-\overset{\overset{R'}{|}}{\underset{\underset{R}{|}}{C}}COOC_2H_5$$
稀NaOH △ → $CH_3-\overset{\overset{O}{\|}}{C}-\overset{}{\underset{\underset{R}{|}}{C}H}-R'$ 甲基酮

浓NaOH △ → $\overset{R}{\underset{R'}{>}}CH-\overset{\overset{O}{\|}}{C}-ONa \xrightarrow{H_3O^+} \overset{R}{\underset{R'}{>}}CH-\overset{\overset{O}{\|}}{C}-OH$ 一元羧酸

例如：由乙酰乙酸乙酯合成 3-甲基-2-戊酮。

3-甲基-2-戊酮： $CH_3-\overset{\overset{O}{\|}}{C}-\underset{\underset{CH_3}{|}}{CH}CH_2CH_3$ 均来自卤烷

其反应过程如下：

$$CH_3-\overset{\overset{O}{\|}}{C}-CH_2COOC_2H_5 \xrightarrow[②CH_3Br]{①C_2H_5ONa} CH_3-\overset{\overset{O}{\|}}{C}-\underset{\underset{CH_3}{|}}{CH}COOC_2H_5 \xrightarrow[②CH_3CH_2Br]{①C_2H_5ONa}$$

$$CH_3-\overset{\overset{O}{\|}}{C}-\overset{\overset{CH_2CH_3}{|}}{\underset{\underset{CH_3}{|}}{C}}COOC_2H_5 \xrightarrow[②H_3O^+]{①5\%NaOH} CH_3-\overset{\overset{O}{\|}}{C}-\underset{\underset{CH_3}{|}}{CH}-CH_2CH_3$$

2. 与酰卤反应合成 1,3-二酮和 β-羰基酸

$$CH_3-\overset{\overset{O}{\|}}{C}-CH_2COOC_2H_5 \xrightarrow{C_2H_5ONa} [CH_3-\overset{\overset{O}{\|}}{C}-CHCOOC_2H_5]^- Na^+ \xrightarrow{R-\overset{\overset{O}{\|}}{C}-X}$$

$$CH_3-\overset{\overset{O}{\|}}{C}-\overset{}{\underset{\underset{C=O}{|}}{\underset{\underset{R}{|}}{CH}}}COOC_2H_5$$
酮式分解 → $CH_3-\overset{\overset{O}{\|}}{C}-CH_2\overset{\overset{O}{\|}}{C}-R$ 1,3-二酮

酸式分解 → $R-\overset{\overset{O}{\|}}{C}-CH_2COOH$ β-羰基酸

例如：由乙酰乙酸乙酯合成 2,4-己二酮。

2,4-己二酮： $CH_3CH_2-\overset{\overset{O}{\|}}{C}-CH_2\overset{\overset{O}{\|}}{C}CH_3$ 来自酰卤

其反应过程如下：

$$CH_3-\overset{\overset{\displaystyle O}{\|}}{C}-CH_2COOC_2H_5 \xrightarrow{C_2H_5ONa} [CH_3-\overset{\overset{\displaystyle O}{\|}}{C}-CHCOOC_2H_5]^-Na^+$$

$$\xrightarrow{CH_3CH_2-\overset{\overset{\displaystyle O}{\|}}{C}-Br} CH_3-\overset{\overset{\displaystyle O}{\|}}{C}-\underset{\underset{\underset{CH_3}{|}}{\underset{CH_2}{|}}}{\overset{|}{C}\text{H}COOC_2H_5} \xrightarrow[\text{②}H_3O^+]{\text{①稀NaOH,}\Delta} CH_3-\overset{\overset{\displaystyle O}{\|}}{C}-CH_2\overset{\overset{\displaystyle O}{\|}}{C}CH_2CH_3$$

3. 与 α–卤代酮反应合成 1,4–二酮和 γ–羰基酸

$$CH_3-\overset{\overset{\displaystyle O}{\|}}{C}-CH_2COOC_2H_5 \xrightarrow{C_2H_5ONa} [CH_3-\overset{\overset{\displaystyle O}{\|}}{C}-CHCOOC_2H_5]^-Na^+ \xrightarrow{R-\overset{\overset{\displaystyle O}{\|}}{C}-CH_2X}$$

$$CH_3-\overset{\overset{\displaystyle O}{\|}}{C}-\underset{\underset{\underset{R}{|}}{\underset{C=O}{|}}}{\overset{|}{C}\text{H}COOC_2H_5}$$

酮式分解 → $CH_3-\overset{\overset{\displaystyle O}{\|}}{C}-CH_2CH_2-\overset{\overset{\displaystyle O}{\|}}{C}-R$ 1,4-二酮

酸式分解 → $R-\overset{\overset{\displaystyle O}{\|}}{C}-CH_2CH_2COOH$ γ-羰基酸

例如：由乙酰乙酸乙酯合成 4–戊酮酸：

4–戊酮酸： $CH_3-\overset{\overset{\displaystyle O}{\|}}{C}-CH_2CH_2COOH$

来自α-卤代酮

其反应过程如下：

$$CH_3-\overset{\overset{\displaystyle O}{\|}}{C}-CH_2COOC_2H_5 \xrightarrow{C_2H_5ONa} [CH_3-\overset{\overset{\displaystyle O}{\|}}{C}-CHCOOC_2H_5]^-Na^+$$

$$\xrightarrow{H_3C-\overset{\overset{\displaystyle O}{\|}}{C}-CH_2X} CH_3-\overset{\overset{\displaystyle O}{\|}}{C}-\underset{\underset{\underset{CH_3}{|}}{\underset{C=O}{|}}}{\overset{|}{C}\text{H}COOC_2H_5} \xrightarrow[\text{②}H_3O^+]{\text{①40\%NaOH,}\Delta} CH_3-\overset{\overset{\displaystyle O}{\|}}{C}-CH_2CH_2COOH$$

4. 与卤代酸酯反应合成二元羧酸和羰基酸

$$CH_3-\overset{\overset{\displaystyle O}{\|}}{C}-CH_2COOC_2H_5 \xrightarrow{C_2H_5ONa} [CH_3-\overset{\overset{\displaystyle O}{\|}}{C}-CHCOOC_2H_5]^- Na^+ \xrightarrow{X(CH_2)_n-\overset{\overset{\displaystyle O}{\|}}{C}-OC_2H_5}$$

$$CH_3-\overset{\overset{\displaystyle O}{\|}}{C}-\underset{\underset{\underset{\underset{OC_2H_5}{|}}{C=O}}{\overset{|}{(CH_2)_n}}}{CHCOOC_2H_5}$$

酮式分解 → $CH_3-\overset{\overset{\displaystyle O}{\|}}{C}-CH_2(CH_2)_nCOOH$ 羰基酸

酸式分解 → $H_2C-CH_2CH_2COOH$ ，$(CH_2)_n-COOH$ 二元羧酸

例如：由乙酰乙酸乙酯合成丁二酸：

丁二酸： HOOC — CH₂CH₂ — COOH

来自卤代酸酯

其反应过程如下：

$$CH_3-\overset{\overset{\displaystyle O}{\|}}{C}-CH_2COOC_2H_5 \xrightarrow{C_2H_5ONa} [CH_3-\overset{\overset{\displaystyle O}{\|}}{C}-CHCOOC_2H_5]^- Na^+$$

$$ClCH_2-\overset{\overset{\displaystyle O}{\|}}{C}-OC_2H_5 \longrightarrow CH_3-\overset{\overset{\displaystyle O}{\|}}{C}-\underset{\underset{\underset{OC_2H_5}{|}}{C=O}}{\overset{|}{CH_2}}{CHCOOC_2H_5} \xrightarrow[\textcircled{2}H_3O^+]{\textcircled{1}40\%NaOH,\Delta} \begin{array}{l} CH_2COOH \\ CH_2COOH \end{array}$$

乙酰乙酸乙酯在进行酸式分解时常伴有酮式分解，因而影响羧酸的产率。所以，一般用乙酰乙酸乙酯的方法制备酮，而制备羧酸常采用由丙二酸二乙酯制备。

四、重要的羰基酸

（一）乙醛酸

乙醛酸（HOOC—CHO）是最简单的醛酸，存在于未成熟的水果和动植物组织内，为无色糖浆状液体，易溶于水。在医药方面，乙醛酸可用作制备阿莫西林及头孢氨苄的原料，也可作制造治疗心血管疾病和高血压的药物。由乙醛酸制成的乙基香兰素，广泛应用于化妆品的调香剂和定香剂、日用化学品和食品的香精。

乙醛酸具有醛和羧酸的典型反应，也可进行康尼查罗反应。

$$2\begin{array}{l} CHO \\ | \\ COOH \end{array} \xrightarrow{\text{浓}NaOH} \begin{array}{l} CH_2OH \\ | \\ COONa \end{array} + \begin{array}{l} COONa \\ | \\ COONa \end{array}$$

（二）丙酮酸

丙酮酸（ $CH_3-\overset{\overset{O}{\|}}{C}-COOH$ ）是最简单的酮酸，具有无色有刺激性气味的液体，沸点 165℃，易溶于水、乙醇和乙醚。由于羰基的吸电子性，其酸性比丙酸强。

丙酮酸是人体内糖、脂肪、蛋白质代谢的中间产物，也是乳酸在人体内的氧化产物，丙酮酸和乳酸在体内酶的作用下可相互转化。

丙酮酸具有酮和羧酸的典型反应，还具有 α - 酮酸特有的性质。

（三）β - 丁酮酸

β - 丁酮酸（ $CH_3\overset{\overset{}{}}{\underset{\underset{O}{\|}}{C}}CH_2COOH$ ）又称乙酰乙酸，是最简单的 β - 酮酸，是无色黏稠液体，可与水和乙醇混溶。

β - 丁酮酸不稳定，可发生酮式分解和酸式分解。

$$CH_3-\overset{\overset{O}{\|}}{C}-CH_2COOH \xrightarrow{\triangle} CH_3-\overset{\overset{O}{\|}}{C}-CH_3 + CO_2\uparrow$$

$$CH_3-\overset{\overset{O}{\|}}{C}-CH_2COOH \xrightarrow[\triangle]{40\% \text{ NaOH}} 2CH_3COONa$$

β - 丁酮酸是人体内脂肪代谢的中间产物，在体内由于酶的作用能与 β - 羟基丁酸互变。

$$CH_3-\overset{\overset{O}{\|}}{C}-CH_2COOH \underset{[O]}{\overset{[H]}{\rightleftharpoons}} CH_3-\overset{\overset{OH}{|}}{CH}-CH_2COOH$$

知识拓展

酮血症

丙酮、β - 丁酮酸和 β - 羟基丁酸统称为酮体。它们是脂肪酸在人体内不能完全氧化成二氧化碳和水的中间产物。在代谢作用发生障碍时，就会出现酮体过多情况，称酮血症。健康人 100ml 血液中含酮体＜1mg，而糖尿病患者血浆中酮体含量可高达 300～400mg/100ml 以上。因此对糖尿病患者，除要检查尿液中的葡萄糖含量外，还需检查尿液中酮体的含量。血液中酮体含量过高，血液酸性增强，从而导致酸中毒，严重时引起患者昏迷和死亡。

本章总结

取代羧酸

- **分类** —— 卤代酸、羟基酸、羰基酸
- **命名** —— 命名时都是以羧酸为母体，把卤素、羟基、羰基看作取代基命名
- **化学性质**

  - **卤代酸**

    - α-卤代酸：$\underset{X}{RCHCOOH} \xrightarrow[\Delta]{稀NaOH} \underset{OH}{RCHCOOH}$

    - β-卤代酸：$\underset{X\ H}{RCHCCOOH} \xrightarrow[\Delta]{稀NaOH} RCH{=}CHCOOH$

    - γ-或δ-卤代酸：$\underset{X}{RCHCH_2CH_2COOH} \xrightarrow{Na_2CO_3/H_2O}$

  - **醇酸**

    - **脱水反应**

      - α-醇酸生成交酯： $+2H_2O$

      - β-醇酸生成 α,β-不饱和羧酸：$\underset{OH\ H}{RCHCHCOOH} \xrightarrow{\Delta} RCH{=}CHCOOH + H_2O$

      - γ-或δ-醇酸生成内酯：$\underset{OH}{RCHCH_2CH_2COOH} \xrightarrow{\Delta}$ $+H_2O$

    - **脱羧反应**

      - α-羟基酸： $\xrightarrow[\Delta]{H_2SO_4/H_2O}$ $+ HCOOH + H_2O$

      - β-羟基酸：$\underset{OH}{RCHCH_2COOH} \xrightarrow[\Delta]{KMnO_4/OH^-} \underset{O}{RCCH_2COOH} \xrightarrow{\Delta} \underset{O}{RCCH_3} + CO_2\uparrow$

  - **酚酸**

    - **受热脱羧**： $\xrightarrow{200\sim220℃}$ $+CO_2\uparrow$

  - **酮酸**

    - **α-酮酸**

      - **脱羧或脱羰反应**

        - $\underset{O}{R-C-COOH} \xrightarrow[\Delta]{稀H_2SO_4} RCHO + CO_2\uparrow$

        - $\underset{O}{R-C-COOH} \xrightarrow[\Delta]{浓H_2SO_4} RCOOH + CO\uparrow$

      - **氨基化反应** $\underset{O}{R-C-COOH} \xrightarrow{NH_3/Pt} \underset{NH}{R-C-COOH} \xrightarrow{[H]} \underset{H}{\overset{NH_2}{R-C-COOH}}$

    - **β-酮酸**

      - **酮式分解** $\underset{O}{R-C-CH_2COOH} \xrightarrow{\Delta} \underset{O}{R-C-CH_3} + CO_2\uparrow$

      - **酸式分解** $\underset{O}{R-C-CH_2COOH} \xrightarrow[\Delta]{40\%NaOH} RCOONa + CH_3COONa + H_2O$

- **乙酰乙酸乙酯在合成上的应用**

目标检测

1. 选择题

（1）丙酮酸①、乳酸②、丙酸③三者酸性强弱顺序为（ ）

A. ①②③　　　B. ③②①　　　C. ②①③　　　　D. ③①②

（2）下列化合物中加热能生成内酯的是（ ）

A. 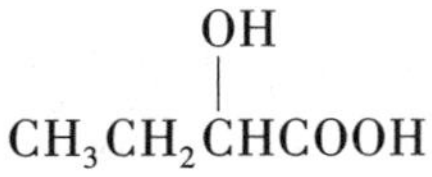 $\underset{\underset{OH}{|}}{CH_3CH_2CHCOOH}$

B. 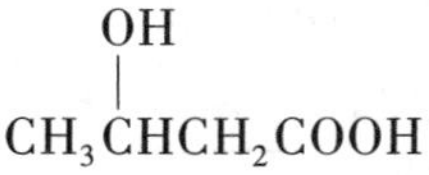 $\underset{\underset{OH}{|}}{CH_3CHCH_2COOH}$

C. 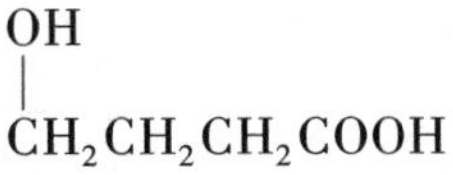 $\underset{\underset{OH}{|}}{CH_2CH_2CH_2COOH}$

D. 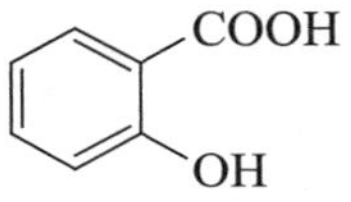 邻羟基苯甲酸（结构式：苯环上 COOH 与 OH 邻位）

（3）下列化合物中加热易脱羧生成酮的是（ ）

A. 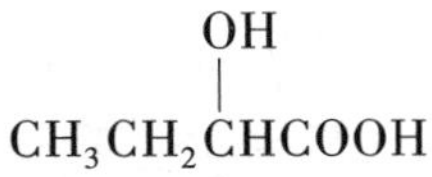 $\underset{\underset{OH}{|}}{CH_3CH_2CHCOOH}$

B. 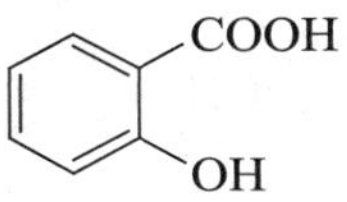 邻羟基苯甲酸（苯环上 COOH 与 OH 邻位）

C. 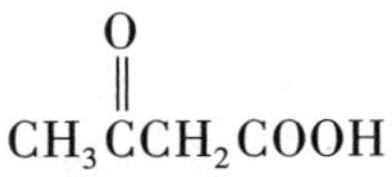 $\underset{\overset{O}{\|}}{CH_3CCH_2COOH}$

D. 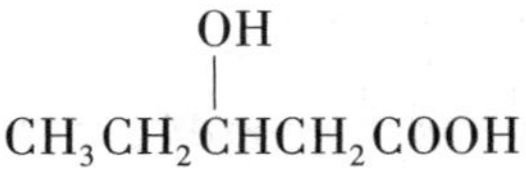 $\underset{\underset{OH}{|}}{CH_3CH_2CHCH_2COOH}$

（4）能用于鉴别乙酰水杨酸和水杨酸的试剂是（ ）

A. 盐酸　　　B. 三氯化铁　　　C. 碳酸氢钠　　　　D. 蓝色石蕊试纸

（5）不能用于鉴别乙酰乙酸乙酯的试剂是（ ）

A. 溴水　　　B. 三氯化铁　　　C. 2,4 – 二硝基苯肼　　D. 希夫试剂

2. 命名下列化合物或写出结构式

（1）$\underset{\underset{CH_3}{|}\ \ \ \ \underset{OH}{|}}{CH_3CHCH_2CHCOOH}$

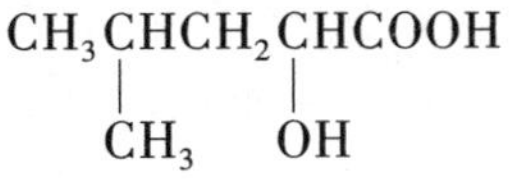

（2）2-甲基-5-羟基苯甲酸（苯环上 CH₃、COOH、OH）

（3）$\underset{\underset{O}{\|}}{CH_3CCH_2}\underset{\underset{CH_3}{|}}{CHCOOH}$

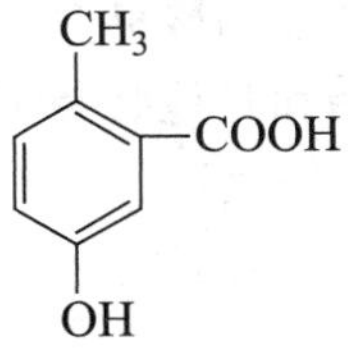

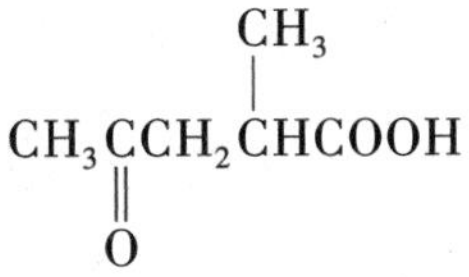

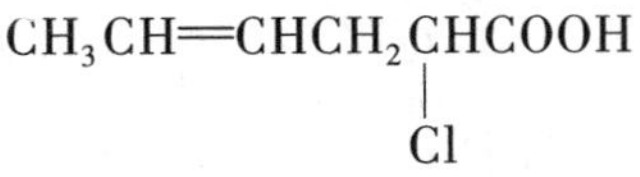

（4）$\underset{\underset{Cl}{|}}{CH_3CH=CHCH_2CHCOOH}$

（5）γ-丁内酯（结构式为五元环内酯）

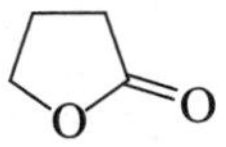

（6）丁醛酸

（7）酒石酸

（8）柠檬酸

（9）乳酸

（10）乙酰乙酸乙酯

（11）阿司匹林

（12）α – 甲基 – β – 戊酮酸

3. 写出下列反应的主要产物

(1) $CH_3CH_2\underset{\underset{OH}{|}}{C}HCOOH \longrightarrow$

(2) $CH_3CH_2\underset{\underset{OH}{|}}{C}HCH_2COOH \xrightarrow{\triangle}$

(3) $CH_3CH_2CH_2COCOOH \xrightarrow{\text{稀 } H_2SO_4}$

(4)
$$\underset{\overset{\displaystyle\bigcirc}{\underset{\text{OH}}{\overset{\text{COOH}}{}}}}{} \xrightarrow{\triangle}$$

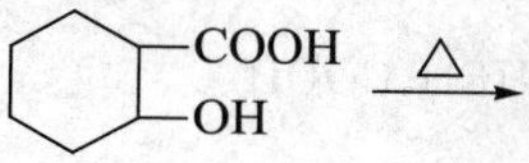

(5)
$$\xrightarrow[NaOH]{\triangle}$$

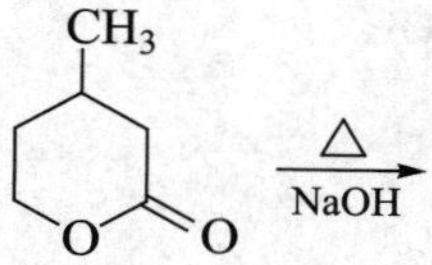

(6) $CH_3CH_2\overset{O}{\overset{\|}{C}}CH_2COOH \xrightarrow[\text{40\% NaOH}]{\triangle}$

(7) $CH_3CH_2COOH \xrightarrow[\text{红磷}]{Br_2} \xrightarrow[\triangle]{NaOH/H_2O}$

4. 用化学方法鉴别下列各组化合物
(1) 乙酰乙酸乙酯、乙酰乙酸、乙酸乙酯
(2) 苯甲酸、苯甲醇、水杨酸

5. 解释鉴别阿司匹林的方法并写出有关反应式
(1) 取本品适量加水煮沸，放冷后加入 $FeCl_3$ 试液化 1 滴即显紫色。
(2) 取本品适量加 Na_2CO_3 试液 10ml，煮沸，放冷，加过量的稀硫酸，即析出白色沉淀，并产生醋酸臭。

6. 用乙酰乙酸乙酯和其他必要试剂合成下列化合物

(1)
$$\underset{\overset{\displaystyle\bigcirc}{}}{}-CH_2\underset{\underset{CH_3}{|}}{C}H\overset{O}{\overset{\|}{C}}CH_3$$

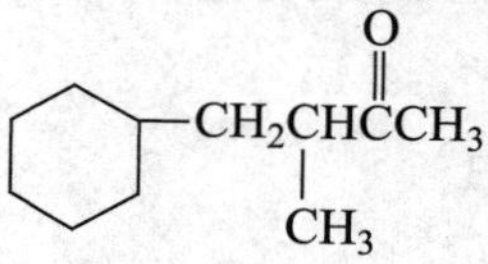

(2) $CH_3\overset{O}{\overset{\|}{C}}CH_2CH_2\overset{O}{\overset{\|}{C}}CH_3$

第九章 | 对映异构

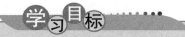

    1. 掌握物质的旋光性与其分子构型的关系；手性碳原子、对映异构体及外消旋体等基本概念；含有一个和两个手性碳原子化合物的旋光异构体 Fischer 投影式的书写及相互关系的确定；旋光异构体构型（D、L 或 R、S）的标记、命名及书写。

    2. 熟悉偏振光、旋光度、比旋光度、手性分子、非对映异构体和内消旋体等基本概念；旋光度与比旋光度的关系。

    3. 了解外消旋体拆分的一般方法；旋光异构体的性质差异与药理活性差异。

    有机化合物之所以数目众多的主要原因之一就是由于它们存在着多种同分异构现象。具有相同分子式而结构和性质不同的化合物叫作异构体，这种现象叫异构现象。异构现象可分为构造异构和立体异构两大类。构造异构是由于分子中原子互相连接的次序不同（也就是分子式相同而结构式不同）所产生的异构现象。如果分子中原子或原子团互相连接的次序相同，但在空间的排列方式却不相同，这样产生的异构现象叫作立体异构。构造异构和立体异构又可细分为若干种，如下所示。

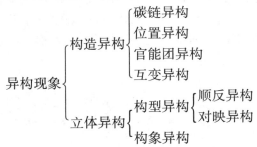

    本章只研究对映异构，也叫旋光异构，这是一种与物质的光学性质有关的立体异构现象。

一、偏振光与物质的旋光性

（一）偏振光

    光是一种电磁波，它是振动前进的，其振动方向垂直于光波前进的方向。通常我们看到的普通光或单色光可以在空间各个不同的平面上振动（图 9-1）。当一束普通光通过一个特制的尼可尔棱镜（Nicol Prism，由方解晶石加工制成）时，尼可尔棱镜好像一个栅栏，将部分平面内振动的光线挡住了，只有与棱镜的晶轴平行的平面上振动的光才可以通过棱镜。通过棱镜后的光线只在一个平面上振动，这种光称为平面偏振光，简称偏振光。

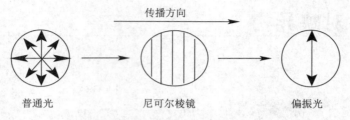

图 9 - 1　普通光和偏振光

（二）旋光性

　　将偏振光照射在另一尼可尔棱镜上，使两个棱镜的晶轴相互平行，则通过第一个棱镜的偏振光，仍能通过第二个棱镜。如果在它们中间放置一盛液管，当管内放的物质是蒸馏水或丙酸溶液时，在第二个棱镜后面可以观察到偏振光通过（图 9 - 2），像水、乙醇、丙酸等物质不能使偏振光的振动平面发生旋转，这些物质称为非旋光性物质。

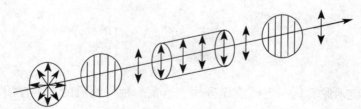

图 9 - 2　偏振光通过无旋光性物质

　　当管内放的物质是葡萄糖或乳酸溶液时，偏振光无法通过第二个棱镜，需要将其顺时针或逆时针旋转一定角度以后才能观察到偏振光通过（图 9 - 3）。像葡萄糖或乳酸，能使偏振光的振动平面旋转的性质称为旋光性，具有旋光性的物质称为旋光性物质或光学活性物质。凡是能使偏振光的振动平面向顺时针旋转的物质为右旋体，用 d 或（＋）表示；能使偏振光的振动平面向逆时针旋转的物质为左旋体，用 l 或（－）

表示。例如从肌肉运动产生的乳酸为右旋乳酸，表示为（＋）-乳酸，而从乳糖发酵得到的乳酸为左旋乳酸，表示为（－）-乳酸。偏振光的振动平面旋转的角度称为旋光度，用 α 表示。

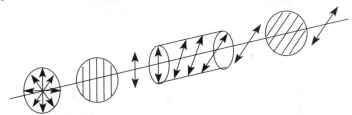

图 9 - 3　偏振光通过旋光性物质

二、旋光度、比旋光度及旋光仪

（一）旋光度、比旋光度

旋光度 α 的大小取决于该物质的分子结构，并与测定时溶液的浓度、盛液管的长度、测定温度、所用光源波长等因素有关。为了比较各种不同旋光性物质的旋光度的大小，一般用比旋光度 $[\alpha]$ 来表示。比旋光度与从旋光仪中读到的旋光度关系如下。

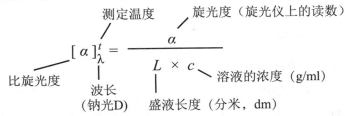

当物质溶液的浓度为 1g/ml，盛液管的长度为 1dm 时，所测物质的旋光度即为比旋光度。若所测物质为纯液体，计算比旋光度时，只要把公式中的 c 换成液体的密度 d 即可。

> **练·习**
>
> 在温度为 20℃，以钠光为光源，将浓度为 20g/L 的葡萄糖溶液放在 2dm 长的测定管中，测得旋光度为 +2.18°，试计算葡萄糖的比旋光度。

最常用的光源是钠光（D），$\lambda = 589.3$ nm，所测得的旋光度记为 $[\alpha]_D^t$。

所用溶剂不同也会影响物质的旋光度。因此在不用水为溶剂时，需注明溶剂的名称，例如，右旋的酒石酸在 5% 的乙醇中其比旋光度为 $[\alpha]_D^{20} = +3.79$（乙醇，5%）。

与物质的熔点、沸点等物理常数一样，在一定的条件下，某一具有旋光性物质的比旋光度也是一个常数，因此可以根据比旋光度计算被测物质溶液的浓度及纯度。

（二）旋光仪

测定化合物旋光度的仪器叫作旋光仪，旋光仪的构造如图 9 - 4 所示，主要是由一个光源、两个尼可尔棱镜（起偏镜和检偏镜）、一个盛液管和一个刻度盘组成。其测定原理是：单色光源射出的光线通过第一个固定的棱镜（也叫起偏镜）产生偏振光，再经过盛液管，盛液管中的旋光性物质使偏振光的振动平面向左或向右旋转了一定角度，然后通过第二个可以转动的棱镜（也叫检偏镜）时，只有旋转至相应的角度，偏振光才能到达我们的眼睛，目镜处视野才明亮，因此，检偏镜能用来测定旋光度的大小与方向，从旋光仪刻度盘上读出检偏镜旋转的角度，即为该物质的旋光度 α 的数值。

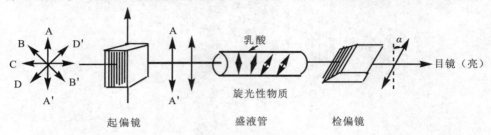

图 9－4　旋光仪的结构

　　用旋光仪测定某旋光物质的旋光度时，样品管长为 10cm，测得旋光度为 +30°，怎样验证它的旋光度是 +30°，而不是 +390°或 -330°呢？

三、分子的结构与旋光性的关系

（一）手性碳原子和手性分子

任何物体都可在平面镜里映出一个与该物体相对应的镜像，例如我们将自己的左手放在平面镜子前，镜子里看到的是右手，人的两只手，彼此互成这种镜子里外的实物与镜像关系，就称之为手性。乳酸分子中的 α－碳原子连有 4 个不同的原子或基团（—OH、—COOH、—CH$_3$、—H），这种与 4 个不相同的原子或基团相连的碳原子叫作手性碳原子，可用 "*" 标出，例如：

$$CH_3\overset{*}{C}HCOOH \qquad CH_3CH_2\overset{*}{C}HCH_3$$
$$\quad\ |\qquad\qquad\qquad\qquad\quad\ |$$
$$\quad OH \qquad\qquad\qquad\qquad OH$$

　　如何判断分子是否有手性？是否有手性碳的分子一定有手性？没有手性碳的分子一定没有手性？

乳酸中—COOH 的位置固定，则其余的—OH、—CH$_3$、—H 可以按两种不同的方式排列，也就是说，乳酸分子有两种立体结构，用球棒模型表示（图 9－5）。以其中一个为实物，则另一个为镜像，两者不能完全重叠，它们相互之间的关系犹如人的两只手，具有 "手性" 特点，这种分子称为手性分子。一般地，凡具有手性的分子就有旋光性。

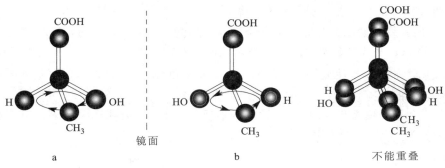

图 9-5 乳酸分子的立体结构模型

（二）分子的手性和对称因素

分子是否具有手性，与分子的对称性有关。研究表明，分子所以具有旋光性或手性，是由于它们没有某种对称因素，也就是说分子是不对称的。对称因素主要有以下几种：

1. 对称面（σ） 如果某分子能被一个平面分成互为实物和镜像的两部分，此平面就是该分子的对称面。具有对称面的分子无手性。例如单烯烃 C＝C 所连的原子共平面，这个平面就是分子的对称面（图9-6a）。同一个碳上连有两个相同原子或基团的化合物，也有一个对称面（图9-6b），无手性。

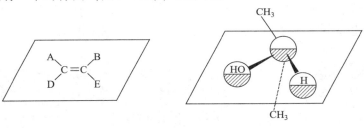

a. 单烯的对称面　　　　　b. 异丙醇的对称面

图 9-6 平面对称分子

2. 对称中心（i） 如果分子中有一个 P 点，从任何一个原子或基团向 P 点引连线并延长，在等距离处都遇到相同的原子或基团，则 P 点称为该分子的对称中心，具有对称中心的分子无手性，如图9-7所示。

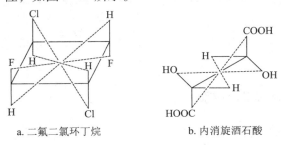

a.二氟二氯环丁烷　　　　　b.内消旋酒石酸

图 9-7 中心对称分子

3. 对称轴（C_n）　如果分子中有一条直线，以此直线为轴旋转 $360°/n$（$n=2$，3，4，……）后，得到的图形与原分子完全重合，此直线就是该分子的 n 重对称轴（C_n），如图9-8所示。苯为平面分子，除具有对称面和对称中心外，还有一个六重对称轴 C_6 和六个二重对称轴 C_2。旋光性酒石酸有一个二重对称轴，反-1,2-二甲基环丙烷也有一个二重对称轴。

如果一个分子只含有这种 C_n 对称轴，如反-1,2-二甲基环丙烷等，由于和它的镜像不能重叠，属于手性分子，有旋光性。

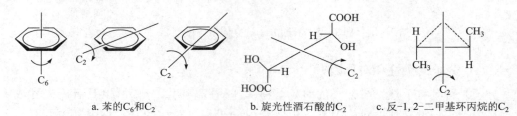

a. 苯的C_6和C_2　　　　b. 旋光性酒石酸的C_2　　c. 反-1,2-二甲基环丙烷的C_2

图9-8　有对称轴对称因素的几种分子

有对称面、对称中心分子均可与其镜像重叠，是非手性分子；反之，为手性分子。至于对称轴并不能作为分子是否具有手性的判据。因此既无对称面也没有对称中心的，一般可判定为是手性分子。而判断一个化合物是否有旋光性，则要看该化合物是否是手性分子。如果是手性分子，则该化合物一定有旋光性。如果是非手性分子，则没有旋光性。所以化合物分子的手性是产生旋光性的充分和必要的条件。

> ### 知识拓展
>
> #### 巨大的手性化合物市场
>
> 自 1992 年以来，手性药物的市场一直保持快速增长的态势。
>
> 1999 年，手性药物市场第一次超过 1000 亿美元，单一对映体药物销售额达到 1150 亿美元，比 1998 年增长 16%，占世界药品市场 3600 亿美元的 32%。
>
> 2005 年手性药物市场销售额 1720 亿美元，2010 年超过 2500 亿美元，以 8% 的速度增长。
>
> 在世界最畅销的前 100、300、500 种药物中，单一对映体药物已达到或超过 50%。
>
> 到 2005 年，全球上市的化学合成新药中，约有 60% 为单一对映体药物。

四、对映异构体及构型的标记

（一）构型的表示方法

对映体的构型可用立体结构（楔形式和透视式）和费歇尔（Fischer）投影式表示。

1. 立体结构式　楔形式，将分子模型中指向纸平面前方的两个原子或原子团用楔形键表示；指向纸面后方的两个原子或原子团用虚线表示。透视式，将分子模型中在纸面上的两个原子或原子团用实线表示，指向纸面前方的原子或原子团用楔形键表示，指向纸面后方的原子或原子团用虚线表示。例如：

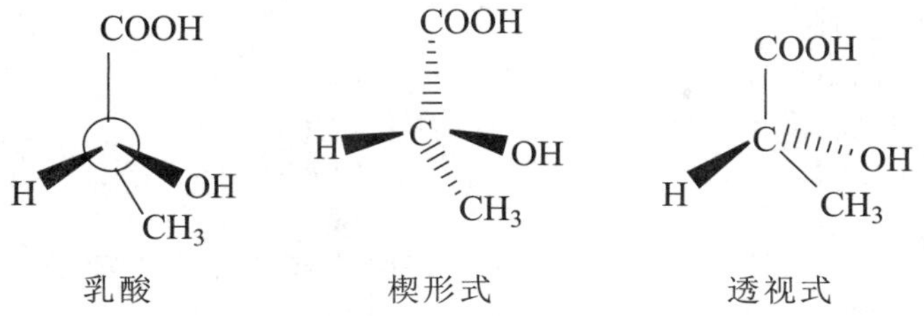

| 乳酸 | 楔形式 | 透视式 |

这种表示法优点是形象生动，一目了然，但其缺点是书写不方便。

2. 费歇尔（Fischer）投影式 为了便于书写和进行比较，对映体的构型常用 Fischer投影式表示。用"Fischer 投影式"表示就是把四面体构型按规定的投影方向投影在纸面上。费歇尔对投影式作了如下规定：以"＋"字交叉点代表手性碳原子，主链直立，编号最小的基团放在上端；竖向（垂直方向）连接伸向纸平面后方的 2 个原子或基团，横向（水平方向）连接处于纸平面前方的 2 个原子或基团。根据这个规定，乳酸对映体的费歇尔投影式如图 9-9 所示。

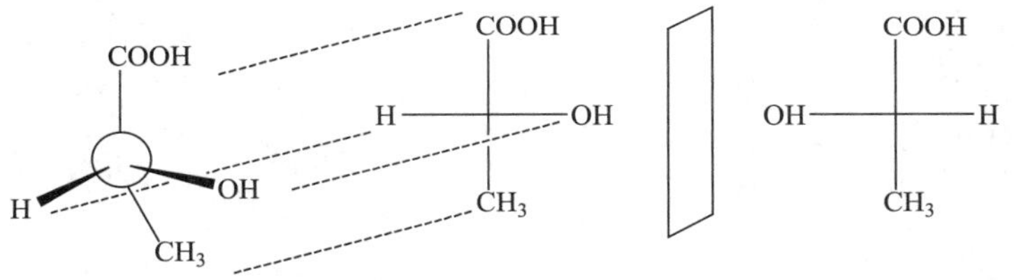

图 9-9 乳酸对映体的费歇尔投影式

Fischer 投影式不能离开纸平面翻转，否则就改变了 C^* 上原子或基团的空间指向（横上竖下）。构型改变，成为其对映体表示式。如：

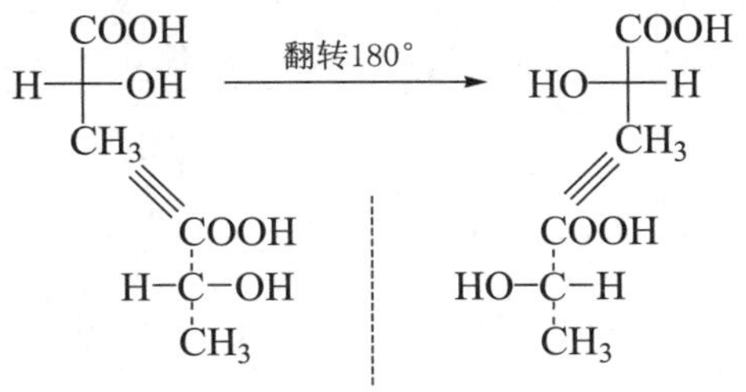

在用 Fischer 投影式表示手性分子时，要注意以下几点：

（1）Fischer 式可在纸平面上旋转 $n \times 180°$（$n = 1，2，3，\cdots$），C^* 上的原子或基团的空间指向不变，构型保持。但不能旋转 $90°$ 或其奇数倍，否则其构型改变，成为其对映体表达式。如：

$$
\begin{array}{c}
\text{COOH} \\
\text{H} \!-\!\!\!-\!\!\!- \text{OH} \\
\text{CH}_3
\end{array}
\xrightarrow{\text{旋转180°}}
\begin{array}{c}
\text{CH}_3 \\
\text{HO} \!-\!\!\!-\!\!\!- \text{H} \\
\text{COOH}
\end{array}
\quad \text{构型保持}
$$

$$
\begin{array}{c}
\text{COOH} \\
\text{H}-\overset{|}{\underset{|}{\text{C}}}-\text{OH} \\
\text{CH}_3
\end{array}
\equiv
\begin{array}{c}
\text{CH}_3 \\
\text{HO}-\overset{|}{\underset{|}{\text{C}}}-\text{H} \\
\text{COOH}
\end{array}
$$

$$
\begin{array}{c}
\text{COOH} \\
\text{H} \!-\!\!\!-\!\!\!- \text{OH} \\
\text{CH}_3
\end{array}
\xrightarrow{\text{旋转90°}}
\begin{array}{c}
\text{H} \\
\text{CH}_3 \!-\!\!\!-\!\!\!- \text{COOH} \\
\text{OH}
\end{array}
\quad \text{构型改变}
$$

$$
\begin{array}{c}
\text{COOH} \\
\text{H}-\overset{|}{\underset{|}{\text{C}}}-\text{OH} \\
\text{CH}_3
\end{array}
\Bigg|
\begin{array}{c}
\text{COOH} \\
\text{HO}-\overset{|}{\underset{|}{\text{C}}}-\text{H} \\
\text{CH}_3
\end{array}
\equiv
\begin{array}{c}
\text{H} \\
\text{CH}_3-\overset{|}{\underset{|}{\text{C}}}-\text{COOH} \\
\text{OH}
\end{array}
$$

（2）任意调换某一个 C* 上的两个基团奇数次，该 C* 的构型改变，成为其对映体表达式，而调换偶数次，该 C* 的构型不变，为原化合物。例如：

$$
\begin{array}{c}
\text{CH}_3 \\
\text{H} \!-\!\!\!-\!\!\!- \text{Cl} \\
\text{C}_2\text{H}_5
\end{array}
\xrightarrow{\text{调换一次}}
\begin{array}{c}
\text{Cl} \\
\text{H} \!-\!\!\!-\!\!\!- \text{CH}_3 \\
\text{C}_2\text{H}_5
\end{array}
\xrightarrow{\text{再调换一次}}
\begin{array}{c}
\text{Cl} \\
\text{H} \!-\!\!\!-\!\!\!- \text{C}_2\text{H}_5 \\
\text{CH}_3
\end{array}
$$

$$
\begin{array}{c}
\text{CH}_3 \\
\text{H}-\overset{|}{\underset{|}{\text{C}}}-\text{Cl} \\
\text{C}_2\text{H}_5
\end{array}
\Bigg|
\begin{array}{c}
\text{CH}_3 \\
\text{Cl}-\overset{|}{\underset{|}{\text{C}}}-\text{H} \\
\text{C}_2\text{H}_5
\end{array}
\equiv
\begin{array}{c}
\text{Cl} \\
\text{H}-\overset{|}{\underset{|}{\text{C}}}-\text{CH}_3 \\
\text{C}_2\text{H}_5
\end{array}
\qquad
\begin{array}{c}
\text{CH}_3 \\
\text{H}-\overset{|}{\underset{|}{\text{C}}}-\text{Cl} \\
\text{C}_2\text{H}_5
\end{array}
$$

（二）构型的命名方法

1. D、L 命名法　在研究旋光异构现象的早期，无法测定旋光异构体的真实构型。对映体的两种构型异构体虽都可以用 Fischer 投影式表示，但哪个代表左旋，哪个代表右旋，从 Fischer 投影式是看不出来的。为了确定旋光异构体的构型，1906 年，Rosanoff 选定右旋甘油醛为标准，并规定，羟基在手性碳原子右边的右旋甘油醛为 D 型，在左边的左旋甘油醛为 L 型。甘油醛的一对对映体构型标记如下：

$$
\begin{array}{c}
\text{CHO} \\
\text{H} \!-\!\!\!-\!\!\!- \text{OH} \\
\text{CH}_2\text{OH}
\end{array}
\Bigg|
\begin{array}{c}
\text{CHO} \\
\text{HO} \!-\!\!\!-\!\!\!- \text{H} \\
\text{CH}_2\text{OH}
\end{array}
$$

　　　D–(+)–甘油醛　　　　　　L–(–)–甘油醛

其他含手性碳的化合物的构型，可以通过与甘油醛相联系的方法来确定。由于光学活性化合物在发生化学反应时，只要手性碳上的化学键不断裂，分子的空间构型就不会发生变化，所以，通过不涉及手性碳上化学键断裂的化学反应，可以把许多光学活性异构体的构型与甘油醛联系起来，这种构型称为相对构型。例如：

$$
\begin{array}{c}
\text{COOH} \\
\text{H} \longmapsto \text{OH} \\
\text{CH}_2\text{OH}
\end{array}
\qquad
\begin{array}{c}
\text{COOH} \\
\text{H} \longmapsto \text{OH} \\
\text{CH}_2\text{NH}_2
\end{array}
\qquad
\begin{array}{c}
\text{COOH} \\
\text{H} \longmapsto \text{OH} \\
\text{CH}_3
\end{array}
$$

D－(－)－甘油酸　　　　　D－(＋)－异丝氨酸　　　　D－(－)－乳酸

"D"和"L"只表示构型，不表示旋光方向。命名时，若既要表示构型又要表示旋光方向，则旋光方向用"(＋)"和"(－)"分别表示右旋和左旋。如左旋乳酸的构型与右旋甘油醛（即 D－甘油醛）相同，所以左旋乳酸的名称为 D－(－)－乳酸，相应的，右旋乳酸就是 L－(＋)－乳酸。

D、L 标记法有一定的局限性。有些化合物不易与甘油醛关联，如 CHFClBr，因而难以用 D、L 标记。对于结构比较复杂的分子，如分子中含有多个手性碳原子的化合物像 2,3－二氯戊烷就不适用 D、L 命名法命名。目前，D、L 标记主要在糖、氨基酸类化合物中使用。

2. *R*、*S* 命名法　*R*、*S* 是一种绝对构型标记法，它是通过与手性碳原子相连的 4 个原子或基团的空间排列顺序，来标记对映异构体的构型。其方法为：①根据次序原则确定 4 个基团的优先顺序为：a > b > c > d（用 > 表示优于）；②把排列最后的原子或基团 d 放在离眼睛最远的位置，其余的在同一个平面上来观察，a→b→c 呈顺时针排列为 *R* 型（*R* 为拉丁文 Rectus 的词头，意为向右），逆时针排列则为 *S* 型（*S* 为拉丁文 Sinister，意为向左），如图 9－10 所示。

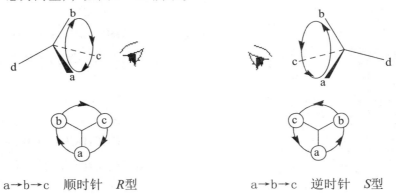

a→b→c　顺时针　*R*型　　　　　　a→b→c　逆时针　*S*型

图 9－10　*R*、*S* 构型的标记

例如乳酸的一对对映体用 *R*、*S* 进行标记。

按次序规则
—OH>—COOH>—CH₃>—H
↺ 逆时针排列 *S*构型

↻ 逆时针排列 *S*构型

当化合物的构型以 Fischer 投影式表示时，判断其构型的方法是：①当最小基团位于横线时，若其余三个基团由大→中→小为顺时针方向，则此投影式的构型为 *S*，反之为 *R*；②当最小基团位于竖线时，若其余三个基团由大→中→小为顺时针方向，则此投影式的构型为 *R*，反之为 *S*。例如：

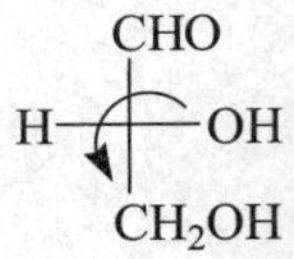

CHO
H—OH
CH₂OH

基团次序 OH>CHO>CH₂OH>H
最小基团（H）位于横线
R-构型

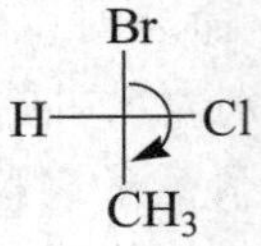

Br
H—Cl
CH₃

基团次序 Br>Cl>CH₃>H
最小基团（H）位于横线
S-构型

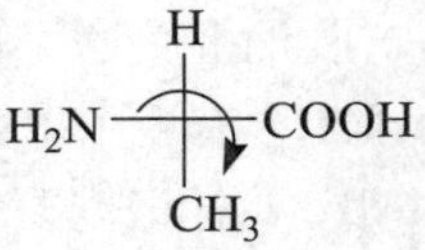

H
H₂N—COOH
CH₃

基团次序 NH₂>COOH>CH₃>H
最小基团（H）位于竖线
R-构型

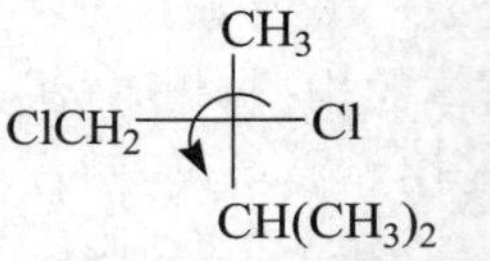

CH₃
ClCH₂—Cl
CH(CH₃)₂

基团次序 Cl>CH₂ClCH-CH₃>CH₃
最小基团（CH₃）位于竖线　　*S*-构型

含两个以上 C* 化合物的构型或投影式，C* 也可以用同样方法对每一个 C* 进行 R、S 标记，然后注明各标记的是哪一个手性碳原子。例如：

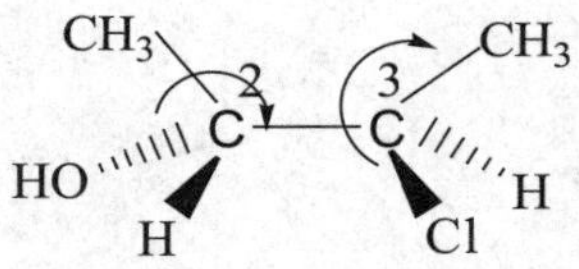

CH₃　　　　CH₃
HO⋯C²—C³⋯H
H　　Cl

基团次序　C₂*　OH > $\overset{Cl}{\underset{}{CHCH_3}}$ > CH₃ >H

C₃*　Cl > $\underset{OH}{CHCH_3}$ > CH₃ >H

(2*R*,3*R*)3-氯-2-丁醇

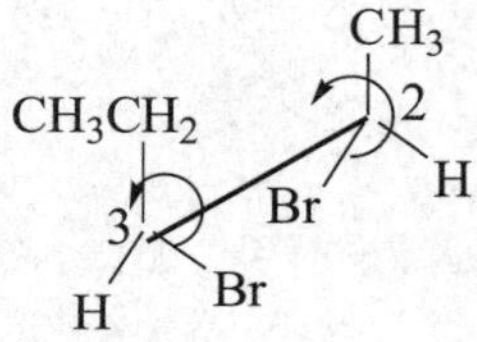

CH₃
CH₃CH₂—C²—H
³—Br
H　Br

基团次序　C₂*　Br > CHCH₂CH₃ > CH₃ > H

C₃*　Br > $\underset{Br}{CHCH_3}$ > CH₃ > H

(2*S*,3*S*) 2, 3-二溴戊烷

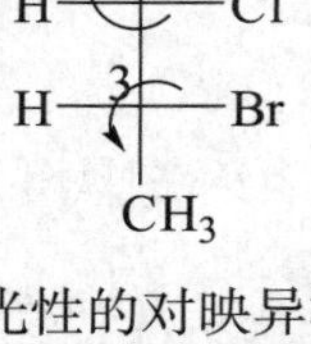

CH₃
H—²—Cl
H—³—Br
CH₃

基团次序　C₂*　Cl > $\overset{Br}{\underset{}{CHCH_3}}$ > CH₃ >H

C₃*　Br > $\underset{Cl}{CHCH_3}$ > CH₃ > H

(2*S*,3*R*) 2-氯-3-溴丁烷

不同旋光性的对映异构体虽然可用 D、L 或 R、S 来表示，但必须注意：①D、L 命名法和 R、S 命名法是两种不同的构型标示体系，它们之间没有必然的联系，手性分子的 D、L 构型和 R、S 构型无对应关系。如 D-甘油醛为 R 构型，而 D-2-溴甘油醛却为 S 构型。②化合物的构型表示的是手性碳原子上基团的空间排列方式，旋光方向是旋光性物质的物理性质，它们之间也同样没有必然的联系。一个 D 型（或 R 型）的化

合物既可以是右旋的，也可以是左旋的，如 D – (+) – 葡萄糖和 D – (–) – 果糖。

知识拓展

　　R、S 构型系统命名法是由 R、S、Cahn（伦敦化学会），c. k. Ingold（伦敦大学学院）和 V. Prelog（苏黎世，瑞士联邦工学院）于 1950 年提出，1970 年被国际纯粹和应用化学协会（IUPAC）所采用的。

　　普雷洛根（Prelog. Vladimir）是一个在立体化学领域上很有影响的化学家，他出生于南斯拉夫，主要研究领域除有机分子反应的立体化学，还涉及生物碱、抗生素、酶和其他天然化合物的立体化学。特别对立体异构——发展了一种通用的分子手征性系统标志法。由于普雷洛格研究有机分子和反应的立体化学取得成果，于 1975 年他和 J. Cornforth 共同获该年的诺贝尔化学奖。

五、含有手性碳原子化合物的对映异构

（一）含有一个手性碳原子的化合物的对映异构

1. 对映异构体　含有一个手性碳原子的化合物在空间有两种立体异构体，即互呈物体和镜像的两种不同的排列方式，互称对映异构体，简称为对映体。其中一个是右旋体，一个是左旋体。

如：2 – 甲基 – 1 – 丁醇

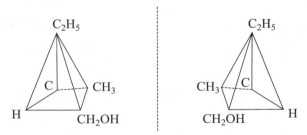

两个对映异构体有相同的沸点（128℃），相同的相对密度（0.8193），相同的折射率（1.4102），但有不同的比旋光度（±5.756）。

对映体的性质：在对映体中，围绕着不对称碳原子的四个基团间的距离是相同的，即在几何尺寸上是完全相等的，因而，它们的物理性质和化学性质一般都相同，仅旋光方向相反。

2. 外消旋体　外消旋体是由等量的左旋体和右旋体混合而成的。它们对偏振光的作用相互抵消，所以没有旋光性，一般用（±）表示。如从肌肉中和细菌发酵分别得到乳酸的（+）、（–）体，而从酸败的牛奶中或用合成方法制得的是等量的右旋和左旋乳酸的混合物，没有旋光性，这种乳酸为外消旋乳酸，用（±）– 乳酸表示。

外消旋体和相应的左旋或右旋体除旋光性能不同外，其他物理性质也有差异。如：（+）– 乳酸的 m. p. 为 53℃，有旋光性，而（±）– 乳酸的 m. p. 为 18℃，没有旋光

性。可见，外消旋体没有旋光性，并且在物理性质上与单个的对映体有差异。

（二）含有两个手性碳原子的化合物的对映异构

1. 含有两个不相同手性碳原子的化合物 这类化合物中两个手性碳原子所连的四个基团不完全相同。例如：

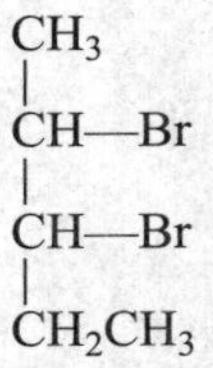

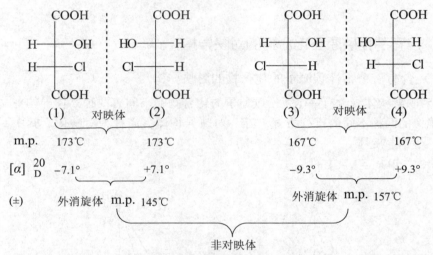

CH$_3$
|
CH—Br
|
CH—Br
|
CH$_2$CH$_3$

2,3-二溴戊烷

COOH
|
CH—OH
|
CH—Cl
|
COOH

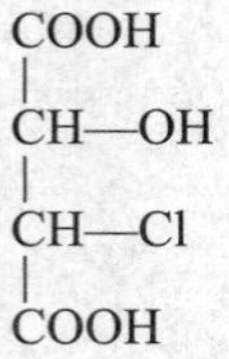

2-羟基-3-氯丁二酸
（氯代苹果酸）

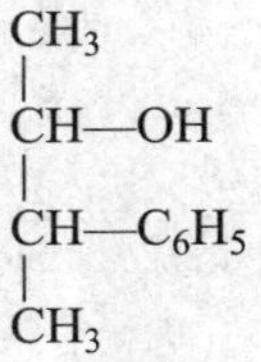

CH$_3$
|
CH—OH
|
CH—C$_6$H$_5$
|
CH$_3$

3-苯基-2-丁醇

现以氯代苹果酸为例来讨论对映异构体的数目，其 Fischer 投影式如下：

由上可知，含有一个手性碳原子的化合物有两个旋光异构体；含有两个不同手性碳原子的化合物有四个旋光异构体。以此类推，含有 n 个不同手性碳原子的化合物的旋光异构体数目应有 2^n 个；而对映体则有 2^{n-1} 对。

2. 含有两个相同手性分子碳原子的化合物 酒石酸（2,3-二羟基丁二酸）是分子内含两个相同手性 C* 的化合物，每个 C* 上都连着 OH，COOH，CH(OH)COOH 和 H 四个不同基团。

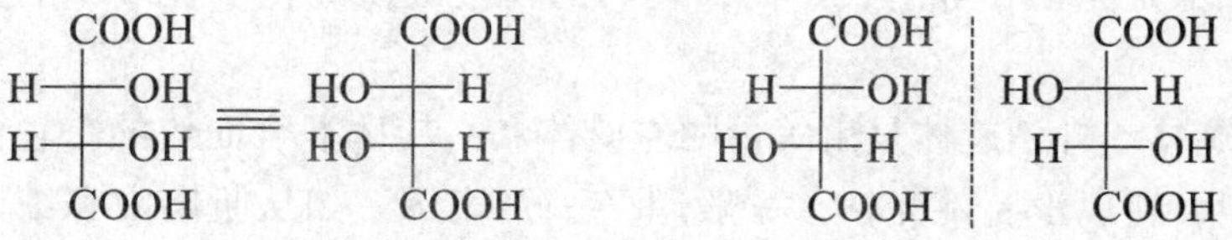

I 和 I′ 实际上是同一种异构体，将 I′ 在纸平面上旋转 180°，则与 I 完全重叠。I 中有两个构型相反的 C*，如果在它们之间放一面镜子，则这两个 C* 在分子内形成实

物和镜像的关系，故整个分子没有旋光性。这种因分子内 C^* 构型不同，旋光性彼此抵消，分子无旋光性的立体异构体称为内消旋体（meso）。虽然内消旋体有 C^*，但分子内有对称因素，是非手性分子。内消旋体无对映体，但有非对映体，例如Ⅰ和Ⅱ，Ⅰ和Ⅲ互为非对映体，Ⅱ和Ⅲ是一对对映体。等量的Ⅱ和Ⅲ的混合物，形成外消旋体。与外消旋体不同，内消旋体是一种纯物质。

（三）含两个手性碳原子的脂环化合物

含脂环结构的化合物存在顺反异构，同时可能存在对映异构体，例如 1 - 甲基 - 2 - 溴环丙烷相当于含 2 个不同手性碳原子的链状化合物，有 4 个旋光异构体：

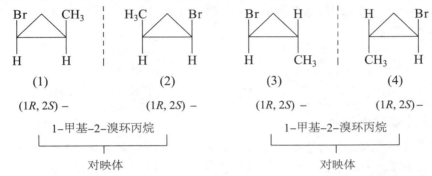

（1）与（3）为顺反异构，4 个旋光异构体都没有对称因素，都是手性分子，具有旋光性，（1）与（2）、（3）与（4）各构成 1 对对映体，（1）与（2）或（3），（2）与（3）或（4）为非对映体。

又例如，1,2 - 环丙烷二甲酸相当于含 2 个相同手性碳原子的链状化合物，只有 3 个旋光异构体：

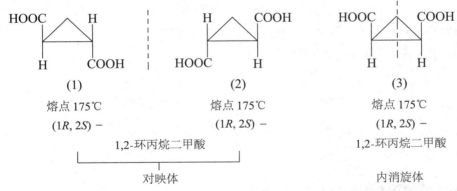

（1）与（3）为顺反异构，（1）与（2）没有对称因素，是手性分子，有旋光性，（1）与（2）构成 1 对对映体；（1）或（2）与（3）为非对映体，（3）有对称因素（对称面），不是手性分子，无旋光性，是内消旋体。

六、含手性轴的化合物

（一）丙二烯型的化合物

在有机化合物中，大部分旋光物质都含有一个或多个手性碳原子，但在有些旋光物质的分子中，并不含手性碳原子，如丙二烯型化合物，单键旋转受阻碍的联苯型旋光化合物等。

如果丙二烯两端原子上各连接两个不同的基团时：

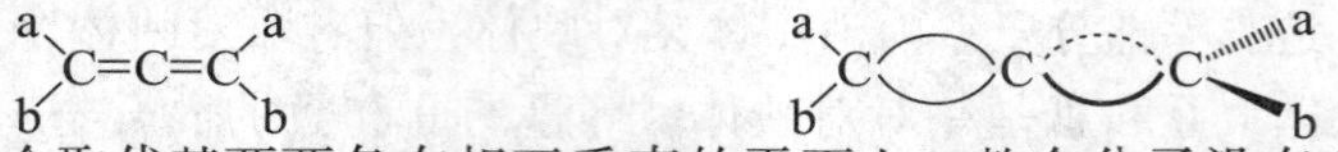

由于所连四个取代基两两各在相互垂直的平面上，整个分子没有对称面和对称中心，具有手性，如 2,3 - 戊二烯已分离出对映体：

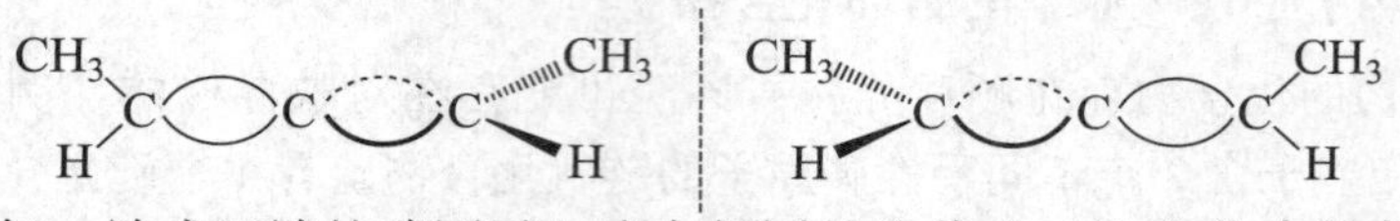

如果在任何一端或两端的碳原子上连有相同的取代基，这些化合物都具有对称面，因此不具旋光性。

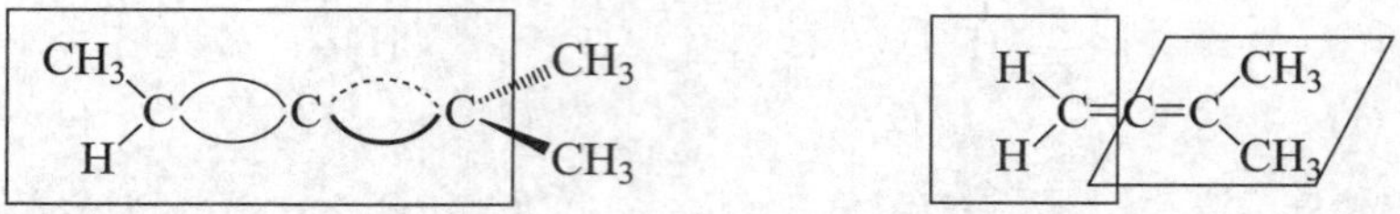

（二）联苯型化合物

多数手性分子都是含有手性碳原子的化合物。某些联苯类化合物，不含有手性碳原子，但其分子可以有手性，当两个苯环相邻各连有体积相当大的基团时，由于空间障碍使两个苯环不能处于同一平面内，苯环围绕 σ 键的旋转受阻，整个分子因没有对称因素而具有手性。如 6,6′ - 二硝基 - 2,2′ - 二甲酸有两个对映体：

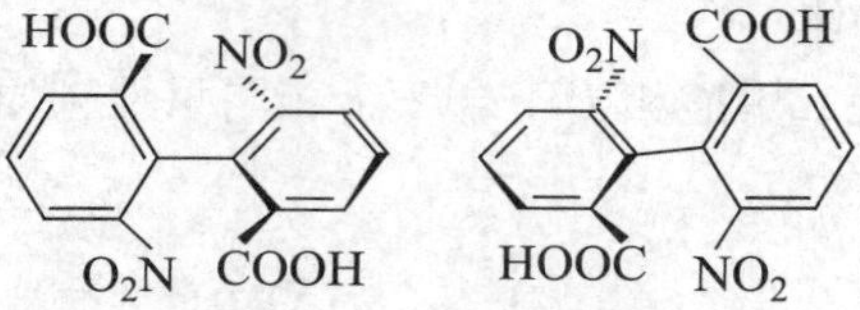

如果同一苯环上所连两个基团相同，分子无旋光性。

再如 β - 连二萘酚有一对对映异构体：

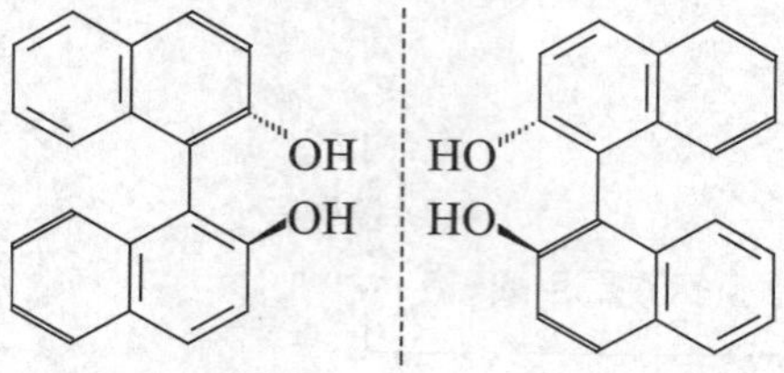

知识拓展

崇高的手性研究荣誉

2001 年 10 月 10 日，瑞典皇家科学院宣布：

2001 年诺贝尔化学奖奖金的一半授予美国科学家威廉·诺尔斯与日本科学家野依良治（Noyori），以表彰他们在"手性催化氢化反应"领域所做出的贡献；

七、旋光异构体的性质

一对对映体之间有许多相同的性质。在化学性质上，除了与手性试剂反应外，对映体的化学性质是相同的，一对对映体分别与普通试剂（如酸碱等非手性试剂）作用，两者的反应速率是相同的。在物理性质上，除了旋光方向相反外，其他物理性质均相同。非对映体的物理性质则不相同。外消旋体不同于任意两种物质的混合物，它常具有相同的熔点。但对映异构体之间在生物活性、毒性等方面有很大的差别。例如，左旋麻黄碱的升压效能比右旋麻黄碱大四倍，左旋氯霉素具有杀菌作用，右旋则完全无效，维生素 C 右旋体疗效显著，左旋体无效。

八、外消旋体的拆分

自然界或者通过人工合成得到的含手性碳原子化合物，多数是以外消旋体存在，例如，以丙酸为原料，经过 $\alpha-H$ 的卤代反应，然后水解生成的乳酸是外消旋乳酸。外消旋体是一种混合物，由等量的左旋体和右旋体组成，根据各自的理化性质不同，可以将外消旋体拆分成左旋体和右旋体，常用的拆分方法如下。

（一）化学拆分法

利用化学性质如酸与碱反应原理，如果某一外消旋体为酸性，可选择有碱性的（＋）-胺将其溶解，再根据其溶解度不同，进行分步沉淀分离可得到（＋）-酸的胺盐和（－）-酸的胺盐，最后酸化分别得到左旋体和右旋体，其分离过程如下：

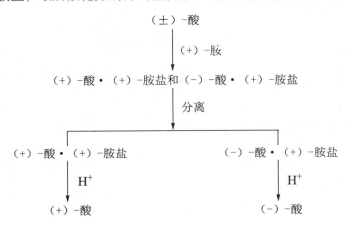

（二）诱导结晶拆分法

这是一种物理方法的拆分，也是最经济的方法。这个方法是当一个溶液含有稍微过量的一对对映体之一，它就是先沉淀出来，而且沉淀出来的量为过量的一倍多。过滤后，滤液中另一对映体又过量，升温加入外消旋体，冷却时，另一对映体就会沉淀出来，通过这种方法，只是第一次加入一个光活性对映体，就能交替地把外消旋体分为左右旋体。

例如合成抗菌作用的 $(1R,2R)-(-)-$ 氯霉素的中间体就是利用此法拆分得到的。该法的原理是在外消旋体的过饱和溶液中加入一定的左旋体或右旋体的晶种，则与晶种相同的异构体便优先析出来。

（三）生物化学拆分法

利用生物活性物质酶的专一性，选择适当的酶作为外消旋体的拆分试剂，例如对 $(\pm)-$ 苯丙氨酸的拆分，可以先乙酰化，然后用乙酰水解酶作为它的拆分试剂，由于乙酰水解酶只能使 $(+)-N-$ 乙酰苯丙氨酸水解，分离水解产物可得到 $(+)-$ 苯丙氨酸。或利用某些微生物在生长过程总是只利用其中一种对映异构体作为它的营养物质，最后得到的是另一种对映异构体。

此法的特点：①外消旋体中的一个异构体被生物体同化，而只得保留另一个异构体，因而原料损失了一半；②用这种方法，溶液不能太浓，还需要在培养液中加入营养物质，这又给产品纯化带来了很大的困难；③恰当的微生物很难找，从而在应用上有一定的局限性。

（四）柱色谱法

利用具有光活性的吸附剂，有时用柱色谱的方法，也可以把一对光活对映体拆开。一对光活对映体和一个光活吸附剂形成两个非对映的吸附物，它们的稳定性不同，也就是说，它们被吸附剂吸附的强弱不同，从而就可以分别地把它们冲洗出。

知识拓展

惨痛的手性药物教训

20 世纪 50 年代中期，德国 Chemie Grunen Thal 公司以消旋体上市 Thalidomide，作为镇痛剂用于预防孕妇的恶心。1961 年，发现怀孕时服用此药可引起胎儿海豹畸形。据统计，由"反应停"致畸的案例，全世界达 17000 例以上，是 20 世纪最大的药害事件。1979 年，德国波恩大学研究人员对该药物进行了拆分，发现是 $S-$ 型对映体具有致畸作用，而只有 $R-$ 型对映体具有镇痛作用。惨痛的教训使人们认识到，必须注意药物的不同构型。

又如，治疗帕金森症的药物 Dopa，只有 $S-$ 型（L 型）对映体有效，而 $R-$ 型有严重的副作用。

知识拓展

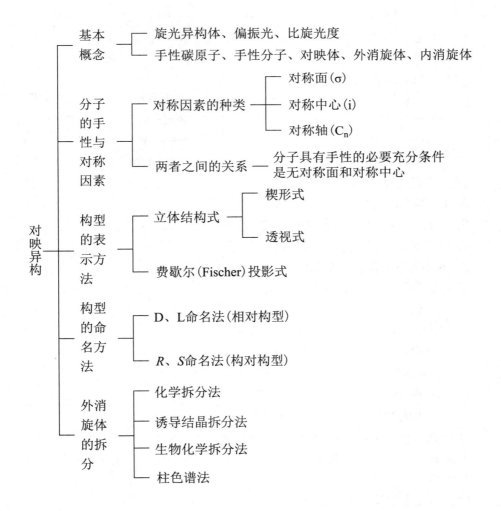

反应停　　　　　　　　多巴

本章总结

对映异构

- 基本概念
  - 旋光异构体、偏振光、比旋光度
  - 手性碳原子、手性分子、对映体、外消旋体、内消旋体
- 分子的手性与对称因素
  - 对称因素的种类
    - 对称面(σ)
    - 对称中心(i)
    - 对称轴(Cₙ)
  - 两者之间的关系
    - 分子具有手性的必要充分条件是无对称面和对称中心
- 构型的表示方法
  - 立体结构式
    - 楔形式
    - 透视式
  - 费歇尔(Fischer)投影式
- 构型的命名方法
  - D、L命名法(相对构型)
  - R、S命名法(构对构型)
- 外消旋体的拆分
  - 化学拆分法
  - 诱导结晶拆分法
  - 生物化学拆分法
  - 柱色谱法

目标检测

1. 选择题

（1）化合物是否具有旋光性的根本因素是（　　）

A. 手性碳原子　　　B. 双键　　　C. 脂环　　　D. 对称因素

（2）下列化合物为 D – 构型的是（　　）

A. $\begin{array}{c} COOH \\ H_2N \!-\!|\!-\! H \\ CH_3 \end{array}$　　B. $\begin{array}{c} COOH \\ HO \!-\!|\!-\! H \\ CH_2OH \end{array}$　　C. $\begin{array}{c} COOH \\ H \!-\!|\!-\! OH \\ CH_3 \end{array}$　　D. $\begin{array}{c} COOH \\ HO \!-\!|\!-\! H \\ CH_2NH_2 \end{array}$

（3）下列化合物为 R – 构型的是（　　）

A. $\begin{array}{c} COOH \\ HO \!-\!|\!-\! H \\ CH_2OH \end{array}$　　B. $\begin{array}{c} COOH \\ Cl \!-\!|\!-\! H \\ CH_2NH_2 \end{array}$　　C. $\begin{array}{c} COOH \\ Cl \!-\!|\!-\! H \\ CH_3 \end{array}$　　D. $\begin{array}{c} CHO \\ H \!-\!|\!-\! Cl \\ CH_3 \end{array}$

（4）化合物 2,3 – 戊二醇的光学异构体有（　　）

A. 4 个　　　B. 8 个　　　C. 2 个　　　D. 6 个

（5）下列化合物属于内消旋体的是（　　）

A. 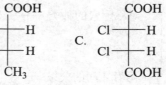　　B. $\begin{array}{c} COOH \\ Cl \!-\!|\!-\! H \\ Cl \!-\!|\!-\! H \\ CH_3 \end{array}$　　C. $\begin{array}{c} COOH \\ Cl \!-\!|\!-\! H \\ Cl \!-\!|\!-\! H \\ COOH \end{array}$　　D. $\begin{array}{c} CH_3 \\ Cl \!-\!|\!-\! H \\ HO \!-\!|\!-\! H \\ CH_3 \end{array}$

（6）下列说法正确的是（　　）

A. L – 构型的物质一定是左旋体

B. 含有手性碳原子的化合物都有旋光性

C. 含有对称因素的分子一定是手性分子

D. 凡手性分子都具有旋光性

（7）下列化合物中为 S – 构型的是（　　）

A. $\begin{array}{c} CHO \\ H \!-\!|\!-\! Cl \\ CH_3 \end{array}$　　B. $\begin{array}{c} H \\ H_2N \!-\!|\!-\! COOH \\ CH_3 \end{array}$

C. $\begin{array}{c} CHO \\ Cl \!-\!|\!-\! H \\ CH_2NH_2 \end{array}$　　D. $\begin{array}{c} COOH \\ H \!-\!|\!-\! OH \\ CH_2OH \end{array}$

（8）化合物 2,3 – 二氯丁烷的光学异构体有（　　）

A. 2 个　　　B. 3 个　　　C. 4 个　　　D. 6 个

2. 判断题

（1）凡是有其镜像的分子都是手性分子。（　　）

（2）对映异构体的比旋光度应大小相等、旋光方向相反。（　　）

（3）手性分子中必定含有手性碳原子。（　　）

（4）含有一个手性碳的分子一定是手性分子。（ ）

（5）含有两个手性碳原子的分子一定是手性分子。（ ）

（6）手性分子与其镜像互为对映异构体。（ ）

（7）没有手性碳原子的分子一定是非手性分子，必定无旋光性。（ ）

（8）光学异构体的构型与旋光方向无直接关系。（ ）

（9）对映异构体可通过单键旋转而相互重合。（ ）

（10）如果一个化合物没有对称面，它必然是手性的。（ ）

3. 下列化合物中有无手性 C（用 * 表示手性 C）

(1) $BrCH_2 — CHDCH_2O$ (2) $\begin{array}{c} COOH \\ | \\ CHCl \\ | \\ COOH \end{array}$ (3) 环己烷 OH、Br (4) $\begin{array}{c} CH_3 \\ | \\ CHOH \\ | \\ CH_2 \\ | \\ CH_3 \end{array}$

4. 分子式是 $C_5H_{10}O_2$ 的酸，有旋光性，写出它的一对对映体的投影式，并用 R，S 标记法命名。

5. （+）－麻黄碱的构型如下：

$\begin{array}{c} C_6H_5 \\ HO—C—H \\ H—C—CH_3 \\ NHCH_3 \end{array}$

它可以用下列哪个投影式表示？

A. $\begin{array}{c} C_6H_5 \\ H—\!\!\!—OH \\ H—\!\!\!—NHCH_3 \\ CH_3 \end{array}$ B. $\begin{array}{c} CH_3 \\ H—\!\!\!—NHCH_3 \\ HO—\!\!\!—H \\ C_6H_5 \end{array}$ C. $\begin{array}{c} C_6H_5 \\ HO—\!\!\!—H \\ CH_3NH—\!\!\!—CH_3 \\ H \end{array}$ D. $\begin{array}{c} C_6H_5 \\ HO—\!\!\!—H \\ H_3C—\!\!\!—NHCH_3 \\ H \end{array}$

6. 画出下列化合物的构型。

（1）$CHClBrF$（R－构型）

（2）$\begin{array}{c} CH_3CH_2CHCH=\!\!=CH_2 \\ | \\ Cl \end{array}$（$S$－构型）

（3）$\begin{array}{c} 苯基—CHCH_3 \\ | \\ OH \end{array}$（$R$－构型）

（4）$\begin{array}{c} C_2H_5CHCHCH_3 \\ | \ | \\ Br \ Br \end{array}$（$2R$，$3S$－构型）

7.（1）指出下面化合物是 R－构型还是 S－构型？

$\begin{array}{c} CH_3 \\ H—\!\!\!—Cl \\ CH_2CH_3 \end{array}$

（2）在下列各构型式中哪些是与上述化合物的构型相同？哪些是它的对映体？

A. 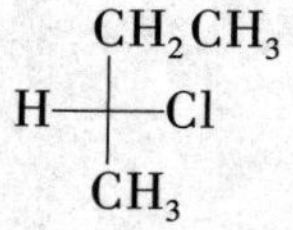
$$
\begin{array}{c}
\text{CH}_2\text{CH}_3 \\
| \\
\text{H}\!-\!\!-\!\text{Cl} \\
| \\
\text{CH}_3
\end{array}
$$

B. 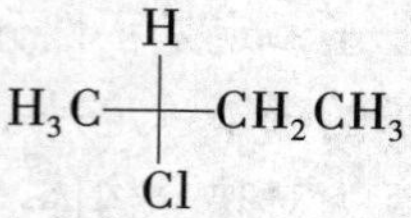
$$
\begin{array}{c}
\text{H} \\
| \\
\text{H}_3\text{C}\!-\!\!-\!\text{CH}_2\text{CH}_3 \\
| \\
\text{Cl}
\end{array}
$$

C.

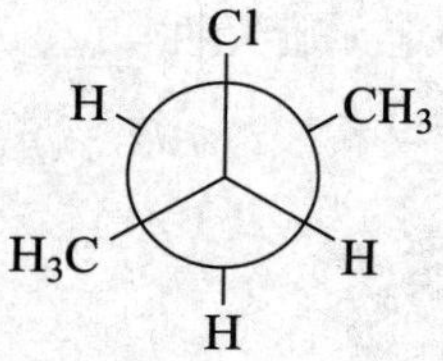

D.

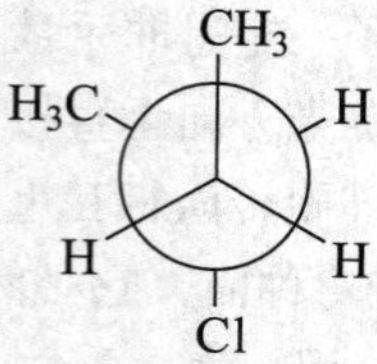

E.

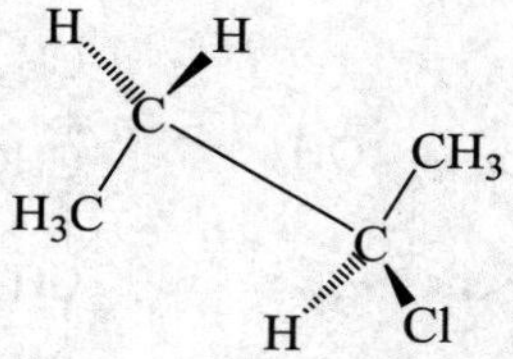

F.

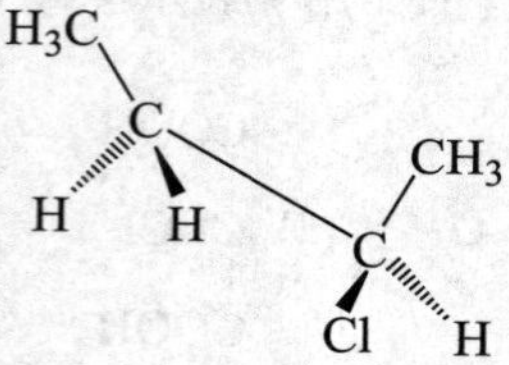

第十章 | 有机含氮化合物

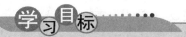

1. 掌握硝基化合物和胺的命名及主要化学性质。
2. 熟悉重氮化合物和偶氮化合物的结构及命名；重氮盐的性质。
3. 了解一些常见的硝基化合物、胺类。

分子中含有氮元素的有机化合物统称为含氮化合物，可看作烃类分子中的一个或几个氢原子被各种含氮原子的官能团取代所生成的化合物。常见有机含氮化合物如硝基化合物、胺、腈、重氮化合物、偶氮化合物等。

有机含氮化合物在自然界中广泛存在，它在生命科学及医药领域占有重要地位。氮元素是蛋白质和核酸的主要成分之一，其中，蛋白质的平均含氮量达到16%。在临床药物中，很多都是含氮的药物，如巴比妥类、磺胺类等。生物碱是一类含氮的有机化合物，它是中药中一类重要的有效成分，现已发现100多个科的植物都含有生物碱。

第一节 硝基化合物

烃分子中的氢原子被硝基（—NO_2）取代而成的化合物，硝基是它的官能团。其通式为 R—NO_2 或 Ar—NO_2，如硝基甲烷，硝基苯等，其中芳香族硝基化合物较为重要。

一、硝基化合物的结构、分类和命名

（一）硝基化合物的结构

根据氮和氧原子价电子构型特点，通常将硝基表示为 $R-N\begin{smallmatrix}O\\\\O\end{smallmatrix}$，但实际测定得知硝基中的两个氧原子和氮原子之间的距离相等，从价键理论观点看，氮原子的 sp^2 杂化轨道形成三个共平面的 σ 键，未参加杂化的 p 轨道与每个氧原子的 p 轨道形成共轭体系，因此，硝基更确切的表示为：

但是习惯上仍将硝基表示为 $R—N\overset{O}{\underset{O}{\diagdown}}$。

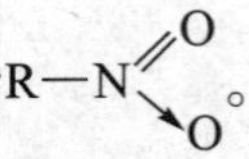

（二）硝基化合物的分类

1. 根据硝基连接烃基的不同分类

脂肪族硝基化合物（RNO_2），如：$\underset{\text{硝基甲烷}}{CH_3NO_2}$ $\underset{\text{硝基乙烷}}{CH_3CH_2NO_2}$

芳香族硝基化合物（$Ar—NO_2$），如：

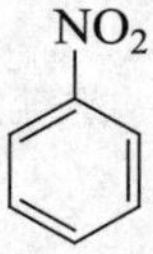

硝基苯 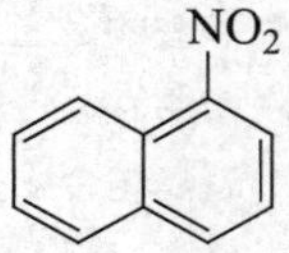   α-硝基萘

2. 根据硝基所连的碳原子不同分类

伯硝基化合物，如：$CH_3CH_2CH_2NO_2$ 1 – 硝基丙烷

仲硝基化合物，如：$\underset{\underset{NO_2}{|}}{CH_3CHCH_3}$ 2 – 硝基丙烷

叔硝基化合物，如：$\underset{\underset{NO_2}{|}}{\overset{\overset{CH_3}{|}}{CH_3CCH_3}}$ 2 – 甲基 – 2 – 硝基丙烷

3. 根据硝基的个数分类

一元硝基化合物，如：$CH_3CH_2NO_2$ 硝基乙烷

多元硝基化合物，如：$NO_2CH_2CH_2NO_2$ 二硝基乙烷

（三）硝基化合物的命名

硝基化合物命名时以烃为母体，硝基作为取代基。如：

$CH_3CH_2NO_2$

硝基乙烷   对硝基甲苯 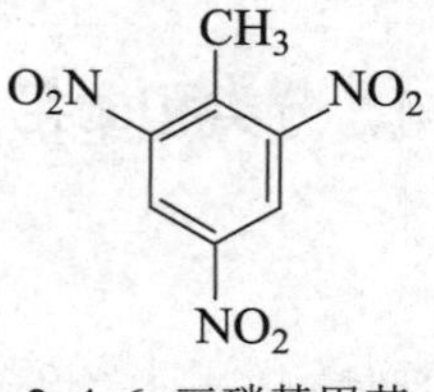   2, 4, 6–三硝基甲苯   2, 4, 6–三硝基苯酚
（TNT）   （苦味酸）

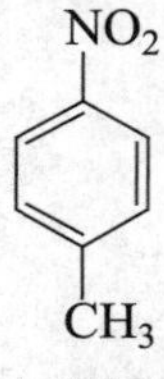

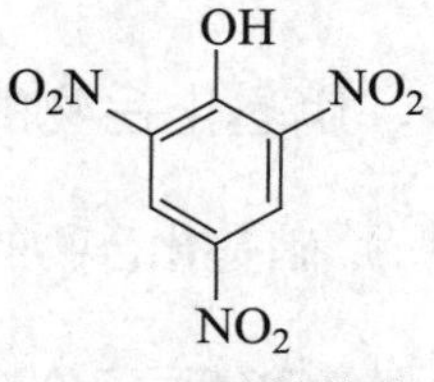

二、硝基化合物的物理性质

脂肪族硝基化合物多数是无色油状液体，相对密度都大于 1，难溶于水，易溶于醇和醚，能溶于浓 H_2SO_4 形成盐。芳香族硝基化合物除了硝基苯是高沸点液体外，其余多是淡黄色固体，有苦仁气味，味苦。硝基具有强极性，所以硝基化合物是极性分子，有较高的沸点和密度。随着分子中硝基数目的增加，其熔点、沸点和密度增大、苦味增加，对热稳定性减少，受热易分解爆炸，如 TNT 是强烈的炸药。多数硝基化合物有毒，它的蒸气能穿透人的皮肤使人中毒，因此在贮存和使用硝基化合物时应注意安全。

三、硝基化合物的化学性质

（一）酸性

α－碳上连有氢的伯、仲脂肪族硝基化合物能溶于强碱的水溶液生成盐类，表现出明显的酸性。这是由于硝基是强吸电子基，α－氢易受硝基的影响变得较为活泼，这些硝基化合物中存在类似酮式－烯醇式的互变异构现象：

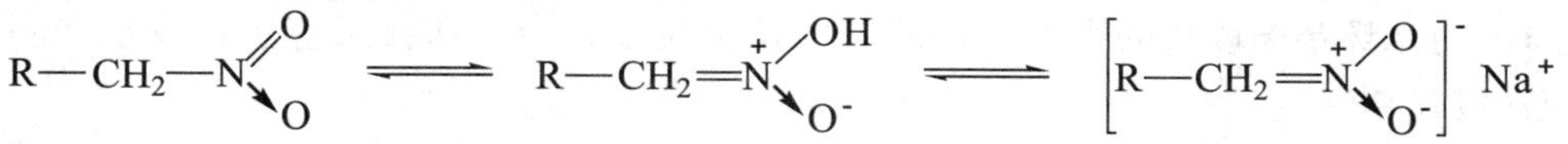

$$R—CH_2—N \overset{O}{\underset{O}{}} \rightleftharpoons R—CH_2 = \overset{+}{N} \overset{OH}{\underset{O^-}{}} \rightleftharpoons \left[R—CH_2 = \overset{+}{N} \overset{O}{\underset{O^-}{}} \right]^- Na^+$$

酮式（硝基式）　　　　　　　烯醇式（假酸式）　　　　　　　烯醇式钠盐

烯醇式（又称为假酸式）中连在氧原子上的氢相当活泼，呈明显的酸性，能与强碱如氢氧化钠溶液成盐。脂肪族叔硝基化合物和芳香硝基化合物分子中无α－氢，不能发生这种互变异构，所以它们不溶于氢氧化钠溶液。利用硝基化合物的这种性质可用于分离提纯具有α－氢的硝基化合物。

揣·摩

硝基苯和硝基苄如何鉴别？

（二）还原性

硝基化合物易被还原，芳香族硝基化合物在不同的还原条件下得到不同的还原产物。

在酸性条件下还原，产物是芳香族伯胺：

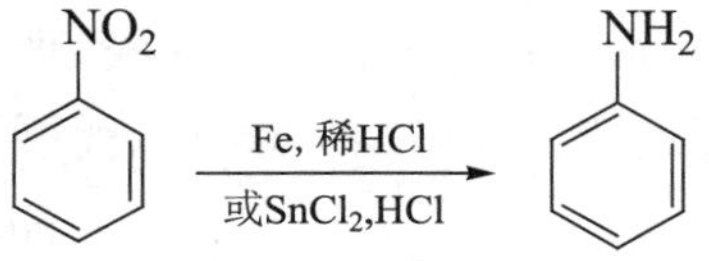

在中性条件下还原，主要生成 N－羟基苯胺。

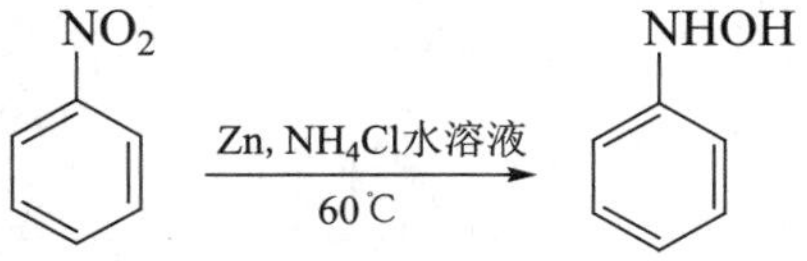

在碱性条件下发生双分子还原，生成偶氮苯或氢化偶氮苯。氢化偶氮苯在酸性条件下还原，最终生成苯胺。

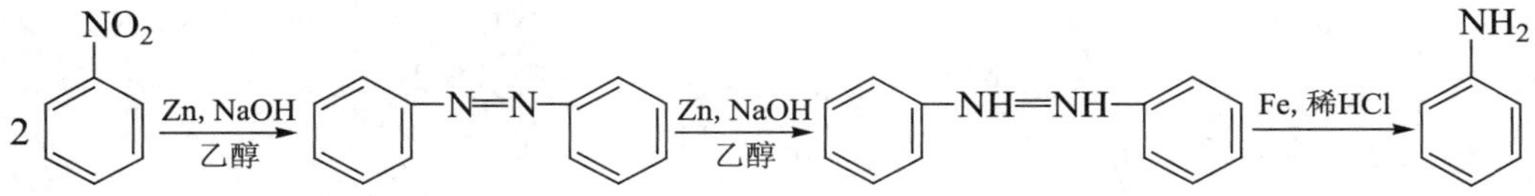

偶氮苯　　　　　　　　　　　氢化偶氮苯

（三）硝基对芳环的影响

硝基的吸电子共轭效应和吸电子诱导效应，使苯环电子云密度降低，特别是硝基的邻对位电子云密度降低更为显著，而间位的电子云密度相对较高。所以在芳环的亲电取代反应中，硝基是钝化芳环的间位定位基。如果硝基的邻对位连有其他基团，它们也要受到硝基的影响。例如，硝基使邻、对位卤原子亲核取代反应活性增强；硝基使邻对位的羟基酸性增强。由于硝基使苯环钝化，硝基苯不能发生傅－克反应。

1. 对苯环亲电取代的影响 硝基是间位定位基，亲电取代反应主要发生在间位，反应速度比苯慢。

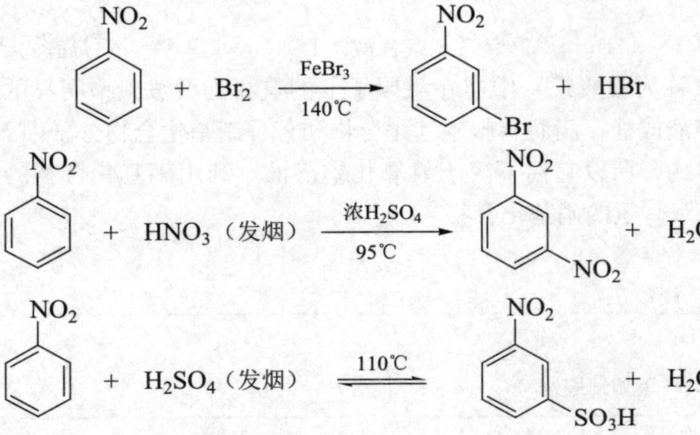

如何以苯为原料合成邻硝基氯苯和对硝基氯苯？

2. 对苯环上卤素的影响 由于卤原子与芳环的 $p-\pi$ 共轭效应，使卤原子与苯环碳原子结合得更加紧密，因此卤原子很不活泼，不能发生亲核取代反应，但若卤原子的邻、对位引入硝基，卤原子反应活性增加，亲核取代更易进行。如：

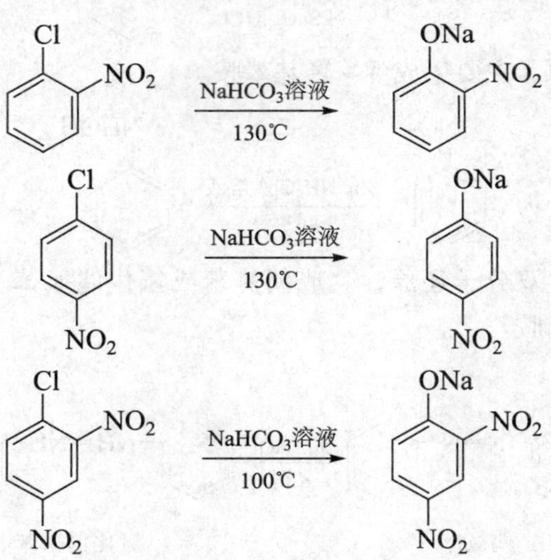

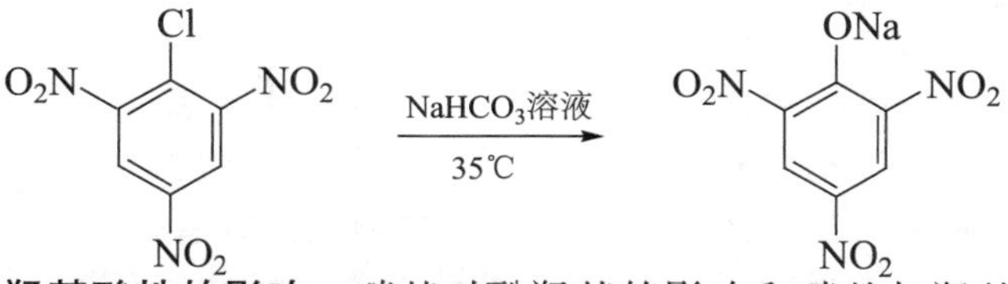

3. 对苯环上羟基酸性的影响 硝基对酚羟基的影响和硝基与羟基在环上的相对位置有关，当硝基位于酚羟基的邻、对位时，由于硝基的吸电子效应，使酚羟基氧原子上的电子云密度降低，对氢原子的吸引力减弱，且形成的氧负离子的稳定性增强，所以酸性增强，而且硝基越多，酸性越强。

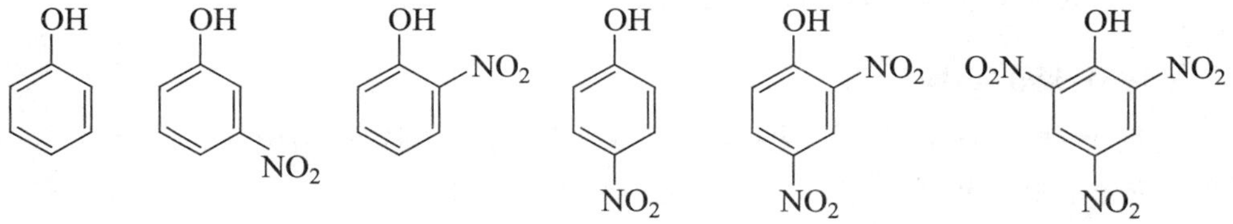

pK_a 值 9.89　　8.00　　7.21　　7.15　　4.09　　0.38

想一想

根据硝基对苯环上羟基酸性的影响，分析硝基对苯环上羧基酸性有什么影响？试比较下列几种化合物的酸性。

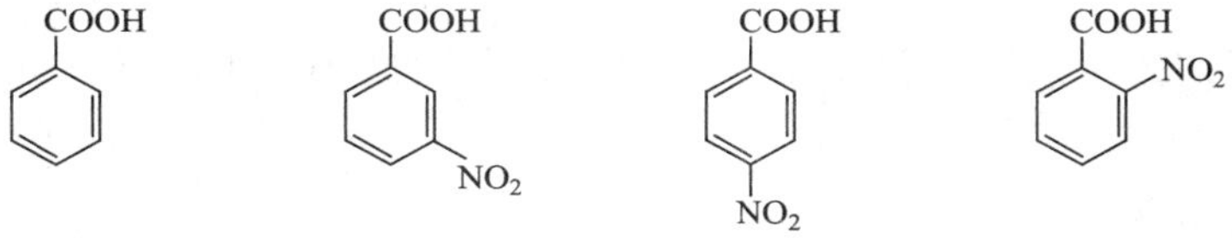

四、重要的硝基化合物

（一）硝基苯

硝基苯为微黄色带有苦杏仁味的油状液体，熔点 5.7℃，沸点 210.8℃，不溶于水，可随水蒸气蒸发，其蒸气有毒，遇明火、高热会燃烧、爆炸。硝基苯是重要的工业原料，用于生产苯胺、染料、香料、炸药等，也常用作溶剂。

（二）2,4,6 - 三硝基甲苯（TNT）

2,4,6 - 三硝基甲苯为白色或黄色针状结晶，无臭，有吸湿性，难溶于水、乙醇、乙醚，易溶于三氯甲烷、苯、甲苯、丙酮等。受震动时相当稳定，须经起爆剂（雷汞）引发才发生爆炸，是一种优良的炸药。2,4,6 - 三硝基甲苯具有较强的毒性，尤其要注意的是它能引起慢性中毒，长期接触一定浓度该化合物会引起肝脏损害及眼晶状体改变。

（三）2,4,6 - 三硝基苯酚（苦味酸）

2,4,6 - 三硝基苯酚为黄色针状或块状结晶，因其具有强烈的苦味又称为苦味酸。苦味酸难溶于冷水，易溶于热水，也溶于乙醇、乙醚、苯和三氯甲烷。用于炸药、火柴、染料、制药和皮革等工业。干燥的苦味酸受到振动可发生爆炸，故保存和运输时应使其处于湿润状态。

第二节 胺 类

氨的烃基取代物称为胺，胺类和它们的衍生物是十分重要的化合物，其与生命活动有密切的关系。胺类药物在药物中占有重要地位，盐酸普鲁卡因、对乙酰氨基酚、磺胺嘧啶等都属于胺类药物。很多有机胺类是重要的生物碱，也是中药中一类重要的有效成分。

一、胺的结构、分类和命名

（一）胺的结构

胺的结构与氨相似，氮原子与三个取代基构成三棱锥型结构。

胺分子中，氮原子的三个 sp^3 杂化轨道与三个取代基（—R 或 H）形成三条 σ 键，三个取代基分别占据着三棱锥的下边三个顶点。在氮原子的另一个 sp^3 杂化轨道上有一对未成键电子（又称孤电子对），使得胺类呈现不同程度的弱碱性。

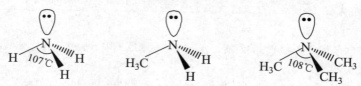

孤电子对的排斥使得 N 原子上各 σ 键的键角微微小于甲烷（正四面体）分子中 C—H 键角的 109.5°。

（二）胺的分类

1. 根据氮原子上所连烃基的种类不同分类 胺可分为脂肪族胺和芳香族胺。如：

$$CH_3CH_2NH_2$$

脂肪族胺 　　　　　　　芳香族胺

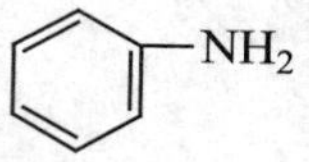

2. 根据氮原子上烃基取代的数目分类 胺可分为伯胺、仲胺和叔胺。

氨分子中的氢原子被一个、二个或三个烃基取代，则分别生成伯胺（一级胺或 1°胺）、仲胺（二级胺或 2°胺）或叔胺（三级胺或 3°胺）。

$$NH_3 \qquad RNH_2 \qquad R_2NH \qquad R_3N$$
氨 　　　　伯胺 　　　　仲胺 　　　　叔胺

需要注意的是，伯胺、仲胺、叔胺分类依据与伯醇、仲醇和叔醇分类依据不同。前者是指氮原子上的烃基数目，而后者指的是羟基所连的饱和碳原子类型。

如叔丁醇与叔丁胺，虽然两者都含有叔丁基，但前者是叔醇，后者是伯胺。

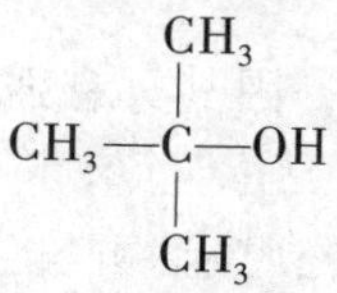

叔丁醇（叔醇） 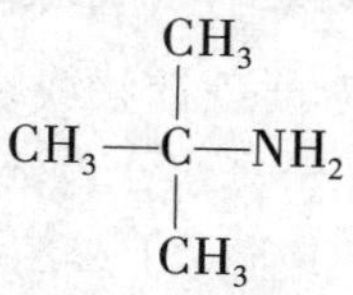　　　　　叔丁胺（伯胺）

叔胺分子与卤代烃反应，形成一种结构类似 NH_4^+ 的季铵离子（R_4N^+），季铵离子与 X^- 一起形成季铵盐（$[R_4N]^+X^-$），季铵离子与 OH^- 则生成季铵碱（$[R_4N]^+OH^-$）。

注意：季铵离子中，R 表示脂肪烃基或芳香烃基，它们可以相同，也可以不同。

3. 根据分子中氨基的数目分类 胺分为一元胺、二元胺和多元胺等。如：

$$CH_3CH_2—NH_2 \qquad H_2N—CH_2CH_2—NH_2 \qquad H_2N—CH_2CHCH_2—NH_2$$
$$\text{一元胺} \qquad\qquad \text{二元胺} \qquad\qquad\qquad \overset{|}{NH_2}$$
$$\qquad\qquad\qquad\qquad\qquad\qquad\qquad\qquad \text{多元胺}$$

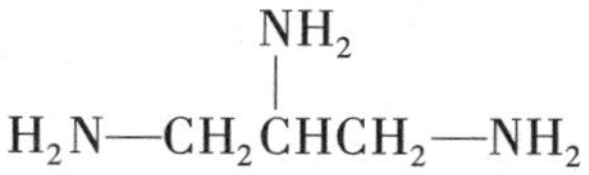

（三）胺的命名

结构简单的胺可以根据烃基的名称命名，称为"某胺"。若氮原子上所连的烃基相同，用二或三表明烃基的数目；若氮原子上所连烃基不同，则按基团的大小次序由小到大写出其名称。如：

CH_3CH_2—NH_2 乙胺；CH_3—NH—CH_3 二甲胺；CH_3—N(CH_3)—CH_3 三甲胺；CH_3—NH—CH_2CH_3 甲乙胺

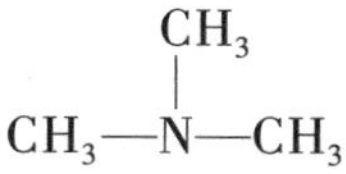

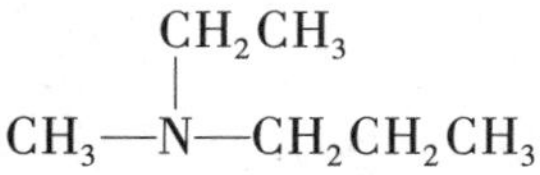

乙基甲基丙基胺；苯胺；二苯胺；苯甲胺（苄胺）

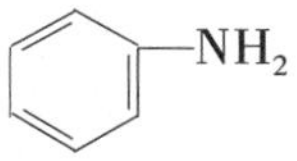

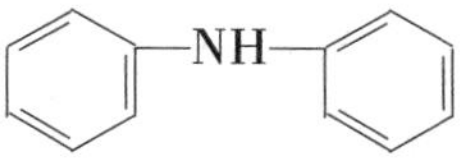

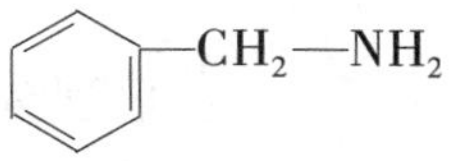

对于芳香族仲胺和叔胺，通常把芳香胺作为母体，在取代基前面冠以"N"，以表示这个基团是连在氮上，而不是连在芳环上。如：

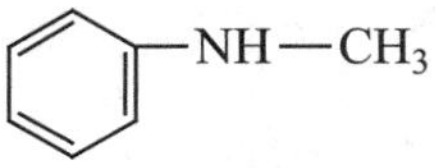

N-甲基苯胺；N,N-二甲基苯胺；对甲基苯胺

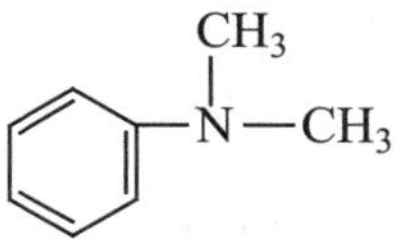

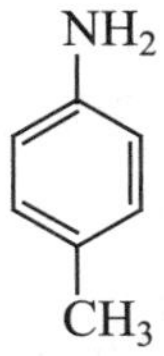

复杂的胺则以烃为母体，氨基作为取代基来命名。多元胺的命名与多元醇相似。如：

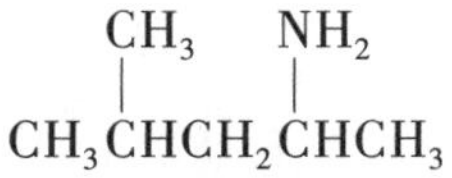

CH_3CHCH_2CHCH_3（2-氨基-4-甲基戊烷）；H_2N—CH_2CH_2—NH_2（乙二胺）

季铵盐或季铵碱可以看作铵的衍生物来命名。如果四个烃基相同，其命名与卤化铵和氢氧化铵相似，称为"卤化四某铵"和"氢氧化四某铵"，如果四个烃基不同，烃基名称由小到大依次排列。如：

$$(CH_3)_4N^+Cl^- \qquad\qquad (CH_3)_4N^+OH^-$$

氯化四甲铵 氢氧化四甲铵

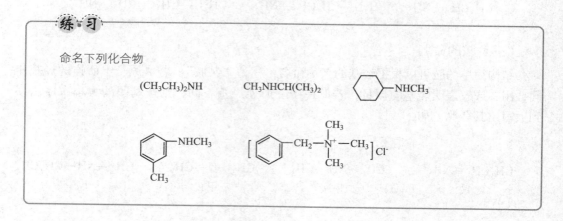

$$\left[\underset{}{\bigcirc}\!\!-CH_2-\underset{\underset{CH_3}{|}}{\overset{\overset{CH_3}{|}}{N}}-C_{12}H_{25}\right]^+Br^- \qquad \left[HO\!\!-\!\!CH_2CH_2\!\!-\!\!N\,(CH_3)_3\right]^+OH^-$$

溴化二甲基十二烷基苄基铵(新洁尔灭)   氢氧化三甲基-2-羟乙基铵（胆碱）

练·习

命名下列化合物

$$(CH_3CH_2)_2NH \qquad CH_3NHCH(CH_3)_2 \qquad \bigcirc\!\!-NHCH_3$$

$$\underset{CH_3}{\bigcirc}\!\!-NHCH_3 \qquad \left[\bigcirc\!\!-CH_2-\underset{\underset{CH_3}{|}}{\overset{\overset{CH_3}{|}}{N^+}}-CH_3\right]Cl^-$$

二、胺的制备

（一）卤代烃的氨解

氨和胺可以与卤代烃进行亲核取代反应生成伯胺、仲胺或叔胺。

$$NH_3 + RX \longrightarrow R\overset{+}{N}H_3X^- \overset{NH_3}{\longrightarrow} RNH_2 + NH_4X$$

$$RNH_2 + RX \longrightarrow R_2\overset{+}{N}H_2X^- \overset{NH_3}{\longrightarrow} R_2NH + NH_4X$$

$$R_2NH + RX \longrightarrow R_3\overset{+}{N}HX^- \overset{NH_3}{\longrightarrow} R_3N + NH_4X$$

（二）含氮化合物的还原

1. 硝基化合物的还原　硝基化合物酸性条件下用金属还原剂（铁、锡、锌等）还原可以得到伯胺。由于芳香硝基化合物容易还原，因此这是药物合成中制取芳伯胺最常用的方法。脂肪烃的硝化比较困难，所以脂肪胺类一般不能通过这种方法合成。

$$\underset{}{\bigcirc}\!\!-NO_2 \xrightarrow{Fe,\ 稀HCl} \underset{}{\bigcirc}\!\!-NH_2$$

2. 腈、酰胺的还原　腈用催化加氢或化学还原剂还原可以制得伯胺。

$$RCN \xrightarrow[\text{(2) } H_2O,\ H^+]{\text{(1) } LiAlH_4,\ 乙醚} RCH_2NH_2$$

酰胺也可以用氢化锂铝还原成胺。不同结构的酰胺经还原可以制取伯、仲、叔胺。如：

$$R-\overset{\overset{\displaystyle O}{\|}}{C}-NH_2 \xrightarrow[\text{(2) }H_2O,\ H^+]{\text{(1) }LiAlH_4,\ \text{乙醚}} RCH_2NH_2$$

另外，酰胺通过霍夫曼降解反应制备比原来酰胺少一个碳原子的伯胺。

$$RCONH_2 + X_2 + 4NaOH \longrightarrow RNH_2 + 2NaX + Na_2CO_3 + 2H_2O$$

三、胺的物理性质

常温下，低级脂肪胺，如甲胺、二甲胺、三甲胺和乙胺等为无色气体，丙胺以上是液体，十二胺以上为固体。芳香胺是无色高沸点的液体或低熔点的固体。

低级胺有类似氨的气味，三甲胺有鱼腥味，丁二胺和戊二胺等有动物尸体腐败后的气味；高级胺无味。芳香胺有特殊的臭味，并有毒性，长期吸入苯胺蒸气会引起中毒，芳胺还可以通过皮肤渗入使人中毒，所以使用时应注意防护。

伯胺和仲胺由于能形成分子间氢键，它们的沸点比与其分子量相近的烃和醚要高，但比醇低。叔胺不形成分子间氢键，其沸点与分子量相近的烃相近似。

伯、仲、叔胺都能与水形成氢键，低级胺易溶于水，如甲胺、二甲胺、乙胺和二乙胺等可与水混溶。随着分子量的增加，胺的溶解度随之降低，所以中级胺、高级胺及芳香胺微溶或难溶于水。

四、胺的化学性质

（一）碱性

胺与氨一样，分子中氮原子上的未共用电子对能接受质子，因而呈现碱性。胺的碱性大小实质上是胺分子中 N 与 H^+ 结合能力的大小，它主要受电子效应和空间效应两种因素的影响。

1. 脂肪胺的碱性 在脂肪胺中，从电子效应考虑，具有供电子效应的烷基能使脂肪胺的氮原子上的电子云密度增大，接受质子的能力增强，因此脂肪胺的碱性都强于氨。同时，空间位阻效应对碱性也有影响，胺中的烷基逐渐增大，所占据的空间位置也大，从而使质子难以与氨基接近，因而叔胺的碱性降低。考虑上述两种效应，脂肪族胺的碱性强弱次序一般为：脂肪族仲胺 > 脂肪族伯胺 > 脂肪族叔胺 > 氨。如：

二甲胺 > 甲胺 > 三甲胺 > 氨

pK_b 值　　3.27　　3.36　　4.24　　4.75

为什么苄胺的碱性与烷基胺基本相同，而与芳胺不同？

2. 芳香胺的碱性 芳香胺中氮原子的未共用电子对与芳环形成 $p-\pi$ 共轭体系，氮原子电子云密度降低，使氮原子与质子的结合能力降低，芳环的空间效应进一步妨碍了氮原子与质子的结合，因此芳香胺的碱性比氨弱。如果氮原子上连接有甲基，因为甲基是给电子基，使氮原子上的电子云密度增加，碱性也就相应增强；如果氮原子再连接苯环，则随着苯基个数的增加，芳香胺的碱性逐渐减弱。如：

$N,N-$ 二甲基苯胺 $>$ N-甲基苯胺 $>$ 苯胺 $>$ 二苯胺 $>$ 三苯胺

pK_b 值　　　8.93　　　　　9.15　　　9.40　　13.00　近中性

3. 胺与酸成盐　胺属于弱碱,只能与强酸反应生成稳定的盐,所生成的盐遇强碱又会游离出原来的胺。如:

$$CH_3—NH_2 + HCl \longrightarrow CH_3\overset{+}{N}H_3Cl^- (或写作CH_3NH_2·HCl)$$

氯化甲铵　　　（甲胺盐酸盐）

换 + HCl ⟶ 氯化苯铵 （苯胺盐酸盐）

苯铵Cl⁻ + NaOH ⟶ 苯胺 + NaCl + H₂O

利用这一性质可以进行胺的分离、提纯。如将不溶于水的胺溶于稀酸形成盐,经分离后,再用强碱将胺由铵盐中释放出来。如:

$$\begin{matrix} CH_3(CH_2)_{10}CH_3 \\ \text{十二烷} \\ CH_3(CH_2)_9NH_2 \\ \text{癸胺} \end{matrix} \Bigg\} \xrightarrow{HCl} \begin{cases} \text{有机层：} CH_3(CH_2)_{10}CH_3 \\ \text{水层：} CH_3(CH_2)_9\overset{+}{N}H_3Cl^- \xrightarrow{NaOH} CH_3(CH_2)_9NH_2 \end{cases}$$

在药物合成中,常将含有氨基结构的药物先制成盐,以改善药物的水溶性。如普鲁卡因是优良的局部麻醉药物,但其水溶性差,将其配制成盐酸普鲁卡因,不仅水溶性增加,而且麻醉作用也会增强。

$$H_2N—\text{（苯环）}—COOCH_2CH_2N(C_2H_5)_2 \xrightarrow{HCl} [H_2N—\text{（苯环）}—COOCH_2CH_2\overset{+}{N}H(C_2H_5)_2]Cl^-$$

（二）酰化与磺酰化反应

1. 酰化反应　伯胺和仲胺可以与酰卤、酸酐等酰化剂反应,生成酰胺,称为酰化反应。叔胺的氮原子上没有氢原子,不能进行酰化反应。

$$CH_3NH_2 + (CH_3CO)_2O \longrightarrow CH_3CONHCH_3 + CH_3COOH$$

乙酰甲胺

$$\text{（苯环）}—NH_2 + (CH_3CO)_2O \longrightarrow \text{（苯环）}—NHCOCH_3 + CH_3COOH$$

乙酰苯胺(退热冰)

酰胺在酸或碱的作用下可水解除去酰基,因此在有机合成中常利用酰基化反应来保护氨基,使其在反应中不被破坏。在药物合成中,常用酰化反应来保护芳环的氨基,如解热镇痛药物对乙酰氨基酚（扑热息痛）和非那西丁的制备就是利用胺的这一性质。

2. 磺酰化反应　在氢氧化钠存在下,伯、仲胺能与苯磺酰氯反应生成磺酰胺。叔胺氮原子上无氢原子,不能发生磺酰化反应。磺酰化反应又称兴斯堡（Hinsberg）反应,伯胺生成的磺酰胺中,氮原子上还有一个氢原子,由于受到苯磺酰基强吸电子诱导效应的影响而显酸性,可溶于氢氧化钠溶液生成盐。仲胺生成的磺酰胺中,氮原子

上没有氢原子，不能溶于氢氧化钠溶液而呈固体析出。叔胺不发生磺酰化反应，也不溶于氢氧化钠溶液而出现分层现象。因此，利用兴斯堡反应可以鉴别或分离伯、仲、叔胺。

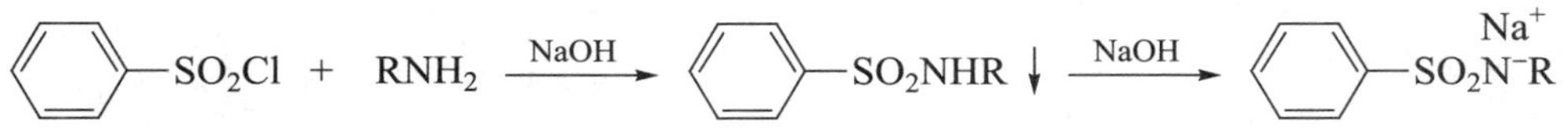

苯磺酰氯　　　　　　　　　　　　　　　苯磺酰伯胺　　　　　　　　　　　苯磺酰伯胺钠盐

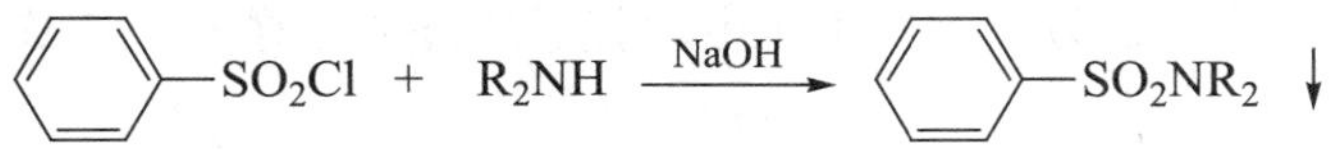

苯磺酰氯　　　　　　　　　　　　苯磺酰仲胺

想一想

N – 甲基苯胺中混有少量的苯胺和 N，N – 二甲基苯胺，如何将其提纯？

（三）与亚硝酸反应

不同的胺与亚硝酸反应，产物各不相同。由于亚硝酸不稳定，在反应中实际使用的是亚硝酸钠与盐酸（或硫酸）的混合物。根据脂肪族和芳香族伯、仲、叔胺与亚硝酸反应的不同结果，可以鉴别伯、仲、叔胺。

1. 脂肪族胺与亚硝酸反应

（1）脂肪族伯胺与亚硝酸反应生成醇，并放出的氮气是定量的，该反应可用于氨基的定量分析。

$$R—NH_2 + HNO_2 \longrightarrow ROH + H_2O + N_2 \uparrow$$

（2）脂肪族仲胺与亚硝酸反应，生成 N – 亚硝基胺。

$$R_2N{-}H + HO{-}NO \longrightarrow R_2N—NO + H_2O$$

N-亚硝基胺

（3）脂肪族叔胺因氮原子上没有氢原子，不能发生取代反应，只能与亚硝酸形成不稳定的盐。

$$R_3N + HNO_2 \longrightarrow \left[R_3\overset{+}{N}H \right] NO_2^-$$

2. 芳香族胺与亚硝酸反应

（1）芳香族伯胺与亚硝酸在低温下反应，生成重氮盐，此反应称为重氮化反应。芳香族重氮盐在低温（5℃以下）和强酸水溶液中是稳定的，加热则分解成酚和氮气，干燥的易爆炸。

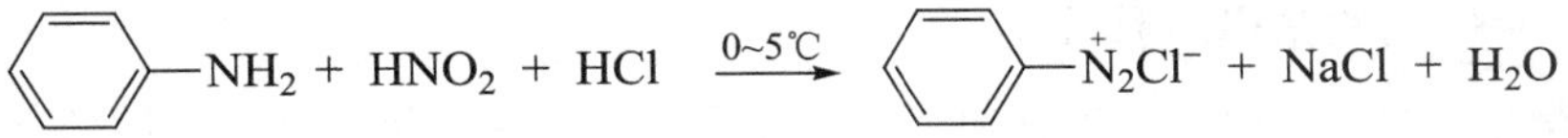

氯化重氮苯

（2）芳香族仲胺亚硝酸反应同脂肪族仲胺与亚硝酸一样，也生成 N-亚硝基胺。

$$\underset{}{\text{C}_6\text{H}_5\text{N(CH}_3)\text{—H + HO—NO}} \longrightarrow \underset{}{\text{C}_6\text{H}_5\text{N(CH}_3)\text{—NO + H}_2\text{O}}$$

N-亚硝基-N-甲基苯胺

N-亚硝基胺为不溶于水的黄色油状液体或固体，与稀酸共热，可分解为原来的胺，可用来鉴别或分离提纯仲胺。此类化合物具有较强的致癌作用。

（3）芳香族叔胺与亚硝酸反应，在芳环上发生亲电取代反应导入亚硝基，生成对亚硝基胺。如：

$$\underset{}{\text{C}_6\text{H}_5\text{N(CH}_3)_2} + \text{HNO}_2 \longrightarrow \underset{}{\text{ON—C}_6\text{H}_4\text{—N(CH}_3)_2} + \text{H}_2\text{O}$$

N，N-二甲基-对-亚硝基苯胺

亚硝基芳香族叔胺通常带有颜色，在不同介质中，其结构不同，颜色也不相同。如在碱性溶液中呈绿色，在酸性溶液中由于互变成醌式盐而呈橘黄色。

$$(\text{CH}_3)_2\text{N}\text{—C}_6\text{H}_4\text{—NO} \underset{\text{OH}^-}{\overset{\text{H}^+}{\rightleftharpoons}} (\text{CH}_3)_2\overset{+}{\text{N}}\text{=C}_6\text{H}_4\text{=NOH}$$

（翠绿色）   （橘黄色）

·想一想

试总结鉴别伯胺、仲胺和叔胺的方法。

（四）氧化反应

胺易被氧化，尤其芳香族胺更易被氧化。芳香族胺长期存放在空气中时，则被空气氧化生成黄、红、棕色的复杂氧化物，其中含有醌类、偶氮化合物等。因此在有机合成中，如果要氧化芳胺环上其他基团，则必须首先要保护氨基，否则氨基也被氧化。如：

$$\underset{}{\text{C}_6\text{H}_5\text{NH}_2} \overset{[\text{O}]}{\longrightarrow} \underset{}{\text{对苯醌}}$$

对苯醌

（五）芳环上的亲电取代反应

由于芳香族胺的氮原子上的孤电子对与苯环发生 p-π 共轭效应，使苯环电子云密度增加，特别是氨基的邻、对位电子云密度增加更为显著，因此苯环上的氨基（或—NHR、—NR$_2$）会使苯环活化，芳胺易发生亲电取代反应。

1. 卤代反应 苯胺与卤素（Cl_2 或 Br_2）的反应很迅速。例如苯胺与溴水作用，在室温下立即生成2,4,6-三溴苯胺白色沉淀，此反应能定量完成，可用于苯胺的定性或定量分析。

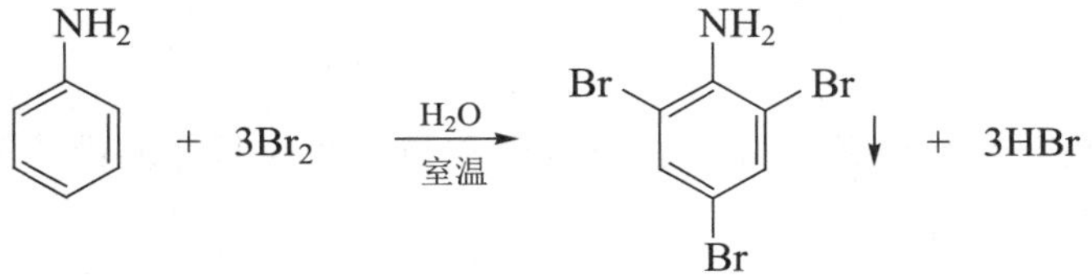

要得到对溴苯胺，就要先降低氨基的活性。因酰氨基比氨基的活性弱，可以先将氨基酰化成酰氨基，然后再溴化，最后水解除去酰基，就可以得到对溴苯胺。制取间溴苯胺时，可先用硫酸与苯胺反应，将氨基转化为间位定位基，然后溴化，最后用碱还原氨基，就可以得到间溴苯胺。

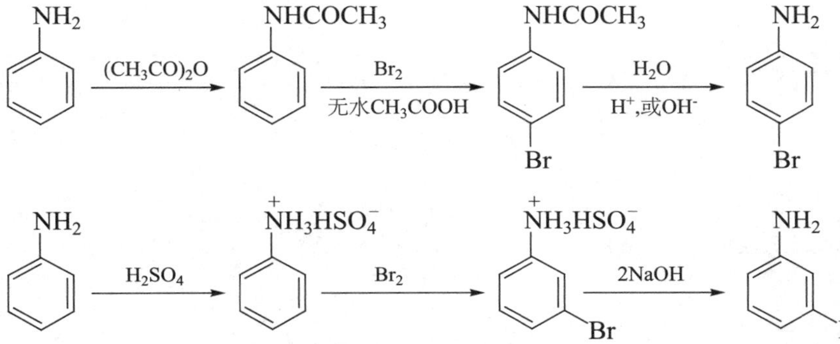

2. 硝化反应 由于苯胺分子中氨基极易被氧化，所以芳香族胺要发生芳环上的硝化反应，就不能直接进行，而应先"保护氨基"。根据产物的要求，可采用不同的方法"保护氨基"。

如果要得到对硝基苯胺，则应先将苯胺酰化，再进行硝化，然后水解除去酰基，最后得到对-硝基苯胺。如：

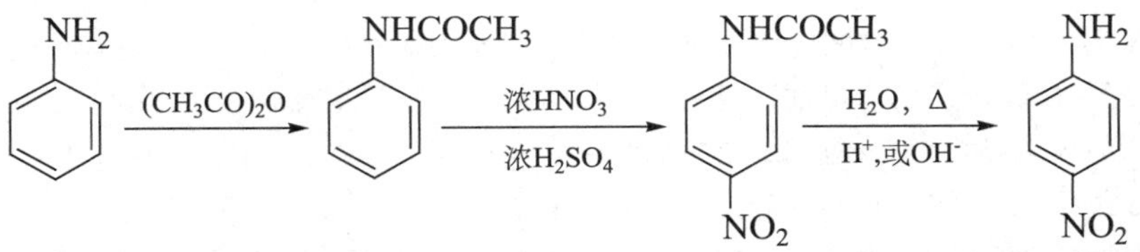

如果要得到间硝基苯胺，可先将苯胺溶于浓硫酸中，使之形成苯胺硫酸盐保护氨基。因铵正离子是间位定位基，硝化时得到间位产物，最后再用碱液处理，使间硝基苯胺游离出来。如：

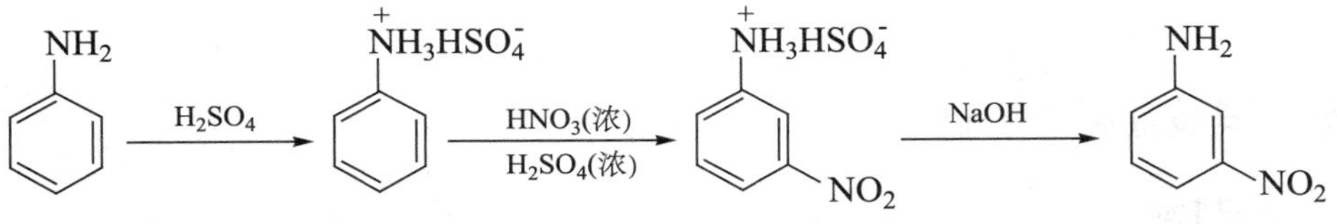

3. 磺化反应 苯胺的磺化是将苯胺溶于浓硫酸中，首先生成苯胺硫酸盐，苯胺硫酸盐在高温（200℃）加热脱水并分子内重排，即生成对氨基苯磺酸。如：

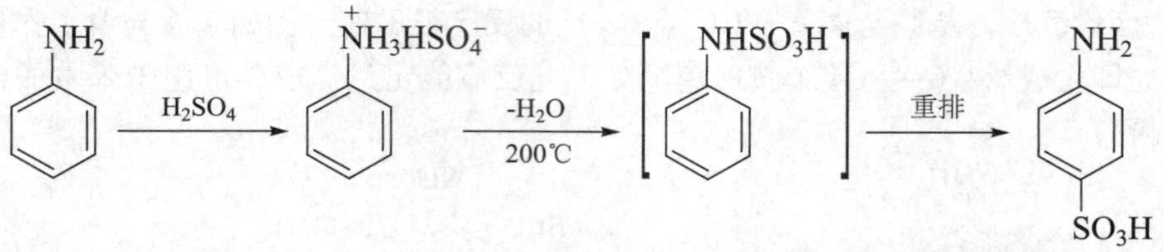

对氨基苯磺酸是白色固体，分子内同时含有碱性的氨基和酸性磺酸基，所以分子内部可形成盐，称为内盐。

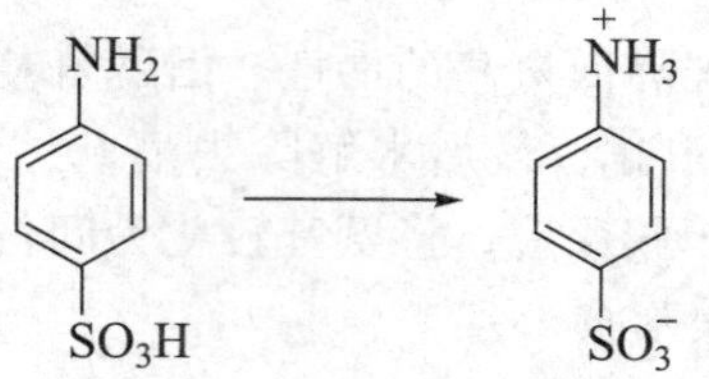

> ### 知识拓展
>
> #### 磺胺类药物
>
> 　　对氨基苯磺酸的酰胺，就是磺胺，是最简单的磺胺药物。磺胺类药物为人工合成的抗菌药，对氨基苯磺酰胺是其抗菌的必需结构。它的合成如下： 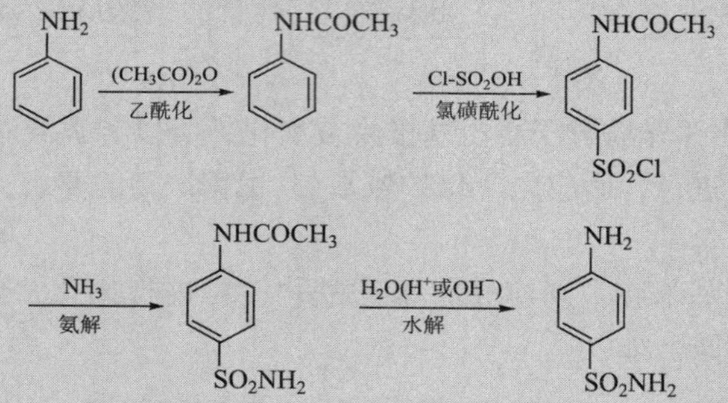
>
>
> 　　磺胺类药物的抗菌机制在于它的结构与对氨基苯甲酸具有相似性，通过竞争性抑制作用，妨碍了对氨基苯甲酸与叶酸合成酶的结合，从而阻止细菌生长所必需的维生素——叶酸的合成，而人体内可以直接利用食物中的叶酸，磺胺类药物这一作用机制对人体没有影响，所以磺胺类药物具有抗菌的作用。
>
> 　　磺胺类药物的发现，开创了化学治疗的新纪元，使死亡率很高的细菌性疾病如肺炎、脑膜炎等得到了有效控制，尤其是这类药物作用机制的研究，开辟了一条从代谢拮抗寻找新药的途径。

五、季铵盐和季铵碱

（一）制备

叔胺与卤代烃共热生成氮原子上连接四个烃基的盐，称为季铵盐。如：

$$R_3N + RX \longrightarrow R_4N^+X^-$$
$$季铵盐$$

季铵盐与强碱作用，生成季铵碱和卤化物，后者不溶于醇。

$$R_4N^+X^- + NaOH \xrightarrow{醇} R_4N^+OH^- + NaX$$

在实际制取季铵碱时，常用湿的氧化银与季铵盐反应，由于卤化银沉淀下来，因此反应可进行到底。

$$R_4N^+X^- + Ag_2O \xrightarrow{H_2O} R_4N^+OH^- + AgX \downarrow$$

（二）性质

季铵盐是白色晶体，有盐的性质，能溶于水，不溶于有机溶剂。它与无机盐卤化铵相似。对热不稳定，加热后易分解成叔胺和卤代烃。

$$R_4N^+X^- \xrightarrow{\triangle} R_3N + RX$$

季铵盐主要用途是作表面活性剂，降低表面张力，具有去污作用。季铵盐的另一个重要用途是作为相转移催化剂，能降低许多有机反应的反应温度、缩短反应时间和提高产率。

季铵碱在水中能完全电离，属于有机强碱，碱性与氢氧化钠相当。

六、重要的胺

（一）乙二胺

乙二胺为无色澄清黏稠液体，有氨气味。易溶于水，溶于乙醇和甲醇，微溶于乙醚，不溶于苯。易从空气中吸收二氧化碳生成不挥发的碳酸盐，应避免露置在大气中。

乙二胺是制备药物、乳化剂和杀虫剂的原料，也是环氧树脂的固化剂，还可以它为原料人工合成乙二胺四乙酸（简称 EDTA）。

EDTA 的结构式为：

$$\begin{array}{ccc} HOOC-H_2C & & CH_2-COOH \\ & N-CH_2-CH_2-N & \\ HOOC-H_2C & & CH_2-COOH \end{array}$$

EDTA 几乎能与所有的金属离子发生配位反应，是分析化学中最常用的配位剂，它的二钠盐或四钠盐还常用于硬水的软化。同时，乙二胺四乙酸二钠是蛇毒的特效解毒药，就是因为它可与蛋白质络合，使蛇毒失去活性。乙二胺四乙酸钙二钠盐，简称依地酸钠钙，临床用作一些重金属离子中毒的促排解毒剂。

（二）苯胺

苯胺在常温下是无色油状液体，微溶于水，易溶于有机溶剂，可随水蒸气挥发，所以合成苯胺可用水蒸气蒸馏方法进行纯化。苯胺蒸气对人体有害，能通过皮肤吸收及口鼻吸入而使人中毒。苯胺广泛应用于药物、染料、农药、橡胶助剂和异氰酸酯（MDI）生产中。

（三）多巴胺

多巴胺的化学名称为 4 -（2 - 乙胺基）苯 - 1,2 - 二酚，多巴胺是一种用来帮助细胞传送脉冲的化学物质，它是维持正常生命活动的重要物质，具有调节躯体活动、精神活动、内分泌和心血管活动等作用。多巴胺不足则会令人失去控制肌肉的能力，严重会令病人的手脚不自主地震动或导致帕金森病。

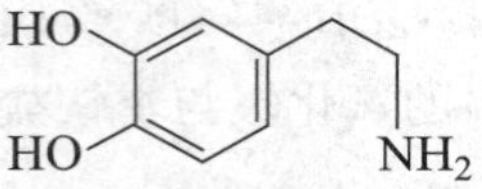

$$HO-C_6H_3(OH)-CH_2CH_2NH_2$$

临床常用其盐酸盐，即盐酸多巴胺，治疗各种低血压、心力衰竭及休克、心脏复苏时升高血压等。

知识拓展

　　阿尔维德·卡尔森（Arvid Carlsson），瑞典人，2000年荣获诺贝尔生理或医学奖，他是自1982年以来首位获得诺贝尔奖的瑞典科学家。卡尔森发明了一种高灵敏度的测定多巴胺的方法，发现多巴胺在大脑中的含量高于去甲肾上腺素，尤其集中于脑部基底核，而后者是控制运动功能的重要部位。他由此得出结论：多巴胺本身即为一种神经递质。他的研究成果使人们认识到帕金森和精神分裂症的起因是由于病人的脑部缺乏多巴胺，并据此研制出治疗这种疾病的有效药物。

（四）胆碱

胆碱是卵磷脂和鞘磷脂的重要组成部分，因为最初从动物的胆汁中发现，所以称作胆碱。胆碱是白色结晶，味辛而苦，极易吸湿，易溶于水和醇，在酸性溶液中对热稳定，在空气中易吸收二氧化碳，遇热分解。胆碱影响人体内脂肪的输送，具有调节肝中脂肪代谢的作用。

$$[HOCH_2CH_2N^+(CH_3)_3]\ OH^- \qquad [CH_3COOCH_2CH_2N^+(CH_3)_3]\ OH^-$$
$$\text{胆碱} \qquad\qquad\qquad\qquad\qquad \text{乙酰胆碱}$$

乙酰胆碱是中枢及周边神经系统中常见的神经传导物质，起传导神经兴奋的作用。

（五）苯扎溴铵

苯扎溴铵化学名为溴化二甲基十二烷基苄铵，又称溴化苄烷铵或新洁尔灭。属于季铵盐类化合物。

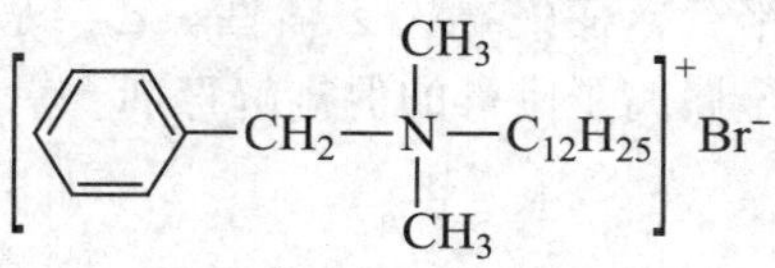

$$\left[C_6H_5-CH_2-\underset{\underset{CH_3}{|}}{\overset{\overset{CH_3}{|}}{N}}-C_{12}H_{25}\right]^+ Br^-$$

苯扎溴铵常温下为白色或淡黄色胶状体，低温时可逐渐形成蜡状固体，易溶于水、醇，水溶液呈碱性。苯扎溴铵兼有杀菌和去垢效力，作用强而快，对金属无腐蚀作用，医药上通常用其0.1%的溶液作为皮肤或外科手术器械的消毒剂。

第三节　重氮化合物和偶氮化合物

一、重氮化合物和偶氮化合物的结构

重氮化合物和偶氮化合物都含有—N ＝N—官能团。该官能团的两端都分别与烃基相连的化合物称为偶氮化合物。如：

CH₃—N＝N—CH₃

偶氮甲烷　　　　　　　偶氮苯 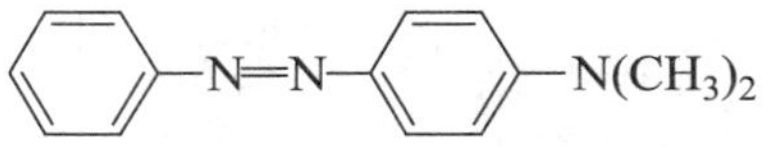　　　　　　　　　对二甲氨基偶氮苯

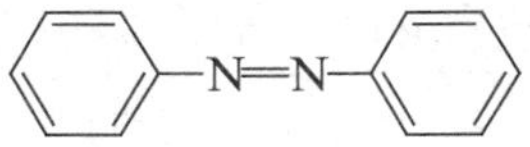

若官能团的一端与烃基相连，另一端与其他非碳原子或原子团相连的化合物，称为重氮化合物。由于脂肪重氮盐极不稳定，所以一般所指的重氮盐均为芳香重氮盐。如：

$CH_2=N=N$

重氮甲烷　　　　　氯化重氮苯　　　　　　硫酸重氮苯
　　　　　　　　（重氮苯盐酸盐）　　　　（重氮苯硫酸盐）

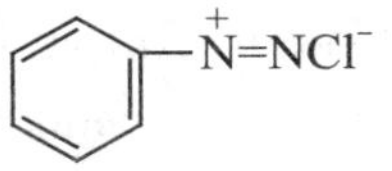

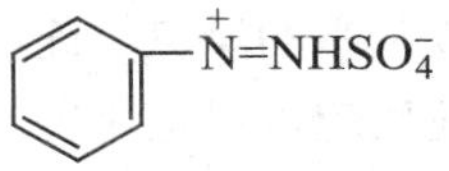

二、重氮化合物的制备

芳香族伯胺在低温及强酸性条件下与亚硝酸作用可生成重氮盐，这一反应称为重氮化反应。

练·习

试写出溴化 α－重氮萘、4－硝基－4－羟基偶氮苯的结构。

$$ArNH_2 + NaNO_2 + HCl \xrightarrow{0\sim5℃} ArN_2^+Cl^- + NaCl + H_2O$$

重氮化反应用的盐酸或硫酸必须过量，以避免生成的重氮盐与未反应的芳胺发生偶合反应。干燥的重氮盐极不稳定，重氮化反应必须在低温（0～5℃）下进行，受热或震动时容易爆炸。重氮盐是离子型化合物，具有盐的性质，易溶于水，不溶于有机溶剂。

三、重氮盐的性质

重氮盐的化学性质非常活泼，能发生多种反应。这些反应可归纳为两类：放氮反应和保留氮反应。放氮反应主要是取代反应，保留氮反应主要有还原反应和偶氮反应等。重氮盐的这些反应在药物合成及药物分析中经常使用。

（一）取代反应

重氮盐中的重氮基可被氢原子、羟基、卤素、氰基等取代，同时放出氮气。此反应可用来制备一般不能用直接方法来制取的化合物。如：

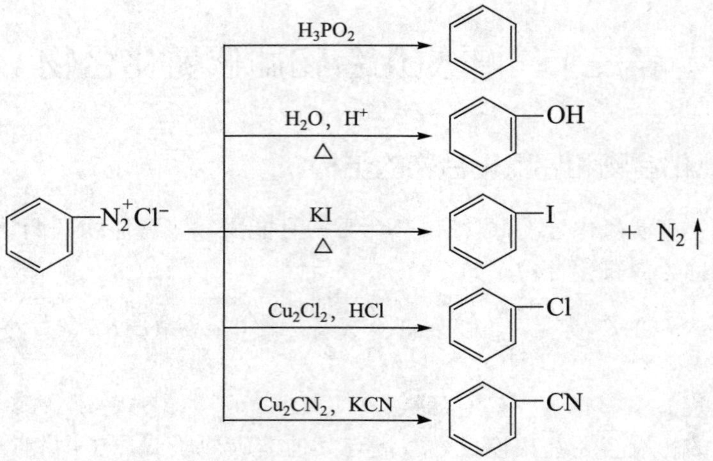

重氮基被碘取代比较容易，加热重氮盐与碘化钾的混合溶液，就会生成碘苯，但此法不能用来引进氯、溴或氰基。重氮盐与氯化亚铜、溴化亚铜或氰化亚铜作用生成氯苯、溴苯或苯腈的反应，此反应称为桑德迈尔反应（Sandmeyer 反应）。

通过上述反应可以把一些本来难以引入芳香环的基团方便地连接到芳香环上，用来合成许多有机物。

（1）以苯为原料合成1,3,5 - 三溴苯

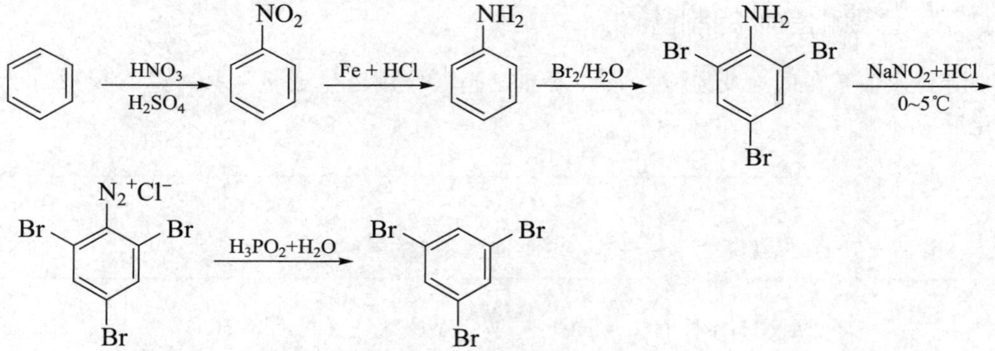

（2）以苯为原料合成间溴苯酚

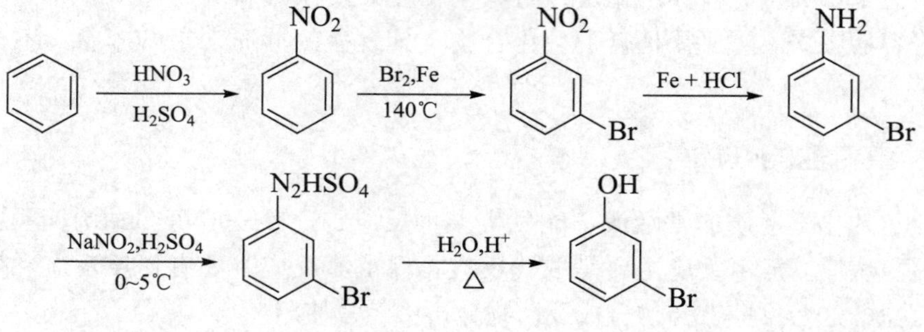

（3）以对甲苯胺为原料合成对氯甲苯

$$H_3C-\!\!\!\!\!\bigcirc\!\!\!\!\!-NH_2 \xrightarrow[0\sim5℃]{NaNO_2/HCl} H_3C-\!\!\!\!\!\bigcirc\!\!\!\!\!-N_2^+Cl^- \xrightarrow[Cu粉,\ \triangle]{CuCl/HCl} H_3C-\!\!\!\!\!\bigcirc\!\!\!\!\!-Cl$$

（二）还原反应

重氮盐可被氯化亚锡、锡和盐酸、锌和乙酸、亚硫酸钠、亚硫酸氢钠等还原成苯肼。

$$\bigcirc\!\!\!\!\!-N_2^+Cl^- \xrightarrow{SnCl_2,\ HCl} \bigcirc\!\!\!\!\!-NHNH_2\cdot HCl \xrightarrow{NaOH} \bigcirc\!\!\!\!\!-NHNH_2$$

苯肼为无色液体，是常用的羰基试剂，可用于鉴别醛酮和糖，也是合成药物和染料的原料。苯肼的毒性极大，使用时注意不要与皮肤接触。

（三）偶联反应

重氮盐与芳伯胺或酚类化合物作用，生成颜色鲜艳的偶氮化合物的反应称为偶联反应。

偶联反应的实质是亲电取代反应，是重氮阳离子进攻苯环上电子云密度较大且空间位阻较小的碳原子。因此偶联反应首先发生在羟基或氨基的对位。如：

$$\bigcirc\!\!\!\!\!-N_2^+Cl^- + \bigcirc\!\!\!\!\!-OH \xrightarrow[0\sim5℃]{弱碱性(pH8)} \bigcirc\!\!\!\!\!-N=N-\!\!\!\!\!\bigcirc\!\!\!\!\!-OH$$

对羟基偶氮苯

$$\bigcirc\!\!\!\!\!-N_2^+Cl^- + \bigcirc\!\!\!\!\!-N(CH_3)_2 \xrightarrow[0\sim5℃]{弱酸性(pH4\sim6)} \bigcirc\!\!\!\!\!-N=N-\!\!\!\!\!\bigcirc\!\!\!\!\!-N(CH_3)_2$$

对二甲氨基偶氮苯

若对位被其他原子或基团占据，则在邻位上反应。如：

$$\bigcirc\!\!\!\!\!-N_2^+Cl^- + \bigcirc\!\!\!\!\!\begin{smallmatrix}OH\\ \\CH_3\end{smallmatrix} \xrightarrow[0\sim5℃]{弱碱性(pH8)} \bigcirc\!\!\!\!\!-N=N-\!\!\!\!\!\bigcirc\!\!\!\!\!\begin{smallmatrix}OH\\ \\CH_3\end{smallmatrix}$$

5–甲基–2–羟基偶氮苯

注意，与胺偶联反应要在中性或弱酸性溶液中进行，与酚偶联反应要在弱碱性条件下进行。

若邻、对位都被其他原子或基团占据，则不能发生偶联反应。

四、偶氮化合物

—N=N—是一种发色基团，因此偶氮化合物都是有颜色的，特别是芳香族偶氮化合物，因为颜色鲜艳、性质较稳定，被广泛地用作染料，称为偶氮染料。有的偶氮化合物在不同的 pH 介质中因结构的变化而呈现不同的颜色，而且非常灵敏，这些偶氮化合物常被用作酸碱指示剂。如：

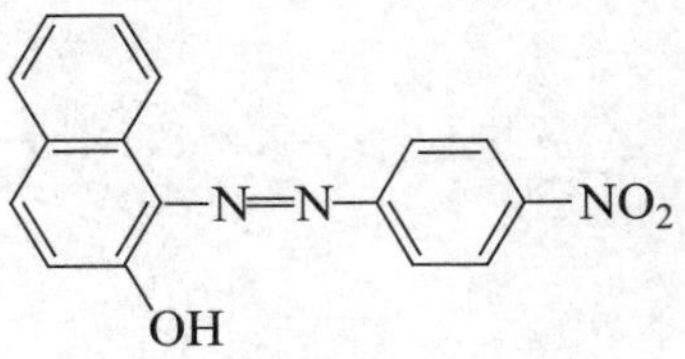

对位红(染料) 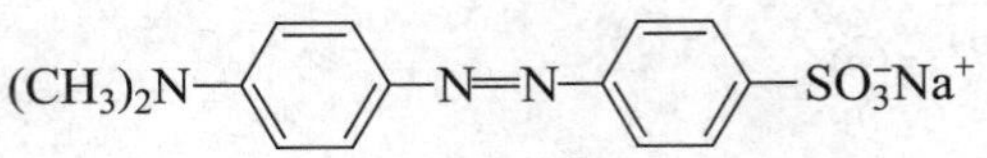　　　　　　　　　　　　甲基橙(酸碱指示剂)

知识拓展

偶氮染料——苏丹红

苏丹红是一类合成型偶氮染料，其品种主要包括苏丹红 1 号、苏丹红 2 号、苏丹红 3 号和苏丹红 4 号，其化学名称分别为 1 - 苯基偶氮 - 2 - 萘酚、1 - [(2,4 - 二甲基苯) 偶氮] - 2 - 萘酚、1 - [4 - (苯基偶氮) 苯基] 偶氮 - 2 - 萘酚、1,2 - 甲基 - 4 - [(2 - 甲基苯) 偶氮] 苯基偶氮 - 2 - 萘酚，主要用于溶剂、油、蜡、汽油增色以及鞋和地板等的增光。

国际癌症研究机构 (International Agency for Research on Cancer，IARC) 将苏丹红 1 号归为三类致癌物，即动物致癌物，主要基于体外和动物实验的研究结果，尚不能确定对人类有致癌作用。肝脏是苏丹红 1 号产生致癌性的主要靶器官，此外还可引起膀胱、脾脏等脏器的肿瘤。同时将苏丹红 2 号及其代谢产物 2,4 - 二甲基苯胺、苏丹红 3 号和苏丹红 4 号也列为三类致癌物；但把苏丹红 3 号的初级代谢产物 4 - 氨基偶氮苯和苏丹红 4 号的初级代谢产物邻 - 甲苯胺和邻 - 氨基偶氮甲苯均列为二类致癌物，即对人可能致癌。

由于苏丹红是一种人工合成的工业染料，1995 年欧盟 (EU) 等国家已禁止其作为色素在食品中进行添加，对此中国也明文禁止。2005 年三月，肯德基快餐厅的部分食品以及调料中发现含有致癌物质"苏丹红 1 号"成分。肯德基所属的百胜餐饮集团随即在上海发表公开声明，宣布肯德基新奥尔良烤翅和新奥尔良烤鸡腿堡调料在 15 日检查中被发现含有苏丹红 1 号成分，国内所有肯德基餐厅即刻停止售卖这两种产品，同时销毁所有剩余调料。"苏丹红"并非食品添加剂，而是一种化学染色剂。

本章总结

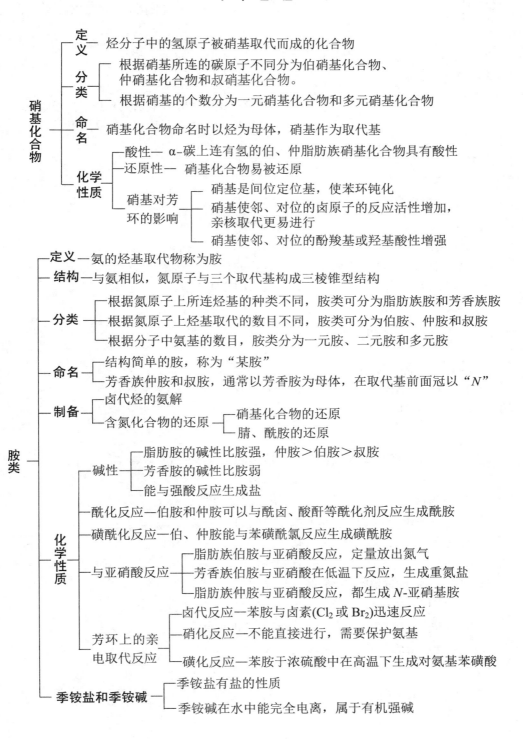

硝基化合物
- **定义**——烃分子中的氢原子被硝基取代而成的化合物
- **分类**
  - 根据硝基所连的碳原子不同分为伯硝基化合物、仲硝基化合物和叔硝基化合物。
  - 根据硝基的个数分为一元硝基化合物和多元硝基化合物
- **命名**——硝基化合物命名时以烃为母体，硝基作为取代基
- **化学性质**
  - 酸性——α-碳上连有氢的伯、仲脂肪族硝基化合物具有酸性
  - 还原性——硝基化合物易被还原
  - 硝基对芳环的影响
    - 硝基是间位定位基，使苯环钝化
    - 硝基使邻、对位的卤原子的反应活性增加，亲核取代更易进行
    - 硝基使邻、对位的酚羧基或羟基酸性增强

胺类
- **定义**——氨的烃基取代物称为胺
- **结构**——与氨相似，氮原子与三个取代基构成三棱锥型结构
- **分类**
  - 根据氮原子上所连烃基的种类不同，胺类可分为脂肪族胺和芳香族胺
  - 根据氮原子上烃基取代的数目不同，胺类可分为伯胺、仲胺和叔胺
  - 根据分子中氨基的数目，胺类分为一元胺、二元胺和多元胺
- **命名**
  - 结构简单的胺，称为"某胺"
  - 芳香族仲胺和叔胺，通常以芳香胺为母体，在取代基前面冠以"N"
- **制备**
  - 卤代烃的氨解
  - 含氮化合物的还原
    - 硝基化合物的还原
    - 腈、酰胺的还原
- **化学性质**
  - 碱性
    - 脂肪胺的碱性比氨强，仲胺＞伯胺＞叔胺
    - 芳香胺的碱性比氨弱
    - 能与强酸反应生成盐
  - 酰化反应——伯胺和仲胺可以与酰卤、酸酐等酰化剂反应生成酰胺
  - 磺酰化反应——伯、仲胺能与苯磺酰氯反应生成磺酰胺
  - 与亚硝酸反应
    - 脂肪族伯胺与亚硝酸反应，定量放出氮气
    - 芳香族伯胺与亚硝酸在低温下反应，生成重氮盐
    - 脂肪族仲胺与亚硝酸反应，都生成 N-亚硝基胺
  - 芳环上的亲电取代反应
    - 卤代反应——苯胺与卤素(Cl_2 或 Br_2)迅速反应
    - 硝化反应——不能直接进行，需要保护氨基
    - 磺化反应——苯胺于浓硫酸中在高温下生成对氨基苯磺酸
- **季铵盐和季铵碱**
  - 季铵盐有盐的性质
  - 季铵碱在水中能完全电离，属于有机强碱

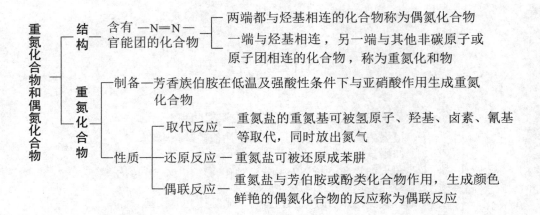

1. 选择题

（1）下列化合物中不属于硝基化合物的是 （　　）

A. $CH_3CH_2NO_2$

B. $CH_3CH_2ONO_2$

C. $CH_3CH_2\overset{\displaystyle NO_2}{\underset{\displaystyle |}{C}}HCH_3$

D. 苯环—NO_2

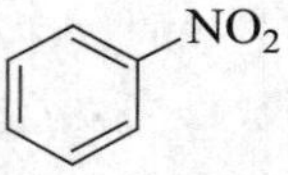

（2）下列化合物中碱性最大的是 （　　）

A. $(CH_3)_2NH$

B. $(CH_3)_3N$

C. 苯环—NH_2

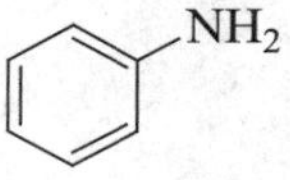

D. 苯环—$CONH_2$

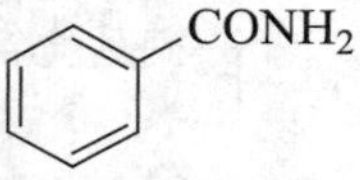

（3）与亚硝酸反应生成黄色油状液体的是 （　　）

A. 乙二胺　　　　　　　　B. 苄胺

C. 三甲胺　　　　　　　　D. 甲乙胺

（4）下列化合物中不能发生酰化反应的是 （　　）

A. 乙胺　　　　　　　　　B. 二乙胺

C. 三乙胺　　　　　　　　D. 苯胺

（5）下列化合物中碱性最弱的是 （　　）

A. 二甲胺　　　　　　　　B. 氨

C. 苯胺　　　　　　　　　D. 氢氧化四甲铵

（6）下列化合物中属于伯胺的是 （　　）

A. $CH_3NHCH_2CH_3$

B. $H_3C—\overset{\displaystyle C_2H_5}{\underset{\displaystyle |}{N}}—C_2H_5$

C. 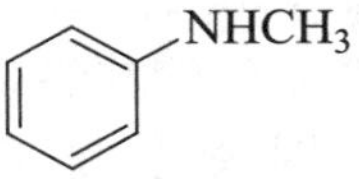 　　　D.

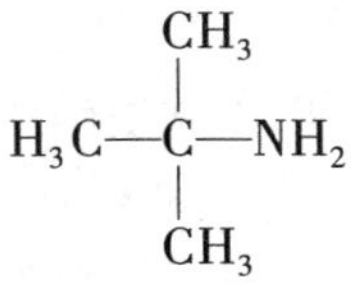

2. 命名下列化合物

（1） 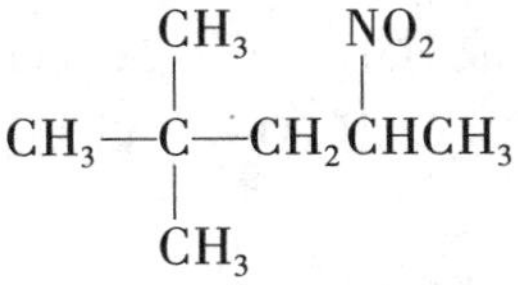　　　（2）

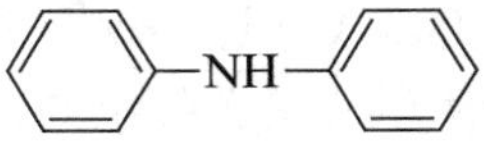

（3） 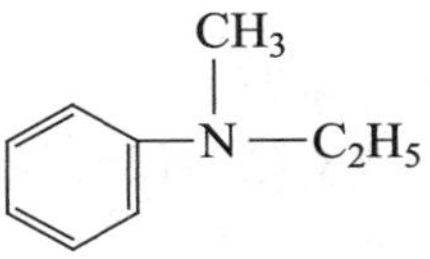　　　（4）$[(CH_3CH_2)_2N^+(CH_3)_2]Cl^-$

（5）

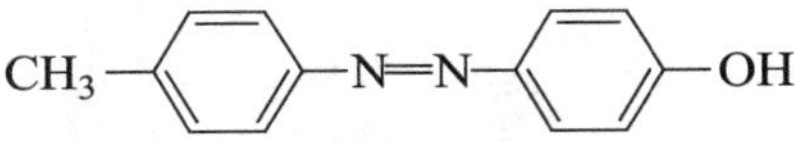

3. 写出下列化合物的结构式

（1）2-甲基-3-硝基戊烷　　　（2）乙二胺

（3）N-甲基-N-乙基对硝基苯胺　　　（4）对甲苯胺盐酸盐

（5）苦味酸　　　（6）氯化三甲基正丁基铵

4. 完成下列反应式

（1） 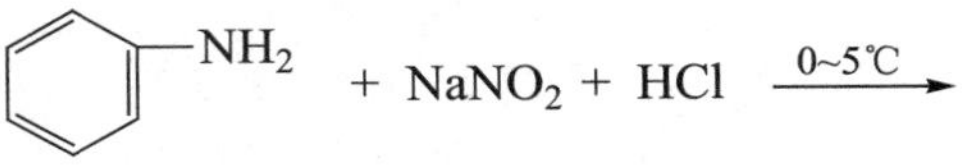 + $NaNO_2$ + HCl $\xrightarrow{0\sim5℃}$

（2） + $CH_3CH_2NH_2$ 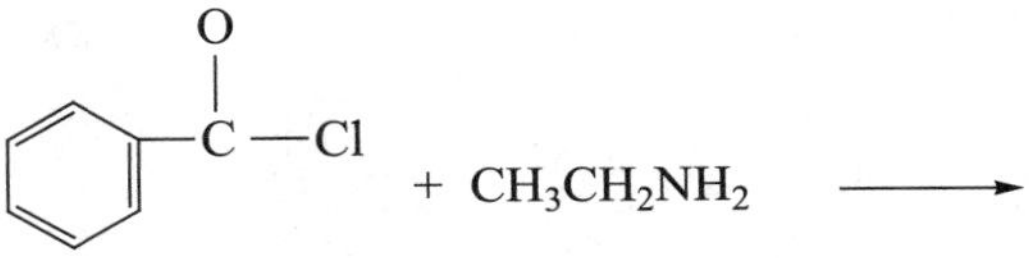 $\longrightarrow$

（3）$CH_3(CH_2)_{14}CH_2Br$ + $(CH_3)_3N$ $\xrightarrow{\triangle}$

（4）$(CH_3)_2NH$ + HNO_2 $\longrightarrow$

（5） 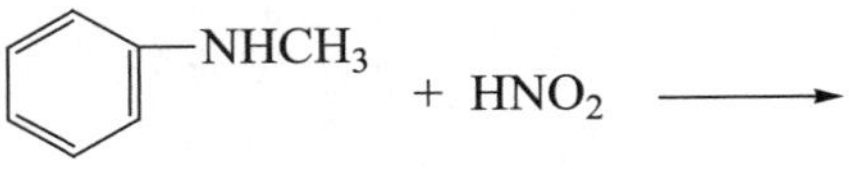 + HNO_2 $\longrightarrow$

（6） 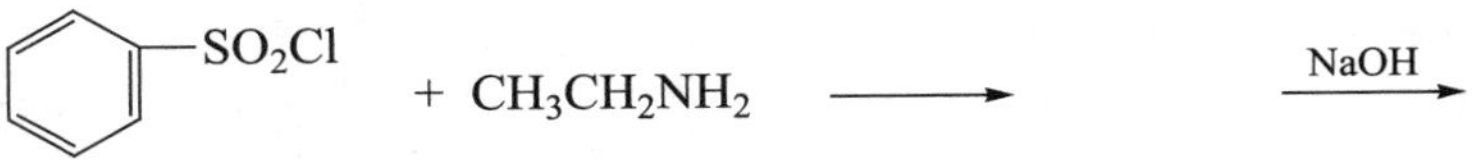 + $CH_3CH_2NH_2$ $\longrightarrow$ $\xrightarrow{NaOH}$

5. 将下列各组化合物按碱性由强到弱排列

（1）氢氧化四甲铵、三甲胺、氨、N,N-二甲基苯胺、甲胺

（2）甲胺、二甲胺、苯胺、二苯胺、N-甲基苯胺

6. 用化学方法鉴别下列化合物

（1）苯胺、乙酰苯胺、N-甲基苯胺

（2）苯胺、苯酚、环己醇、环己胺

（3）硝基乙烷、2-硝基-2-甲基丙烷、对硝基苯酚

（4）丙胺、三甲胺、甲乙胺

7. 某化合物 A 的分子式为 $C_6H_{15}N$，能溶于稀盐酸，与亚硝酸在室温下反应放出氮气后，得到化合物 B。B 能发生碘仿反应，还可以和浓硫酸共热脱去一分子水得到化合物 C，C 的分子式为 C_6H_{12}，它能被高锰酸钾氧化，产物为乙酸和 2 - 甲基丙酸。推测 A、B 和 C 的结构式，并写出反应方程式。

8. 化合物 A 的分子式为 C_7H_9N，呈弱碱性。A 的盐酸盐与亚硝酸作用生成 B，分子式为 $C_7H_7N_2Cl$，B 加热后能放出氮气而生成对甲苯酚。在碱性溶液中，B 与苯酚作用生成具有颜色的化合物 C，分子式为 $C_{10}H_{12}ON_2$，试写出 A、B、C 的结构式。

9. 以苯或甲苯为原料合成下列化合物，无机试剂任选。
   （1）间硝基甲苯
   （2）邻硝基苯胺
   （3）3,5 - 二溴甲苯
   （4）对甲基对氨基偶氮苯

第十一章 | 杂环化合物和生物碱

学习目标

1. 掌握杂环化合物的命名及五元、六元杂环化合物的化学性质。
2. 熟悉杂环化合物的分类、五元、六元杂环化合物的结构特点、稠杂环化合物及生物碱的一般性质。
3. 了解杂环化合物的用途及生物碱的提取方法。

杂环化合物是由碳原子和非碳原子共同组成环状骨架结构的一类有机化合物，成环原子中的非碳原子称为杂原子，常见的杂原子为氮、氧、硫等。前面已经学过的内酯、环状酸酐、环醚等化合物都是杂环化合物，但是这些化合物的性质与同类的开链化合物类似，因此都并入相应的章节中讨论。本章主要讨论环系比较稳定、具有一定程度芳香性的杂环化合物，即芳杂环化合物。

杂环化合物的种类繁多，数量庞大，在自然界分布极为广泛，许多天然杂环化合物在动、植物体内起着重要的生理作用。例如，植物中的叶绿素、动物血液中的血红素、中草药中的有效成分生物碱、部分抗生素和维生素、组成蛋白质的某些氨基酸和核苷酸的碱基等都含有杂环结构。在现有的药物中，含杂环结构的药物占有相当大的比例，它们应用于多种疾病的治疗，比如我们非常熟悉的青霉素（Benzylpenicillin）、甲硝唑（Metronidazole）以及治疗肿瘤的氟尿嘧啶（Fluorouracil）等，都是含有杂环的化合物。因此，杂环化合物在有机化合物（尤其是有机药物）中占有重要地位。

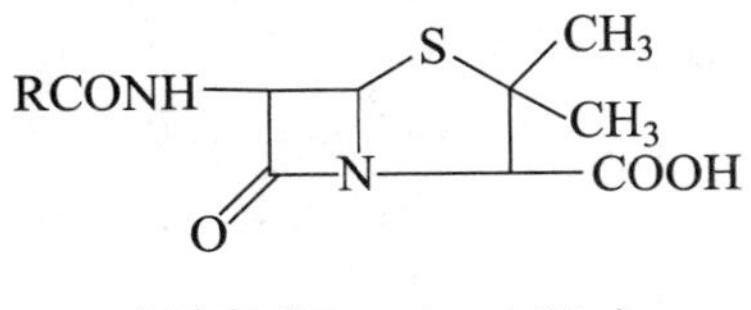

青霉素（Benzylpenicillin） 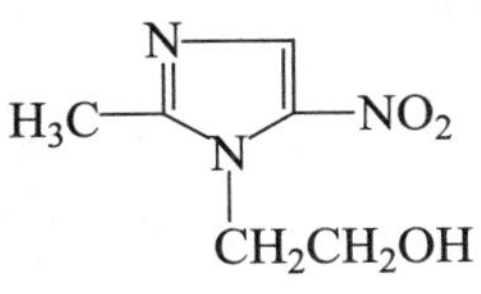　　　甲硝唑（Metronidazole） 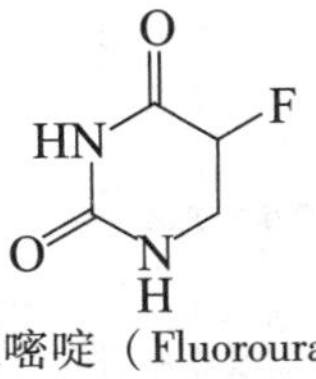　　　氟尿嘧啶（Fluorouracil）

第一节　杂环化合物

一、杂环化合物的结构和分类

杂环化合物是根据杂环母环的结构进行分类的。根据分子中含有环的数目可分为单杂环和稠杂环两类，单杂环又根据成环原子数的多少分为五元杂环化合物和六元杂环化合物，也可按杂原子的数目分为含一个、两个和多个杂原子的杂环化合物，稠杂环根据稠合环的类型不同分为芳环并杂环和杂环并杂环两种，表 11 – 1 列出了常见的杂环化合物母环的结构、分类、名称和标注。

表 11 – 1　常见的杂环化合物母环的结构、分类、名称和标注

类别	杂环母环
单杂环	含一个杂原子的五元杂环
	含两个杂原子的五元杂环
	含一个杂原子的六元杂环
	含两个杂原子的六元杂环
稠杂环	芳环并杂环
	杂环并杂环

含一个杂原子的五元杂环：
吡咯（Pyrrole）　　呋喃（Furan）　　噻吩（Thiophene）

含两个杂原子的五元杂环：
吡唑（Pyrazole）　　咪唑（Imidazole）　　噻唑（Thiazole）
噁唑（Oxazole）　　异噁唑（Isoxazole）

含一个杂原子的六元杂环：
吡啶（Pyridine）　　γ – 吡喃（γ – Pyran）

含两个杂原子的六元杂环：
哒嗪（Pyridazine）　　嘧啶（Pyrimidine）　　吡嗪（Pyrazine）

芳环并杂环：
吲哚（Indole）　　喹啉（Quinoline）　　异喹啉（Isoquinoline）
苯并呋喃（Benzofuran）　　苯并咪唑（Benzimdazole）　　咔唑（Carbazole）
吖啶（Acridine）　　吩噻嗪（Phenothiazine）

杂环并杂环：
嘌呤（Purine）　　蝶啶（Pteridine）

二、杂环化合物的命名

(一) 杂环母环的命名

我国通常采用"音译法"来命名杂环母环，即按照杂环化合物英文名称的读音，选用同音汉字，再加"口"字旁组成杂环化合物母环的音译名称，其中"口"代表环的结构。如："Furan"音译名称为呋喃。常见的杂环化合物母环的名称见表 11 – 1。

(二) 杂环母环的编号规则

当杂环上连有取代基时，为了标明取代基的位置，必须将杂环母体编号。杂环母体的编号原则是：

1. 含一个杂原子的杂环 含一个杂原子的杂环从杂原子为起点开始用阿拉伯数字或从与杂原子相邻的碳原子开始用希腊字母编号，靠近杂原子的碳原子为 α 位，其次为 β 位，γ 位等。例如：

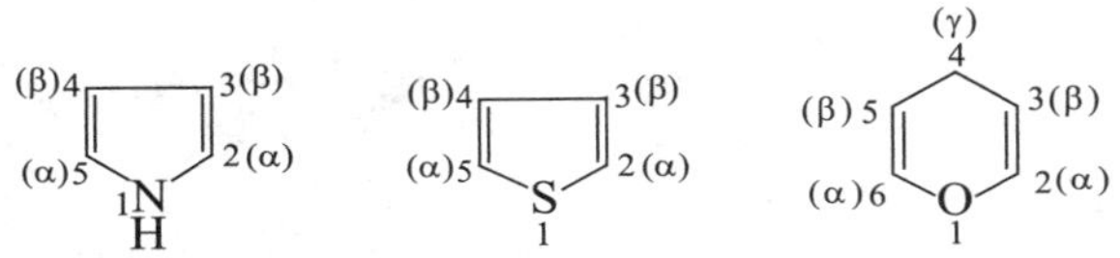

2. 含 2 个或 2 个以上相同杂原子的杂环 含 2 个或 2 个以上相同杂原子的杂环，应尽可能使杂原子的编号最小，如果其中一个杂原子上连有氢，应从连有氢的杂原子开始编号。例如：

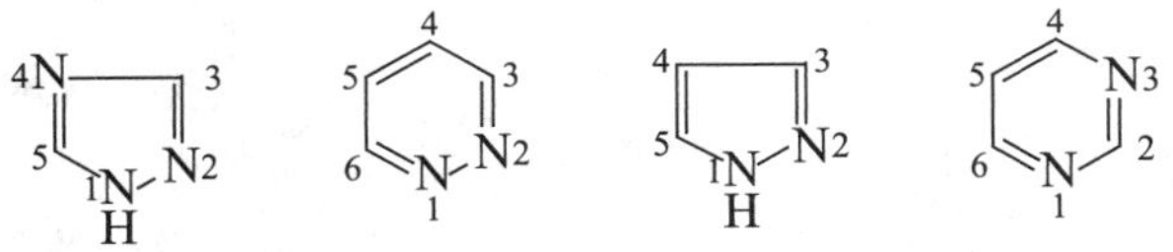

3. 含几个不同杂原子的杂环 含几个不同杂原子的母杂环编号时，在使杂原子编号尽可能小的前提下，按 O、S、NH、N 的优先顺序决定优先的杂原子。例如：

此外，为了区别杂环化合物的互变异构体，需要标明环上 1 个或多个氢原子所在的位置，可在名称前面加上标注的阿拉伯数字和 H（斜体大写）。例如：

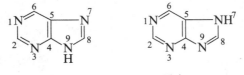

9H-嘌呤(Purine)　　　7H-嘌呤(Purine)

4. 有特定名称稠杂环母环的编号 有特定名称稠杂环母环的编号是特定的。一般有几种情况：有的按其相应的稠环芳烃的母环编号，见表 11 – 1 中喹啉、异喹啉、吖啶等的编号。有的从一端开始编号，共用碳原子一般不编号，编号时注意杂原子的号数尽可能小，并遵守杂原子的优先顺序；见表 11 – 1 中吩噻嗪的编号。还有些具有特殊规定的编号，如表 11 – 1 中嘌呤等。

（三）取代杂环化合物的命名

当杂环上连有取代基时，先确定杂环母体的名称和编号，然后将取代基的位次、数目及名称写在杂环母环名称前。例如：

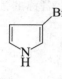 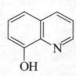 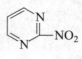 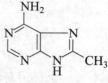

3–溴吡咯(β–溴吡咯)　　　8–羟基喹啉　　　2–硝基嘧啶(α–硝基嘧啶)　　6–氨基–8–甲基–9H–嘌呤

但当杂环上连着—COOH、—SO_3H、—CHO 等基团时，则将杂环作为取代基，以侧链的官能团为母体命名。例如：

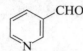 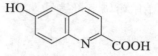 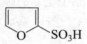

3–吡啶甲醛(β–吡啶甲醛)　　6–羟基–2–喹啉甲酸　　2–呋喃磺酸(α–呋喃磺酸)

练·习

你能说出下列化合物的名称吗？

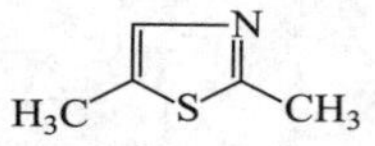

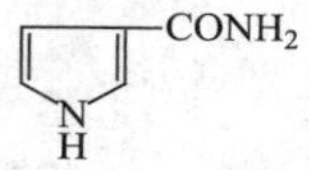

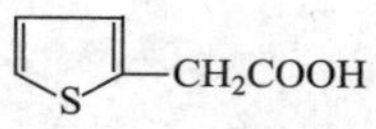

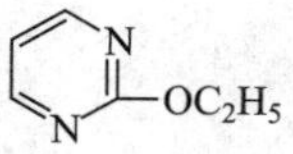

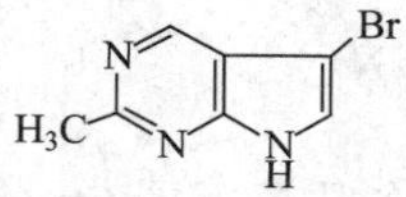

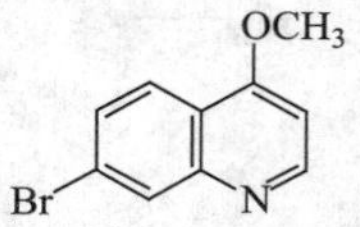

知识拓展

无特定名称的稠杂环母体的命名

稠杂环的种类很多，但绝大多数稠杂环无特定的名称，无特定名称的稠杂环命名时，先将稠合环分为两个环系，一个环系定为基本环或母环；另一个为附加环或取代部分。命名时附加环名称在前，基本环名称在后，中间用"并"字相连，并标出稠合的位置，即：附加环名称 + 并 + ［稠合边的位置］ + 基本环的名称。例如：

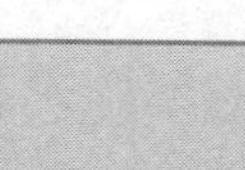

噻吩并[2,3-b]吡咯

附加环名称　附加环编号　基本环编号　基本环名称

知识拓展

1. **基本环与附加环的确定**　基本环的选择原则：

（1）碳环与杂环组成的稠杂环，选杂环为基本环。

（2）由大小不同的两个杂环组成的稠杂环，以大环为基本环。

（3）大小相同的两个杂环组成的稠杂环，基本环按所含杂原子 N、O、S 顺序优先确定。

（4）两环大小相同，杂原子个数不同时，选杂原子多的为基本环；杂原子数目也相同时，选杂原子种类多的为基本环。

（5）如果环大小、杂原子个数都相同时，以稠合前杂原子编号较低者为基本环。

（6）当稠合边有杂原子时，共用杂原子同属于两个环。在确定基本环和附加环时，均包含该杂原子，再按上述规则选择基本环。例如：

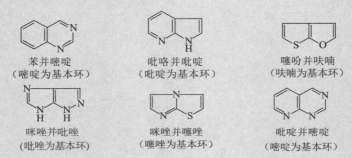

苯并嘧啶
（嘧啶为基本环）　　吡咯并吡啶
（吡啶为基本环）　　噻吩并呋喃
（呋喃为基本环）

咪唑并吡唑
（吡唑为基本环）　　咪唑并噻唑
（噻唑为基本环）　　吡啶并嘧啶
（嘧啶为基本环）

2. **稠合边的标示方法**　为了明确标示出稠杂环的稠合位置，需要对基本环和附加环的各边进行标示。标示的方法为：基本环按照原杂环的编号顺序，将环上各边用英文字母 a、b、c……表示（原杂环编号的 1，2 之间的边用 a 标示；2，3 之间的边用 b 标示……）。附加环则按原杂环的编号顺序，以阿拉伯数字 1，2，3……标注各原子。当有选择时，应使稠合边的编号尽可能小。

3. **稠杂环母环的命名**　稠杂环母环的命名方法为：附加环名称＋并＋［稠合边的位置］＋基本环的名称。表示稠合边位置时，在方括号内，将标示附加环稠合边的阿拉伯数字写在前，标示基本环稠合边的英文字母写在后，中间用小短线相连。阿拉伯数字排列顺序与基本环边标示字母的走向顺序一致。例如：

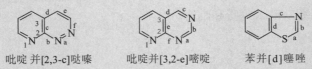

吡啶 并[2,3-c]哒嗪　　吡啶并[3,2-e]嘧啶　　苯并[d]噻唑

4. **周边编号**　为了标示稠杂环上的取代基、官能团或氢原子的位置，需要对整个稠杂环的环系进行编号，称为周边编号或大环编号。其编号原则是：

（1）尽可能使所含的杂原子编号最低，在保证编号最低的前提下，再考虑按 O、S、NH、N 的顺序编号。例如：

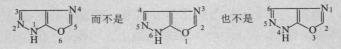

而不是　　　　　　　　也不是

知识拓展

（2）包括共用杂原子在内的所有杂原子都要编号，共用碳原子一般不进行编号，如果需要编号时，用前面相邻原子的位号加 a、b…表示。例如：

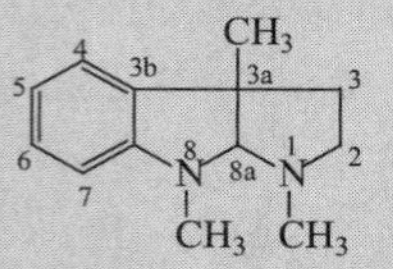

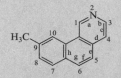

（3）在不违背前两条规则的前提下，编号时应使共用杂原子位号尽可能低，使所有氢原子的总位号尽可能小。例如：

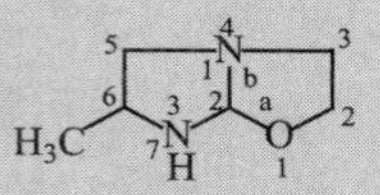

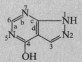

5. 命名实例

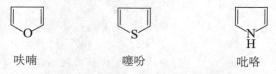

9-甲基苯并[h]异喹啉

4-羟基-1H-吡唑并[3,4-d]嘧啶(别嘌醇)

三、五元杂环化合物

五元杂环包括含一个杂原子的五元杂环和含两个或多个杂原子的五元杂环；其中杂原子主要是氮、氧和硫。另外还包括杂环与苯环或其他杂环稠合的多种环系。

（一）含一个杂原子的五元杂环化合物

五元杂环化合物中最重要的是呋喃、噻吩、吡咯及它们的衍生物。如吡咯的衍生物广泛分布于自然界，叶绿素、血红素、维生素 B_{12} 以及许多生物碱中都含有吡咯环。因此，本节重点介绍呋喃、噻吩和吡咯。

呋喃　　　　　噻吩　　　　　吡咯

1. 吡咯、呋喃和噻吩的结构及芳香性　近代物理方法证明：组成吡咯、呋喃、噻吩环的 5 个原子共处在一个平面的五元环上，成环的 4 个碳原子和 1 个杂原子彼此间以 sp^2 杂化轨道互相连接"头碰头"重叠形成 σ 键（都在一个平面），连接成五元环。每个碳原子和杂原子都剩下一个未参与杂化的 p 轨道，碳原子的 p 轨道有一个 p 电子，而杂原子的 p 轨道有 2 电子，这五个 p 轨道都垂直于五元环的平面，相互平行，"肩并肩"重叠形成 1 个由 5 个原子所属的 6 个 π 电子组成的闭合共轭体系。即组成杂环的原子都在同一平面内，而 p 电子云则分布在环平面的上下方。由于 π 电子数符合休克尔（Hückel）规则，因此吡咯、呋喃、噻吩具有一定程度的芳香性。

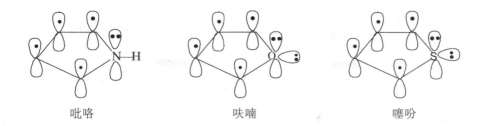

吡咯　　　　　　　呋喃　　　　　　　噻吩

想一想

　　根据五元环的结构特点，请你分析一下吡咯、呋喃、噻吩的性质与苯有何差异？试比较一下吡咯、呋喃、噻吩、苯的芳香性。

　　由于 5 个 p 轨道中分布着 6 个电子，因此杂环上碳原子的电子云密度比苯环上碳原子的电子云密度高，所以又称这类杂环为"多 π"（富电子）杂环。多 π 杂环的芳香稳定性不如苯环，它们比苯更容易进行亲电取代反应。杂原子氧、硫、氮的电负性比碳原子大，使环上电子云密度分布不像苯环那样均匀，所以呋喃、噻吩、吡咯分子中各原子间的键长并不完全相等，因此芳香性比苯差。由于杂原子的电负性强弱顺序是：氧＞氮＞硫，所以芳香性强弱顺序如下：苯＞噻吩＞吡咯＞呋喃。

　　2. 吡咯、呋喃和噻吩的性质　五元杂环化合物中杂原子的未共用电子对参与了杂环的闭合共轭体系，这对五元杂环化合物的性质有着决定性的影响。

　　（1）**物理性质**　五元杂环中，由于共轭效应的影响，杂原子上的电子云密度降低，与水缔合能力减弱，较难与水形成氢键，所以呋喃、噻吩、吡咯都较难溶于水，而易溶于有机溶剂。但是它们三者的水溶性仍有差别，吡咯氮上的氢可与水形成氢键，呋喃环上的氧与水也能形成氢键，但相对较弱，而噻吩环上的硫不能与水形成氢键，因此三个杂环的水溶性顺序为：吡咯＞呋喃＞噻吩。

　　另外，吡咯的沸点（131℃）比噻吩（84℃）和呋喃（31℃）高，其原因也是由于吡咯分子间形成氢键的缘故。

　　（2）**化学性质**

　　1）**酸碱性**　吡咯分子中虽有仲胺结构，但碱性极弱（$pK_b = 13.6$），其原因是吡咯分子中氮原子上的一对电子都已参与了大 π 键的形成，不再具有给出电子对的能力，与质子难以结合。相反，氮上的氢原子却显示出弱酸性，其 pK_a 值为 17.5，能与碱金属及干燥的氢氧化钾或氢氧化钠作用生成盐，但生成的盐很不稳定，遇水即分解。

$$\underset{H}{\overset{}{\boxed{N}}} + KOH \xrightarrow{\triangle} \underset{K^+}{\overset{}{\boxed{N^-}}} + H_2O$$

　　呋喃分子中的氧原子也因其电子对参与了大 π 键的形成，而失去了醚的弱碱性，不易生成锌盐。噻吩中的硫原子不能与质子结合，因此也不显碱性。

　　2）**亲电取代反应**　呋喃、噻吩、吡咯三个五元杂环都属于多 π 杂环，碳原子上的电子云密度都比苯高，容易发生亲电取代反应，并且亲电取代反应主要发生在 α 位上，活性顺序为：吡咯 > 呋喃 > 噻吩 > 苯。

①卤代反应：呋喃、噻吩、吡咯比苯活泼，一般不需催化剂，即能进行卤代反应。例如：

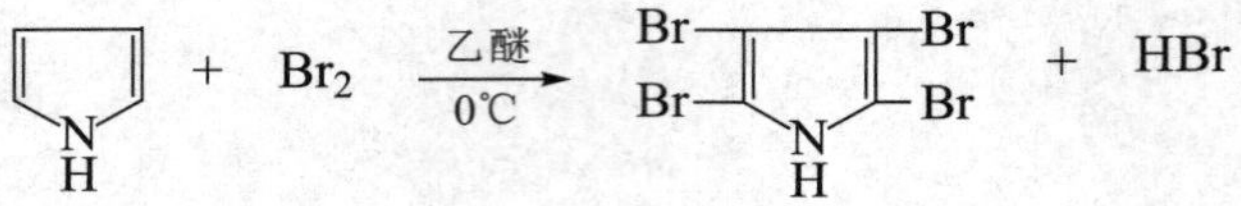

2,3,4,5-四溴吡咯

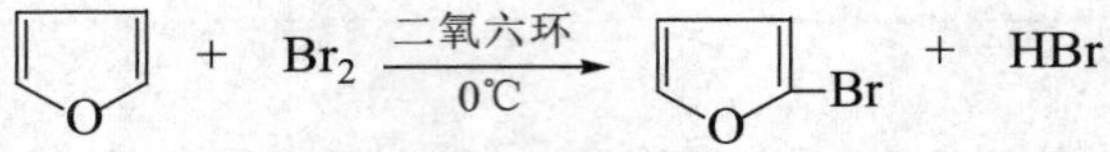

α-溴呋喃

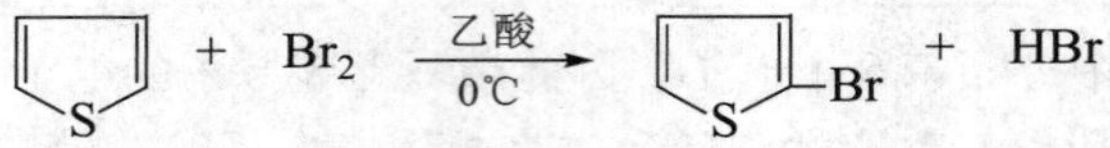

α-溴噻吩

由上可以看出吡咯极易卤代，生成的不是一元取代产物，而是四卤代产物。

②硝化反应：在强酸作用下，呋喃与吡咯的杂原子能质子化，使芳香大 π 键破坏，开环形成聚合物，因此不能像苯那样用强酸进行硝化反应，噻吩用混酸作硝化剂时，共轭体系也会被破坏。所以五元杂环的硝化反应，一般用比较温和的非质子性硝化剂——乙酰基硝酸酯（CH_3COONO_2，由乙酐加硝酸临时制得），在低温下进行反应，硝基主要进入 α 位。

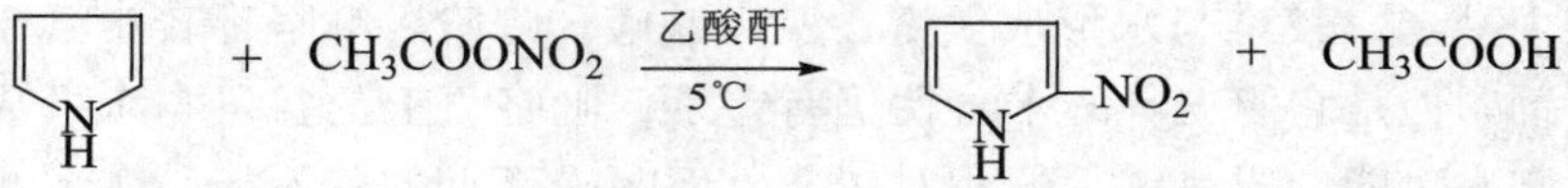

α-硝基吡咯

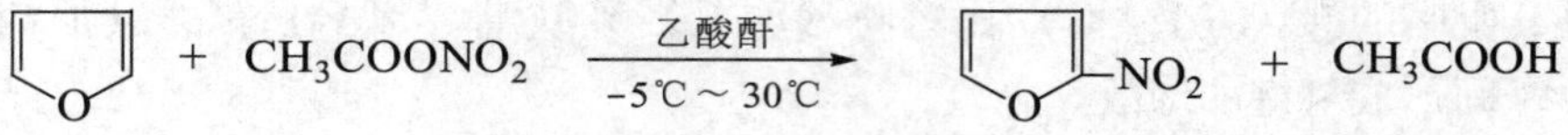

α-硝基呋喃

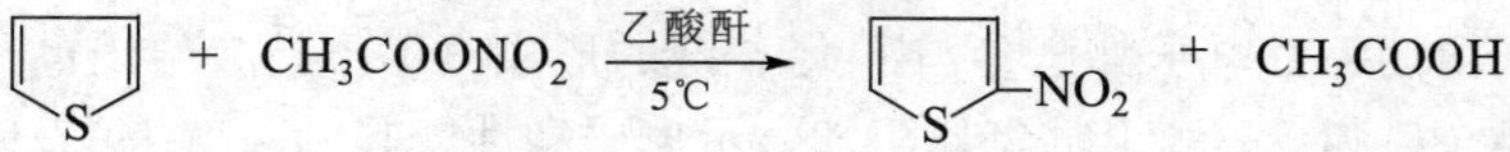

α-硝基噻吩

③磺化反应：吡咯和呋喃的磺化反应也需要使用比较温和的非质子性的磺化试剂，常用吡啶三氧化硫作为磺化试剂。由于噻吩比较稳定，可直接用硫酸作为磺化试剂进行磺化反应，生成可溶于水的 α - 噻吩磺酸。反应式如下：

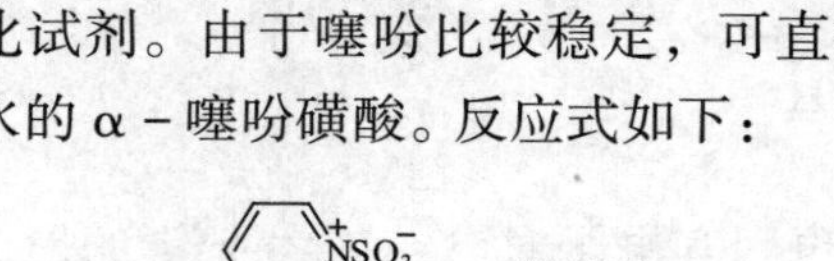

α-吡咯磺酸

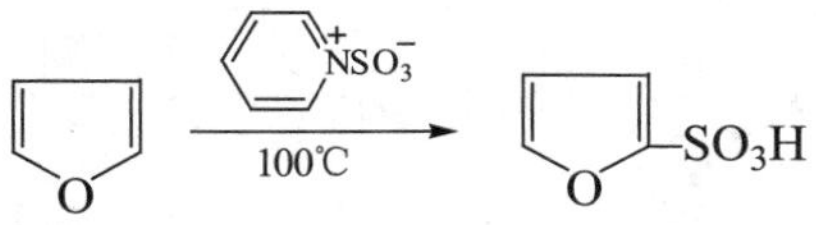

α-呋喃磺酸

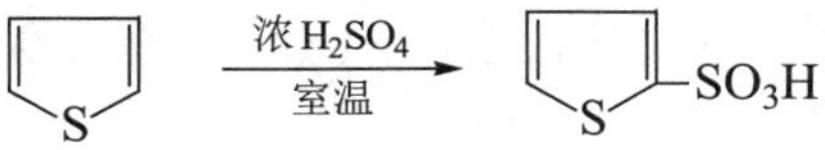

α-噻吩磺酸

想一想

请利用所学知识，设计一个除去粗苯中噻吩的方案？

呋喃、噻吩、吡咯还能发生傅－克酰化反应，傅－克酰基化反应常采用较温和的催化剂如 $SnCl_4$、BF_3 等，对活性较大的吡咯可不用催化剂，直接用酸酐酰化。

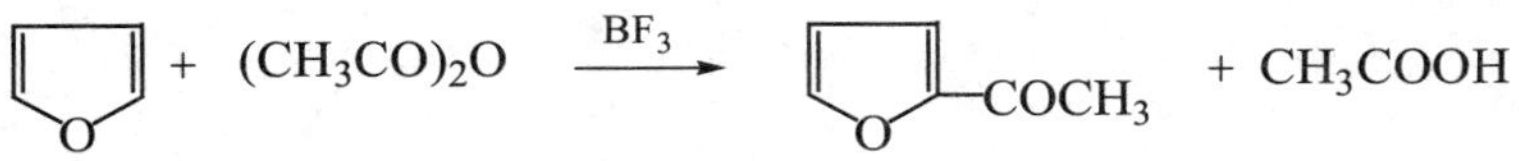

α-乙酰基呋喃

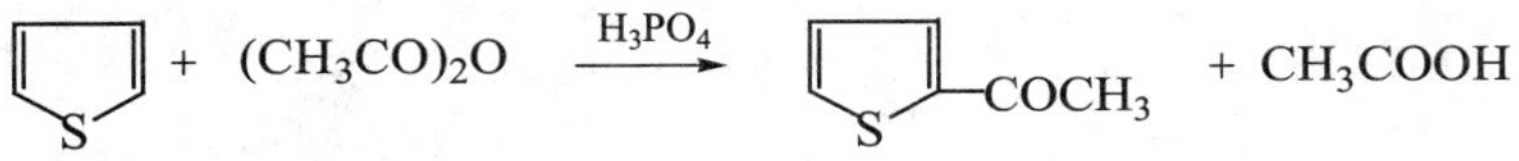

α-乙酰基噻吩

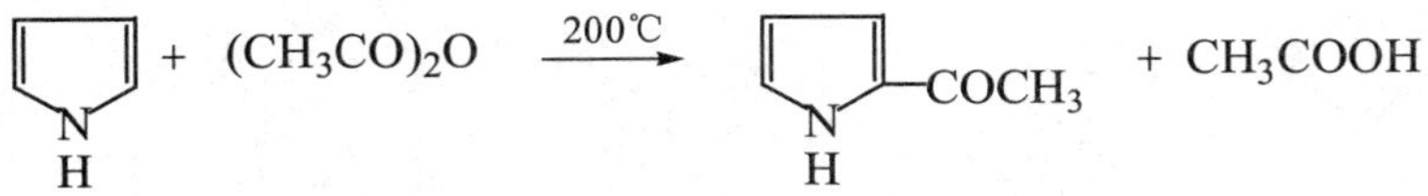

α-乙酰基吡咯

④还原反应：呋喃、噻吩和吡咯均可进行催化加氢反应。呋喃、吡咯可用一般催化剂还原。噻吩中的硫能使催化剂中毒，不能用催化氢化的方法还原，需使用特殊催化剂。

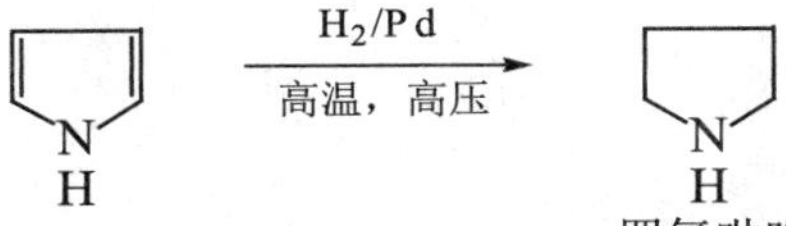

四氢吡咯

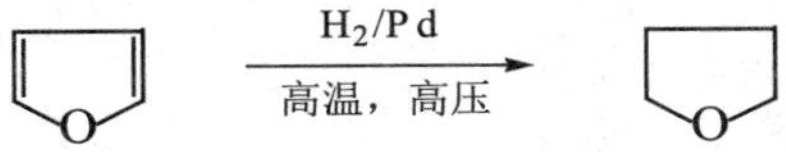

四氢呋喃

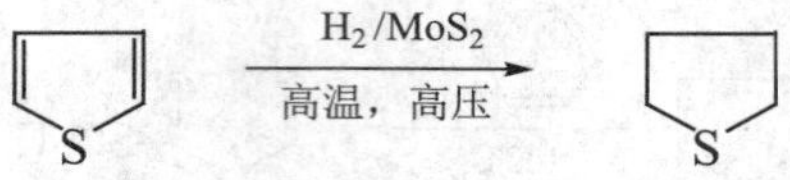

四氢噻吩

杂环化合物的还原产物，由于破坏了杂环的共轭体系而失去了芳香性，称为脂杂环化合物。此外，用浓盐酸浸润过的松木片，遇吡咯蒸气显红色，遇呋喃蒸气显绿色，利用此性质可鉴别吡咯和呋喃。

知识拓展

常见的吡咯和呋喃衍生物

吡咯存在于骨焦油和煤焦油中。吡咯的衍生物广泛分布于自然界，有些是非常重要的物质，如：血红素、叶绿素及维生素 B_{12} 的基本骨架是卟吩环（是由 4 个吡咯环的 α - 碳原子通过 4 个次甲基（—CH＝）连接而成的共轭体系）。血红素与蛋白质结合为血红蛋白存在于红细胞中，在高等动物体内起着输送氧气的作用。

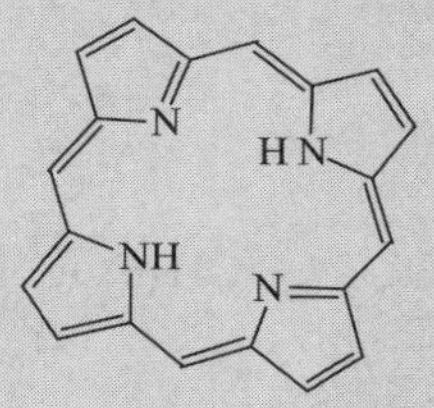

卟吩

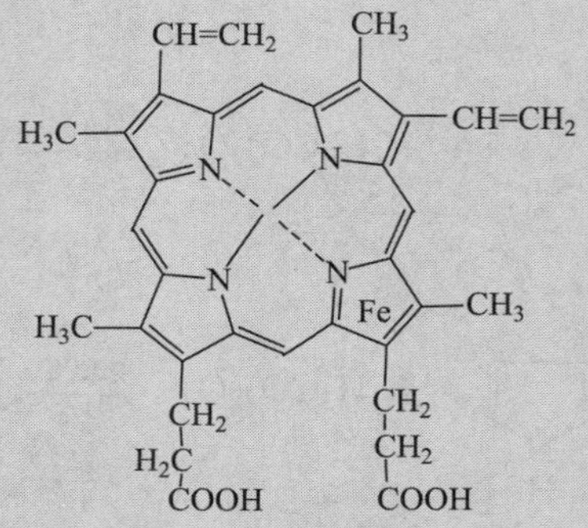

血红素

呋喃的衍生物中最为常见的是呋喃甲醛。因为呋喃甲醛可由米糠、玉米芯、花生壳等农副产品中所含的戊多糖经酸处理制得，故呋喃甲醛又叫糠醛。糠醛是重要的制药原料，可用于制备呋喃类药物，如呋喃妥因（呋喃咀啶）（杀菌剂，主要用于敏感菌所致泌尿道感染）、呋塞米（强利尿药）等。

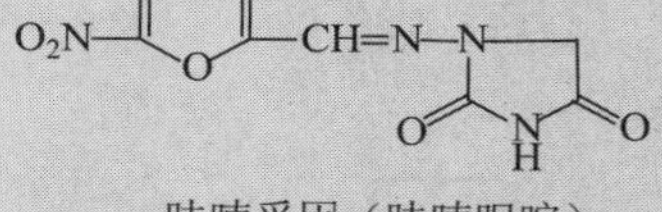

呋喃妥因（呋喃咀啶）

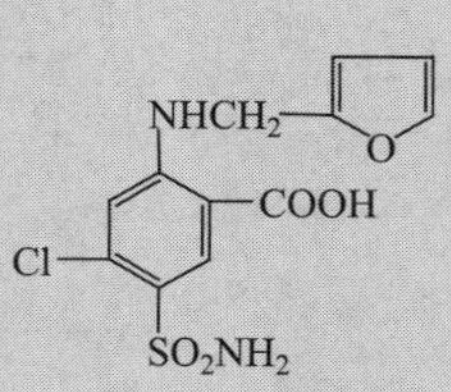

呋塞米

（二）含两个杂原子的五元杂环化合物

含有 2 个杂原子的杂环化合物中，比较重要的是吡唑、咪唑、噻唑和噁唑。在此，重点介绍吡唑和咪唑。

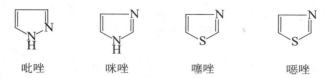

吡唑　　　　咪唑　　　　噻唑　　　　噁唑

1. 吡唑和咪唑的结构　吡唑和咪唑的结构与吡咯相似，环上的碳原子和氮原子均以 sp^2 杂化轨道互相成键，构成平面五元环。其中 1 位氮原子的未共用电子对，占据没有参加杂化的 p 轨道，参与并形成了闭合的 π 电子共轭体系，而另一个氮原子上所具有的未共用电子对，占据 sp^2 杂化轨道，未参与共轭体系的形成。吡唑和咪唑的原子轨道可表示为：

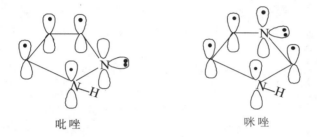

吡唑　　　　　　　　　　咪唑

2. 吡唑和咪唑的性质　吡唑和咪唑的环上有一个氮原子的未共用电子对未参与共轭体系的形成，因而与水形成氢键的能力比吡咯强，在水中的溶解度比吡咯大。由于吡唑和咪唑均能形成分子间氢键，因此性质稳定，具有较高的沸点，碱性也比吡咯强，能与强酸反应生成盐。

吡唑和咪唑均有互变异构现象，以甲基衍生物为例，氮上的氢原子可以在 2 个氮原子间互相转移，形成一对互变异构体。吡咯环上的 3 位和 5 位是等同的，咪唑环的 4 位和 5 位是等同的。2 种互变异构体同时存在于平衡体系中，常称为 3(5) - 甲基吡唑和 4(5) - 甲基咪唑。

知识拓展

常见的唑类衍生物

　　吡唑是无色的针状结晶，溶于水、乙醇、乙醚和苯中。较为常见的吡唑衍生物是吡唑酮及其衍生物。吡唑酮的一些衍生物具有解热镇痛作用，称为吡唑酮类药物，如：

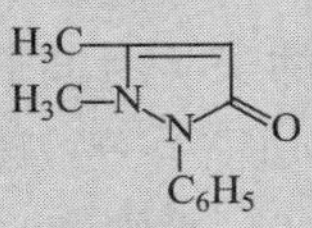

安替比林 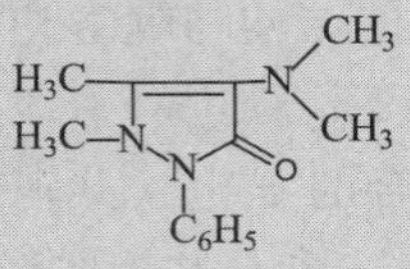　　　　　　　　安基比林 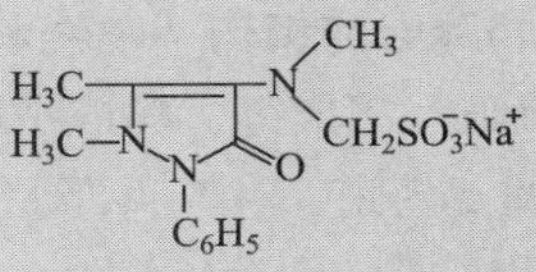　　　　　　　　安乃近

　　咪唑是无色晶体，溶于水、乙醇和乙醚中，有较高的熔点和沸点。许多重要的天然物质中有咪唑环的结构。如：人体的必需氨基酸之一组氨酸的结构中就含有咪唑环。许多药物都是咪唑的衍生物，如广谱驱虫药阿苯达唑（又称肠虫清），以及具有强大抗厌氧菌作用的甲硝羟乙唑（又称灭滴灵）等。

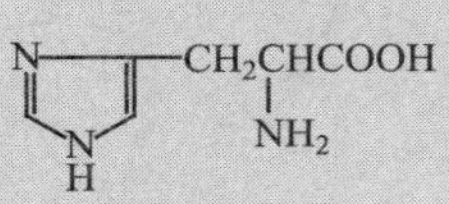

组氨酸 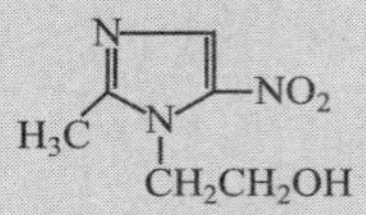　　　　　　甲硝唑（灭滴灵） 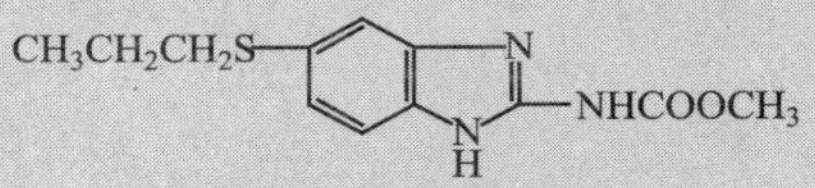　　　　　阿苯达唑（肠虫清）

　　噻唑是无色液体，有吡啶样的气味，与水混溶。噻唑的衍生物中，最重要的是维生素 B_1 和抗菌药青霉素类。维生素 B_1 存在于米糠、瘦肉、酵母、豆类中，人体缺乏维生素 B_1 可引起脚气病、食欲不振、多发神经炎等疾病。青霉素高效、低毒、价廉，被广泛应用于临床。青霉素类药物有多种，各种青霉素之间的差别在于以下结构式中的—R 的不同，抗菌效果最好的是青霉素 G（—R 为苯甲基），为增强稳定性，常制成钠盐或钾盐，供注射用。

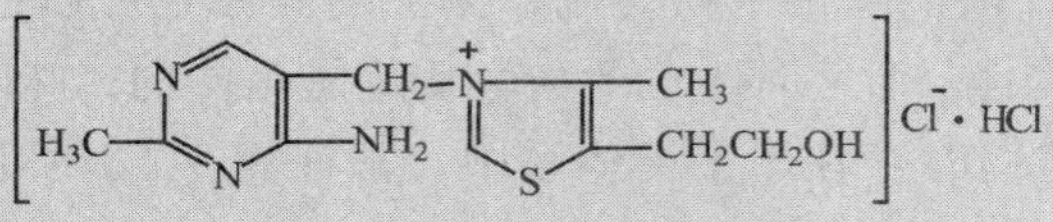

维生素 B_1（盐酸硫胺素） 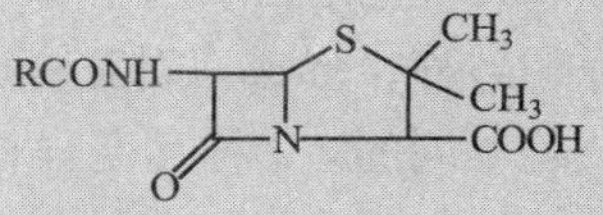　　　　　　　　青霉素

四、六元杂环化合物

　　六元杂环化合物是杂环类化合物最重要的部分，尤其是含氮的六元杂环化合物，如吡啶、嘧啶等，他们的衍生物广泛存在于自然界中，很多合成药物也含有吡啶环和嘧啶环。六元杂环化合物包括含一个杂原子的六元杂环，如吡啶；含两个杂原子的六元杂环，如嘧啶等。

（一）含一个杂原子的六元杂环化合物

　　常见的六元杂环化合物主要有吡啶和吡喃，其中最重要的是吡啶。

吡啶   γ-吡喃

1. 吡啶的分子结构及芳香性　近代物理方法分析，吡啶的结构与苯非常相似，吡啶分子中的 5 个碳原子和 1 个氮原子均以 sp^2 杂化轨道相互重叠形成 σ 键，构成一个平面六元环。环上的 6 个原子都有一个垂直于环平面未参与杂化的 p 轨道（每个 p 轨道各有一个电子），这些 p 轨道相互平行并侧面重叠形成一个闭合的 π 电子共轭体系，π 电子数目为 6，符合 $4n+2$ 规则，因此，吡啶具有一定的芳香性。

请你试着比较一下吡啶与苯的芳香性的异同。

与吡咯不同的是，吡啶环中的氮原子上还有一个 sp^2 杂化轨道没有参与成键，被一对未共用电子对所占据，使吡啶具有碱性。吡啶环上的氮原子的电负性比碳原子大，产生了吸电子的共轭效应，使 π 电子云向氮原子上偏移，在氮原子周围电子云密度高，而碳原子的电子云密度降低，尤其是邻、对位上降低显著。所以吡啶的芳香性比苯差。其原子轨道图如右图所示。

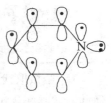

吡啶

2. 吡啶的性质

（1）物理性质　吡啶是从煤焦油中分离出来的具有特殊臭味的无色液体，沸点为 115.3℃，比重为 0.982。吡啶能与水以任何比例互溶，同时又能溶解大多数极性及非极性的有机化合物，甚至可以溶解某些无机盐类。所以吡啶是一个有广泛应用价值的溶剂。

（2）化学性质　在吡啶分子中，氮原子的作用类似于硝基苯的硝基，使其邻、对位上的电子云密度比苯环降低，间位则与苯环相近，这样，环上碳原子的电子云密度远远少于苯，因此像吡啶这类芳杂环又被称为"缺 π"杂环。这类杂环表现在化学性质上是亲电取代反应变难，亲核取代反应变易，氧化反应变难，还原反应变易。

1）碱性和成盐　吡啶分子中的氮原子的一对未共用电子未参与形成闭合共轭体系，可接受质子而显碱性，其碱性比苯胺略强，能与无机酸反应生成盐。实验室中常利用吡啶的这个性质来洗除反应体系中的酸。

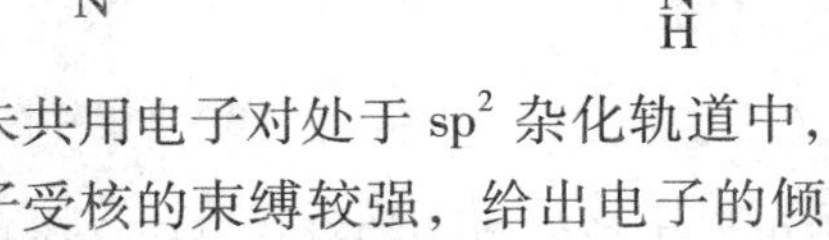

但吡啶中氮原子上的未共用电子对处于 sp^2 杂化轨道中，其 s 轨道成分较 sp^3 杂化轨道多，离原子核近，电子受核的束缚较强，给出电子的倾向较小，因而与质子结合较难，碱性比氨和脂肪胺都弱。吡啶的碱性在许多化学反应中用于催化剂、脱酸剂，由于吡啶在水中和有机溶剂中的良好溶解性，所以它的催化作用常常是一些无机碱无

法达到的。

2）亲电取代反应　由于吡啶环中氮原子的存在，使环上电子云密度降低，因此其亲电取代反应比苯要难以进行，反应的条件比较苛刻，且产率较低，取代基主要进入β位。例如：

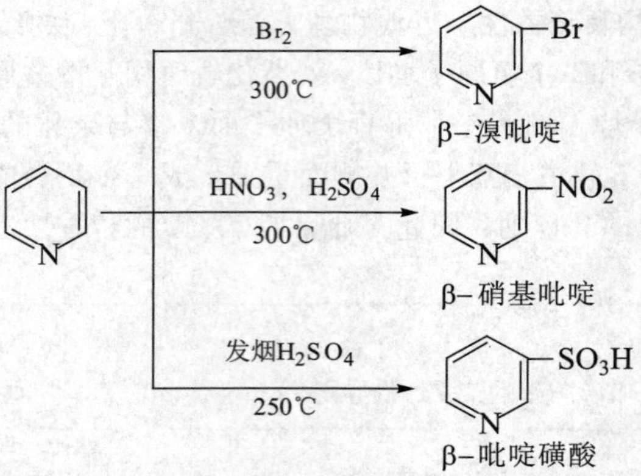

想一想

吡啶能否进行傅-克反应？为什么？

3）亲核取代反应　由于吡啶环上氮原子的吸电子作用，环上碳原子的电子云密度降低，尤其在2位和4位上的电子云密度更低，因而环上的亲核取代反应容易发生，取代反应主要发生在2位和4位上。例如：

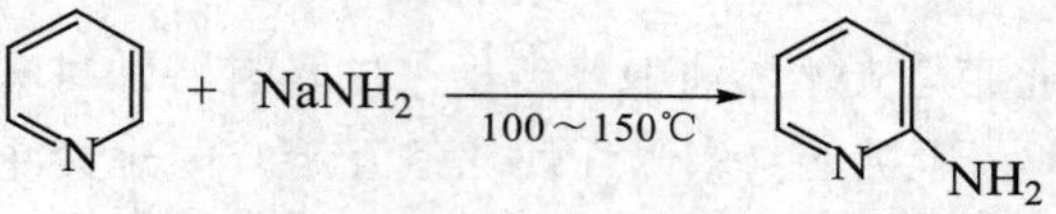

4）氧化还原反应　由于吡啶环上的电子云密度低，一般不易被氧化，尤其在酸性条件下，吡啶成盐后氮原子上带有正电荷，吸电子的诱导效应加强，使环上电子云密度更低，更增加了对氧化剂的稳定性。当吡啶环带有侧链时，则发生侧链的氧化反应。例如：

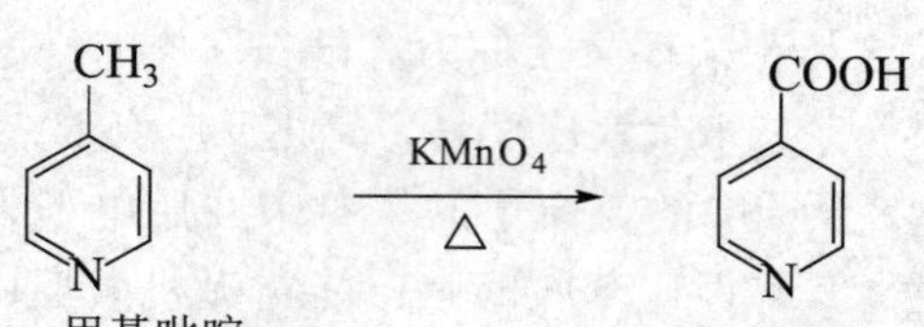

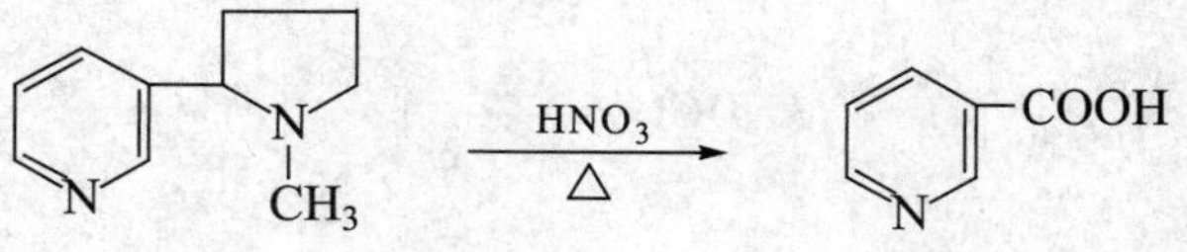

烟碱（尼古丁）　　β-吡啶甲酸（烟酸）

吡啶在特殊氧化条件下可发生类似叔胺的氧化反应，生成N-氧化物。

与氧化反应相反，吡啶环比苯环容易发生加氢还原反应，用催化加氢和化学试剂都可以还原。例如：

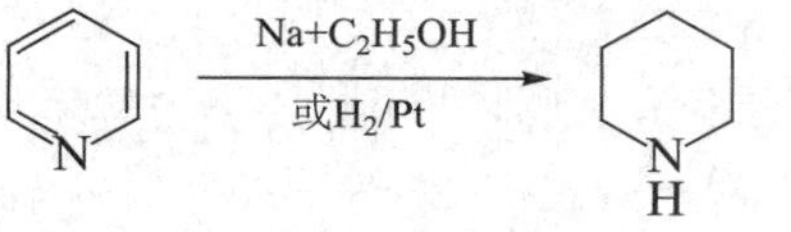

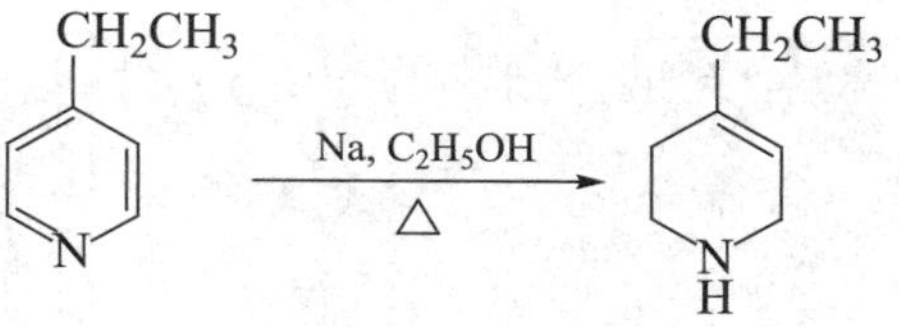

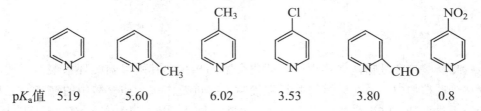

吡啶的还原产物为六氢吡啶（哌啶），具有仲胺的性质，碱性比吡啶强，沸点106℃。很多天然产物具有此环系，是常用的有机碱。

5）环上取代基对母环的影响

①取代基对水溶解度的影响：当吡啶环上连有—OH、—NH₂后，其衍生物的水溶解度明显降低。而且连有—OH、—NH₂数目越多，水溶解度越小。其原因是吡啶环上的氮原子与羟基或氨基上的氢形成了氢键，阻碍了与水分子的缔合。

例如：

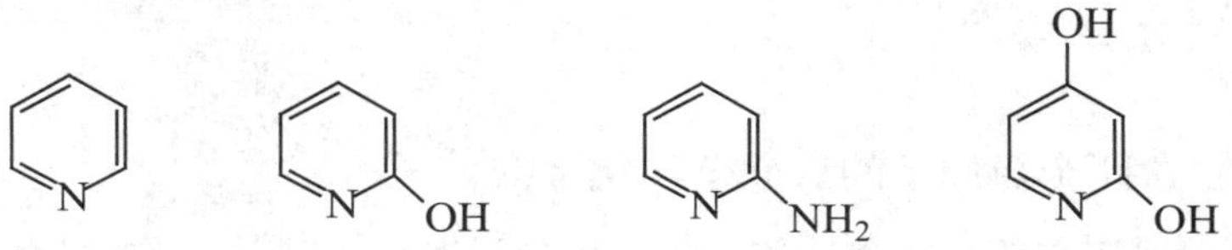

| 水溶解度 | ∞ | 1:1 | 1:1 | 溶解 |

②取代基对碱性的影响：当吡啶环上连有供电子基时，吡啶环的碱性增加，连有吸电子基时，则碱性降低。与取代苯胺影响规律相似。例如：

| pK_a值 | 5.19 | 5.60 | 6.02 | 3.53 | 3.80 | 0.8 |

知识拓展

药物中常见的吡啶衍生物

药物中常见的吡啶衍生物是烟酸及其衍生物。如：

烟酸（β-吡啶甲酸）　　烟酰胺（β-吡啶甲酰胺）

烟酸和烟酰胺都是人体不可缺少的维生素，合称为维生素PP，维生素PP是组成体内脱氢酶的成分，缺乏它可导致癫皮病，因此临床上主要用于防治癫皮病及类似的维生素缺乏症。

异烟肼又叫雷米封，是高效、低毒的抗结核药。

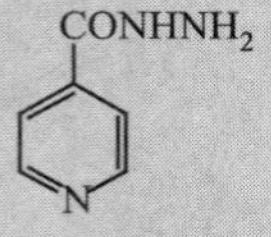

CONHNH₂

异烟肼（雷米封）

维生素 B₆ 包括三种物质（吡哆醇、吡哆醛和吡哆胺），都是吡啶的衍生物，是维持蛋白质正常代谢必要的维生素，用于妊娠期呕吐和白细胞减少症。

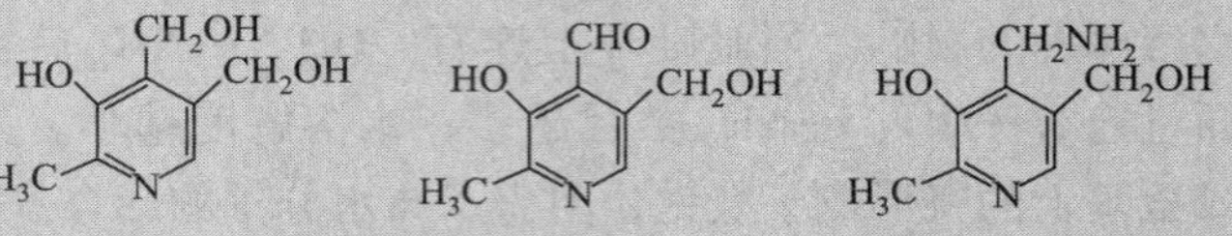

吡哆醇   吡哆醛   吡哆胺

（二）含两个氮原子的六元杂环化合物

含两个氮原子的六元杂环化合物总称为二氮嗪。"嗪"表示含有多于一个氮原子的六元杂环。二氮嗪共有三种异构体，其结构和名称如下：

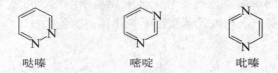

哒嗪   嘧啶   吡嗪

哒嗪、嘧啶和吡嗪是许多重要杂环化合物的母核，其中以嘧啶环系最为重要。广泛存在于动植物中，并在动植物的新陈代谢中起重要作用。如核酸中的碱基有三种含嘧啶衍生物，某些维生素及合成药物（如磺胺药物及巴比妥药物等）都含有嘧啶环系。

1. 结构与芳香性 二氮嗪类化合物都是平面型分子，与吡啶相似。所有碳原子和氮原子都是 sp² 杂化，每个原子未参与杂化的 p 轨道（每个 p 轨道有一个电子）侧面重叠形成大 π 键，具有芳香性，属于芳香杂环化合物。

2. 性质 二氮嗪类化合物由于氮原子上含有未共用电子对，可以与水形成氢键，所以哒嗪和嘧啶与水互溶，而吡嗪由于分子对称，极性小，水溶解度降低。

（1）**碱性** 二氮嗪的碱性均比吡啶弱。这是由于两个氮原子的吸电子作用相互影响，使其电子云密度都降低，减弱了与质子的结合能力。二氮嗪类化合物虽然含有两个氮原子，但它们都是一元碱，当一个氮原子成盐变成正离子后，它的吸电子能力大大增强，致使另一个氮原子上的电子云密度大大降低，很难再与质子结合，不再显碱性，故为一元碱。

（2）**亲电取代反应** 二氮嗪类化合物由于两个氮原子的强吸电作用使环上电子云密度更低，亲电取代反应更难发生。以嘧啶为例，其硝化、磺化反应很难进行，但可以发生卤代反应，卤素进入电子云相对较高的 5 位上。

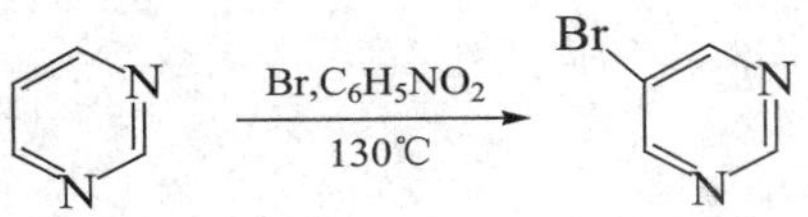

但是，当环上连有羟基、氨基等供电子基时，由于环上电子云密度增加，反应活性增加，能发生硝化、磺化等亲电取代反应。例如：

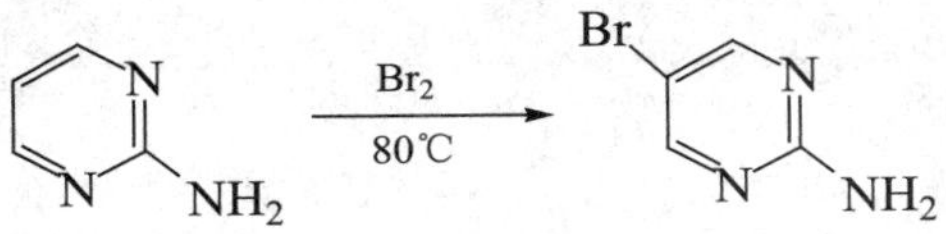

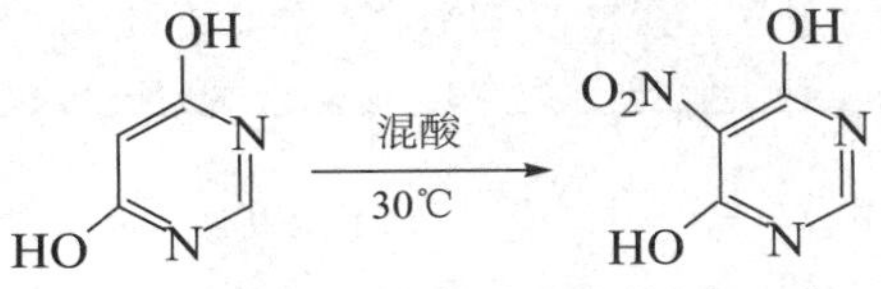

（3）亲核取代反应　二氮嗪可以与亲核试剂反应，如嘧啶的 2、4、6 位分别处于两个氮原子的邻位或对位，受双重吸电子的影响，电子云密度低，是亲核试剂进入的主要位置。例如：

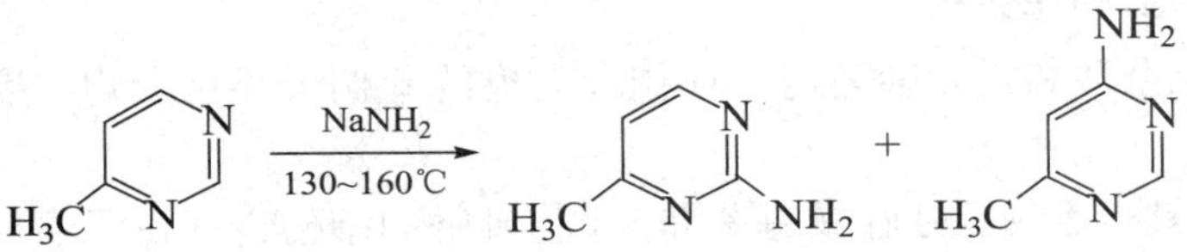

（4）氧化反应　二氮嗪母核不易氧化，当有侧链及苯并二氮嗪氧化时，侧链及苯环可氧化成羧酸及二羧酸。

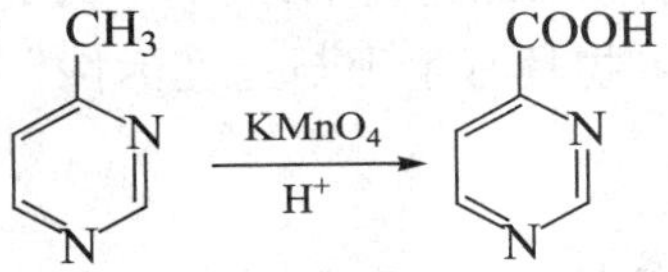

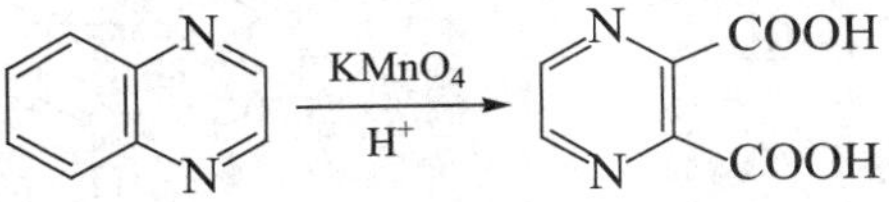

知识拓展

具有特殊生理结构的嘧啶衍生物

嘧啶的衍生物在自然界广泛存在，其中有些衍生物具有重要的生理活性。如在核苷的五个碱基中，有 3 个是嘧啶衍生物。

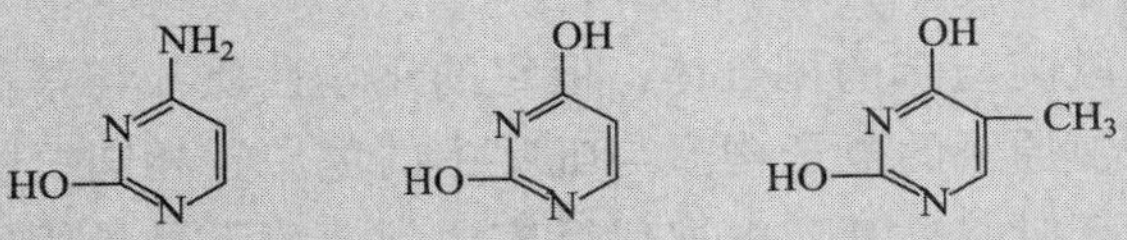

胞嘧啶　　　　尿嘧啶　　　　胸腺嘧啶

在许多合成药物中也含有嘧啶环结构，例如：

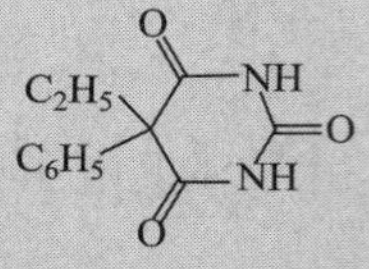

苯巴比妥（镇静催眠药） 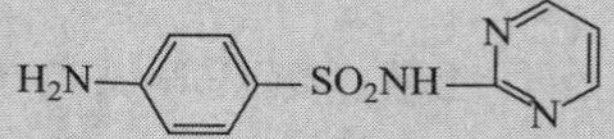　　　　　磺胺嘧啶（抗菌药）

五、稠杂环化合物

稠杂环化合物包括苯稠杂环和杂环稠杂环两类。苯稠杂环是由苯环与五元或六元杂环稠合而成，杂环稠杂环是由 2 个或 2 个以上杂环稠合而成。

（一）苯稠杂环化合物

常见的五元杂环和六元杂环与苯环稠合而成的苯稠杂环化合物主要有吲哚、喹啉和异喹啉等。

1. 吲哚及其衍生物　吲哚具有苯并［b］吡咯的结构，存在于煤焦油中，纯净的吲哚为无色片状结晶，熔点 52℃，具有粪臭味，但极稀溶液则有花香气味，可溶于热水、乙醇、乙醚中。吲哚环系在自然界分布很广，如蛋白质水解得色氨酸，天然植物激素 β - 吲哚乙酸（也是一类消炎镇痛药物的结构）、蟾蜍素、利血平、毒扁豆碱等都是吲哚衍生物。吲哚的许多衍生物具有生理与药理活性，如 5 - 羟色胺（5 - HT）、褪黑素（malotonin）等。

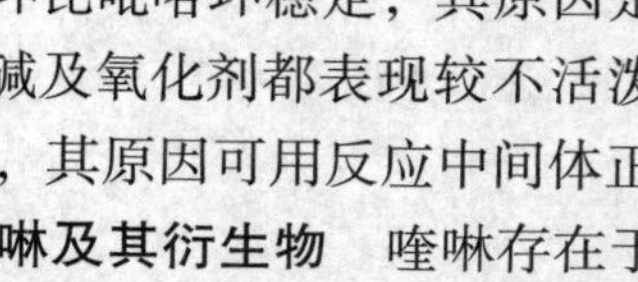

5 - HT 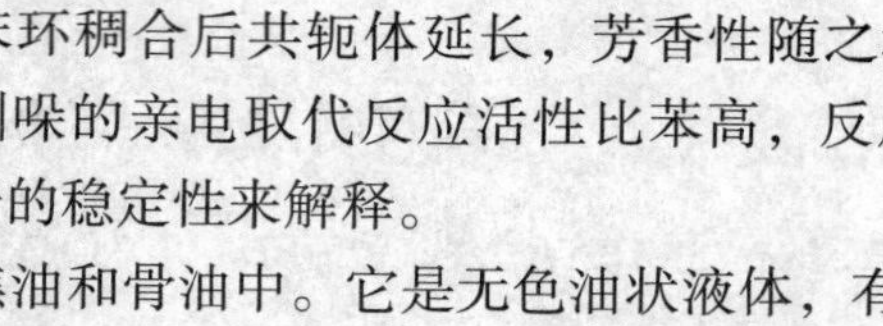　　　　　　　　　　　褪黑素

吲哚环比吡咯环稳定，其原因是与苯环稠合后共轭体延长，芳香性随之增加。吲哚对酸、碱及氧化剂都表现较不活泼。吲哚的亲电取代反应活性比苯高，反应主要发生在 β 位，其原因可用反应中间体正离子的稳定性来解释。

2. 喹啉及其衍生物　喹啉存在于煤焦油和骨油中。它是无色油状液体，有恶臭味，气味与吡啶类似，异喹啉气味与苯甲醛相似。

喹啉在结构上是吡啶与苯的稠合体，但它的化学性质却与萘和吡啶相近。由于喹啉和异喹啉分子中的氮原子的电子构型与吡啶中的氮原子相同，所以它们的碱性与吡啶相近，反应也类似于吡啶。其亲电取代反应通常情况下总是优先发生在苯环上，而且像萘一样，主要是在 5 位和 8 位生成取代产物。

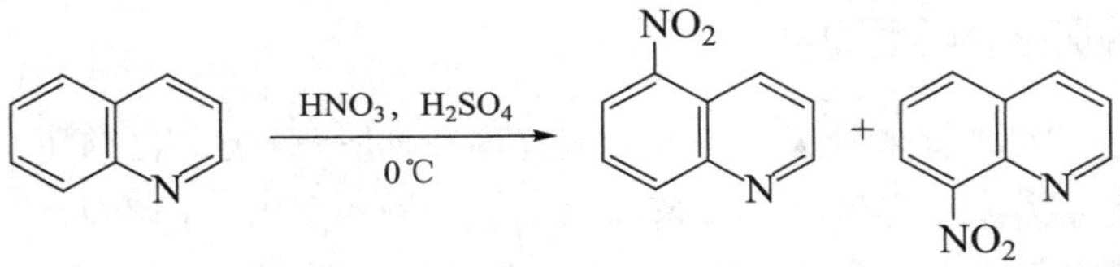

（二）杂环稠杂环化合物

杂环稠杂环化合物中最重要的是嘌呤及其衍生物。

嘌呤是咪唑和嘧啶并联的稠杂环。嘌呤为无色晶体，由于分子中有 3 个氮原子的共用电子对未参与共轭，所以嘌呤易溶于水，既具有弱碱性，又具有弱酸性，其碱性比嘧啶强，其酸性比咪唑强。

嘌呤本身在自然界中并不存在，但它的衍生物广泛分布于动植物中。比如具有兴奋作用的植物性生物碱咖啡因、茶碱、可可碱都含有嘌呤环系，嘌呤环类化合物还有抗肿瘤、抗病毒、抗过敏、降胆固醇、利尿、强心、扩张支气管等作用。因此嘌呤衍生物在生命过程中起着非常重要的作用。

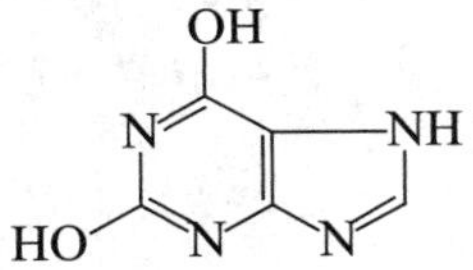

黄嘌呤（咖啡碱、茶碱等是其甲基衍生物）

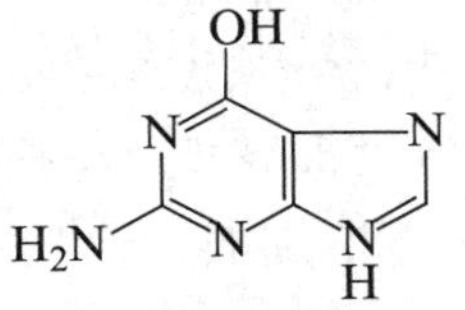

鸟嘌呤（核酸的组成部分）

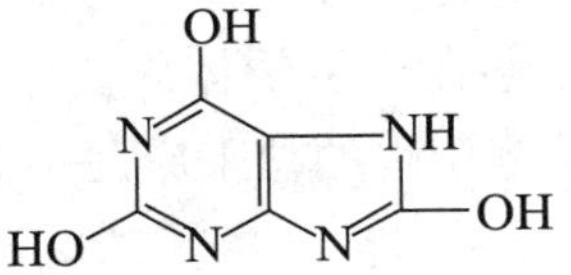

尿酸（核酸代谢产物，存在于哺乳动物的尿和血液中）

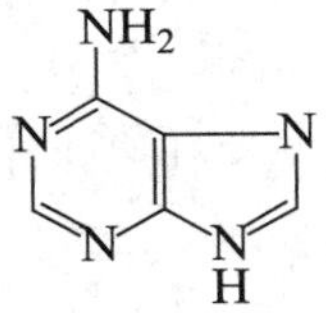

腺嘌呤（核酸的组成部分）

第二节　生物碱

生物碱是存在于生物体内的一类具有明显生理活性且大多数具有碱性的含氮有机化合物，生物碱主要来自植物，动物体内只含有少数几种，所以又叫植物碱。生物碱多数分布在双子叶植物中，尤其是豆科、茄科等植物中。一种植物中往往有几种、几十种结构相近的一系列生物碱，如烟草中就含有十几种生物碱，长春花全草中已分离出六十多种生物碱，同时一种生物碱也可以存在于不同科属的植物中。生物碱的种类很多，到目前为止，已知结构的生物碱就已达两千多种，已有近百种的生物碱用作临床药物，如麻黄中的麻黄碱具有平喘作用、鸦片中的吗啡具有镇痛作用、黄连中的小檗碱具有抗菌消炎作用等。

一、生物碱的分类和命名

生物碱的分类方法有多种，一般根据化学结构进行分类，目前可分为 60 类左右。下面介绍一些主要类型：有机胺类（麻黄碱、益母草碱等）、吡咯烷类（古豆碱、野百合碱等）、吡啶类（烟碱、槟榔碱等）、异喹啉类（小檗碱、吗啡等）、吲哚类（利血平、长春新碱等）、莨菪烷类（阿托品、东莨菪碱等）、咪唑类（毛果芸香碱等）、喹唑酮类（常山碱等）、嘌呤类（咖啡碱、茶碱等）、甾体类（茄碱、浙贝母碱、澳洲茄碱等）、二萜类（乌头碱、飞燕草碱等）、其他类（加兰他敏、雷公藤碱等）。

生物碱大多根据其来源进行命名，如麻黄碱来源于麻黄、益母草碱来源于益母草等。

二、生物碱的性质

生物碱的种类繁多，结构复杂，不同的生物碱性质存在差异，但大多数生物碱具有一些相似的性质。生物碱多数是有一定形状和熔点的无色或白色晶型固体粉末，少数生物碱为非晶型粉末或液体，如槟榔碱、烟碱等在常温下是液体。生物碱多具苦味或辛味，个别生物碱具有甜味，如甜菜碱。生物碱一般不溶或难溶于水，能溶于乙醇、乙醚等有机溶剂，大多数生物碱具有旋光性。

（一）碱性

生物碱分子中含有氮原子，氮原子具有未用电子对，对质子（H^+）具有一定程度的亲和力，所以具有弱碱性，能够与酸作用生成生物碱盐。在自然界，生物碱常与盐酸、磷酸、草酸、乳酸、柠檬酸等结合成盐存在于植物体内。生物碱的盐可溶于水，临床上常利用此性质将生物碱类药物制成易溶于水的盐来应用，如盐酸吗啡、硫酸阿托品等。

（二）沉淀反应

大多数生物碱与生物碱沉淀试剂（能使生物碱发生沉淀反应的试剂）反应，生成简单盐或复盐的有色沉淀。常用的生物碱沉淀试剂是一些酸和重金属盐类溶液，如鞣酸、苦味酸、磷钨酸、碘化铋钾等。

利用此性质可提取和精制生物碱，也可根据产生沉淀的颜色和形状来鉴别生物碱。

（三）显色反应

一般生物碱都能与一些试剂（生物碱显色剂）发生颜色反应，结构不同显示的颜色不同。常用的生物碱显色剂有浓硫酸、浓硝酸、甲醛－浓硫酸试剂等。根据生物碱的颜色反应可以鉴别生物碱。如甲醛－浓硫酸试剂遇吗啡显紫红色，遇可待因显蓝色。

三、生物碱的提取

由于生物碱常以与酸（咖啡酸、草酸等）结合成盐的形式存在于植物体中，故一般在用有机溶剂提取前，先将生药粉末与少量碱水（如 10% 氨水或碳酸钠液或石灰水）搅匀放置（使生物碱转为游离状态）再用有机溶剂进行浸泡，后用渗漉法等法进行提取。提取液要用稀酸水提取多次至基本上无生物碱反应为止。最后，提取液蒸去溶剂，可得生物碱粗品。粗品经过精制得生物碱纯品。

四、重要的生物碱

1. 麻黄碱　麻黄碱（麻黄素）属于胺类化合物，存在于麻黄中。麻黄是我国特产的一种中药。远在四千多年前，我们的祖先已发现它的疗效。现代研究发现麻黄碱能兴奋交感神经，升高血压，扩张支气管、有发汗、兴奋、止咳、平喘的功效。

麻黄碱是无色无臭的晶体，易溶于水，溶于三氯甲烷、乙醚、乙醇和苯中，不溶于石油醚。麻黄碱能与酸成盐，临床上应用的是它的盐酸盐。麻黄碱可以从麻黄中提取，也可以用人工合成法生产。

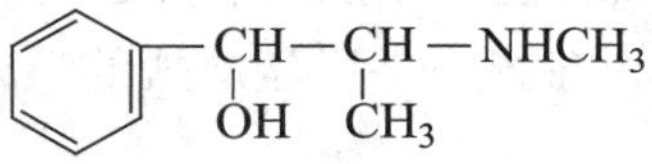

$$\text{CH—CH—NHCH}_3$$

麻黄碱

2. 烟碱　烟碱（俗名尼古丁）属于吡啶类衍生物，存在于烟叶中，为无色油状液体，味辛辣，易溶于水、乙醇、乙醚和三氯甲烷中，天然存在的烟碱为左旋体。烟碱有剧毒，少量能兴奋中枢神经，升高血压，大量则会抑制中枢神经，出现恶心、头痛、呕吐，使心脏麻痹以致死亡。烟碱不能做药用，农业上用作杀虫剂。

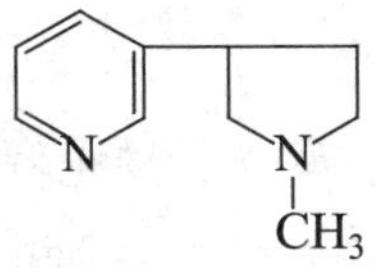

烟碱

3. 吗啡　吗啡属于异喹啉类衍生物，来源于阿片（把未成熟的罂粟的果实切开，流出汁液，60℃以下干燥成为阿片）。从阿片中提取分离的生物碱已超过 25 种，含量最多的是吗啡。吗啡是第一个被提纯的生物碱，也是人类使用最早的一种镇痛剂。吗啡为微溶于水的晶体，味苦。因其具有强效镇痛、麻醉、安眠等作用，在医药中有广泛应用，但易成瘾，必须严格控制使用。

吗啡的酚羟基甲基化产物为可待因，可待因为无色晶体，味苦、无臭，难溶于水，易溶于乙醇和三氯甲烷。可待因具有与吗啡同样的生理作用，但作用较弱，也不像吗啡那样容易成瘾，临床上一般用作镇咳药。

吗啡分子中的两个羟基经乙酰化反应生成海洛因，海洛因纯品为白色柱状结晶或结晶性粉末，难溶于，易溶于三氯甲烷、苯和热醇。是麻醉作用和毒性都比吗啡强得多的毒品，成瘾性为吗啡的 3 ~ 5 倍。因此，海洛因不作为药用。

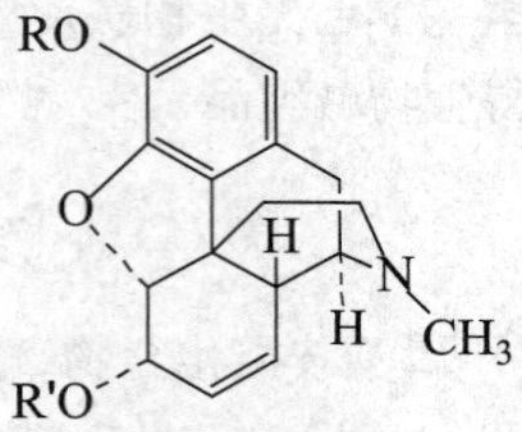

吗啡　　R=R'=H
可待因　R=CH₃，R'=H
海洛因　R=R'=CH₃CO

4. 小檗碱　小檗碱又称黄连素，是存在于黄连、黄柏中的一种异喹啉类生物碱。小檗碱为黄色针状晶体，味极苦，能溶于热水和热乙醇，几乎不溶于乙醚。游离的小檗碱主要以季铵碱的形式存在，植物中常以盐酸盐的形式存在，临床上常用其盐酸盐治疗肠炎和细菌性痢疾。

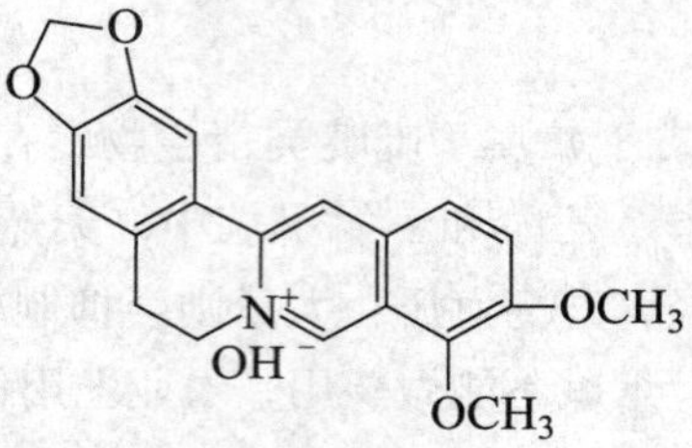

盐酸小檗碱

5. 莨菪碱　莨菪碱存在于莨菪、颠茄、曼陀罗、洋金花等叶中。它是由莨菪醇和莨菪酸形成的酯。莨菪碱为白色晶体，味苦，难溶于水，易溶于乙醇和三氯甲烷中。莨菪碱为左旋体，在碱性条件下或受热时容易消旋化，消旋化的莨菪碱即为阿托品，又称颠茄碱。阿托品是抗胆碱药，能抑制汗腺、唾腺、泪腺、胃腺等的分泌，有散瞳、解痉、镇痛的功效。临床上使用其硫酸盐（硫酸阿托品）治疗肠、胃平滑肌痉挛和十二指肠溃疡，也可用作有机磷、锑中毒的解毒剂，在眼科中用作散瞳剂。

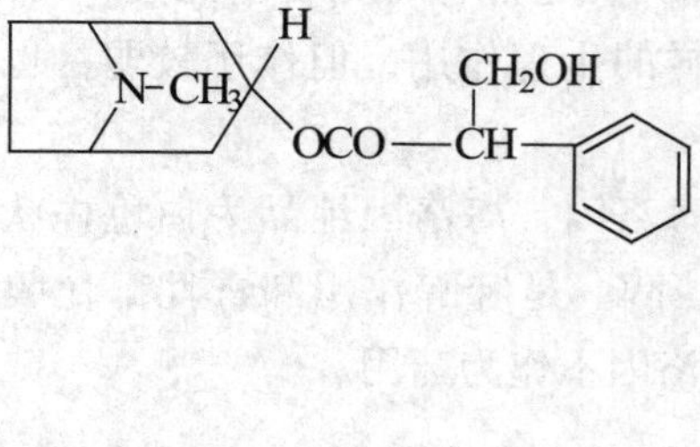

或

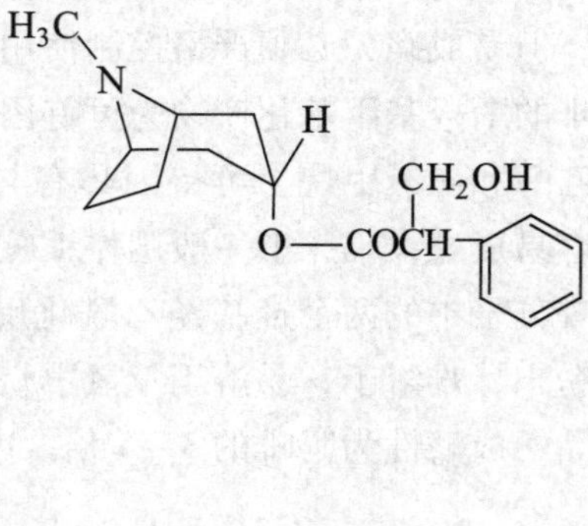

本章总结

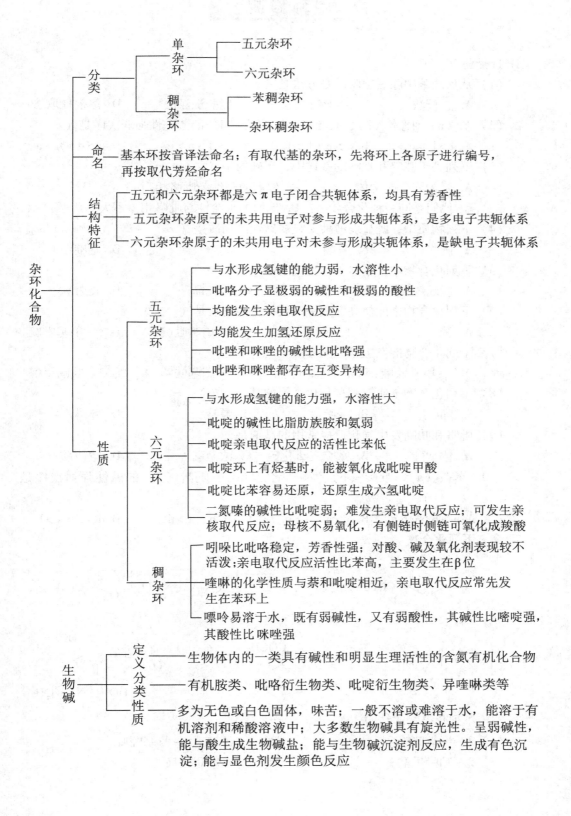

目标检测

1. 选择题

(1) 从焦油苯中除去噻吩的好方法是（　　）

    A. 层析法　　　　B. 蒸馏法　　　　C. 硫酸洗涤法　　　　D. 溶剂提取法

(2) 苯（a）、吡咯（b）、呋喃（c）、噻吩（d）的芳香性强弱次序是（　　）

    A. a＞b＞c＞d　　B. d＞c＞b＞a　　C. a＞d＞b＞c　　D. c＞d＞b＞a

(3) 下列关于咪唑和吡唑的叙述中，正确的是（　　）

    A. 互为同分异构体　　　　B. 他们的碱性与吡咯相当

    C. 他们是同一种化合物　　D. 他们的水溶性与吡咯相差不大

(4) 下列物质中，既显弱酸性又显弱碱性的物质是（　　）

    A. 吡咯　　　　B. 呋喃　　　　C. 噻吩　　　　D. 吡啶

(5) 下列化合物中，不属于生物碱的是（　　）

    A. 呋喃　　　　B. 吗啡　　　　C. 阿托品　　　　D. 莨菪碱

(6) 下列化合物中能使高锰酸钾溶液褪色的物质是（　　）

    A. 苯　　　　B. 吡啶　　　　C. 3 – 硝基吡啶　　　　D. 3 – 甲基吡啶

(7) 下列化合物能发生银镜反应的是（　　）

    A. 2 – 甲基呋喃　　B. 2 – 羟基呋喃　　C. 2 – 硝基呋喃　　D. 2 – 呋喃甲醛

(8) 下列化合物不属于稠杂环化合物的是（　　）

    A. 吲哚　　　　B. 嘧啶　　　　C. 嘌呤　　　　D. 喹啉

(9) 吡咯和呋喃发生磺化反应常用的试剂是（　　）

    A. 浓烟酸　　　B. 吡啶三氧化硫　　C. 浓硝酸　　　　D. 浓硫酸

(10) 苯胺（a）、吡啶（b）、六氢吡啶（c）、吡咯（d）的碱性强弱次序是（　　）

    A. a＞b＞c＞d　　B. b＞a＞c＞d　　C. c＞b＞a＞d　　D. d＞c＞a＞b

2. 命名下列化合物

(1) 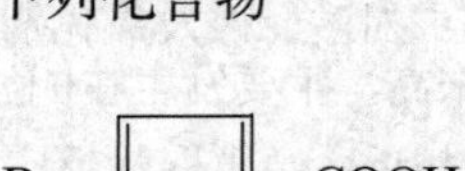 Br—[S]—COOH　　(2) 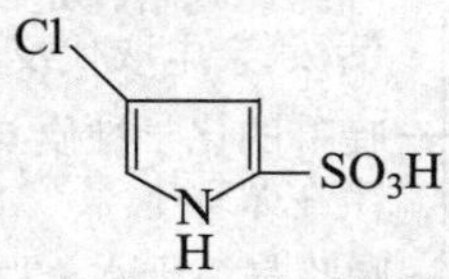 [Cl-吡咯-SO₃H]　　(3) 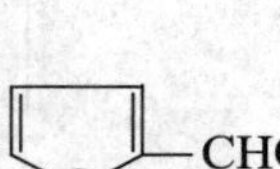 [O-CHO]

(4) 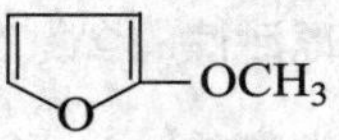 [O-OCH₃]　　(5) 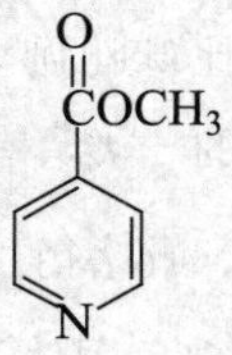 [吡啶-COCH₃]　　(6) 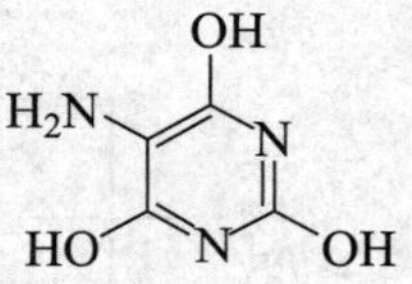 H₂N-[嘧啶环] OH, HO, OH

3. 写出下列化合物的结构式

    (1) 2 – 甲氧咪唑　　　　　　　(2) 2 – 乙基 – 5 – 氨基嘧啶

    (3) 2 – 吲哚甲酸　　　　　　　(4) 2 – 咪唑甲酰胺

（5）2 – 乙基 – 3 – 呋喃甲酸　　　（6）5 – 羟基 – 3 – 喹啉磺酸

4. 完成下列反应式

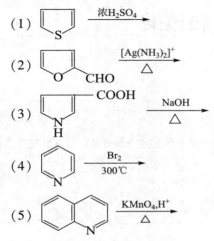

（1）　　　$\xrightarrow{\text{浓}H_2SO_4}$

（2）　　　$\xrightarrow[\triangle]{[Ag(NH_3)_2]^+}$

（3）　　　$\xrightarrow[\triangle]{NaOH}$

（4）　　　$\xrightarrow[300℃]{Br_2}$

（5）　　　$\xrightarrow[\triangle]{KMnO_4,H^+}$

5. 用化学方法区分下列各组化合物

（1）吡啶和 2 – 甲氧吡啶

（2）吡咯和呋喃

（3）苯和噻吩

6. 用化学方法，将甲苯中混有的少量吡啶除去？

7. 试解释为什么噻吩、吡咯、呋喃比苯容易发生亲电取代反应而吡啶比苯难发生？

8. 将苯胺、苄胺、吡咯、吡啶、氨的碱性由强到弱排列？

9. 分子式为 C_9H_9NCl 的含氮杂环，氧化后生成 5 – 氯吡啶 – 2,3 – 二甲酸，试推断该杂环化合物的结构。

第十二章 | 氨基酸、蛋白质和核酸

学习目标

1. 掌握氨基酸的结构特点、分类、命名及蛋白质的组成和分类、氨基酸的化学性质。
2. 熟悉蛋白质的性质。
3. 了解蛋白质的结构层次及核酸的化学组成。

蛋白质是存在于一切细胞中的大分子化合物，是生命活动的物质基础。在机体内蛋白质承担着各种各样的生理作用与机械功能。生命活动的基本特征就是蛋白质的不断自我更新，即新陈代谢。从结构上看，蛋白质是属于聚酰胺类化合物，其基本单位是氨基酸。因此要讨论蛋白质的结构和性质就应首先了解氨基酸的结构和性质。

第一节 氨基酸

氨基酸（amino acid）是羧酸分子中烃基上的氢原子被氨基（$-NH_2$）取代后生成的化合物。它是蛋白质的基本组成单位，是人体必不可少的物质，在自然界已发现的天然氨基酸有 300 余种，其中由蛋白质水解所得的氨基酸只有 20 余种（表 12-1）。它们在化学结构上的共同特点是氨基连接在 α-碳原子上，属于 α-氨基酸。

例如：

$$CH_3CH-COOH$$
$$|$$
$$NH_2$$

α-氨基丙酸

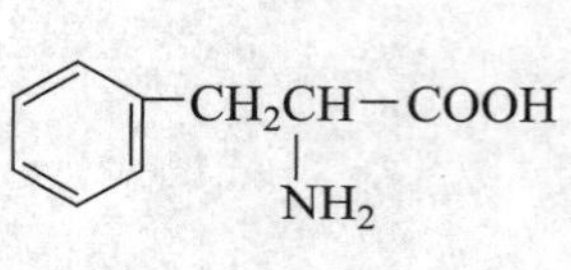

α-氨基-β-苯基丙酸

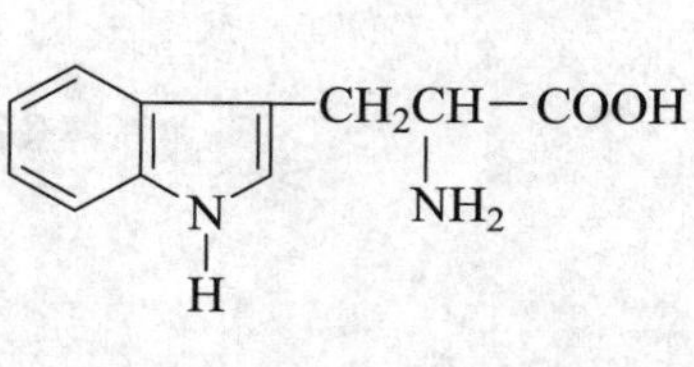

α-氨基-β-3-吲哚丙酸

一、氨基酸的结构、分类和命名

1. 氨基酸的结构 α-氨基酸是一类取代羧酸，他们在化学结构上的共同点是氨基都连接在 α-碳原子上，其通式为：

$$\overset{*}{R}CH-COOH$$
$$|$$
$$NH_2$$

式中 R 代表不同的基团，R 不同就形成不同的 α–氨基酸。

除甘氨酸外，各种天然氨基酸的 α–碳原子都是手性碳原子，故具有旋光性。氨基酸的构型取决于 α–碳原子上氨基的空间位置。构成蛋白质的氨基酸构型如果用 D/L 法标记，都是 L 型；如果用 R/S 法标记，除半胱氨酸外，都是 S 型。α–氨基酸的构型常用 D/L 法标记。

$$
\begin{array}{ccc}
\text{COOH} & \text{COOH} & \text{COOH} \\
\text{NH}_2 \underline{\qquad} \text{H} & \text{NH}_2 \underline{\qquad} \text{H} & \text{NH}_2 \underline{\qquad} \text{H} \\
\text{R} & \text{CH}_3 & \text{CH}_2\text{OH} \\
\text{L–氨基酸} & \text{L–(+)–丙氨酸} & \text{L–(+)–丝氨酸}
\end{array}
$$

2. 氨基酸的分类　根据氨基酸的结构，有以下几种分类方法。

（1）根据氨基酸分子中氨基和羧基的相对位置不同，氨基酸可分为：α–氨基酸、β–氨基酸、γ–氨基酸等。

（2）按氨基酸分子中烃基的种类不同，可分为脂肪族氨基酸、芳香族氨基酸和杂环氨基酸。

（3）按氨基酸分子中羧基和氨基的数目不同可分为中性氨基酸、酸性氨基酸和碱性氨基酸。

中性氨基酸：分子中氨基的数目等于羧基的数目。

酸性氨基酸：分子中氨基的数目少于羧基的数目。

碱性氨基酸：分子中氨基的数目多于羧基的数目。

要注意的是，这种分类的"中性""碱性"和"酸性"并不是指氨基酸水溶液的酸碱性（或 pH），而是指分子中氨基（碱性基团）与羧基（酸性基团）的相对多少。如中性氨基酸溶于纯水时，由于羧基的电离略大于氨基，因此其水溶液的 pH 略小于 7。

有些氨基酸如亮氨酸等在人体内不能合成，只能依靠食物供给，这种氨基酸叫作必需氨基酸（essential amino acid），在表 12–1 中用"*"号标示。

3. 氨基酸的命名　氨基酸的命名可以采用系统命名法，与羟基酸的命名相似，即以羧酸为母体，氨基为取代基，称为"氨基某酸"。氨基的位置，习惯上用希腊字母 α、β、γ 等来表示，并写在氨基酸名称前面。

$$
\begin{array}{cc}
\text{CH}_3\text{CH}-\text{CHCOOH} & \text{CH}_2\text{CH}-\text{COOH} \\
\text{CH}_3\text{NH}_2 & \text{NH}_2 \\
\text{α–氨基–β–甲基丁酸} & \text{α–氨基–β–苯基丙酸}
\end{array}
$$

但氨基酸多按其来源和性质而采用俗名。例如甘氨酸是由于它具有甜味，胱氨酸是因它最先来自膀胱结石而得名，天门冬氨酸最初是从植物天门冬的幼苗中发现等。

表 12 - 1　20 种主要的 α - 氨基酸

分类		名称	结构式	代号	字母代号	等电点（pI）
脂肪族氨基酸	中性氨基酸	甘氨酸 （α - 氨基乙酸）	CH_2-COOH 　$\|$ 　NH_2	甘 （Gly）	G	5.97
		丙氨酸 （α - 氨基丙酸）	$CH_3CH-COOH$ 　　$\|$ 　　NH_2	丙 （Ala）	A	6.02
		丝氨酸 （α - 氨基 - β - 羟基丙酸）	$CH_2CH-COOH$ 　$\|$　$\|$ 　OH NH_2	丝 （Ser）	S	5.68
		*亮氨酸 （α - 氨基 - γ - 甲基戊酸）	$CH_3CHCH_2CHCOOH$ 　　$\|$　　$\|$ 　　CH_3　NH_2	亮 （Leu）	L	5.98
		*异亮氨酸 （α - 氨基 - β - 甲基戊酸）	$CH_3CH_2CH-CHCOOH$ 　　　　$\|$　$\|$ 　　　CH_3 NH_2	异 （Ile）	I	6.02
		*缬氨酸 （α - 氨基 - β - 甲基丁酸）	$CH_3CH-CHCOOH$ 　$\|$　　$\|$ 　CH_3　NH_2	缬 （Val）	V	5.96
		*苏氨酸 （α - 氨基 - β - 羟基丁酸）	$CH_3CH-CHCOOH$ 　$\|$　　$\|$ 　CH　NH_2	苏 （Thr）	T	6.53
		*蛋氨酸 （α - 氨基 - γ - 甲硫基丁酸）	$CH_3-S-CH_2CH_2CHCOOH$ 　　　　　　　　$\|$ 　　　　　　　　NH_2	蛋 （Met）	M	5.74
		半胱氨酸 （α - 氨基 - β - 巯基丙酸）	$CH_2CH-COOH$ 　$\|$　$\|$ 　SH NH_2	半胱 （Cys）	C	5.05
	酸性氨基酸	天门冬氨酸 （α - 氨基丁二酸）	$HOOCCH_2CH-COOH$ 　　　　　$\|$ 　　　　NH_2	天 （Asp）	D	2.77
		谷氨酸 （α - 氨基戊二酸）	$HOOCCH_2CH_2CH-COOH$ 　　　　　　　$\|$ 　　　　　　NH_2	谷 （Glu）	E	3.22
	碱性氨基酸	*赖氨酸 （α，ω - 二氨基己酸）	$CH_2CH_2CH_2CH_2CHCOOH$ 　$\|$　　　　　　　$\|$ 　NH_2　　　　　NH_2	赖 （Lys）	K	9.74
		精氨酸 （α - 氨基 - δ - 胍基戊酸）	$H_2NC-NH(CH_2)_3CHCOOH$ 　　$\|$　　　　　　$\|$ 　　NH　　　　　NH_2	精 （Arg）	R	10.76
芳香族氨基酸		*苯丙氨酸 （α - 氨基 - β - 苯基丙酸）	⬡$-CH_2CH-COOH$ 　　　　$\|$ 　　　NH_2	苯 （Phe）	F	5.48
		酪氨酸 （α - 氨基 - β - 对羟苯基丙酸）	$HO-$⬡$-CH_2CHCOOH$ 　　　　　　　$\|$ 　　　　　　NH_2	酪 （Tyr）	Y	5.66

续表

分类	名称	结构式	代号	字母代号	等电点（pI）
杂环氨基酸	组氨酸 （β-5-咪唑-α-氨基丙酸）	（结构式）	组 （His）	H	7.59
	*色氨酸 （α-氨基-β-3-吲哚丙酸）	（结构式）	色 （Try）	W	5.80
	脯氨酸 （α-羧基四氢吡咯）	（结构式）	脯 （Pro）	P	6.30

二、氨基酸的物理性质

α-氨基酸都是无色晶体，熔点一般都较高（常在 230~300℃ 之间），熔融时即分解放出二氧化碳。α-氨基酸都能溶于强酸或强碱溶液中，α-氨基酸在纯水中的溶解度差异较大。但难溶于乙醚、乙醇等有机溶剂。天然的 α-氨基酸除甘氨酸外，其他的都有手性而具有旋光性，且都是 L-构型。

氨基酸为什么都是晶体，熔点较高，且易溶于水？

三、氨基酸的化学性质

氨基酸分子内既含有氨基又含有羧基，因此它们具有氨基和羧基的典型性质。但是，由于两种官能团在分子内的相互影响，又具有一些特殊的性质。

（一）氨基的反应

1. 成盐反应　氨基酸分子中的氨基与氨分子相似，氮原子上的一对未共用的电子对，可以接受质子，表现出碱性，所以，氨基酸可与酸反应生成铵盐。

$$\underset{\underset{NH_2}{|}}{CH_3CH}-COOH + HX \longrightarrow \underset{\underset{NH_3^+\ X^-}{|}}{CH_3CH}-COOH$$

2. 与亚硝酸反应　α-氨基酸中的氨基能与亚硝酸反应生成 α-羟基酸，同时放出氮气。

$$\underset{\underset{NH_2}{|}}{RCHCOOH} + HNO_2 \longrightarrow \underset{\underset{OH}{|}}{RCHCOOH} + N_2 + H_2O$$

3. 氧化脱氨反应　氨基酸通过氧化脱氢可先生成 α-亚氨基酸，再水解得 α-酮酸和氨。

$$\underset{\underset{NH_2}{|}}{RCHCOOH} \xrightarrow{[O]} \underset{\underset{NH}{\|}}{RCCOOH} \xrightarrow{+H_2O} \underset{\underset{O}{\|}}{RCCOOH} + NH_3\uparrow$$

此反应是生物体内氨基酸代谢的重要途径之一。

> **想一想**
>
> 在组成蛋白质的 20 种氨基酸中，当与亚硝酸作用时哪种生成乳酸？哪种生成苹果酸？哪种不放出氮气？

（二）羧基的反应

1. 成盐的反应 氨基酸分子中的酸性基团羧基能与强碱氢氧化钠反应生成氨基酸的钠盐。

$$\underset{\underset{NH_2}{|}}{RCHCOOH} + NaOH \longrightarrow \underset{\underset{NH_2}{|}}{RCHCOONa} + H_2O$$

2. 酯化反应 在少量酸的作用下，氨基酸能与醇发生酯化反应。

$$\underset{\underset{NH_2}{|}}{RCHCOOH} + CH_3OH \xrightarrow{H^+} \underset{\underset{NH_2}{|}}{RCHCOOCH_3} + H_2O$$

3. 脱羧反应 氨基酸在 $Ba(OH)_2$ 存在下加热，可脱羧生成胺。

$$\underset{\underset{NH_2}{|}}{RCHCOOH} \xrightarrow[\triangle]{Ba(OH)_2} RCH_2NH_2 + CO_2\uparrow$$

在生物体内，氨基酸可在细菌脱羧酶的作用下发生脱羧反应。如蛋白质腐败时，由精氨酸等发生脱羧反应生成丁二胺〔腐胺：$H_2N(CH_2)_4NH_2$〕；由赖氨酸脱羧可得到戊二胺〔尸胺：$H_2N(CH_2)_5NH_2$〕；由组氨酸脱羧后生成组胺，人体内的组胺过多，可引起过敏反应。

（三）氨基酸的特性

1. 两性电离和等电点 氨基酸分子中同时存在酸性基团羧基和碱性基团氨基，因此它既能与碱反应，又能与酸反应，是两性化合物。

在水溶液中，氨基酸分子中的酸性基团羧基发生酸式电离；碱性基团氨基则发生碱式电离。

酸式电离 $\quad \underset{\underset{NH_2}{|}}{RCHCOOH} \rightleftharpoons \underset{\underset{NH_2}{|}}{RCHCOO^-} + H^+$

碱式电离 $\quad \underset{\underset{NH_2}{|}}{RCHCOOH} + H_2O \rightleftharpoons \underset{\underset{NH_3^+}{|}}{RCHCOOH} + OH^-$

另外，氨基酸分子内的羧基和氨基相互作用也能生成盐，这种盐称为内盐。内盐分子中既有带正电荷的部分，又有带负电荷的部分，故又称为两性离子（amphion）。实验表明，在氨基酸的晶体中，氨基酸是以两性离子存在的。这种特殊的两性离子结构，是氨基酸具有低挥发性、高熔点、可溶于水和难溶于有机溶剂的根本原因。

$$\underset{\underset{NH_2}{|}}{RCHCOOH} \rightleftharpoons \underset{\underset{NH_3^+}{|}}{RCHCOO^-}$$

两性离子（内盐）

氨基酸在水溶液中存在以下平衡：

$$\underset{\substack{\text{阴离子}\\ \text{pH} > \text{pI}}}{\overset{\text{RCHCOO}^-}{\underset{\text{NH}_2}{|}}} \underset{\text{OH}^-}{\overset{\text{H}^+}{\rightleftharpoons}} \underset{\substack{\text{两性离子}\\ \text{pH} = \text{PI}}}{\overset{\text{RCHCOO}^-}{\underset{\text{NH}_3^+}{|}}} \underset{\text{OH}^-}{\overset{\text{H}^+}{\rightleftharpoons}} \underset{\substack{\text{阳离子}\\ \text{pH} < \text{pI}}}{\overset{\text{RCHCOOH}}{\underset{\text{NH}_3^+}{|}}}$$

　　氨基酸分子在水溶液中的两性离子、阴离子和阳离子这 3 种存在方式的比例，与 2 种电离方式的电离程度有关。可以通过调节溶液的 pH，改变这 3 种离子的比例。在氨基酸水溶液中加酸，可抑制酸式电离，增大碱式电离，氨基酸主要以阳离子形式存在，在外加电场作用下，向负极移动；反之，若向水溶液中加碱，可抑制碱式电离，增大酸式电离，氨基酸主要以阴离子形式存在，在外加电场作用下，向正极移动。如将氨基酸水溶液的 pH 调到一特定数值时，使氨基酸的酸式电离与碱式电离相等，则氨基酸几乎全部以两性离子的形式存在，整个氨基酸分子是电中性的，在外电场中不向任何一极移动，此时溶液的 pH 称为该氨基酸的等电点（isoelectric point），常用 pI 表示。不同的氨基酸，等电点的数值是不同的（表 12 - 1）。

　　若向 pH = pI 的氨基酸溶液中加碱，使溶液 pH > pI 时，氨基的电离被抑制，氨基酸主要以阴离子形式存在，在电场中向正极泳动；向 pH = pI 的溶液中加酸，使溶液 pH < pI 时，羧基的电离被抑制，氨基酸主要以阳离子形式存在，在电场中向负极泳动。

　　在等电点时，氨基酸的溶解度最小，容易析出。利用这一性质，通过调节溶液的 pH，使不同的氨基酸在各自的等电点分别结晶析出，达到分离和提纯氨基酸的目的。

　　提出一个分离甘氨酸、赖氨酸和谷氨酸的混合物的方法？

　　2. 受热反应　氨基酸分子中氨基和羧基的相对位置不同，受热发生的反应也不同。α - 氨基酸受热时，两分子间的氨基和羧基交叉脱水，生成交酰胺（二酮吡嗪）。例如：

$$\underset{\substack{\\ R}}{\overset{\text{O}}{\underset{\text{CH}}{\overset{||}{\underset{|}{C}}}}}\!\!\overset{\text{OH}}{\underset{\text{NH}_2}{}} + \underset{\substack{\\ \text{HO}}}{\overset{\text{H}_2\text{N}}{\underset{\text{C}}{\overset{\text{CH}}{\underset{||}{\underset{\text{O}}{}}}}}}\!\!\overset{R}{} \longrightarrow \quad + \quad 2\text{H}_2\text{O}$$

β - 氨基酸受热时，失去一分子氨而生成 α、β - 不饱和酸。例如：

$$\underset{\substack{\\ \text{NH}_2}}{\text{CH}_3\text{CHCH}_2\text{COOH}} \overset{\triangle}{\longrightarrow} \text{CH}_3\text{CH}\!=\!\!=\!\text{CHCOOH} + \text{NH}_3$$

　　3. 成肽反应　两分子 α - 氨基酸在酸或碱存在下受热，可脱水生成二肽。反应时一个 α - 氨基酸分子中的羧基和另一个 α - 氨基酸分子中的氨基脱去一分子水。

$$H_2NCHCOOH + H_2NCHCOOH \xrightarrow[\Delta]{H^+ \text{ 或 } OH^-} H_2NCHC{-}NHCHCOOH + H_2O$$

      |R_1 |R_2   R_1 O   R_2

    α-氨基酸   α-氨基酸   二肽

二肽分子中含有的酰胺键（ $-\overset{O}{\overset{\|}{C}}-\overset{H}{\overset{\,}{N}}-$ ）叫作肽键（peptide bond）。由于二肽分子中仍含有自由的氨基和羧基，因此还可以继续与氨基酸脱水成为三肽、四肽以至多肽。

由两种不同氨基酸组成的二肽，由于结合顺序不同可存在两种异构体，如甘氨酸和丙氨酸组成的二肽有两种异构体：

$$H_2NCH_2{-}\overset{\|}{\underset{O}{C}}{-}NH{-}\underset{CH_3}{CHCOOH} \qquad \underset{CH_3}{NH_2CH}{-}\overset{\|}{\underset{O}{C}}{-}NHCH_2COOH$$

        甘氨酰丙氨酸   丙氨酰甘氨酸

由两个或两个以上 α-氨基酸通过肽键相连的化合物称为多肽（polypeptide），由多种 α-氨基酸分子按不同的排列顺序以肽键相互结合，可以形成成千上万种多肽，一般将相对分子质量在 10000 以上的多肽称为蛋白质。

（四）显色反应

1. 与茚三酮的显色反应　α-氨基酸与水合茚三酮在溶液中共热时，发生一系列反应，最终生成蓝紫色化合物，称为罗曼紫（Rubemann purple），并放出 CO_2。

$$2\,\text{（茚三酮）} + NH_2\underset{R}{CH}{-}COOH \longrightarrow \text{（罗曼紫）} + 3H_2O + CO_2\uparrow + RCHO$$

该反应非常简便、灵敏，根据 α-氨基酸与茚三酮反应所生成化合物的颜色的深浅程度以及放出二氧化碳的体积，可以进行定性和定量分析氨基酸。但含亚氨基的氨基酸（如脯氨酸）与茚三酮反应呈黄色。

2. 与丹酰氯的反应　丹酰氯（dansy chloride）简写为 DNS-Cl，化学名称为 5-二甲氨基萘磺酰氯，它可与氨基酸在温和条件下发生反应，该反应为 α-氨基酸中氨基的磺酰化反应，其生成物丹酰基氨基酸，在紫外光下呈强烈的黄色荧光。

$$\text{（}SO_2Cl\text{-萘-}N(CH_3)_2\text{）} + H_2N\underset{R}{CH}COOH \longrightarrow \text{（}SO_2HN\underset{R}{CH}COOH\text{-萘-}N(CH_3)_2\text{）} + HCl$$

这个反应非常灵敏，常用于微量氨基酸的定量测定。

第二节 蛋白质

蛋白质（protein）是由 α‑氨基酸脱水缩合而成的高分子化合物，与多肽之间没有严格的界限。通常将相对分子质量在 10000 以上的多肽称为蛋白质。

蛋白质是一类重要的生物高分子化合物，是生命的最基本物质之一，也可以说是生命的基础，它在生命活动过程中起着极其重要的作用。如催化人体内各种化学反应的酶，完成人体新陈代谢过程的各种肌肉，对人体起免疫作用的抗体等都是蛋白质。因此，对蛋白质的研究可以帮助我们了解生命的本质。

一、蛋白质的组成和分类

（一）蛋白质的元素组成

虽然天然蛋白质的结构复杂、种类繁多，但组成蛋白质的元素并不多，主要由碳、氢、氧、氮和硫等元素组成。有些蛋白质还含有磷、铁、碘、锰、锌等元素。对各种天然蛋白质经过元素分析，得出主要元素含量为：

C：50% ~ 55%　　　　H：6.0% ~ 7.3%　　　　O：19% ~ 24%

N：13% ~ 19%　　　　S：0% ~ 4%

大多数生物体内的蛋白质含氮量接近 16%，即每含 1 克氮大约相当于 6.25 克蛋白质，因此，将 6.25 称为蛋白质系数。通过生物样品含氮量的测定，可以推算出该样品中蛋白质的含量：

$$样品中蛋白质质量 = 样品中含氮质量 \times 6.25$$

（二）蛋白质的分类

蛋白质的种类繁多，来源各异，目前对蛋白质的分类方法主要有两种。

1. 根据蛋白质的形状分类

（1）纤维状蛋白　该类蛋白质呈纤维状，不溶于水。如毛发中的角蛋白和肌肉中的肌球蛋白等。

（2）球状蛋白　该类蛋白质呈球状，可溶于水或酸、碱、盐溶液，如红细胞中的血红蛋白等。

2. 根据化学组成分类

（1）单纯蛋白质（simple protein）　该类蛋白质纯粹由氨基酸通过肽键结合而成，水解的最终产物全部是 α‑氨基酸。如白蛋白和球蛋白等。

（2）结合蛋白质（conjugated protein）　该类化合物则是由单纯蛋白质和非蛋白部分结合而成，其中的非蛋白部分称为辅基（prosthetic group）。例如核蛋白是由单纯蛋白质和辅基（核酸）结合而成。

知识拓展

按照蛋白质的功能分类

蛋白质的功能十分复杂，按照蛋白质的功能不同，可以将它们分成六大类：①结构蛋白，它是构成机体的"建筑材料"，如肌肉中的肌球蛋白、毛发中的角蛋白、维系组织连接的胶原蛋白等；②调节蛋白，主要是指各种蛋白质激素，对机体中的各种代谢活动起调节作用，如胰岛素能调节血糖代谢，如果胰岛素生成障碍，就会导致糖尿病；③运输蛋白，可以在机体内携带和转移某些物质分子或离子，如人们呼吸时，通过肺进入血液中的氧分子，就是靠与血红蛋白结合后运输到各组织器官中；④保护蛋白，也称抗体，能破坏外源性异物，起自我保护作用，如人类血液中的抗体——免疫球蛋白，就能消灭侵入体内的病原菌；⑤收缩蛋白，具有收缩功能，如肌肉中的肌球蛋白和肌动蛋白的互相协调作用，可引起肌肉的收缩；⑥催化蛋白，通常称为酶，是一类具有催化作用的特殊蛋白，机体的生命活动包含了数以千计的生物化学反应，几乎每一步都需要相应的酶来催化才能顺利进行。

二、蛋白质的结构

各种蛋白质的特定结构，决定了其特定的生理功能。蛋白质的结构很复杂，通常用一级结构、二级结构、三级结构和四级结构四种不同的层次来描述。其中二级、三级和四级结构统称为空间结构或高级结构，指的是蛋白质分子中原子和基团在三维空间的排列和分布。

（一）蛋白质的一级结构

多肽链中氨基酸的排列顺序称为蛋白质的一级结构（primary structure）。它决定着蛋白质的性质，肽键是一级结构中连接氨基酸残基的主要化学键。

一级结构是蛋白质的基本结构，目前只有少数蛋白质分子中的氨基酸排列顺序已经十分清楚。例如胰岛素由 AB 两条肽链构成，它们之间通过二硫键构成胰岛素分子。其中 A 链有 21 个氨基酸；B 链有 30 个氨基酸。胰岛素结构示意图如图 12–1 所示。

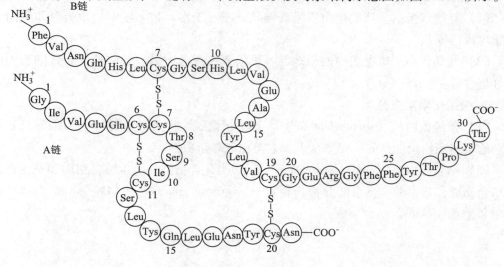

图 12–1　胰岛素结构示意图

蛋白质中氨基酸的排列顺序十分重要，它对整个蛋白质的功能起决定作用。

（二）蛋白质的二级结构

蛋白质的二级结构是指多肽链的主链骨架在空间形成的不同构象。在多肽链中，一个肽键中的羰基与另一个肽键中的亚氨基之间可形成氢键，氢键的存在使得多肽链不是以直线型伸展的形式在空间展开的而是卷曲、折叠成具有一定形状的空间构象，即蛋白质的二级结构。蛋白质的二级结构主要有 α - 螺旋和 β - 折叠两种构象，氢键在维系和固定蛋白质的二级结构中起了重要作用。

1. α - 螺旋（α - helix）型　天然蛋白质的 α - 螺旋型多数为右旋螺旋，原因是这种构象使侧链及基团分布在螺旋外侧，有更大的空间减少相互作用和空间阻碍而相对稳定，如图 12 - 2 所示。在这种 α - 螺旋模型中，每一圈含 3.6 个氨基酸单元。相隔四个肽键形成氢键以此来稳定螺旋结构，氢键的取向几乎与中心轴平行。两个螺旋圈之间的距离约为 0.54nm，螺旋直径为 1 ~ 1.1nm。氢键越多，α - 螺旋体的构象就越稳定。

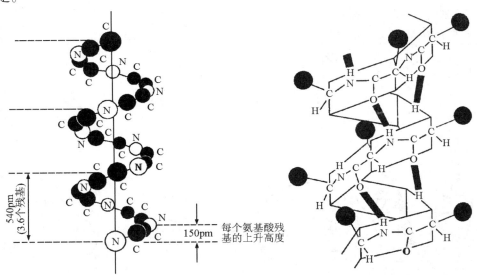

图 12 - 2　蛋白质 α - 螺旋型结构

2. β - 折叠（β - turn）型　在 β - 折叠模型中，蛋白质的肽链排列在折叠形的各个平面上，相邻肽链上的羰基和氨基之间通过氢键相互连接，两条肽链可以相互平行或不平行，如图 12 - 3 所示。

（三）蛋白质的三级结构

由蛋白质的二级结构在空间盘绕、折叠、卷曲，构成具有特定构象的紧密结构，称为蛋白质的三级结构。图 12 - 4 是肌红蛋白的三级结构。蛋白质的三级结构不仅指多肽链整个主链的走向，而且包括了所有侧链所占据的空间位置。维持蛋白质三级结构的作用力主要是侧链之间的相互作用，包括盐键、氢键、二硫键和疏水键等。研究证明具有三级结构的蛋白质才具有生物功能，三级结构一旦破坏，蛋白质的生物功能便丧失。

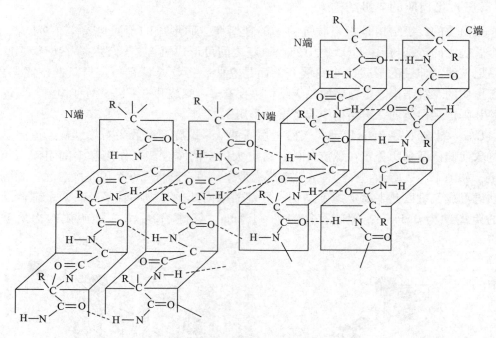

图 12-3 蛋白质 β - 折叠型结构

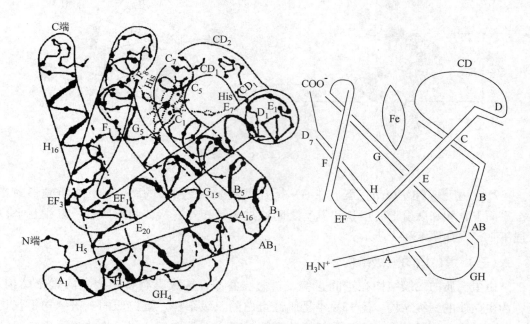

图 12-4 肌红蛋白的三级结构

（四）蛋白质的四级结构

结构复杂的蛋白质分子，由两条或两条以上具有三级结构的多肽链以一定的方式，缔合而成具有一定空间结构的聚合物，这种空间结构称为蛋白质的四级结构。其中每一条多肽链又称为亚基。例如血红蛋白的四级结构如图 12 - 5 所示。

三、蛋白质的性质

蛋白质分子是由氨基酸通过肽键连接而成的高分子化合物，其分子中存在着游离的氨基和羧基，因此具有一些与氨基酸相似的性质。但由于蛋白质是高分子化合物，所以理化性质又与氨基酸有所不同。

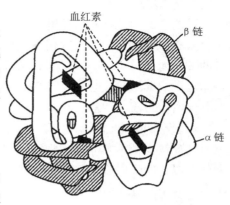

图 12 - 5　血红蛋白的四级结构

（一）两性电离及等电点

像氨基酸一样，蛋白质分子的多肽链中具有游离的羧基和氨基，因此也具有两性。蛋白质在溶液中也存在下列电离平衡（蛋白质用 H_2N—P—COOH 表示）：

$$P\begin{array}{c}COO^-\\NH_2\end{array} \underset{OH^-}{\overset{H^+}{\rightleftharpoons}} P\begin{array}{c}COO^-\\NH_3^+\end{array} \underset{OH^-}{\overset{H^+}{\rightleftharpoons}} P\begin{array}{c}COOH\\NH_3^+\end{array}$$

阴离子　　　　　　两性离子　　　　　　阳离子
pH>pI　　　　　　pH=pI　　　　　　pH<pI

在不同 pH 的溶液中，蛋白质的存在形式不同，调节蛋白质溶液的 pH，使蛋白质的酸式电离和碱式电离程度相等，则蛋白质以两性离子存在，此时溶液的 pH 称为该蛋白质的等电点，用 pI 表示。不同的蛋白质，等电点的数值不同，一些常见蛋白质的等电点见表 12 - 2。

表 12 - 2　一些常见蛋白质的等电点

蛋白质	等电点	蛋白质	等电点
乳清蛋白	4.12	血红蛋白	6.70
血清蛋白	4.88	胰岛素	5.30
卵清蛋白	4.87	胃蛋白酶	1.00
尿酶	5.00	肌球蛋白	7.00
细胞色素 C	10.7	鱼精蛋白	12.00

在等电点时，蛋白质的溶解度、黏度、渗透压等都最小，最容易从溶液中析出。

当蛋白质溶液的 pH = pI 时，蛋白质以两性离子存在，在外电场中既不向正极移动，也不向负极移动；当向 pH = pI 的蛋白质溶液中加碱，溶液的 pH > pI，此时蛋白质分子中氨基的电离被抑制，蛋白质主要以阴离子形式存在，在电场中向正极泳动；向 pH = pI 的蛋白质溶液中加酸，溶液的 pH < pI，此时蛋白质分子中羧基的电离被抑制，蛋

白质主要以阳离子形式存在，在电场中向负极泳动，这种现象称为蛋白质的电泳现象。

蛋白质的两性电离和等电点不仅使它成为生物体内的缓冲剂，而且对分离和提纯蛋白质有重要意义。大多数蛋白质的等电点在 5 左右，而正常成人体液、血液和组织液的 pH 约为 7.35 ~ 7.45，由于 pH > pI，因此蛋白质以阴离子形式存在于体液中，并与体液中的 K^+、Na^+、Ca^{2+}、Mg^{2+} 等金属离子结合成盐，称为蛋白质盐。这些盐还可以与蛋白质组成缓冲对，在体内起缓冲作用。

对于不同的蛋白质，分子大小是不同的，在特定的 pH 时所带电荷的电性以及所带电荷的数量也是不同的，这些因素都会影响蛋白质电泳的速度和方向。用蛋白质电泳来分离混合的蛋白质，目前已在临床上广泛应用。

想一想

等电点为 4.60 的蛋白质，其水溶液呈酸性还是碱性？为什么？如何调节溶液的 pH 才能使该蛋白质处于等电状态？

（二）沉淀反应

蛋白质溶液能保持稳定主要依靠两个因素：第一，当蛋白质溶液的 pH 不在等电点时，蛋白质分子带相同的电荷。由于同性电荷相斥，不易聚合成大颗粒而沉淀；第二，蛋白质分子多肽链上含有多个亲水基团（如肽键、氨基、羟基、羧基等）与水结合，形成了一层较厚的水化膜，阻止了蛋白质分子之间聚集沉淀。

但是，如果改变条件，破坏蛋白质的稳定因素，就可以使蛋白质分子从溶液中凝聚并析出。这种现象称为蛋白质的沉淀。

沉淀蛋白质的方法主要有以下几种：

1. 盐析　在蛋白质溶液中加入电解质（无机盐类如硫酸铵、硫酸钠等）至一定浓度时，蛋白质便会从溶液中沉淀析出。这种现象称为盐析（salting out）。其原因是利用盐离子具有强亲水性，从而破坏了蛋白质的水化膜；同时盐电离的异种电荷中和了蛋白质的电荷。被破坏了稳定因素的蛋白质分子因此凝聚而沉淀析出。盐析时所需盐的最小浓度称为盐析浓度。不同蛋白质的盐析浓度是不同的。通过调节盐的浓度，可以使不同的蛋白质分段析出，此现象叫分段盐析。

盐析的特点是电解质的用量大，作用是可逆的，盐析一般不会改变蛋白质的性质（不变性），若向体系中加入足够的水，盐析的蛋白质可以重新溶解形成溶液。

2. 加入脱水剂　向蛋白质溶液中加入亲水的有机溶剂，如甲醇、乙醇或丙酮等，能够破坏蛋白质分子的水化膜，使蛋白质沉淀析出。沉淀后若迅速将脱水剂与蛋白质分离，仍可保持蛋白质原有的性质。但这些脱水剂若浓度较大且长时间与蛋白质共存，会使蛋白质难以恢复原有的活性。如 95% 乙醇比 70% 乙醇脱水能力强，但 95% 乙醇与细菌接触时，使其表面的蛋白质立即凝固，结果乙醇不能继续扩散到细菌内部，细菌只暂时丧失活力，并未死亡，而 70% 乙醇可扩散到细菌内部，故消毒效果好。

3. 加入重金属盐　当溶液 pH > pI 时，蛋白质主要以阴离子形式存在，可与重金属离子（如 Hg^{2+}、Ag^+、Pb^{2+} 等）结合形成不溶于水的蛋白质盐并沉淀。沉淀析出的蛋白质盐失去原有的活性（变性）。

重金属的杀菌作用就是由于它能沉淀细菌蛋白质，蛋清和牛乳对重金属中毒的解毒作用，也是利用了这一性质。

4. 加入生物碱沉淀剂　当溶液的 pH < pI 时，蛋白质主要以阳离子形式存在，可与苦味酸、鞣酸、三氯醋酸、磷钨酸等生物碱沉淀剂的酸根结合，生成不溶的蛋白质盐。

（三）变性作用

当蛋白质在某些理化因素（如加热、高压、振荡、搅拌、干燥、紫外线、X 射线、超声波、强酸、强碱、尿素、重金属盐、三氯乙酸、乙醇等）的影响下，空间结构发生变化而引起蛋白质理化性质和生物活性的改变过程称为蛋白质变性（protein denaturation）。性质改变后的蛋白质称为变性蛋白质。

蛋白质变性的实质是蛋白质分子中的一些副键，如氢键、盐键、疏水键等被破坏，使蛋白质的空间结构发生了改变。这种空间结构的改变使原来藏在分子里面的疏水基团暴露在分子表面，结构变得松散，水化作用减少，溶解性降低，从而丧失原有的理化性质和生物活性。根据变性程度将蛋白质的变性分为可逆变性和不可逆变性。当变性作用对蛋白质空间结构破坏程度较小，解除变性因素，可以恢复蛋白质原有的性质，称为可逆变性（reversible denaturation）。反之，称为不可逆变性（irreversible denaturation）。加热使蛋白质凝固就属于不可逆变性。

在医学上蛋白质的变性原理已得到广泛的应用。例如：用高温、高压、酒精、紫外线照射等手段，使蛋白质变性，达到消毒杀菌的目的；在制备和保存生物制剂时，则应避免蛋白质变性，防止失去活性；重金属盐可以使蛋白质变性，因此对人体有毒，让中毒患者服用大量牛乳及蛋清对重金属盐中毒有解毒作用。

> **想一想**
>
> 蛋白质的沉淀作用和变性作用有何不同？蛋白质变性的实质是什么？说说身边蛋白质变性的应用实例？

（四）颜色反应

蛋白质能发生多种显色反应，此类反应可以用来鉴别蛋白质。

1. 水合茚三酮反应　蛋白质和 α - 氨基酸一样，与水合茚三酮在溶液中共热，生成蓝紫色化合物。

2. 黄蛋白反应　某些蛋白质遇浓硝酸立即变成黄色，再加氨水变为橙色，这个反应称为黄蛋白反应。含有苯环的蛋白质能发生此反应。

3. 缩二脲反应　蛋白质分子中有很多肽键，因此在强碱性溶液中，蛋白质与稀硫酸铜溶液作用，可以发生缩二脲反应，使溶液显红色或紫色。

4. 米伦反应　蛋白质分子中含有酪氨酸残基时，在其溶液中加入米伦（Millon）试剂（硝酸汞和亚硝酸汞的硝酸溶液）即产生白色沉淀，再加热则变暗红色，此反应称为米伦反应。该反应是酪氨酸分子中酚羟基所特有的反应。

第三节　核　　酸

核酸是存在于生物体内的酸性高分子化合物，最初是从细胞核中发现的，因而称为核酸。核酸是重要的生命基础物质，具有储存、复制生物体遗传信息和控制蛋白质合成等生物功能。

一、核酸的分类

根据核酸分子所含的戊糖不同，可分为核糖核酸和脱氧核糖核酸两大类。核糖核酸简称 RNA，分子中含的戊糖为核糖，主要功能是参与体内蛋白质的生物合成；脱氧核糖核酸简称 DNA，分子中的戊糖为脱氧核糖，主要功能是决定生物遗传的特征。

二、核酸的分子组成

将核酸进行水解，首先生成核苷酸，又称单核苷酸，它是组成核酸的基本单位。核苷酸再水解生成核苷和磷酸，核苷继续水解，最后生成戊糖和碱基。水解过程如下：

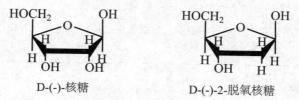

（一）糖组分

组成核酸的戊糖有 D –（ – ）– 核糖和 D –（ – ）– 2 – 脱氧核糖两种，在核酸分子中都以呋喃型的环式结构存在。RNA 含核糖，DNA 含脱氧核糖。

D-(-)-核糖　　　　　D-(-)-2-脱氧核糖

（二）碱基组分

碱基包括嘧啶碱和嘌呤碱。碱基所含的嘧啶碱，主要有胞嘧啶（C）、尿嘧啶（U）和胸腺嘧啶（T）。碱基所含的嘌呤碱，主要有腺嘌呤（A）和鸟嘌呤（G）。

胞嘧啶(C)　　　胸腺嘧啶(T)　　　尿嘧啶(U)　　　腺嘌呤(A)　　　鸟嘌呤(G)

RNA 和 DNA 除了所含的戊糖不同外，它们所含的碱基也有差别，RNA 中不含胸腺嘧啶（T），DNA 中不含尿嘧啶（U）。

（三）核苷

核苷由戊糖和碱基组成。核苷按其组成的成分命名，例如：腺嘌呤与核糖组成的核苷，称为腺嘌呤核苷，简称腺苷；胸腺嘧啶与脱氧核糖组成的核苷，称为胸腺嘧啶脱氧核苷，简称脱氧胸苷。

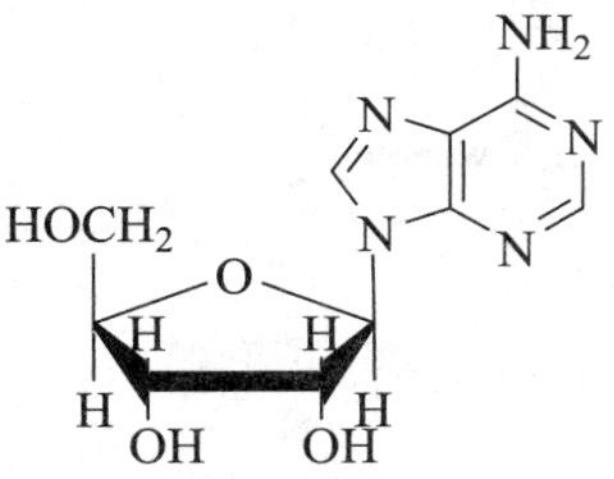

腺嘌呤核苷（腺苷） 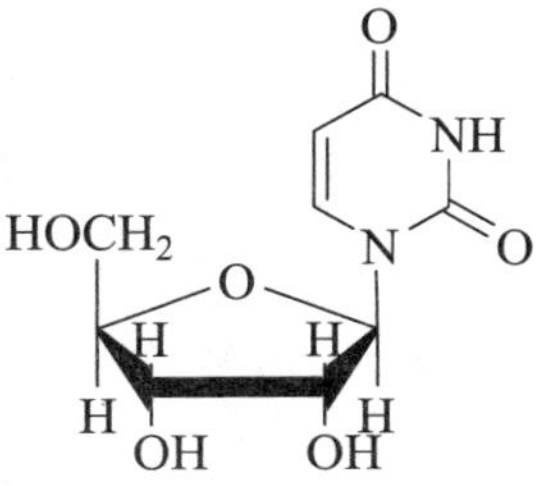　　　尿嘧啶核苷（尿苷） 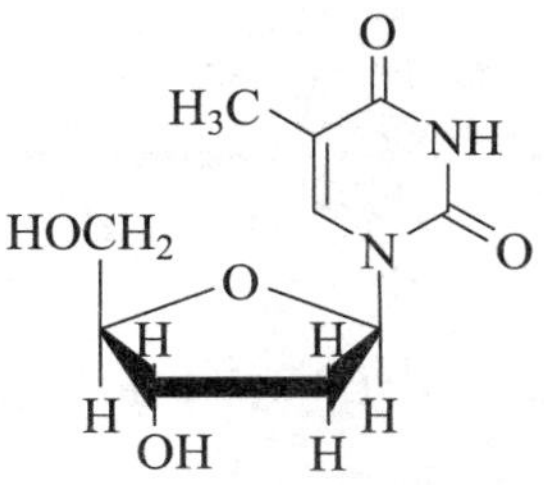　　　胸腺嘧啶脱氧核苷（脱氧胸苷）

想一想

写出尿嘧啶与脱氧核糖生成的核苷酸的结构式。

（四）核苷酸

核苷酸由核苷与磷酸组成，为核苷的磷酸酯。例如：腺苷与磷酸形成的核苷酸为磷酸腺苷（AMP），简称腺苷酸。

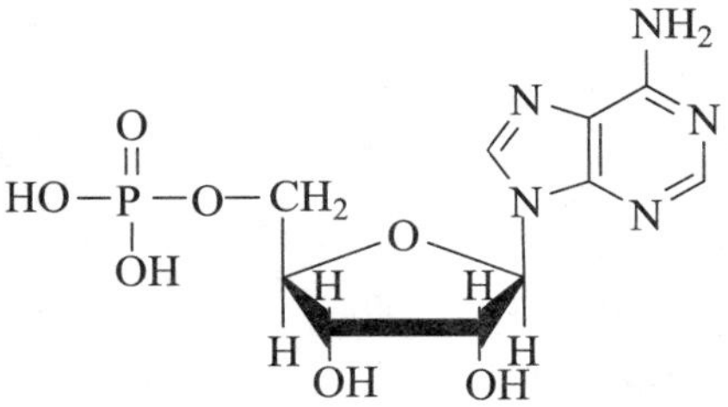

磷酸腺苷（AMP）

三、核酸的基本结构

核酸和蛋白质一样，是结构复杂的高分子化合物，其结构可分为基本结构和空间结构。

核酸的基本结构又称为一级结构，是指核酸分子中核苷酸的排列顺序。由一定种类、数目的核苷酸按一定的排列顺序，通过磷酸二酯键连结成多核苷酸链。例如 RNA 和 DNA 片段结构如图 12-6、图 12-7 所示。

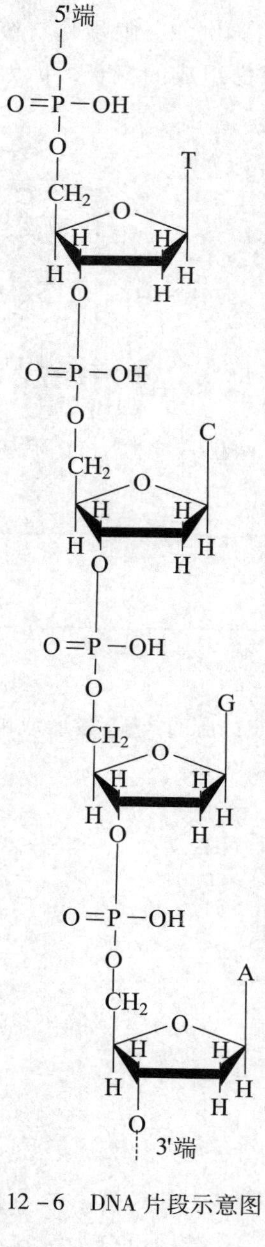

图 12-6　DNA 片段示意图

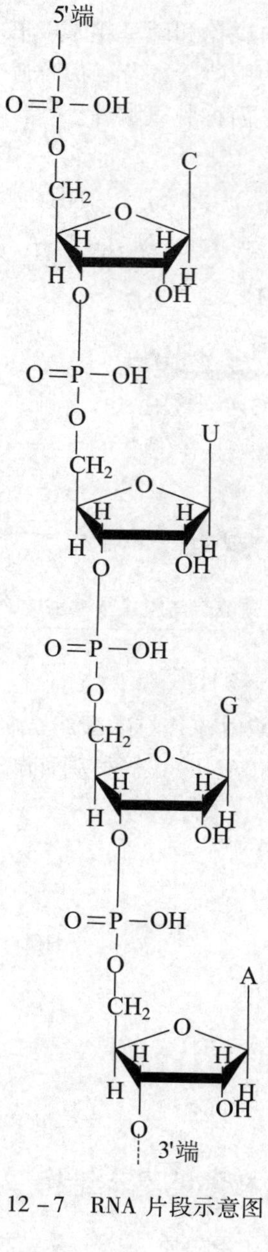

图 12-7　RNA 片段示意图

想一想

核酸水解的最终产物是什么？

知识拓展

单核苷酸的衍生物

　　单核苷酸除组成核酸外，还可以游离状态或衍生物的形式存在于生物体内，在体内的物质代谢过程中起重要作用。例如，磷酸腺苷在体内能够与第二个磷酸分子结合生成二磷酸腺苷（ADP），还能继续与第三个磷酸分子结合生成三磷酸腺苷（ATP）。结构如图 12 − 8 所示。

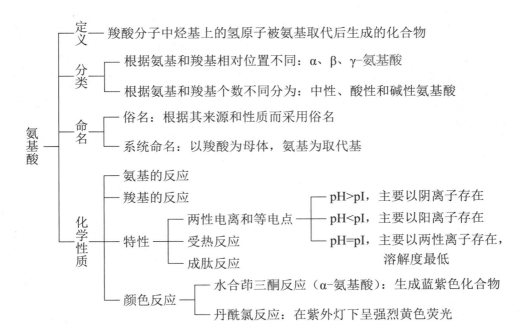

磷酸腺苷结构示意图

图 12 − 8　磷酸腺苷结构示意图

　　磷酸与磷酸之间结合时生成的键含有很高的能量，称为高能键，以"～"表示。每摩尔高能磷酸键含能量约 29.7kJ，在体内能量的贮藏、转移及利用方面起着极为重要的作用。

本章总结

- 氨基酸
  - 定义 —— 羧酸分子中烃基上的氢原子被氨基取代后生成的化合物
  - 分类
    - 根据氨基和羧基相对位置不同：α、β、γ-氨基酸
    - 根据氨基和羧基个数不同分为：中性、酸性和碱性氨基酸
  - 命名
    - 俗名：根据其来源和性质而采用俗名
    - 系统命名：以羧酸为母体，氨基为取代基
  - 化学性质
    - 氨基的反应
    - 羧基的反应
    - 特性
      - 两性电离和等电点
        - pH>pI，主要以阴离子存在
        - pH<pI，主要以阳离子存在
        - pH=pI，主要以两性离子存在，溶解度最低
      - 受热反应
      - 成肽反应
    - 颜色反应
      - 水合茚三酮反应（α-氨基酸）：生成蓝紫色化合物
      - 丹酰氯反应：在紫外灯下呈强烈黄色荧光

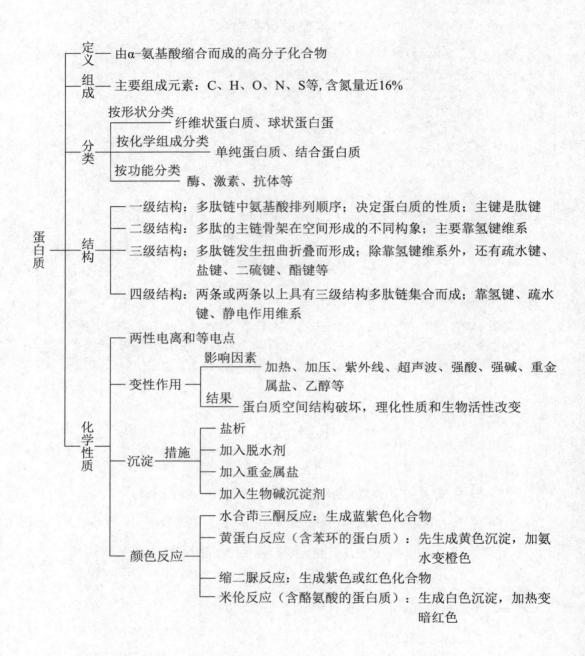

蛋白质

定义 —— 由α-氨基酸缩合而成的高分子化合物

组成 —— 主要组成元素：C、H、O、N、S等，含氮量近16%

分类
- 按形状分类 —— 纤维状蛋白质、球状蛋白蛋
- 按化学组成分类 —— 单纯蛋白质、结合蛋白质
- 按功能分类 —— 酶、激素、抗体等

结构
- 一级结构：多肽链中氨基酸排列顺序；决定蛋白质的性质；主键是肽键
- 二级结构：多肽的主链骨架在空间形成的不同构象；主要靠氢键维系
- 三级结构：多肽链发生扭曲折叠而形成；除靠氢键维系外，还有疏水键、盐键、二硫键、酯键等
- 四级结构：两条或两条以上具有三级结构多肽链集合而成；靠氢键、疏水键、静电作用维系

化学性质
- 两性电离和等电点
- 变性作用
  - 影响因素 —— 加热、加压、紫外线、超声波、强酸、强碱、重金属盐、乙醇等
  - 结果 —— 蛋白质空间结构破坏，理化性质和生物活性改变
- 沉淀 —— 措施
  - 盐析
  - 加入脱水剂
  - 加入重金属盐
  - 加入生物碱沉淀剂
- 颜色反应
  - 水合茚三酮反应：生成蓝紫色化合物
  - 黄蛋白反应（含苯环的蛋白质）：先生成黄色沉淀，加氨水变橙色
  - 缩二脲反应：生成紫色或红色化合物
  - 米伦反应（含酪氨酸的蛋白质）：生成白色沉淀，加热变暗红色

- 核酸
  - 定义 — 存在于生物体内的酸性高分子化合物，首先发现于细胞核中而得名
  - 分类
    - 核糖核酸
    - 脱氧核糖核酸
  - 组成 — 核酸 —水解→ 核苷酸 —水解→
    - 磷酸
    - 核苷
      - 戊糖
        - 核糖：存在于RNA中
        - 脱氧核糖：存在于DNA中
      - 碱基
        - 腺嘌呤
        - 鸟嘌呤
        - 胞嘧啶
        - 尿嘧啶：存在于RNA中嘧啶
        - 胸腺嘧啶：存在于DNA中
  - 基本结构 — 核酸分子中各种核苷酸排列的顺序
  - 衍生物 — AMP、ADP、ATP；通过3, 5-磷酸二酯键连接

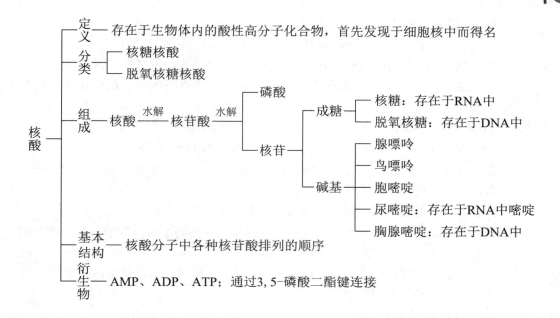

目标检测

1. 选择题

（1）天然蛋白质水解得到的 20 种常见氨基酸（　　）

A. 均为 L 型氨基酸　　B. 均为 D 型氨基酸

C. 构型都为 R 型　　D. 都属于 α－氨基酸

（2）天冬氨酸（pI＝2.77）溶于水后，在电场中（　　）

A. 向负极移动　　B. 向正极移动　　C. 不移动　　D. 易水解

（3）下列不属于人体必需氨基酸的是（　　）

A. 丙氨酸　　B. 缬氨酸　　C. 亮氨酸　　D. 苯丙氨酸

（4）肽键是蛋白质哪种结构中的主键（　　）

A. 一级结构　　B. 二级结构　　C. 三级结构　　D. 四级结构

（5）下列哪种作用不属于蛋白质变性（　　）

A. 制作豆腐　　B. 制作干酪　　C. 蛋白质水解　　D. 乙醇消毒杀菌

（6）下列哪种物质不会使蛋白质沉淀（　　）

A. 葡萄糖　　B. 乙醇　　C. 苦味酸　　D. 硫酸铜

（7）发生米伦反应的蛋白质必须含有（　　）残基

A. 甘氨酸　　B. 酪氨酸　　C. 胱氨酸　　D. 色氨酸

（8）下列蛋白质中，属于结合蛋白质的是（　　）

A. 清蛋白　　B. 球蛋白　　C. 核蛋白　　D. 鱼精蛋白

（9）RNA 完全水解后不含有（　　）

A. 核糖　　B. 脱氧核糖　　C. 腺嘌呤　　D. 胞嘧啶

（10）核酸是由（　　）组成的

  A. 戊糖   B. 碱基   C. 核苷   D. 核苷酸

2. 什么是氨基酸的等电点？为什么可以利用其等电点来分离或提纯氨基酸？

3. 写出在下列介质中各氨基酸的主要存在形式，并说明在外电场作用下向何极移动。

  （1）丙氨酸 $pH=3.00$ （2）谷氨酸 $pH=10.00$

  （3）缬氨酸 $pH=9.34$ （4）色氨酸 $pH=5.80$

4. 什么是蛋白质的一级结构？一级结构中的主键是什么？组成蛋白质二级、三级和四级结构的副键有哪些？

5. 人体血液中的蛋白质一般以什么离子形式存在？为什么？

6. 什么是蛋白质的盐析？盐析的蛋白质是否变性？在鸡蛋清溶液中加足量饱和硫酸铵有何现象？蛋白质为什么会发生盐析？

7. 什么是蛋白质变性？蛋白质变性的原因是什么？哪些方法能使蛋白质变性？

8. 用化学方法鉴别下列各组化合物。

  （1）甘氨酸和苯丙氨酸   （2）丙甘肽和谷胱甘肽

  （3）水杨酸和色氨酸   （4）甘氨酸和蛋白质

9. 一个有旋光性的化合物（A）其分子式为 $C_5H_{10}O_3N_2$，用 HNO_2 处理，再经水解得到 $\alpha-$羟基乙酸和丙氨酸，试写出化合物（A）的结构简式。

10. 写出 RNA 和 DNA 完全水解后的最终产物的结构简式及名称，并比较两者在结构和组成上的差异。

第十三章 | 糖类

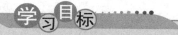
糖类化合物是自然界存在数量最多、分布最广的一类重要有机化合物。日常食用的蔗糖、粮食中的淀粉、植物中的纤维素、动物血液中的葡萄糖等都属于糖类。糖类是一切生命体维持生命活动所需能量的主要来源，人体所需能量的 70% 由糖类化合物提供。动物体内的糖类化合物还具有重要的生物化学意义，是体内合成蛋白质、脂肪和核酸的基本原料。

糖类化合物又称碳水化合物。这是因为大多数糖类化合物分子中的氢原子个数与氧原子个数之比为 $2:1$，如葡萄糖（$C_6H_{12}O_6$）、蔗糖（$C_{12}H_{22}O_{11}$）、淀粉 $[(C_6H_{10}O_5)_n]$ 等都符合这个组成规律，它们可以用通式 $C_m(H_2O)_n$ 来表示。但是有个别糖类化合物的组成并不符合此规律，如鼠李糖（$C_6H_{12}O_5$），而不属于糖类的许多化合物的分子组成却符合通式 $C_m(H_2O)_n$，例如醋酸（$C_2H_4O_2$）、甲醛（CH_2O）、丁酮酸（$C_4H_6O_3$）等，因此"碳水化合物"只反映了大多数糖类化合物的组成规律，不能用作糖类化合物的定义，但因沿用已久，故至今仍然使用。

从分子结构的特点来看，糖类是多羟基醛或多羟基酮，以及能够水解生成多羟基醛或多羟基酮的有机化合物。按糖类的水解及水解产物，可以将其分为三类。

（1）单糖　单糖是不能水解的多羟基醛酮。如葡萄糖、果糖和半乳糖等。

（2）低聚糖　低聚糖是能水解生成二个到数十个单糖分子的化合物。能生成两分子单糖的是二糖，能生成三分子单糖的是三糖等。低聚糖中常见的是二糖，如蔗糖、麦芽糖和乳糖等。

（3）多糖　多糖是水解后能生成许多个以上单糖分子的化合物。即多糖是由成千上万个单糖分子缩聚而成的物质。如淀粉、纤维素等。

第一节 单　糖

单糖根据分子中所含官能团的不同，可分为醛糖和酮糖；按分子中所含碳原子的数目,可分为丙糖、丁糖、戊糖和己糖等。自然界所发现的单糖,主要是戊糖和己糖。其中最重要的己糖是葡萄糖和果糖。

知识拓展

葡萄糖在医药上的应用

葡萄糖在葡萄中含量较高,人和动物血液中也含有葡萄糖,人体血液中的葡萄糖称为血糖。正常人血糖浓度为 $3.9 \sim 6.1 mmol \cdot L^{-1}$,葡萄糖是人体所需能量的重要来源,并有强心、利尿和解毒的作用,$50g \cdot L^{-1}$ 的葡萄糖溶液是临床上输液常用的等渗溶液。

一、单糖的结构

(一)葡萄糖的结构

1. 开链式结构 葡萄糖的分子式是 $C_6H_{12}O_6$。通过一系列实验证明,葡萄糖是一个五羟基己醛,属于己醛糖。开链的五羟基己醛结构式为:

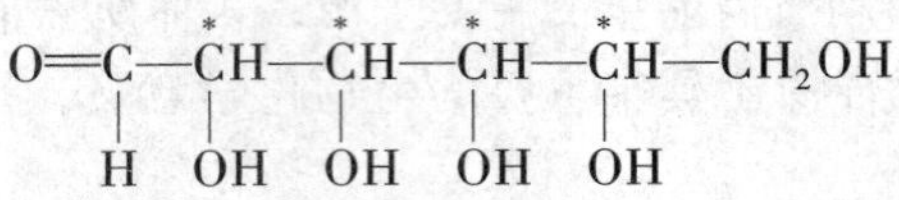

$$O={C \atop H}-{\overset{*}{C}H \atop OH}-{\overset{*}{C}H \atop OH}-{\overset{*}{C}H \atop OH}-{\overset{*}{C}H \atop OH}-CH_2OH$$

己醛糖分子中含有 4 个手性碳原子,则有 $2^4 = 16$ 种旋光异构体。天然葡萄糖通过化学方法已经确定具有如下的构型:

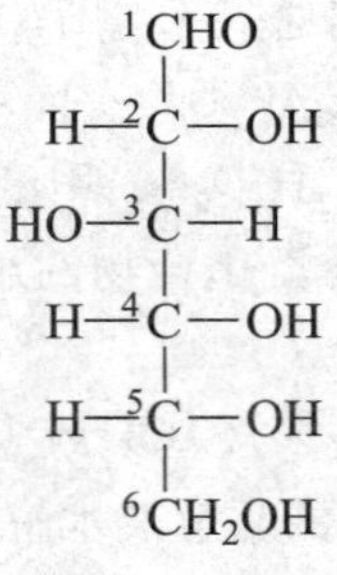

$$\begin{array}{c}
^1CHO \\
H-^2C-OH \\
HO-^3C-H \\
H-^4C-OH \\
H-^5C-OH \\
^6CH_2OH
\end{array}$$

D-(+)-葡萄糖

命名时,分子构型可以用 R,S 标记法把每一个手性碳原子的构型都标出来,例如天然葡萄糖的名称是 $(2R,3S,4R,5R)-2,3,4,5,6-$ 五羟基己醛。按照习惯,糖类化合物的构型通常采用 D、L 标记法表示。凡分子中离羰基最远的手性碳原子的构型与 D-甘油醛的构型相同的糖,其构型属于 D 型。反之,则属于 L 型。天然葡萄糖的 C_5 构型与 D-甘油醛的相同,所以它是 D-葡萄糖。

为了书写方便,可以用费歇尔投影式表示,按规定,糖中的羰基必须写在投影式的上端,并可以省去手性碳原子上的氢原子,以半短线"–"表示手性碳原子上的羟基,用一竖线表示碳链;以"△"代表醛基,以"○"代表羟甲基。例如 D-葡萄糖的结构可以用费歇尔投影式表示如下:

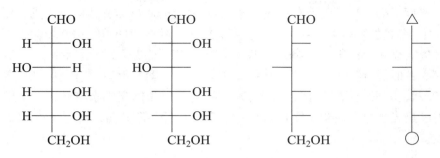

D-(+)-葡萄糖

2. 氧环式结构与变旋光现象 D-葡萄糖在不同温度、不同溶剂中结晶，能得到两种晶体。一种是从乙醇溶液中结晶出来的晶体，熔点为146℃，比旋光度为+112°；另一种是从吡啶中析出的晶体，熔点为150℃，比旋光度为+18.7°将其中任何一种晶体溶于水后置于旋光仪中，其比旋光度会逐渐变化，最终变为恒定的+52.7°。像这种比旋光度随时间的改变而发生变化（减小或增大）而最终达到一个恒定值的现象称为变旋光现象。

葡萄糖的开链式结构不但无法解释糖的变旋光现象，而且糖的有些性质也不能用开链结构说明。例如，从葡萄糖的链状结构看，具有醛基，能与 HCN 和羰基试剂等发生类似醛的反应，但在通常条件下却不与亚硫酸氢钠起加成反应；在干燥的 HCl 存在下，葡萄糖只能与等物质的量的醇发生反应生成稳定的缩醛。

通过深入研究，并考虑到醛与醇能发生加成反应，生成半缩醛。在 D-葡萄糖分子中，同时存在着醛基和羟基，可以发生分子内反应，生成具有半缩醛结构环状化合物。经 X 射线衍射实验证明，D-葡萄糖一般是以 C_5 上的羟基与醛基反应，以含氧六元环的半缩醛形式存在。

D-葡萄糖的开链结构转变为环状结构的过程中，醛基碳原子由 sp^2 杂化转变为 sp^3 杂化，由非手性碳原子转变为手性碳原子。新生成的半缩醛羟基在空间有两种取向，所以有两种异构体存在。两个环状结构的葡萄糖是一对非对映体，它们的区别仅在于 C_1 的构型不同。C_1 上新形成的半缩醛羟基（也称苷羟基）与决定单糖构型的 C_5 上的羟基为同侧者，称为 α 构型；与决定构型的 C_5 上的羟基为异侧者，称为 β 构型。α 构型和 β 构型为非对映异构体，仅是顶端碳原子构型不同。这两种氧环除 C_1 构型不同外，其余手性碳原子的构型都相同，因此它们是差向异构体。而 D-葡萄糖的两种环状结构，为 C_1 的差向异构体，又称为异头体。

当糖分子以六元环形式存在时，与六元杂环吡喃相似，称为吡喃糖（glyeopyranose）；以五元杂环形式存在时，与呋喃相似，称为呋喃糖（glyeofuranose）。

在 D-葡萄糖的平衡体系中，其中 α-D-葡萄糖占36.4%，β-D-葡萄糖占63.6%；链状葡萄糖<0.0026%。但是在水溶液中它们能够开环，并与开链式结构互相转化，所得的水溶液中 α-D-葡萄糖、β-D-葡萄糖和开链结构三者是并存的。

最后达到三种结构按一定比例同时存在的平衡状态，通常得到的葡萄糖结晶是 α-D-葡萄糖，用其新配制溶液测定，其比旋光度为+112°。将溶液放置一段时间再测定，比旋光度下降。这是因为有一部分 α – D – 葡萄糖通过开链结构转化成了比旋光度较小 β – D – 葡萄糖。随着 α – D – 葡萄糖和 β – D – 葡萄糖的继续相互转化，混合物中 α 型的含量继续减少，所以比旋光度继续下降。直到互变达到动态平衡，比旋光度才不再改变，此时混合物的比旋光度为 +52.7°。这就是葡萄糖所以有变旋光现象，并且达到 +52.7° 就不再变化的原因。若将 β – D – 葡萄糖晶体配成水溶液，由于同样的原因，也有变旋光现象，最初比旋光度为 +18.7°，以后逐渐升高，直至升到 +52.7°，也不再改变。

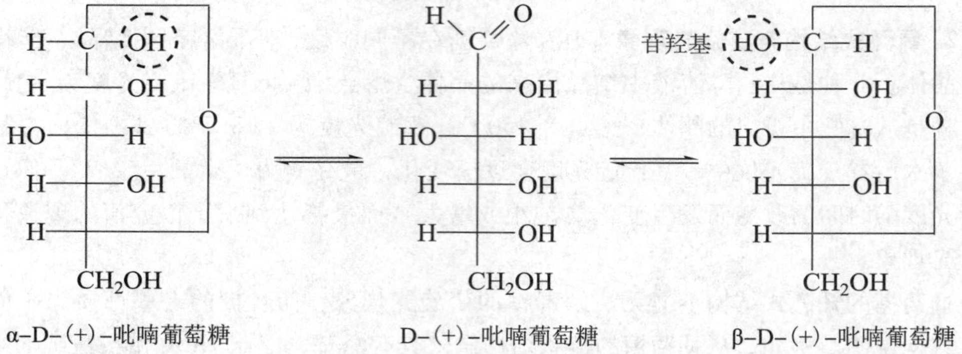

α–D–(+)–吡喃葡萄糖   D–(+)–吡喃葡萄糖   β–D–(+)–吡喃葡萄糖

3. 哈沃斯（Haworth）透视式　为了更真实和形象地表达单糖的氧环结构，以及分子中各原子及基团之间的相对位置，一般采用哈沃斯透视式来表示。哈沃斯透视式的写法是将环的平面垂直于纸平面，粗线表示在纸面的前方，细线表示在纸面的后方；习惯上将六元环中的氧原子写在纸平面的后右上方，将葡萄糖开链结构中位于碳链左侧的氢和羟基写在环平面的上方，位于碳链右侧的氢和羟基写在环平面的下方。D – 型糖与 L – 型糖用哈沃斯透视式表示时，其区别在于 C_5 上的羟甲基的方位。如果成环碳原子按编号由小到大顺时针排列，写在环平面上方者为 D – 型，在平面下方为 L – 型；α 构型和 β 构型的区别在于 C_1 上的半缩醛羟基的方位，半缩醛羟基与羟甲基写在环的异侧的为 α 构型，写在环的同侧的为 β 构型。

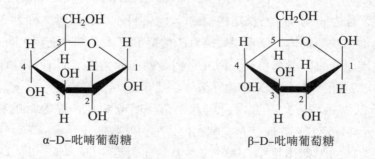

α–D–吡喃葡萄糖   β–D–吡喃葡萄糖

（二）果糖的结构

1. 开链式结构　果糖的分子式也是 $C_6H_{12}O_6$，与葡萄糖互为同分异构体。而不同的是果糖是己酮糖。它的开链结构如下：

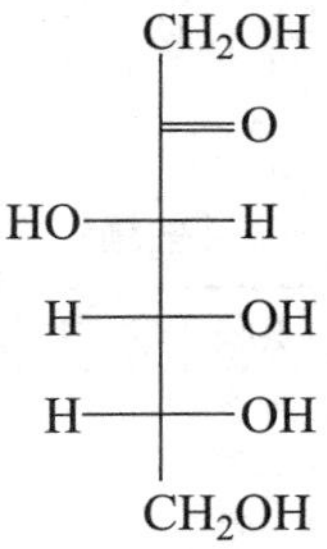

$$
\begin{array}{c}
\text{CH}_2\text{OH} \\
| \\
\text{C}=\text{O} \\
\text{HO}\!-\!\!|\!-\!\text{H} \\
\text{H}\!-\!\!|\!-\!\text{OH} \\
\text{H}\!-\!\!|\!-\!\text{OH} \\
| \\
\text{CH}_2\text{OH}
\end{array}
$$

D-果糖

　　果糖分子中有 3 个手性碳原子，所以有 $2^3=8$ 个旋光异构体。果糖中编号最大的手性碳原子 C_5 上的羟基与 D-甘油醛的羟基在同侧，属于 D-型糖；它具有左旋性，所以称为 D-(-)-果糖。

　　2. 氧环式结构 果糖主要以氧环式结构存在，当 C_5 上的羟基与酮基结合时，形成五元环的半缩酮结构；当 C_6 上的羟基与酮基结合时，形成六元环的半缩酮结构。无论五元环还是六元环，又都有各自的 α 构型和 β 构型 2 种异构体。游离的果糖主要以六元环结构的形式存在，因而称为 D-吡喃果糖；五元环结构的果糖主要以结合态的形式存在于化合物中，称为 D-呋喃果糖。如构成蔗糖的果糖就是五元环。果糖的开链式以及吡喃果糖、呋喃果糖的哈沃斯式如下所示：

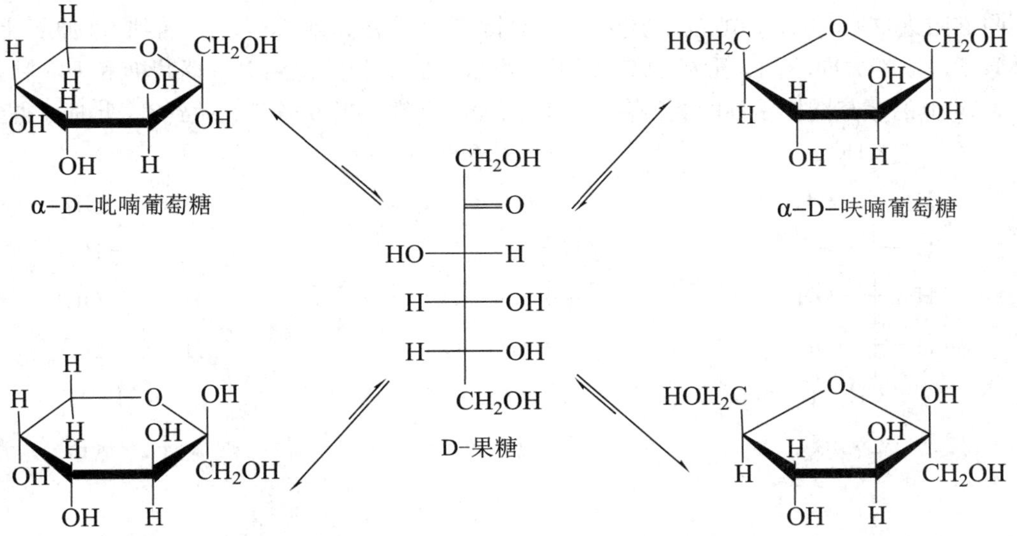

α-D-吡喃葡萄糖　　　　　D-果糖　　　　　α-D-呋喃葡萄糖

β-D-吡喃葡萄糖　　　　　　　　　　　β-D-呋喃葡萄糖

　　与葡萄糖相似，果糖的任何一个结构，在溶液中都可以通过开链结构转变为其他结构，形成互变平衡体系。果糖也具有变旋现象，各种异构体达到平衡时的比旋光度为 $-92°$。

二、单糖的性质

（一）物理性质

　　单糖多是无色的晶体，有吸湿性，易溶于水，可溶于乙醇，但难溶于乙醚、丙酮、苯等有机溶剂。单糖（除丙酮糖外）都有旋光性，而且有变旋光现象。一些常见糖的物理常数见表 13 - 1。

表 13 - 1　某些糖的物理常数

名称	糖脎熔点/℃	α 构型	β 构型	平衡混合物
D - 核糖	160	—	—	- 21.5°
D - 葡萄糖	210	+ 112°	+ 19°	+ 52.5°
D - 甘露糖	210	+ 34°	- 17°	+ 14.6°
D - 果糖	210	- 21°	- 133°	- 92.3°
D - 半乳糖	186	+ 144°	+ 52°	+ 80°

（二）化学性质

单糖是多羟基醛或多羟基酮，为多官能团化合物。虽然单糖主要以环状结构形式存在，开链结构的量很少，但开链结构的单糖可通过平衡移动不断产生。所以，单糖既具有醇羟基和羰基的性质，可进行加成和氧化还原等开链醛酮的反应；也有环状半缩醛羟基的特性。

1. 差向异构化　葡萄糖中 C_2 上的氢原子，受羰基和羟基的双重影响具有很大的活泼性。在弱碱的作用下可以质子化，葡萄糖分子转变为烯醇式中间体。烯醇式中间体不稳定，可进行异构化重排反应。当 C_1 羟基上的氢发生重排时，可从双键所在平面的不同方向进攻 C_2 原子，即按下式分别从双键平面后方和前方进攻，加到 C_2 原子上。氢原子进攻的方向不同，形成的 C_2 原子的构型不同，分别得到 D - 葡萄糖和 D - 甘露糖。C_2 上的羟基同样是烯醇式羟基，也可以发生重排，当该羟基氢加到 C_1 上时，得到

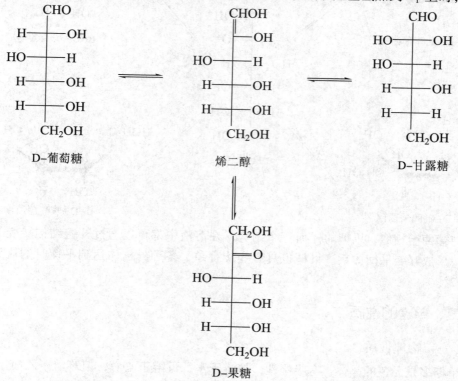

的产物为 D - 果糖。

　　用稀碱处理 D - 甘露糖或 D - 果糖时，通过相似的途径同样可以得到 3 种糖的互变平衡混合物。因为 D - 葡萄糖和 D - 甘露糖仅在 C_2 位构型不同，互为差向异构体，所以它们之间的转化称为差向异构化。而 D - 葡萄糖或 D - 甘露糖与 D - 果糖之间的转化，则是醛糖和酮糖之间的转化。

> ### 知识拓展
>
> ## 差向异构体和差向异构化
>
> 　　差向异构体是指含有多个手性碳原子的分子中，只有一个相对应的手性碳原子构型不同的两个化合物。如 D - 葡萄糖和 D - 甘露糖就仅在 C_2 位构型不同，所以它们互为差向异构体，它们之间的转化称为差向异构化。而 D - 葡萄糖或 D - 甘露糖与 D - 果糖之间的转化，则是醛糖与酮糖之间的转化。

　　2. 氧化反应　单糖能被多种氧化剂氧化。硝酸、溴水，甚至更弱的氧化剂都能使单糖氧化。

　　（1）被碱性弱氧化剂氧化　单糖无论是醛糖或酮糖都可以与弱氧化剂发生氧化反应，常用的弱氧化剂有托伦试剂、斐林试剂和班氏试剂。班氏试剂是由硫酸铜、碳酸钠和柠檬酸钠配制成的蓝色溶液，同斐林试剂一样含有 Cu^{2+} 配离子。但它比斐林试剂稳定，不需临时配制，使用方便。葡萄糖能将斐林试剂或班氏试剂还原生成砖红色的氧化亚铜沉淀。

　　由于单糖在碱性、加热的条件下，生成的混合物中含有各种醛类化合物，因此氧化产物比较复杂。反应可用下式表示：

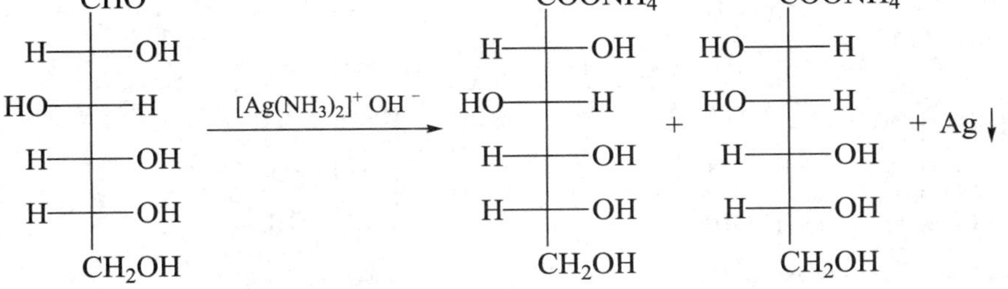

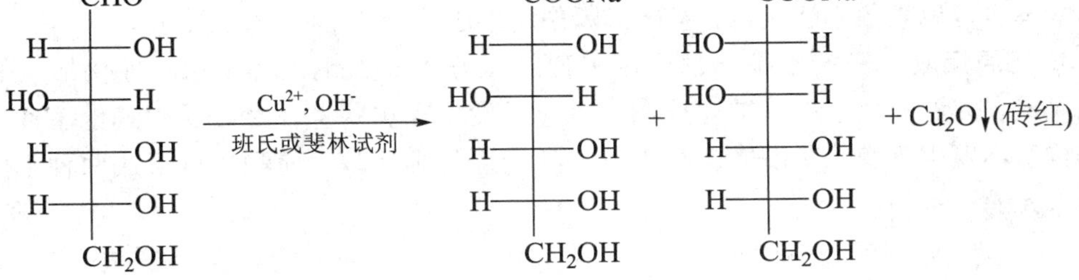

　　凡能被托伦试剂、斐林试剂和班氏试剂还原的糖称为还原糖。单糖都是还原糖。酮糖之所以易被氧化，是因为它在稀碱溶液中可以通过差向异构化转化为醛糖。它们分子结构的特征是具有苷羟基（半缩醛羟基）。凡不能与上述试剂反应的糖称为非还原糖。

　　临床上常用葡萄糖将斐林试剂或班氏试剂还原生成砖红色氧化亚铜沉淀来检验糖尿病患者的尿液中是否含有葡萄糖，并根据产生氧化亚铜沉淀的颜色深浅以及量的多少来判断葡萄糖的含量。

> **想一想**
>
> 　　我们知道托伦试剂和斐林试剂只是氧化醛基，不能氧化酮基。为什么含有酮基的果糖却能被托伦试剂和斐林试剂所氧化？你能解释其中的原因吗？

　　（2）被溴水氧化　　溴水可以将醛糖中的醛基氧化成为羧基，生成相应的糖酸。但溴水不能氧化酮糖，因此可利用溴水是否褪色来区别酮糖和醛糖。

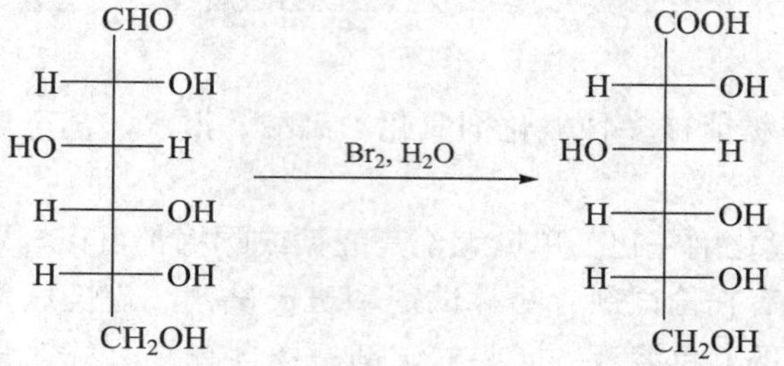

D-葡萄糖　$\xrightarrow{Br_2,\ H_2O}$　D-葡萄糖酸

　　（3）被稀硝酸氧化　　稀硝酸的氧化性比溴水强，它能将醛糖中 C_1 位醛基和 C_6 位羟甲基都氧化成羧基而生成糖二酸。如：D－葡萄糖被稀硝酸氧化成 D－葡萄糖二酸。

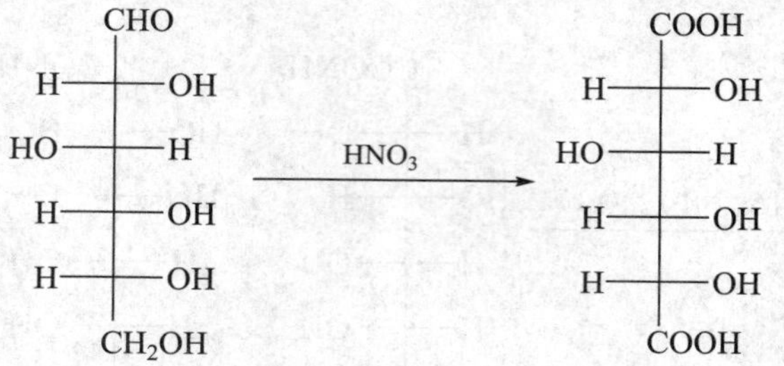

D-葡萄糖　$\xrightarrow{HNO_3}$　D-葡萄糖二酸

　　酮糖也可以被稀硝酸氧化，经碳链断裂而生成较小分子的二元酸。

　　3. 还原反应　醛糖或酮糖都可用多种还原方法（如钠汞齐还原、催化加氢等），被还原成多元醇。由于单糖被还原时，反应只发生在羰基上，对分子中其他手性碳原子的构型不发生改变，所以醛糖只生成一种构型的多元醇；而酮糖可形成两种不同构型的多元醇。例如：

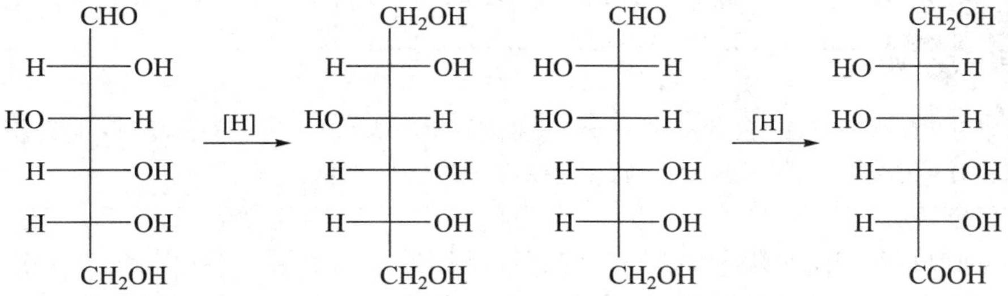

CHO   CH₂OH   CHO   CH₂OH

D-葡萄糖　　　　山梨醇　　　　D-甘露糖　　　　甘露醇

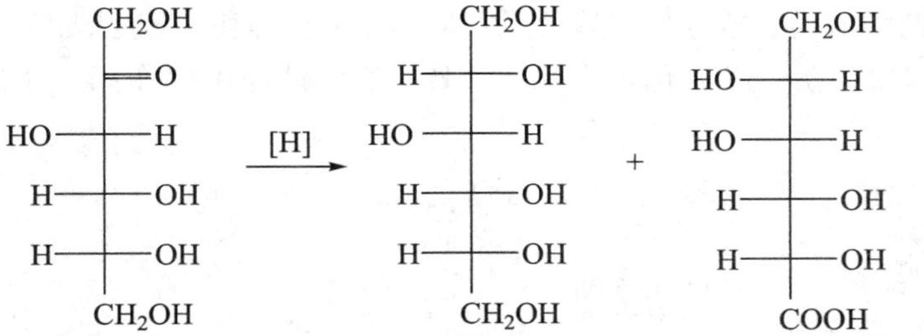

（D-葡萄糖 $\xrightarrow{[H]}$ 山梨醇；D-甘露糖 $\xrightarrow{[H]}$ 甘露醇）

D-果糖 $\xrightarrow{[H]}$ 山梨醇　+　甘露醇

山梨醇和甘露醇广泛存在于植物体内。李、桃、苹果、洋葱、胡萝卜等果实的块茎根中都含有这些糖醇。

4. 成脎反应　单糖与苯肼作用生成苯腙，生成的苯腙，还可以与过量的苯肼作用，最后得到不溶于水的黄色晶体二苯腙，称为糖脎。

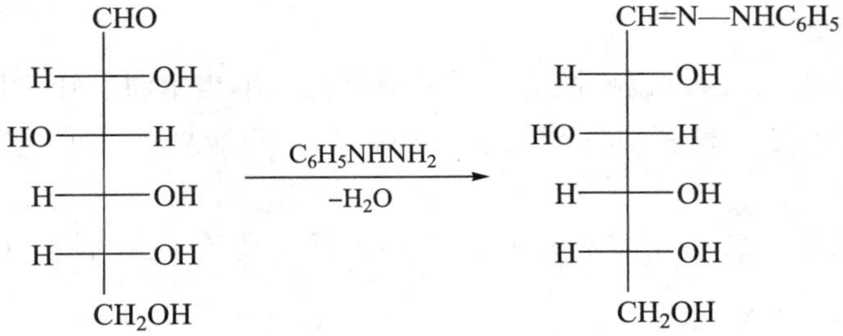

D-葡萄糖 $\xrightarrow[-H_2O]{C_6H_5NHNH_2}$ D-葡萄糖腙

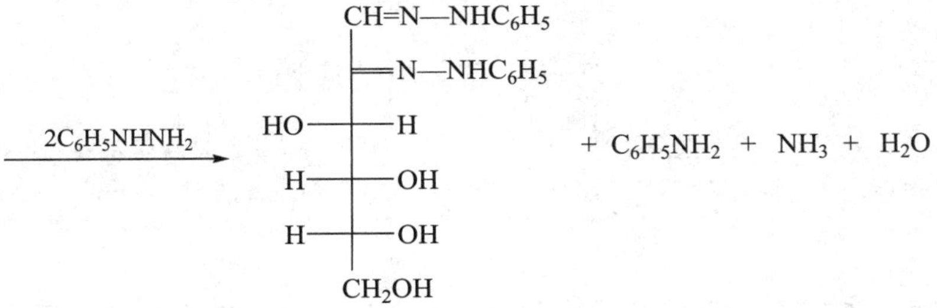

$\xrightarrow{2C_6H_5NHNH_2}$ D-葡萄糖脎　+ $C_6H_5NH_2$ + NH_3 + H_2O

无论醛糖还是酮糖，反应都发生在 C_1 和 C_2 上，其他碳原子不参加反应。因此，像 D-葡萄糖、D-甘露糖和 D-果糖这样，只是第一、第二两个碳原子的构型不同，而其他碳原子的构型完全相同，同时它们与苯肼反应都将得到同样的脎。

> **想一想**
>
> 　　通常可用所生成糖脎的晶体形状和熔点来鉴别糖类。请考虑一下，能否用 D－葡萄糖、D－甘露糖和 D－果糖与苯肼反应所生成糖脎来鉴别这三种糖？为什么？

　　5. 成苷反应　单糖的环状结构中的苷羟基比醇羟基活泼，容易与另外一分子醇或酚等含羟基的化合物作用，脱去一分子水，生成具有缩醛（酮）结构的化合物。在糖分子中，苷羟基上的氢原子被其他基团取代后生成的化合物称为糖苷。由于半缩醛羟基有 α 和 β 两种构型，成苷反应后形成相应得 α－苷键和 β－苷键，故糖苷也有 α 和 β 两种构型。例如：在干燥氯化氢作用下，D－葡萄糖与甲醇作用，生成 D－甲基葡萄糖苷。

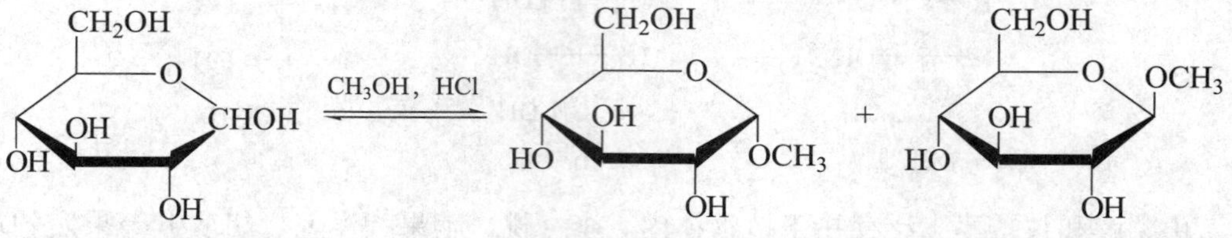

（α 和 β 构型的混合物）　　　　　甲基－α－D－吡喃葡萄糖苷　　　　甲基－β－D－吡喃葡萄糖苷

　　α－D－葡萄糖和 β－D－葡萄糖通过开链式可以相互转变，形成糖苷后，分子中已无半缩醛羟基，不能再转变成开链式，故不能再相互转变。糖苷是由糖和非糖部分通过苷键连接而成的化合物。糖的部分称为糖体，非糖部分称为配糖体或苷元，糖体和苷元之间结合的键称为苷键。

　　糖苷是一种缩醛（缩酮），所以比较稳定，不易被氧化，不与苯肼、托伦试剂、斐林试剂等作用，也无变旋现象。糖苷对碱稳定，但在稀酸或酶作用下，可水解成原来的糖和甲醇。

　　糖苷是无色无臭的晶体，能溶于水和乙醇，难溶于乙醚等有机溶剂，有旋光性，是许多中草药的有效成分之一。

> **知识拓展**
>
> ### 糖苷在药学中的应用
>
> 　　糖苷是中草药的有效成分之一，具有一定的生理功能。如水杨苷有止痛功效，苦杏仁苷有止咳作用，毛地黄毒苷（苷元为甾体化合物）有强心作用等。

　　6. 成酯反应　单糖环状结构中的羟基都可以酯化。在生物体内重要的反应是糖的磷酸化，人体内的葡萄糖在酶的作用下，可以和磷酸反应生成葡萄糖－1－磷酸酯（俗称 1－磷酸葡萄糖）和葡萄糖－6－磷酸酯（6－磷酸葡萄糖），两者的区别仅在于磷酸基的位置不同，在酶的作用下，可相互转变。还可生成葡萄糖－1,6－二磷酸酯。

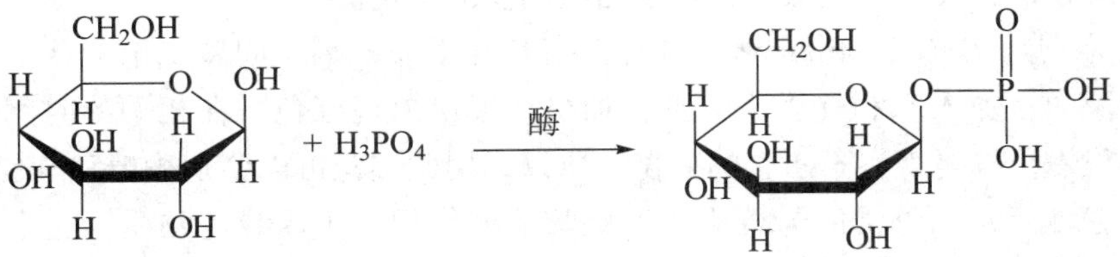

β-1-磷酸葡萄糖

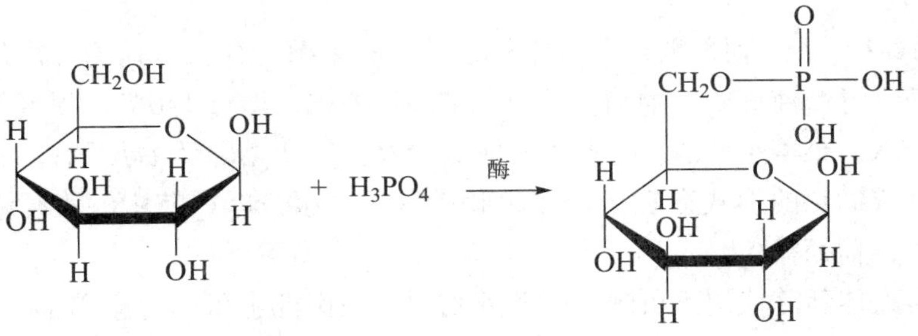

β-6-磷酸葡萄糖

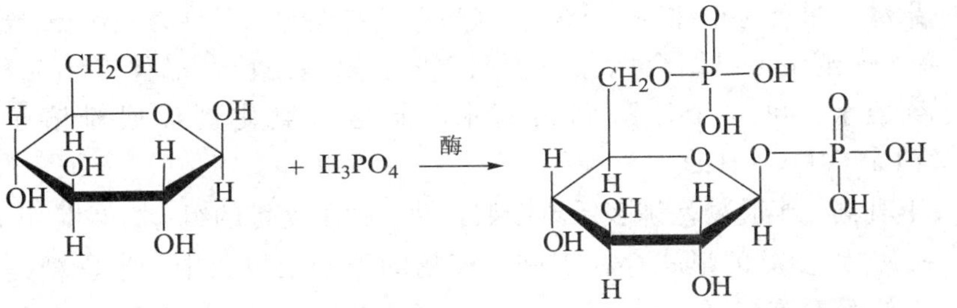

β-1,6-二磷酸葡萄糖

糖在体内的代谢中，首先要经过磷酸化，然后才能进行一系列化学反应。例如：合成糖原首先要将葡萄糖变为 1-磷酸葡萄糖，糖原的分解也是从它开始。因此，糖的磷酸酯化是体内糖原储存和分解的基本步骤之一。

7. 颜色反应　在浓酸（浓硫酸或浓盐酸）作用下，单糖发生分子内脱水形成糠醛或糠醛的衍生物。糠醛及其衍生物可与酚类、蒽酮、芳胺等缩合生成不同的有色物质。尽管这些有色物质的结构尚未弄清楚，但由于反应灵敏，实验现象清楚，故常用于糖类化合物的鉴别。

（1）莫利许（Molish）反应　在糖的水溶液中加入 α-萘酚的醇溶液，然后沿容器壁慢慢加入浓硫酸，不能振摇，密度较大的浓硫酸沉到底部，在浓硫酸和糖溶液的交

练·习

现有三瓶无色液体分别为葡萄糖溶液、果糖溶液和乙醛溶液，因标签脱落无法辨认，能否用化学方法区别出这三瓶无色溶液各是哪种物质？

界面很快出现紫色环，这就是莫利许反应。所有糖，包括单糖、低聚糖和多糖，都能发生此反应，而且反应很灵敏，常用于糖类物质的鉴定。

（2）塞利凡诺夫（Seliwanoff）试验　塞利凡诺夫试剂是间苯二酚的盐酸溶液。在酮糖的溶液中，加入塞利凡诺夫试剂，加热，很快出现红色。在相同的时间内，醛糖反应速率很慢，以至观察不出它的变化。所以，用此实验可以鉴别酮糖和醛糖。

（3）蒽酮反应　糖类能与蒽酮的浓硫酸溶液作用，生成绿色物质。这个反应可用来定量测定糖。

三、重要的单糖

1. D - 葡萄糖　D - 葡萄糖是自然界分布最广的单糖，存在于葡萄等水果、动物的血液、淋巴液、脊髓液等中。葡萄糖是白色结晶性粉末，熔点146℃，甜度约为蔗糖的70%。易溶于水，难溶于乙醇，不溶于乙醚和烃类。其水溶液为右旋的，又叫右旋糖。葡萄糖以多糖或糖苷的形式存在于许多植物的种子、根、叶或花中。将纤维素或淀粉等物质水解可得葡萄糖。

葡萄糖是人体新陈代谢不可缺少的营养物质。在医药上可用作营养剂，具有强心、利尿和解毒等作用。$50g \cdot L^{-1}$ 的葡萄糖溶液是临床上输液常用的等渗溶液。在食品工业上用于制糖浆、糖果等。在印染及制革工业上用作还原剂。

2. D - 果糖　果糖是最甜的一个糖。因为它是左旋的，又称为左旋糖，它以游离态存在于水果和蜂蜜中，以结合态存在于蔗糖中。果糖是白色晶体或结晶粉末，熔点102℃，易溶于水，可溶于乙醇和乙醚中，能与氢氧化钙形成难溶于水的配合物 $C_6H_{12}O_6 \cdot Ca(OH)_2 \cdot H_2O$。

3. D - 半乳糖　半乳糖是许多低聚糖如乳糖、棉子糖等的组分，也是组成脑髓的重要物质之一，并以多糖的形式存在于许多植物的种子或树胶中。半乳糖是无色结晶，熔点167℃，它是右旋糖（ $[\alpha]_D^{20} = +80°$ ），从水溶液中结晶时含有一分子结晶水。能溶于水及乙醇，主要用于有机合成及医药上。

D - 半乳糖是 D - 葡萄糖的 C_4 差向异构体，游离半乳糖在乳汁中存在。半乳糖是琼脂、树胶、乳糖等的组成成分，将乳糖用酸水解可得 D - 半乳糖。

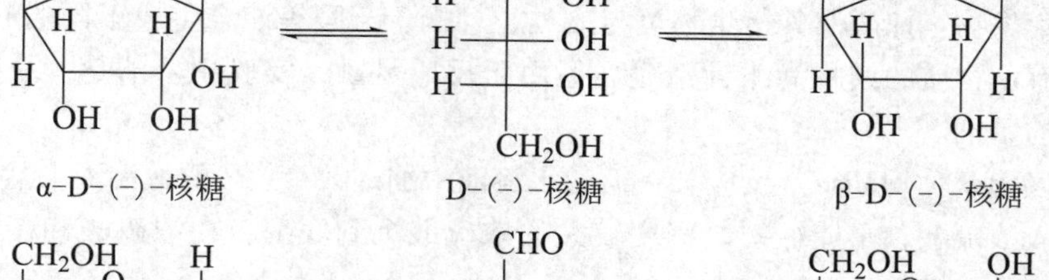

α-D-(-)-核糖　　　D-(-)-核糖　　　β-D-(-)-核糖

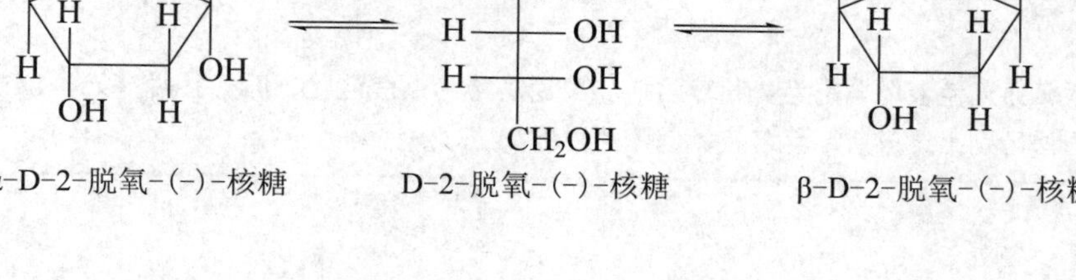

α-D-2-脱氧-(-)-核糖　　　D-2-脱氧-(-)-核糖　　　β-D-2-脱氧-(-)-核糖

4. 核糖和脱氧核糖　D－核糖和D－2－脱氧核糖都是极为重要的戊醛糖，它们与磷酸和一些有机含氮杂环结合，组成核糖核酸（RNA）和脱氧核糖核酸（DNA），存在于核蛋白中，是细胞核中重要的遗传物质，与生命现象有密切的关系。

核糖和脱氧核糖在结构上的区别在于核糖的 C_2 上有一个羟基，而脱氧核糖的 C_2 上只有氢。因此，脱氧核糖可以看作是核糖中 C_2 上的羟基脱去氧原子而形成。在核酸中核糖和脱氧核糖都是以 β－呋喃糖存在，因而称为 β－D－核糖和 β－D－脱氧核糖。

5. D－甘露糖　D－甘露糖在自然界主要以高聚糖的形式存在于核桃壳、椰子壳的果壳中，将这些物质用稀硫酸水解可得甘露糖。甘露糖为无色结晶，味甜而略带苦味。易溶于水，微溶于乙醇，几乎不溶于乙醚。

第二节　二　糖

二糖是最重要的低聚糖，可以看作是一个单糖分子的半缩醛羟基与另一个单糖分子中的醇羟基或半缩醛羟基之间脱水缩合的产物，即构成二糖的两个单糖是通过苷键互相连接的。自然界存在的二糖可分为还原性二糖和非还原性二糖两类。如果二糖分子是通过糖体的苷羟基与作为配糖体的单糖非苷羟基之间缩水形成的，在二糖分子中的配糖体中还保留有一个苷羟基，该二糖具有还原性，可以发生与单糖相同的氧化、成苷、成脎等化学反应，这种二糖成为还原糖。如果两个单糖分子是通过 2 个苷羟基之间脱水缩合形成的二糖，二糖分子中不再有苷羟基，也就失去了还原性，不能发生氧化、成苷、成脎等化学反应，这种二糖称为非还原糖。常见的二糖有麦芽糖、蔗糖等。

一、麦芽糖

麦芽糖是淀粉在淀粉糖化酶作用下，部分水解的产物。从结构上看，麦芽糖是由 α－D－葡萄糖 C_1 上的半缩醛羟基与另一分子 D－葡萄糖 C_4 上的醇羟基通过苷键结合而成的，这种苷键称为 α－1,4－苷键。

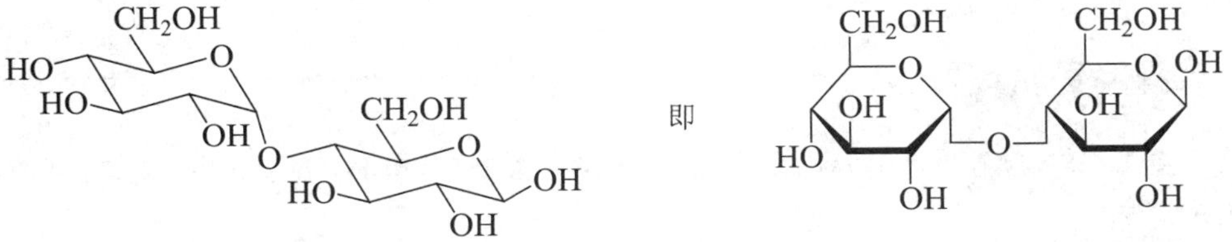

麦芽糖

4-*O*-(α-D-吡喃葡萄糖基)-β-D-吡喃葡萄糖苷

麦芽糖分子中存在一个半缩醛羟基，所以像单糖一样，在水溶液中，它的环状结构可以变成开链结构。因此麦芽糖有变旋光现象，可以生成脎，是个还原糖。并且，单糖所能发生的各种反应，麦芽糖也大都能够发生。

麦芽糖为白色晶体，通常含有一分子结晶水，溶于水，甜度约为蔗糖的70%。

二、蔗糖

蔗糖是自然界分布最广、甜度仅次于果糖的重要的非还原性二糖。它是无色晶体，熔点186℃，易溶于水而难溶于乙醇，溶液的比旋光度为+66.7℃。从结构上看，蔗糖是由 α-D-葡萄糖 C_1 上苷羟基与一分子 β-D-果糖 C_2 上的苷羟基通过1,2-苷键结合而成的二糖。

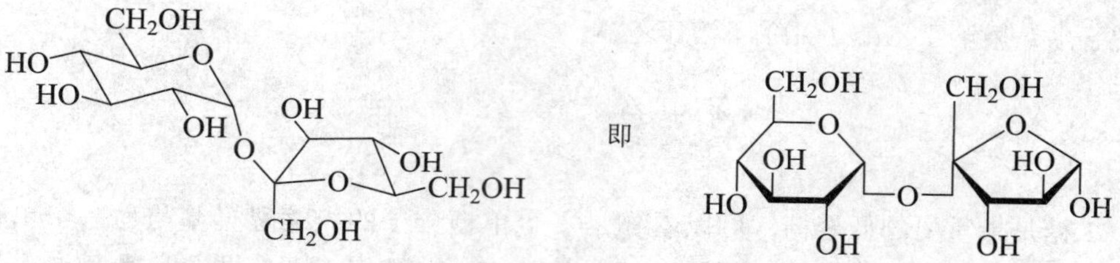

蔗糖

β-D-呋喃果糖基-α-D-吡喃葡萄糖苷

或α-D-吡喃葡萄糖基-β-D-呋喃果糖苷

蔗糖分子中没有苷羟基，在水溶液中不能变成开链结构。因此蔗糖没有变旋光现象，不能生成脎，也没有还原性。它是一个非还原糖。蔗糖溶液是右旋的，但是水解后两个单糖的混合物是左旋的。因此蔗糖的水解过程又称为蔗糖的转化，水解的产物称为转化糖。

$$C_{12}G_{22}O_{11} + H_2O \xrightarrow{H^+} C_6G_{12}O_6 + C_6G_{12}O_6$$

蔗糖   D-葡萄糖 D-果糖

$[\alpha]_D^{20}=+66°$ $[\alpha]_D^{20}=+52°$ $[\alpha]_D^{20}=-92°$

转化糖

$[\alpha]_D^{20}=-20°$

课堂互动

蔗糖与麦芽糖互为同分异构体，请设计一个除去蔗糖中含有的少量麦芽糖，使蔗糖得到纯化的方法。

第三节 多 糖

多糖是由成千上万个单糖分子脱水缩合，通过苷键连接而成的高分子化合物。多糖广泛存在于自然界，有些多糖是动植物体内的储备养料，如淀粉等，当需要时，它们会在有关酶的影响下，分解成单糖。

多糖可以看作是许多个单糖分子的苷羟基和醇羟基脱水缩合的产物。因此，多糖的性质与单糖、二糖很不相同。多糖没有还原性和变旋现象，也不能成脎，没有甜味，大多数不溶于水，少数能溶于水，也只能生成胶体溶液。

一、淀粉

淀粉是植物的碳水化合物储藏体，存在于植物的种子和块根中，也是人类所需碳水化合物的主要来源。

淀粉是白色、无臭、无味的粉状物质，可看成是由 α-D-葡萄糖脱水缩合而成的多糖。其颗粒的形状和大小，根据来源的不同而各异。但它们都含有直链淀粉和支链淀粉两部分。普通淀粉中，直链淀粉含量为 10% ~ 20%，支链淀粉含量为 80% ~ 90%。它们完全水解都可生成 D-葡萄糖，部分水解都可生成麦芽糖。

1. 直链淀粉　直链淀粉是由 α-D-吡喃葡萄糖通过 α-1,4-苷键结合而成的链状分子，相对分子质量约为 15 万 ~ 60 万之间。直链淀粉的结构如下：

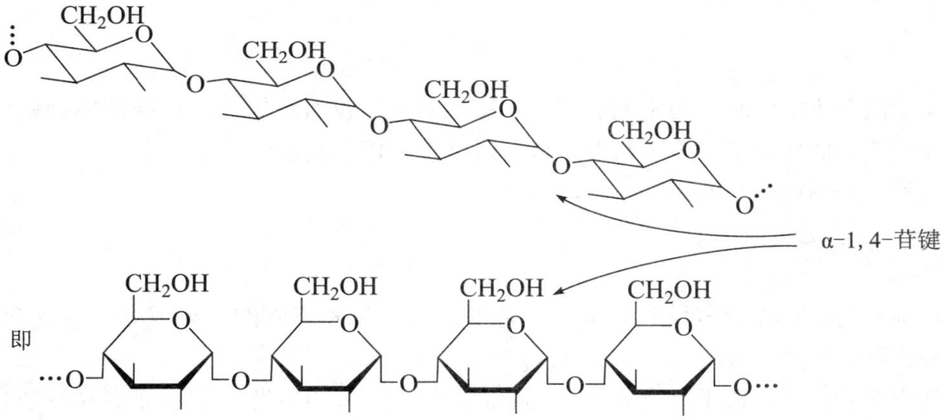

直链淀粉结构

直链淀粉溶于热水形成胶体溶液，无甜味，在淀粉酶作用下可水解得到麦芽糖。它遇碘呈深蓝色，常用于检验淀粉的存在。这个反应非常灵敏。加热蓝色消失，冷却后深蓝色重新出现。一般认为是碘分子钻入淀粉的螺旋结构中，并借助范德华力与淀粉形成一种蓝色复合物。

2. 支链淀粉　支链淀粉是由数千到数万个 α-D-吡喃葡萄糖通过 α-1,4-苷键连接而成，分支点是由 α-1,6-苷键连接，形成一个像树枝状的大分子。支链淀粉的结构如下。

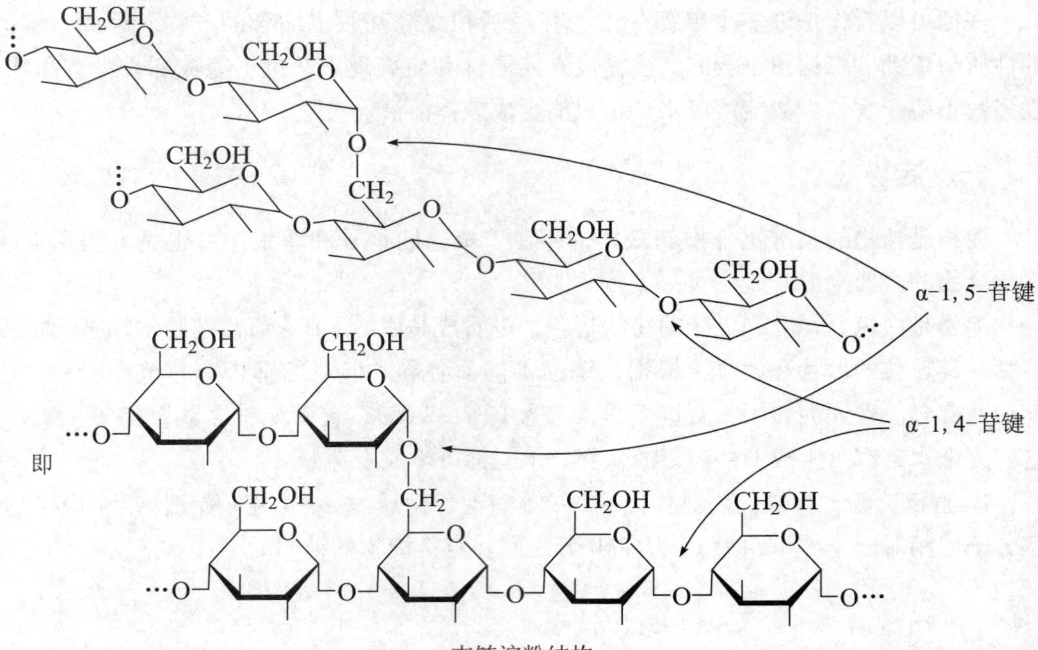

支链淀粉结构

支链淀粉不溶于水，与水共热时，膨胀成糊状。没有还原性。与碘作用呈紫红色。淀粉在酸或酶的作用下可逐步水解，最后得到葡萄糖，其水解过程如下：

淀粉——→糊精——→麦芽糖——→葡萄糖

二、纤维素

纤维素是植物界分布最广的多糖，它是植物骨架和细胞的主要成分。棉花含纤维素最高，可达 98%，木材中含纤维素约为 50% ~ 70%。

纤维素分子是由成千上万 β - D - 葡萄糖通过 β - 1,4 - 苷键相连而成的长链分子，一般无分支链，分子量约 16 万 ~ 24 万。

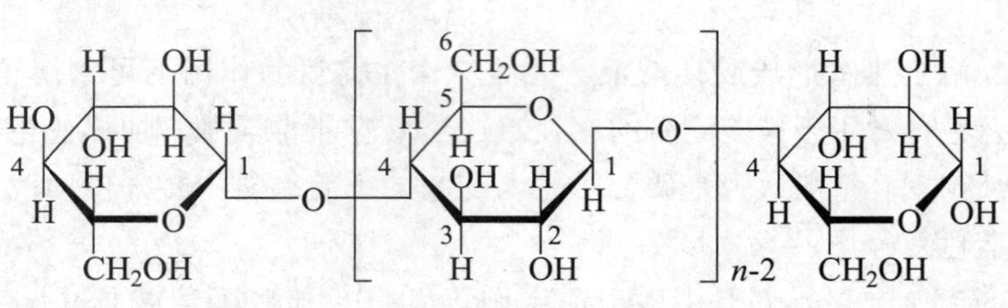

纤维素分子的结构

纤维素是无色、无臭、无味的具有纤维状结构的物质，不溶于水和有机溶剂，但吸水膨胀。在酸或纤维素酶作用下水解，最后生成 β - D - 葡萄糖。

人和大多数哺乳动物体内缺乏纤维素酶，不能消化纤维素，所以纤维素不能作为人类的食物，但是纤维素能刺激肠道蠕动，促进排便，减少肠道疾病的发生。而牛、羊等反刍动物的消化道中能分泌出纤维素酶，可使纤维素水解，生成葡萄糖，因此纤维素对它们有营养价值。

知识拓展

纤维素在人体中的作用

在人的胃中没有能将纤维素水解的酶，不能消化纤维素，所以人们曾经认为纤维素没有营养价值，也不属于人体必需的营养素。但近几年来的研究表明，食物中的纤维素能促进消化液的分泌，增强肠道蠕动，吸收肠内有毒物质，防止直肠癌。科学家们因此认为纤维素是膳食中不可缺少的重要组成部分。

本章总结

- 糖类
  - 单糖
    - 葡萄糖
      - 分子结构差向
        - 开链式
        - 环状结构
          - 氧环式
          - 哈沃斯式
      - 化学性质 —— 差向异构化、成脎反应、氧化反应、颜色反应、成苷反应和成酯反应
    - 果糖
      - 分子结构
        - 开链式
        - 环状结构
          - 氧环式
          - 哈沃斯式
      - 化学性质 —— 异构化、成脎反应、氧化反应、颜色反应、成苷反应和成酯反应
  - 双糖
    - 麦芽糖、乳糖
      - 结构特征 — 分子中有苷羟基
      - 化学性质 — 有还原性和变旋现象
    - 蔗糖
      - 结构特征 — 分子中没有苷羟基
      - 化学性质 — 无还原性和变旋现象
  - 多糖
    - 淀粉
      - 结构特征 — 有直链和支链两种结构
      - 典型反应 — 水解反应和与碘反应
    - 纤维素
      - 结构特征 — 与直链淀粉结构相似
      - 典型反应 — 水解反应

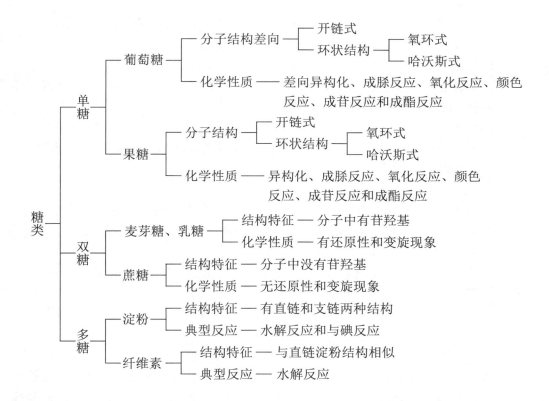

目标检测

1．选择题

（1）既能发生银镜反应又能水解的糖为（　　）

A．果糖　　B．半乳糖　　C．蔗糖　　D．麦芽糖

（2）鉴别醛糖和酮糖最常用的试剂是（　　　）

A. 斐林试剂　　　B. 莫立许试剂　　　C. 塞利凡诺夫试剂　　D. 托伦试剂

（3）下列各糖中存在着苷羟基的是（　　　）

A. α－D－葡萄糖甲苷　　　　　　B. β－D－呋喃核糖

C. 1－磷酸葡萄糖　　　　　　　　D. 蔗糖

（4）下列糖中不属于同分异构体的是（　　　）

A. 麦芽糖和蔗糖　　　　　　　　B. 乳糖和蔗糖

C. 核糖和脱氧核糖　　　　　　　D. 葡萄糖和果糖

（5）下列物质不能与莫立许试剂反应的是（　　　）

A. 己醛　　　　B. 葡萄糖　　　　C. 麦芽糖　　　　D. 淀粉

（6）下列糖中属于多糖的是（　　　）

A. 果糖　　　　B. 麦芽糖　　　　C. 淀粉　　　　D. 蔗糖

2. 判断题

（1）自然界中存在的己醛糖有三种，他们分别是D－葡萄糖、D－甘露糖和D－半乳糖。（　　　）

（2）等碳数的醛糖和酮糖具有相同数目的旋光异构体。（　　　）

（3）在蔗糖溶液中加入几滴浓硫酸，加热后加碱中和，然后加入斐林试剂有砖红色沉淀生成，因此蔗糖也具有还原性。（　　　）

（4）D－葡萄糖为右旋体，所以L－葡萄糖一定是左旋的。（　　　）

（5）淀粉和纤维素都是很多葡萄糖分子连接而成的大分子，所以人食用之后都能被消化吸收。（　　　）

3. 写出下列化合物的结构式

（1）L－葡萄糖的开链式　　　　（2）α－D－甲基葡萄糖苷的哈沃斯式

（3）β－D－核糖的哈沃斯式　　　（4）α－D－呋喃果糖的哈沃斯式

4. 为什么不能用结构简式表示糖分子的结构？

5. 为什么果糖可以被托伦试剂、斐林试剂、班氏试剂氧化，但不能被溴水氧化？

6. 用简单化学方法鉴别下列化合物

（1）葡萄糖、果糖、淀粉

（2）麦芽糖、蔗糖、果糖

（3）苯甲醛、葡萄糖、蔗糖

7. 某糖 A，没有还原性，但水解后能生成转化糖，水解产物是 B 和 C，B 和 C 均为六碳糖，都能发生银镜反应，只有 B 能和 Br_2 水反应，试写出 A、B、C 结构的哈沃斯式。

8. 有两个具有旋光性的丁醛糖 A 和 B，与苯肼作用生成相同的糖脎，用硝酸氧化，A 和 B 都生成四个碳原子的二元酸，但前者有旋光性，后者无旋光性，试推测 A、B 的结构式。

第十四章 | 脂类、萜类和甾体化合物

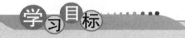

1. 掌握油脂的定义、组成、性质、酸败、碘值、皂化值的概念；
2. 熟悉卵磷脂、脑磷脂、糖脂的结构及萜类和甾体化合物的结构和命名；
3. 了解油脂的主要物理性质和常见的脂、萜类和甾体化合物。

脂类化合物是脂肪酸的酯或与这些酯有关的物质，广泛存在人体和动植物组织成分中，脂类在生理上具有非常重要的意义。脂肪在体内氧化时放出大量热量，作为能源的储备物；它在脏器周围能保护内脏免受外力撞伤；在皮下有保温作用。脂肪还是维生素 A、D、E 和 K 等许多活性物质的良好溶剂。类脂是组成原生质的重要物质，它们在细胞内和蛋白质结合在一起形成脂蛋白，构成细胞的各种膜，如细胞膜和线粒体膜等。

萜类和甾体化合物与糖、蛋白质一样是自然界广泛存在的有机化合物，在生物体内有重要的生理作用。但它们广泛地存在于动植物组织中，其中有些在生理活动中起着十分重要的作用。例如，肾上腺皮质激素就是一类甾族化合物，它对人体电解质和糖的代谢有很大的影响。人体中的胆固醇、胆酸、性激素等都属于甾族化合物。萜类和甾体化合物都是重要的药物原料。

第一节　脂　类

脂类是一大类不溶于水的化合物。脂类化合物的共同特征是：难溶于水而易溶于乙醚、三氯甲烷、丙酮、苯等有机溶剂；都能被生物体所利用，是构成生物体的重要成分。脂类可被生物体系合成脂肪链，这种链能够形成碳环结构，并可以含有不饱和键的连接，构成细胞的骨架结构。脂类物质具有重要的生物功能。脂肪在体内氧化时放出大量热量，是生物体的能量提供者。1g 脂肪彻底氧化可放出 $46.5 kJ/mol$ 能量，比 1g 糖或蛋白质放出的能量大一倍以上，因此脂肪是生物体内能源的储备物。

一、油脂

（一）油脂的结构和命名

1. 油脂的结构　油脂是油和脂肪的总称，习惯上把在常温下为液体的叫作油，为固体的叫作脂肪。从化学构造来看，它们都是高级脂肪酸的三甘油酯。油脂通式如下：

$$
\begin{array}{l}
CH_2-O-\overset{\displaystyle O}{\overset{\|}{C}}-R \\
CH-O-\overset{\displaystyle O}{\overset{\|}{C}}-R' \\
CH_2-O-\overset{\displaystyle O}{\overset{\|}{C}}-R''
\end{array}
$$

在油脂分子中，若三个脂肪酸部分（R、R′、R″）是相同的，称为单甘油酯（单三酰甘油）；若不同则叫作混甘油酯（混合三酰甘油）。

由动植物中得到的油脂是多种物质的混合物，其主要成分是高级脂肪酸的甘油酯。此外，还含有少量游离脂肪酸、高级醇、高级烃、维生素及色素等。

组成油脂的天然高级脂肪酸的种类很多，它们的共同特点是：绝大多数都是含偶数碳原子的直链羧酸，其中以 C_{16} 和 C_{18} 为多，这些高级脂肪酸有饱和的，也有不饱和的。

多数脂肪酸在人体内都能合成，只有亚油酸、亚麻酸和花生四烯酸等多双键的不饱和脂肪酸在人体内不能合成，必须由食物供给，所以称为营养必需脂肪酸。

知识拓展

亚油酸

亚油酸通常以甘油酯形态存在于动植物油中，如，红花油中约含75%，向日葵籽油中约含60%，亚麻油中约含45%，玉米油中约含40%，动物脂肪中约含2%～4%。由于胆固醇必须与亚油酸结合才能在体内进行正常的运转和代谢，那么如果缺乏亚油酸，胆固醇就会与一些饱和脂肪酸结合，在血管壁上沉积下来，逐步形成动脉粥样硬化，引发心脑血管疾病。因此，亚油酸具有降低血液胆固醇和预防动脉粥样硬化的作用。由于哺乳动物去饱和的能力有限，不能在 C_9 以外的碳原子上引入双键，而植物细胞没有此限制，因此亚油酸12-位上的双键在动物体内是无法引进的，只能在植物细胞引入，所以亚油酸自身无法合成或合成很少，必须从食物中获得。

油脂中几种重要脂肪酸的名称，结构和熔点见表14-1。

2. 油脂的命名 脂肪酸的命名，从羧基碳原子开始编号，也可用希腊字母表示，即把紧邻于羧基的碳称为 α 碳，其余依次为 β，γ，δ 等，ω 为距羧基最远的碳原子（末位碳原子）。这与 IUPAC 规定的系统命名法原则相一致。

传统的甘油酯命名是将甘油名称放在前，脂肪酸名称放在后，称为甘油某酸酯。如果是混合甘油酯，用 α、β、α′ 标明脂肪酸的位次。上述命名方法现在已逐渐不再使用，而把单甘油三酯称为单三酰甘油，具体命名时即称为某某脂酰甘油，混甘油酯称为混合三酰甘油。

表 14 - 1　油脂中的重要脂肪酸

类别	俗名	名称	结构式	熔点/℃
饱和脂肪酸	月桂酸	十二酸	$CH_3(CH_2)_{10}COOH$	44
	肉豆蔻酸	十四酸	$CH_3(CH_2)_{12}COOH$	58
	软脂酸	十六酸	$CH_3(CH_2)_{14}COOH$	62.9
	硬脂酸	十八酸	$CH_3(CH_2)_{16}COOH$	69.9
	花生酸	二十酸	$CH_3(CH_2)_{18}COOH$	76.5
	掬焦油酸	二十四酸	$CH_3(CH_2)_{22}COOH$	86.0
	棕榈油酸	9 - 十六碳烯酸	$CH_3(CH_2)_5CH = CH(CH_2)_7COOH$	0.5
	油酸	9 - 十八碳烯酸	$CH_3(CH_2)_7CH = CH(CH_2)_7COOH$	13
不饱和脂肪酸	亚油酸	9,12 - 十八碳二烯酸	$CH_3(CH_2)_4CH = CHCH_2CH = CH(CH_2)_7COOH$	- 5
	亚麻酸	9,12,15 - 十八碳三烯酸	$CH_3CH_2CH = CHCH_2CH = CHCH_2CH = CH(CH_2)_7COOH$	- 11.3
	花生四烯酸	5,8,11,14 - 二十碳四烯酸	$CH_3(CH_2)_4CH = CHCH_2CH = CHCH_2CH = CHCH_2CH = CH(CH_2)_3COOH$	- 49.5

例如：

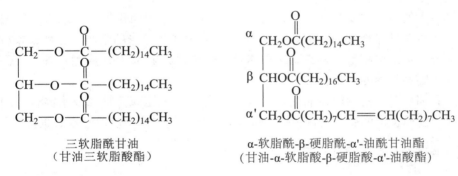

三软脂酰甘油
（甘油三软脂酸酯）

α-软脂酰-β-硬脂酰-α'-油酰甘油酯
（甘油-α-软脂酸-β-硬脂酸-α'-油酸酯）

（二）油脂的性质

1. 物理性质　纯净的油脂是无色、无臭、无味的。但是一般油脂，尤其是植物油，常带有香味或特殊的气味，并且有颜色。这是因为天然油脂中往往溶有维生素和色素的缘故。油脂比水轻，相对密度在 0.9 ~ 0.95 之间。难溶于水，易溶于有机溶剂，如热乙醇，乙醚、石油醚、三氯甲烷、四氯化碳和苯等，可以利用这些溶剂从动植物组织中提取油脂。因为油脂是混合物，所以没有固定的熔点和沸点。

2. 化学性质

（1）皂化和皂化值　油脂在酸、碱、酶作用下水解成甘油和高级脂肪酸，在酸性条件下的水解反应是可逆的。如果油脂在氢氧化钠或氢氧化钾溶液中水解，则生成甘油和高级脂肪酸的钠盐或钾盐（肥皂）。因此油脂在碱性溶液中的水解叫作皂化。例如：普通肥皂是各种高级脂肪酸钠盐的混合物。油脂用氢氧化钾皂化所得的高级脂肪酸钾盐质软，叫做软皂。医学上常以之清洁皮肤。"来苏儿"就是由煤酚和软皂制成的。

1g 油脂完全皂化时所需氢氧化钾的质量（单位毫克）称为皂化值。根据皂化值的大小，可以判断油脂所含油脂的平均分子量。油脂中甘油酯的平均分子量越大，则 1g 油脂所含甘油酯物质的量越少，皂化时所需碱的量也越少，即皂化值越小。反之，皂化值越大，表示甘油酯的平均分子量越小，即 1g 油脂所含甘油酯的物质的量越多。

（2）加成　油脂中的不饱和脂肪酸的双键具有烯烃的性质，与氢及卤素能起加成反应。

氢化：又称油脂的硬化，含不饱和脂肪酸的油脂可以催化加氢。利用这个原理，可将液体的植物油转化为固态或半固态的脂肪。

加碘：不饱和脂肪酸中的碳碳双键可与碘加成。100 克油脂所吸收碘的克数称为该油脂的碘值，常用碘值的大小来确定油脂的不饱和程度。

（3）酸败和酸值　油脂在空气中放置过久，就会变质产生难闻的气味，这种变化叫作酸败。中和 1 克油脂中游离脂肪酸所需氢氧化钾的毫克数称为该油脂的酸值。酸值越高，油脂酸败的程度越大。引起酸败主要有两大原因：一是油脂中不饱酸的双键部分受到空气中氧的作用，氧化成过氧化物，后者继续分解或进一步氧化，产生有臭味的低级醛或羧酸。光、热或湿气都可以加速油脂的酸败。另一方面是由于微生物的作用。在温度较高，湿度较大和通风不良的环境中，微生物易于繁殖，它们分泌的酶使油脂发生水解，产生脂肪酸并发生进一步的作用。油脂酸败的产物有毒性和刺激性，一般酸值大于 6 的油脂不宜食用。

人体摄入的油脂主要在小肠内进行催化水解，此过程叫作消化。水解产物透过肠壁被吸收（少量油脂微粒同时被吸收），进一步合成人体自身的脂肪。这种吸收后的脂肪除一部分氧化供给能量（每克脂肪在体内完全氧化放出 38.9kJ 热能）外，大部分贮存于皮下、肠系膜等处的脂肪组织中。

脂肪乳剂一般用精制植物油（如豆油等）与磷脂酰胆碱、甘油及水混合，用物理方法制成白色而稳定的脂肪乳剂，供静脉注射，广泛用于晚期癌症和术后康复等。

二、类脂

类脂主要是指在结构或性质上与油脂相似的天然化合物。它们在动植物界中分布较广，种类也较多，主要包括蜡、磷脂、糖脂等。

（一）磷脂

磷脂是含磷的类脂化合物，广泛地分布在动植物中，是细胞原生质的固定组成成分。磷脂主要存在于脑、神经组织、骨髓、心、肝及肾等器官中。蛋黄、植物种子、胚芽及大豆中都含有丰富的磷脂。最常见的磷脂是磷脂酰胆碱、磷脂酰乙醇胺和神经鞘磷脂。它们的构造与油脂相似，但组成较为复杂，主要有四种组成成分：醇（甘油或其他醇）、脂肪酸、磷酸和含氮的有机碱。重要的磷脂有卵磷脂、脑磷脂等。

1. 卵磷脂　卵磷脂是一种混合物，存在于动植物组织以及卵黄之中的一组黄褐色的油脂性物质，其构成成分包括磷酸、胆碱、脂肪酸、甘油、糖脂、甘油三酸酯以及磷脂。由于这种磷脂在蛋黄中含量较多（约占 8% ~ 10%），所以叫作卵磷脂。另外，脑、神经组织、肝脏、肾上腺及红细胞中卵磷脂含量也较多。

　　纯的卵磷脂是吸水性的白色蜡状物，在空气中由于不饱和脂肪酸的氧化而变为黄色或棕色。卵磷脂不溶于水及丙酮，易溶于乙醚、乙醇及三氯甲烷中。

　　由于卵磷脂中与磷酸相结合的含氮有机碱是胆碱，所以卵磷脂又称为磷脂酰胆碱。根据磷酸与甘油连接位置的不同，有 α 及 β 两种异构体，自然界的磷脂酰胆碱是 α 型的。

$$\begin{array}{l}
\mathrm{CH_2-O-\overset{\overset{\displaystyle O}{\|}}{C}-R} \\[2pt]
\mathrm{CH-O-\overset{\overset{\displaystyle O}{\|}}{C}-R'} \\[2pt]
\mathrm{CH_2-O-\overset{\displaystyle P}{\underset{\displaystyle O}{|}}-O-CH_2-CH_2-\overset{+}{N}(CH_3)_3}
\end{array}$$

脂肪酸部分

甘油部分　磷酸部分　胆碱部分

L-α-磷脂酰胆碱（α-卵磷脂）

　　自然界的卵磷脂是几种磷脂酰胆碱的混合物，主要是组分中的脂肪酸不同，经水解后得到甘油、脂肪酸、磷酸和胆碱。常见于卵磷脂中的脂肪酸有棕榈酸、硬脂酸、油酸、亚油酸、亚麻酸及花生四烯酸等。某些毒蛇的毒汁中含有一种磷脂酶，能使 β 位脂肪酰基水解脱落，生成溶血磷脂酰胆碱，从而破坏了细胞膜引起溶血。

　　2. 脑磷脂　脑磷脂与卵磷脂同时存在于机体各组织及器官中，在脑组织中含量较多，因而得名。它的结构和理化性质均与卵磷脂相似。主要区别在于脑磷脂结构中磷酸上的羟基与胆胺或丝氨酸形成酯，脑磷脂也有 α 和 β 两种异构体，自然界存在的是 L-α-脑磷脂。脑磷脂如下：

$$\begin{array}{l}
\mathrm{CH_2-O-\overset{\overset{\displaystyle O}{\|}}{C}-R} \\[2pt]
\mathrm{CH-O-\overset{\overset{\displaystyle O}{\|}}{C}-R'} \\[2pt]
\mathrm{CH_2-O-\overset{\displaystyle P}{\underset{\displaystyle O}{|}}-O-CH_2-CH_2-\overset{+}{N}H_3}
\end{array}$$

脂肪酸部分

甘油部分　磷酸部分　胆胺部分

L-α-磷脂酰乙醇胺（α-脑磷脂）

> **想一想**
>
> 脑磷酸和卵磷脂水解后有哪些共同产物？

（二）蜡

蜡广泛存在于许多海生浮游生物中，是某些动物羽毛、毛皮或植物的叶及果实的保护层，其主要成分是 16 个碳原子以上的偶数碳原子的羧酸和高级一元醇形成的酯。天然蜡还含有少量游离高级脂肪酸、高级醇和烷烃等。组成蜡的脂肪酸和醇都是直链的和含十六个碳原子以上的，且含偶数个碳原子。常见的酸是软脂酸和二十六酸；常见的醇是十六醇、二十六醇和三十醇。

注意蜡和石蜡不能混淆，石蜡是石油中得到的直链烷烃（含有 26 ~ 30 个碳原子）的混合物，它们的物态、物性相近，而化学成分则完全不同。

（三）糖脂

糖脂是糖和脂质结合所形成的物质的总称，在生物体内分布广泛，主要在脑和其他神经组织中，特别是脑的白质部分。糖脂与神经磷脂、蛋白质、多糖组成髓脂质称为髓鞘，绕于神经纤维或轴突。神经细胞的轴突传导神经冲动，而髓鞘如同导线的绝缘体一样，它对轴突起到绝缘作用。糖脂也是构成血型物质及细胞抗原的重要组分。

糖脂分子中没有磷酸和胆碱，水解后生成一分子脂肪酸、一分子神经氨基醇和一分子半乳糖。重要的糖脂有脑苷脂、神经节苷脂等。

脑苷脂是含糖、脂肪酸和鞘氨醇的类脂，脑苷脂为白色蜡状物，溶于热乙醇、丙酮和苯中，不溶于乙醚、冷的乙醇和丙酮中。其结构如下：

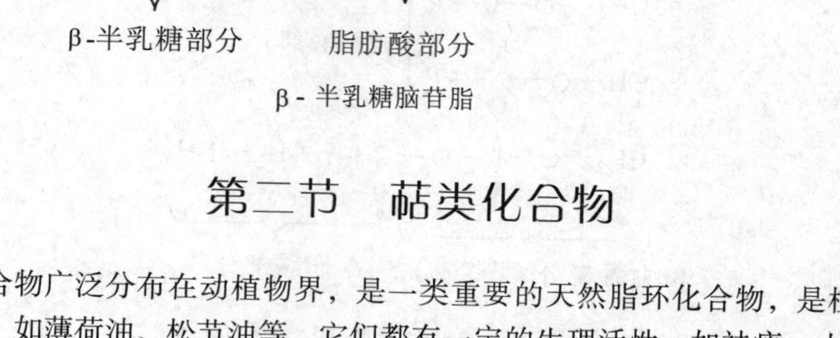

β - 半乳糖脑苷脂

第二节　萜类化合物

萜类化合物广泛分布在动植物界，是一类重要的天然脂环化合物，是植物香精油的主要成分，如薄荷油、松节油等，它们都有一定的生理活性，如祛痰、止咳、健胃、解热、驱虫和消毒等作用。在香料和医药中应用广泛。

一、萜类化合物的结构

萜类化合物组成上的共同点是分子中的碳原子数都是 5 的整数倍，因此，萜类化合物可以看作是由若干个异戊二烯单位以不同的方式相连而成，这种结构特点叫作萜类化合物的异戊二烯规律。大多数萜类分子是由异戊二烯碳架头尾相连而成。

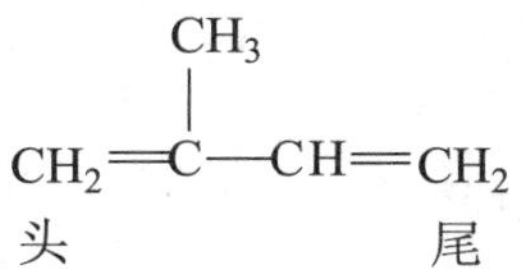

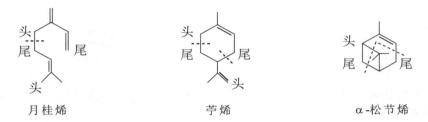

异戊二烯 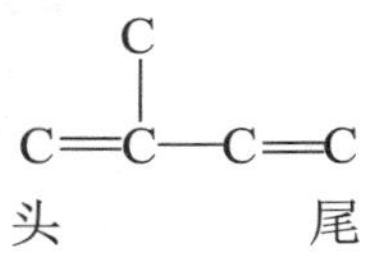　　　　　异戊二烯碳架 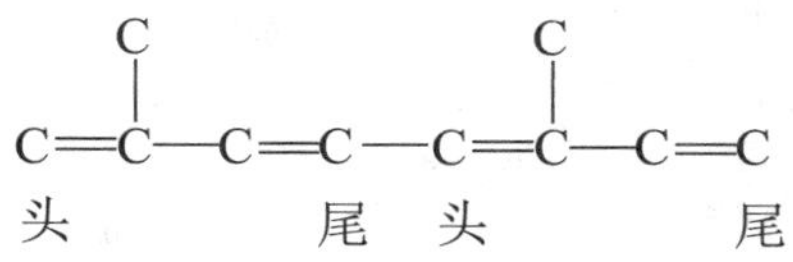　　　　　异戊二烯碳架头尾相连

由于萜类化合物结构比较复杂，为了简便起见，通常书写键线式。例如：

月桂烯　　　　　　　　苧烯　　　　　　　　α-松节烯

二、萜类化合物的分类

萜类化合物一般按异戊二烯规则分成下列几类（表14-2）。

表14-2　萜的分类

分类	碳原子数	异戊二烯单位数	代表化合物
单萜	10	2	柠檬烯、樟脑
倍半萜	15	3	树脂、昆虫保幼激素
二萜	20	4	维生素A、叶绿素
三萜	30	6	角鲨烯、皂苷
四萜	40	8	胡萝卜素
多萜	>40	>8	橡胶

三、单萜类化合物

单萜类化合物是指分子中含两个异戊二烯单位的萜类及其含氧衍生物。根据分子中两个异戊二烯单位相互连接的方式不同，单萜类化合物可分成 链状单萜类、单环单萜类及双环单萜类。单萜类多具有挥发性，是植物挥发油的主要成分，许多是香料。单萜烃的沸点一般为140~180℃，其含氧衍生物的沸点则在200~300℃之间。

（一）链状单萜

链状单萜是由两个异戊二烯单位连接构成的链状化合物，主要有两种——月桂烯和罗勒烯，其含氧衍生物重要的有牻牛儿醇（香叶醇）、橙花醇、香茅醇和柠檬醛等，是香精油的主要成分。香叶醇与橙花醇是一对顺反异构体，香叶醇存在于多种香精油中，具有显著的玫瑰香气。橙花醇是它的顺型异构体，香气比较温和，更适合制造香料。

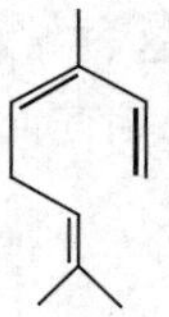

罗勒烯 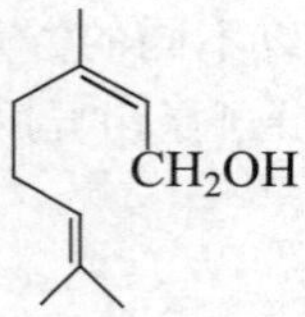　　　　　　橙花醇 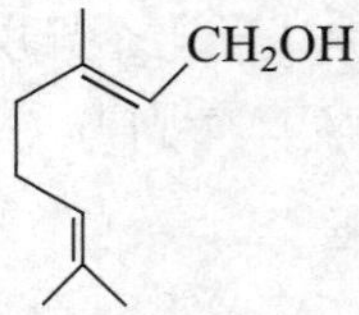　　　　　　香叶醇

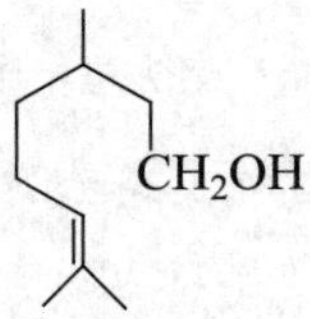

香茅醇 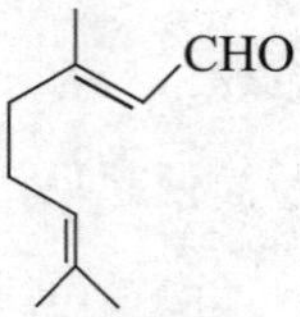　　　　α-柠檬醛　　　　β-柠檬醛
　　　　　　　（香叶醛）　　　　（橙花醛）

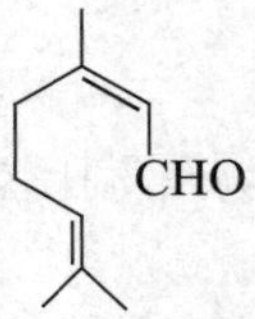

（二）单环单萜

单环单萜是由两个异戊二烯单位连接构成的具有一个六元环的化合物，主要有苧烯和薄荷醇等。

苧烯又叫柠檬烯，从结构上看有一个手性碳，因此有两个对映异构体。左旋体存在于松针油中，右旋体存在于柠檬油中。它为无色液体，有柠檬香味，可作香料。

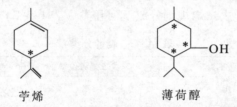

苧烯　　　　　　　薄荷醇

薄荷醇主要存在于薄荷挥发油中，将采集的薄荷茎叶进行水蒸气蒸馏，分离出的薄荷油经低温放置，析出的结晶即薄荷脑。薄荷醇为无色针状或棱柱状结晶，熔点42～44℃，沸点211～213℃，有强烈穿透性芳香清凉气味，并有杀菌和防腐作用，可用于医药工业中，用于制人丹、清凉油等中药和皮肤止痒擦剂，也可用于牙膏、糖果、饮料和化妆品中。

（三）双环单萜

双环单萜是由两个异戊二烯单位连接成的一个六元环并桥合而成三元环、四元环和五元环的桥环结构，自然界中较多的是蒎和莰（菠）两类化合物。

1. 蒎类衍生物　蒎族中重要的是蒎烯，蒎烯有 α 和 β 两种异构体，它们都存在于松节油中，因此 α - 蒎烯和 β - 蒎烯又分别称为 α - 松节烯和 β - 松节烯，其中 α - 蒎烯是主要成分。α - 蒎烯的沸点为155～156℃，其主要用途是作为合成樟脑、龙脑及紫丁香香料的原料。

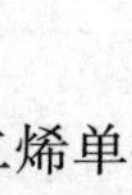

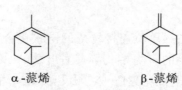

α-蒎烯 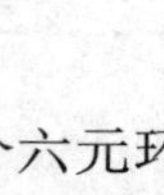　　　　　　β-蒎烯

2. 莰类衍生物 莰族中重要的是樟脑（2－莰酮）和龙脑（2－莰醇）。

（1）樟脑 天然樟脑主要存在于樟树的挥发油中，化学名为2－菠酮，是菠烷的含氧衍生物。樟脑是无色透明结晶，易升华，难溶于水，易溶于乙醇、乙醚、三氯甲烷等。樟脑能反射性兴奋呼吸中枢或循环系统，临床上用作强心剂，用于抢救呼吸功能或循环功能衰竭者。它还具有局部刺激和驱虫作用，因此也用于治疗神经痛及冻疮等，还作为衣物、书籍等的防蛀剂使用。樟脑在医药上用作强化剂和配制十滴水、清凉油等。

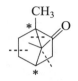

樟脑（2-莰酮）

（2）龙脑和异龙脑 龙脑又称为2－樟醇，是莰烷的含氧衍生物，其 C_2 差向异构体称为异龙脑。龙脑在中药中称冰片或梅片，为透明六角形片状结晶，主要存在于龙脑香树的挥发油中，也存在于其他挥发油中，有清凉气味，具有开窍醒神，清热止痛的功效，是人丹、冰硼散、苏冰滴丸、速效救心丸等许多中成药的主要成分。

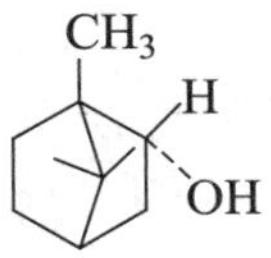

龙脑 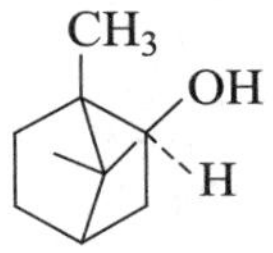　　　　　　异龙脑

四、倍半萜类化合物

倍半萜是由三个异戊二烯单位连接而构成的，它也有链状和环状的，大多数都符合异戊二烯规则。如金合欢醇、山道年等均属于倍半萜。

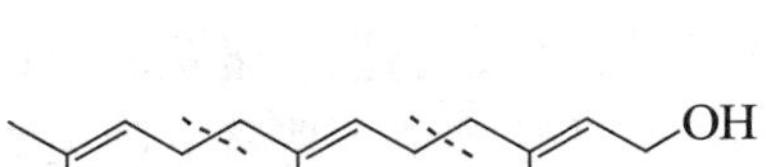

金合欢醇 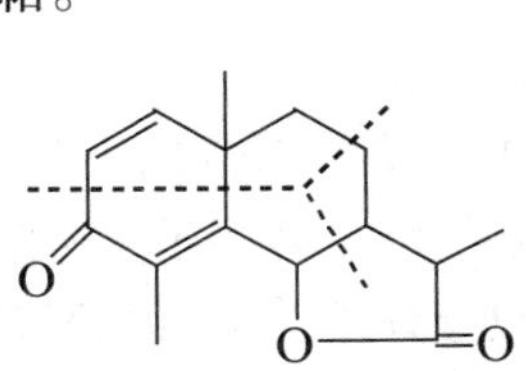　　　　　　　　山道年

金合欢醇又称麝子油醇，是一种开链倍半萜，存在于金合欢、香茅草、橙花等多种芳香植物的挥发油中，是一种珍贵香料。

山道年曾作为驱蛔虫药，其作用是使蛔虫麻痹而被排出体外，但对人也有相当的毒性。

青蒿素

青蒿素是我国药学研究者在 20 世纪 60 年代中期从民间治疗疟疾中药——黄花蒿中提取的有过氧基团的倍半萜内酯药物。青蒿素具有抗脑型疟疾和恶性疟疾作用，疗效优于传统抗疟药氯喹。其特点是半衰期短、水溶性小、复发率高，影响了临床应用。将青蒿素还原得到双氢青蒿素，双氢青蒿素结构中的羟基可以制备各类青蒿素衍生物，增效并扩大生物活性，从而得到临床药效高于青蒿素且复燃率低的新一代抗疟药。

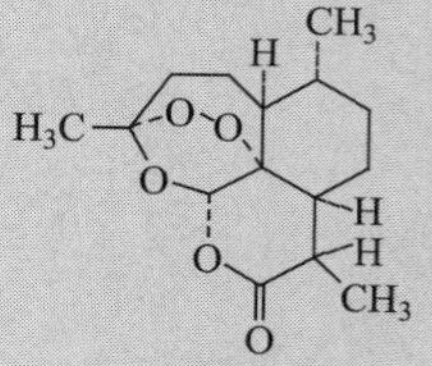

青蒿素

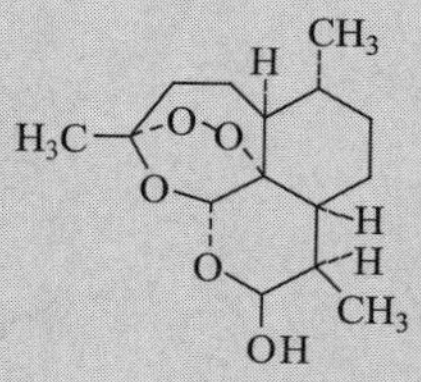

双氢青蒿素

2011 年 9 月中国科学家屠呦呦因为发现青蒿素获得了拉斯克奖临床医学奖，这是迄今为止中国生物医学界获得的世界级最高奖项。

五、二萜类化合物

二萜是由四个异戊二烯单位连接而成的一类萜化合物，也有链状和环状等结构。二萜类化合物广泛分布在动植物体内，如植物醇是链状二萜类化合物，是叶绿素的组成成分，也是合成维生素 E、K$_1$ 的原料。

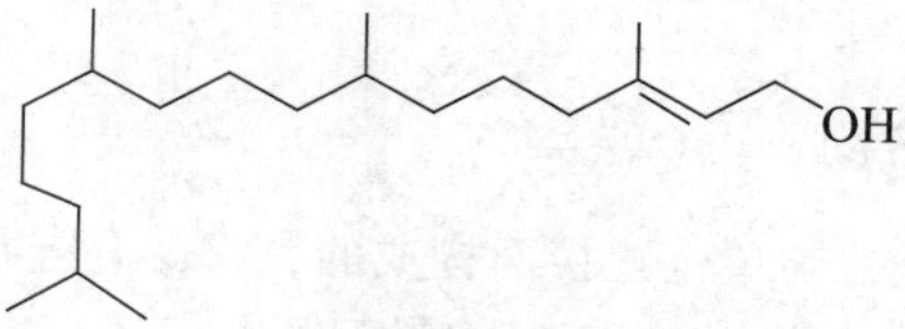

植物醇

维生素 A 是单环二萜类化合物，存在于动物的肝、奶油、蛋黄和鱼肝油中。淡黄色晶体，不溶于水，易溶于有机溶剂。经紫外光照射后或在高温下则失去活性。维生素 A 为哺乳动物正常生长和发育所必需的物质，体内缺乏维生素 A 则发育不健全，并能引起眼膜和眼角膜硬化症，初期的症状就是夜盲症。

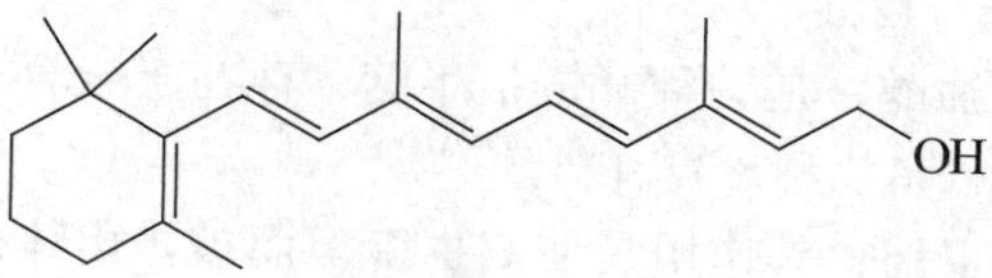

维生素 A

六、三萜类和四萜类化合物

(一) 三萜

三萜类化合物是由六个异戊二烯单元组成的物质。广泛存在于动植物体内。例如甘草中的干草苷称为甘草酸，因其味甜又称甘草甜素，在酸性条件下水解得到的苷元称为甘草次酸，可溶于乙醇和三氯甲烷中，是一个五环三萜化合物。

角鲨烯是存在于鲨鱼的鱼肝油、橄榄油、菜籽油中的一个链状三萜，它是由一对三个异戊二烯单元头尾连接后的片段互相对称连接而成，具有降低血脂和软化血管等作用，被誉为血管清道夫。

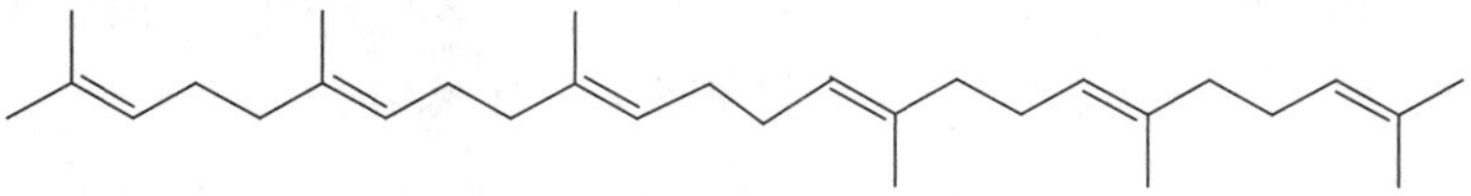

角鲨烯

(二) 四萜

四萜是由八个异戊二烯单位连接而构成的。其中最重要的是胡萝卜素。胡萝卜素有很多种，最常见的是 α、β、γ 三种异构体，其中最重要的是 β-胡萝卜素，它在动物体内转化成维生素 A，所以能治疗夜盲症。

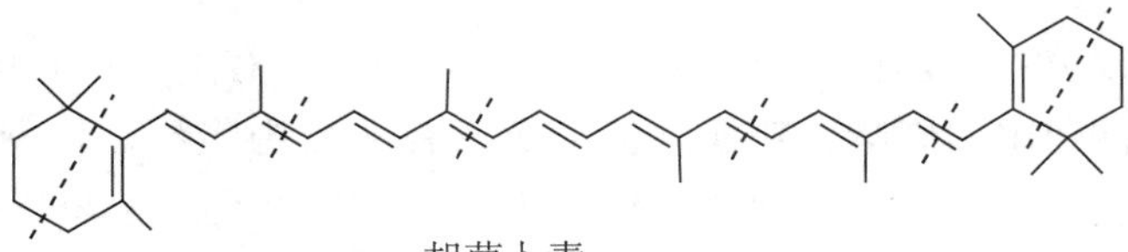

α-胡萝卜素

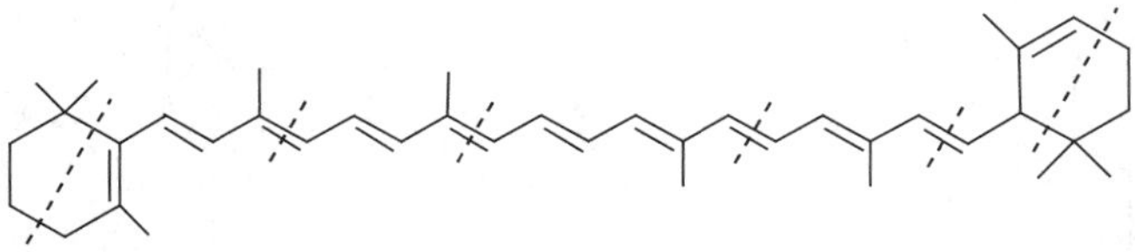

β-胡萝卜素

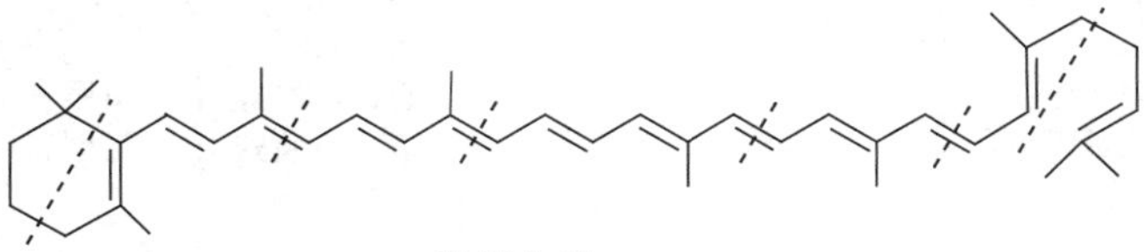

γ-胡萝卜素

想一想

萜类化合物的主要分类方法是什么？各类型的帖类化合物有哪些代表性化合物？

第三节 甾体化合物

甾体化合物又称甾族化合物，广泛存在于动植物体内的一类重要的天然产物，它们与医药有着密切关系。

一、甾体化合物的基本结构

甾体化合物的基本碳架是氢化程度不同的环戊烷并多氢菲结构，该结构是甾体化合物的母核，四个环常用 A、B、C、D 分别表示。甾体化合物的环上一般带有三个侧链，一般情况下，R_1、R_2 都是甲基（专称角甲基），R 可为不同碳原子数的碳链或含氧基团。"甾"字就很形象地表示了甾体化合物的碳架结构特征，"田"表示四个稠合环，分别用 A、B、C、D 标示，"＜＜＜"则表示三个侧链。

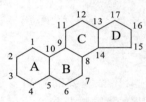

环戊烷并多氢菲（甾烷）

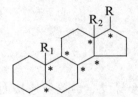

甾族化合物的基本骨架

二、甾体化合物的立体结构

甾体化合物仅就母核含有 7 个手性碳原子，理论上应有 $2^7 = 128$ 个光学异构体，但由于稠环及其空间位阻的影响，使实际能稳定存在的异构体数目较少，且一种构型只有一种构象。绝大多数甾体化合物碳架的构型具有如下特点：甾体母核中四个碳环 A、

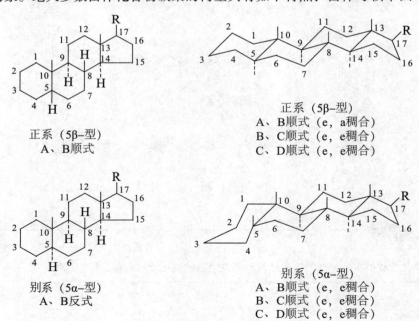

正系（5β-型）
A、B 顺式

正系（5β-型）
A、B 顺式（e，a 稠合）
B、C 顺式（e，e 稠合）
C、D 顺式（e，e 稠合）

别系（5α-型）
A、B 反式

别系（5α-型）
A、B 顺式（e，e 稠合）
B、C 顺式（e，e 稠合）
C、D 顺式（e，e 稠合）

B、C、D 环在手性碳 5、10（A/B），8、9（B/C）和 13、14（C/D）处稠合。其中 B/C 和 C/D 的稠合一般为反式（强心苷元等除外）。A/B 环有顺式和反式两种稠合方式，因此存在着两种不同的构型。当 A/B 顺式稠合时，C_5 上的氢原子和 C_{10} 上的角甲基在环平面的同侧，都位于纸平面的前方（用实线表示），这种构型称为"β–构型"，具有这种构型特点的称之为正系，简称 5β–型。当 A/B 环反式稠合时，C_5 上的氢原子与 C_{10} 上的角甲基在环平面的异侧，C_5 上的氢原子位于纸平面的后方（用虚线表示），这种构型称为"α–构型"，具有这种构型特点的称之为别系，简称为"5α–型"。

三、甾体化合物的命名

很多自然界的甾体化合物都有其各自的习惯名称。甾体化合物系统命名首先需要确定母核的名称，然后在母核名称的前后表明取代基的位置、数目、名称及构型。根据 C_{10}、C_{13}、C_{17} 所连侧链的不同，甾体化合物常见的基本母核有 6 种，其名称见表 14–3。

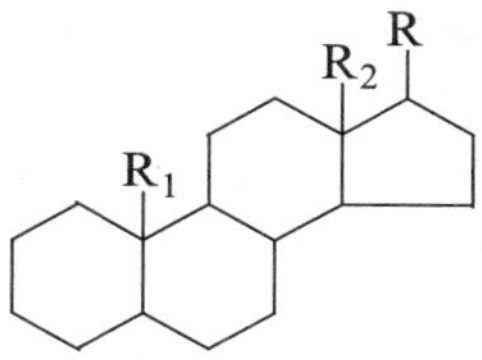

表 14–3　甾体常见的六种母核结构及其名称

R_1	R_2	R	甾体母核名称
—H	—H	—H	甾烷
—H	—CH₃	—H	雌甾烷
—CH₃	—CH₃	—H	雄甾烷
—CH₃	—CH₃	—CH₂CH₃	孕甾烷
—CH₃	—CH₃	—CHCH₂CH₂CH₃ 　　| 　　CH₃	胆烷
—CH₃	—CH₃	—CHCH₂CH₂CH₂CHCH₃ 　　|　　　　　　| 　　CH₃　　　　　CH₃	胆甾烷

甾体化合物的命名原则：

（1）母核中含有碳碳双键、羟基、羰基或羧基时则将"烷"改成"烯"或"二烯"、"醇"、"酮"或"酸"，并将其位置表示出来。

（2）取代基的名称和位次写在母核之前，当取代基位于纸平面前方的原子或原子团称为 β 型；位于纸平面后方的烯为 α 型。例如：

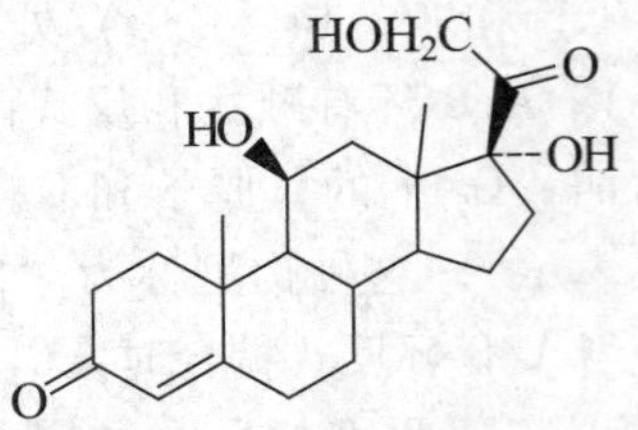

11β,17α,21-三羟基孕甾-4-烯-3,20-二酮
（氢化可的松）

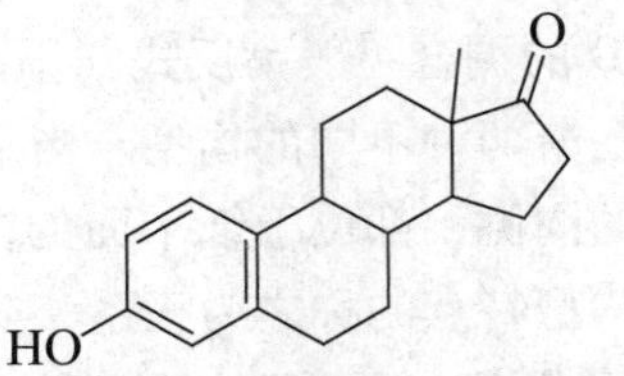

3-羟基-1,3,5(10)-雌甾三烯-17-酮
（雌酚酮）

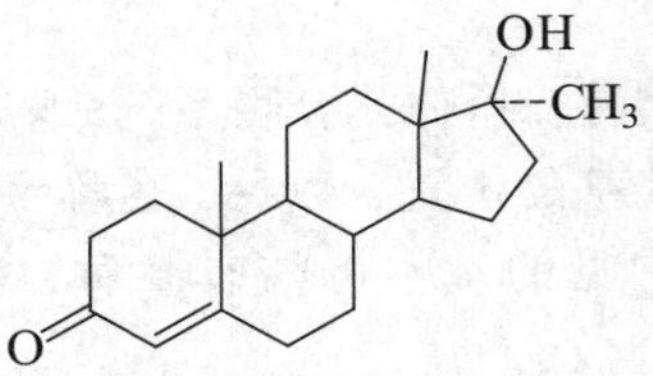

17α-甲基-17β-羟基雄甾-4-烯-3-酮
（甲基睾丸素）

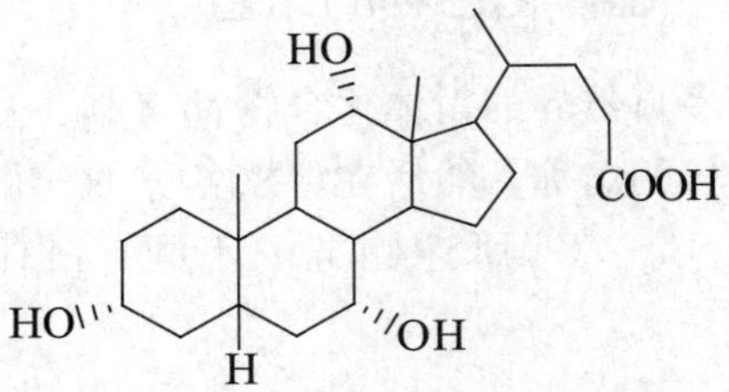

3α,7α,12α-三羟基-5β-胆烷-24-酸
（胆酸）

（3）对于差向异构体，习惯在名称前加"表"字。例如：

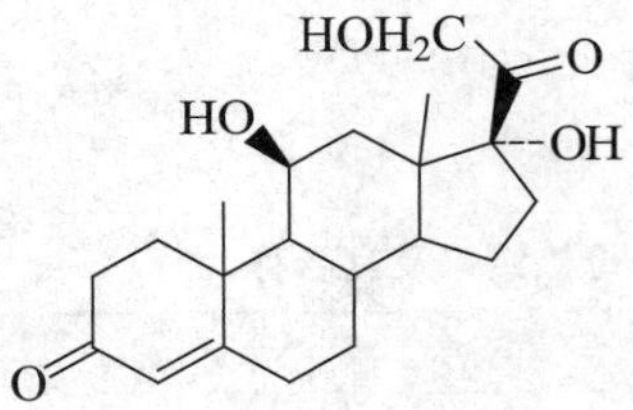

氢化可的松

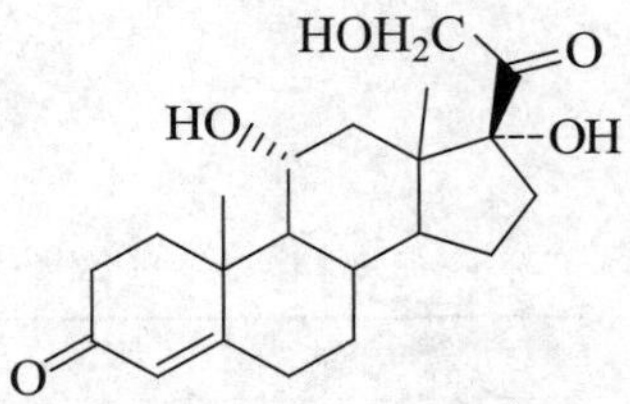

表氢化可的松

（4）角甲基去除时，可加词首"Nor"，意为"去甲基"，并在其前面表明失去甲基的位置。若同时失去两个甲基，可用"18,19 - Dinor"表示，意为"18,19 - 双去甲基"。例如：

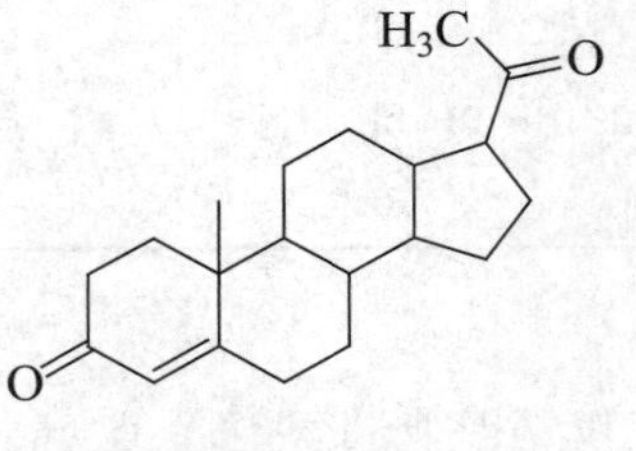

18-去甲基孕甾-4-烯-3,20-二酮

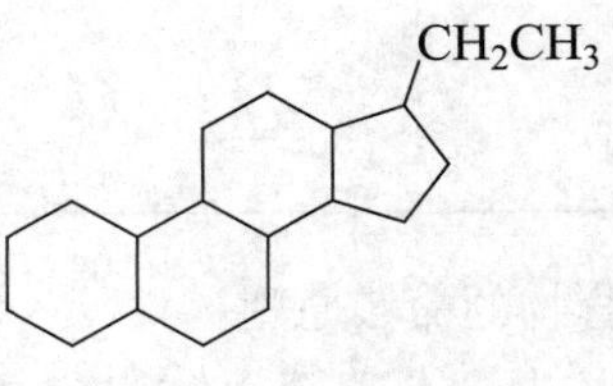

18,19-双去甲基-5α-孕甾烷

四、重要的甾体化合物

甾体化合物结构类型及数目繁多，广泛存在于动植物体内。

（一）胆甾醇

胆甾醇又名胆固醇，是最早发现的一个甾体化合物，因最初从胆石中发现的固体状醇而得名，主要存在于人及动物的血液、脂肪、脑髓及神经组织中。

胆甾醇为无色或略带黄色的蜡状物，熔点148℃，难溶于水，易溶于有机溶剂。人体中的胆甾醇一部分从食物中摄取，一部分由体内组织细胞自己合成。但胆固醇摄入过量和代谢发生障碍时，血液中胆甾醇的含量就会增多，并从血清中析出，引起血管变窄，降低血液流速，导致高血压、冠心病、动脉硬化，在胆汁液中，若有胆甾醇沉积，则形成胆石。

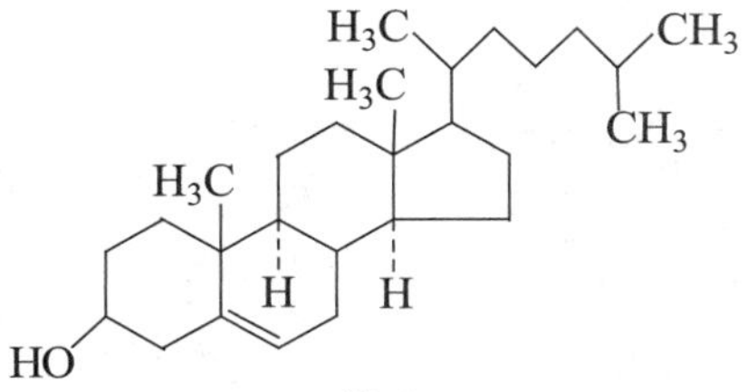

胆甾醇

（二）胆甾酸

在人和动物的胆汁中，含有几种结构与胆甾醇类似的酸，称为胆甾酸。胆酸是其中的一种。

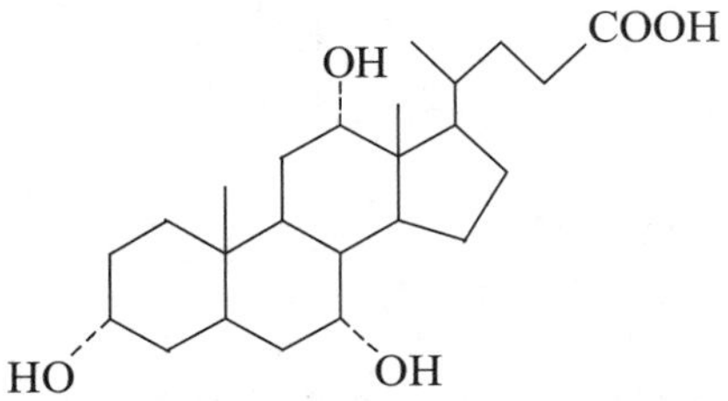

胆甾酸 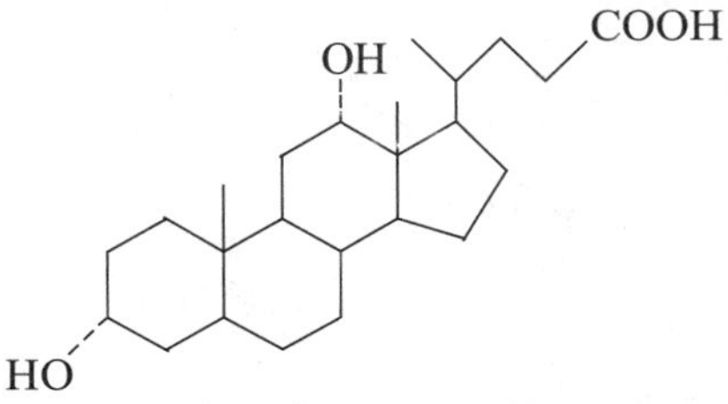　　　　　　　　　　　脱氧胆甾酸

胆甾酸在胆汁中大多与甘氨酸（H_2NCH_2COOH）或牛黄酸（$H_2NCH_2CH_2SO_3H$）中的氨基形成酰胺键，结合成甘氨或牛黄胆甾酸，这种结合胆甾酸通称为胆汁酸。胆汁酸的羧基或磺酸基能够形成盐，即胆盐。胆盐的作用是脂肪乳化，促进它在肠中的水解和吸收，故有"生物肥皂"之称。

（三）甾体激素

激素是由动物体内各种内分泌腺分泌的一类化学活性物质，具有很强的生理作用，主要是控制生长、调节代谢和性功能等。激素按化学结构可分肽类、胺类和甾类激素。甾体激素根据其来源和功能分成两类，即肾上腺皮质激素和性激素。

1. 肾上腺皮质激素　　肾上腺皮质激素是哺乳动物肾上腺皮质分泌的一类激素，皮质激素对维持体液的电解质平衡、控制糖的代谢以及人体的生长发育都具有重要的意义。从肾上腺皮质中提取出40多种甾族化合物，其中有7种激素具较大活性，即可的松、氢化可的松、皮质酮、17α-羟基-11-脱氧皮质酮、11-脱氢皮质酮、11-脱氧皮质酮和醛固酮。

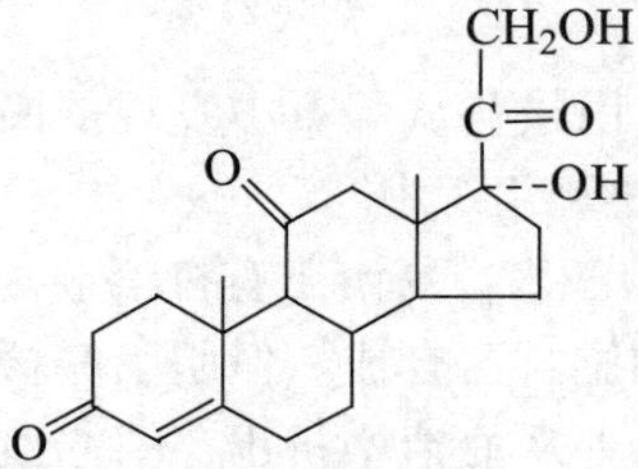

可的松

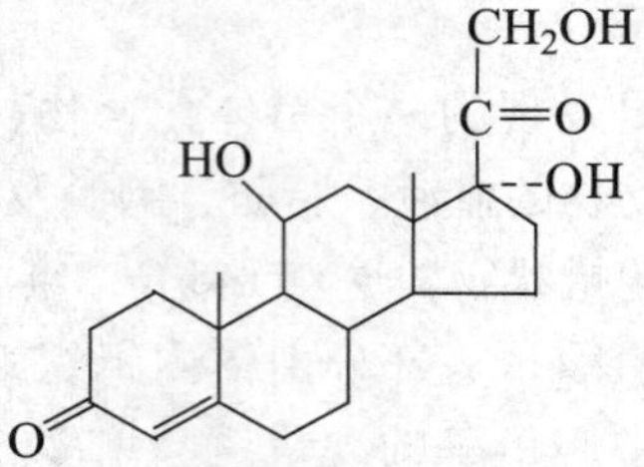

氢化可的松

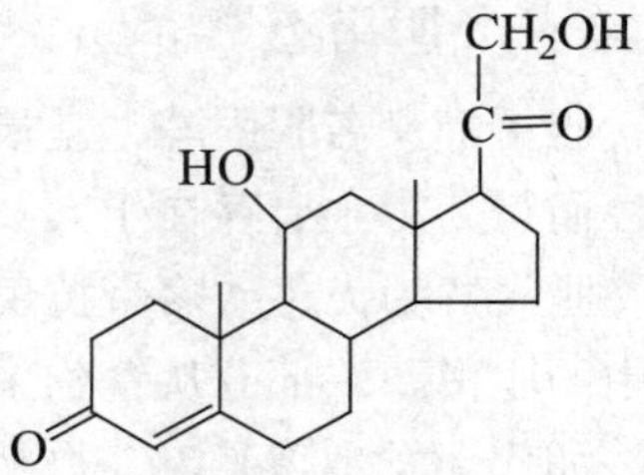

皮质酮

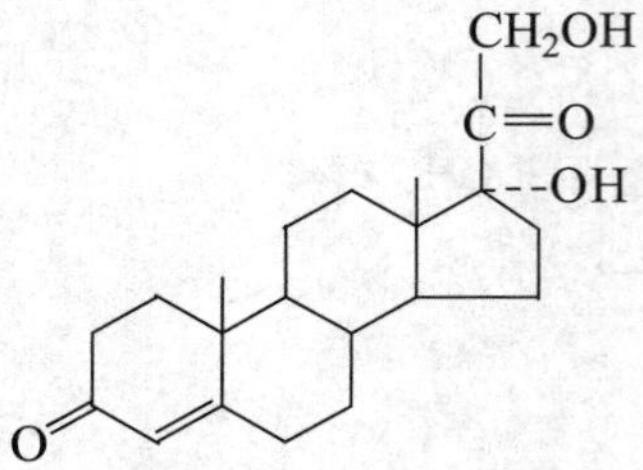

17α-羟基-11-脱氧皮质酮

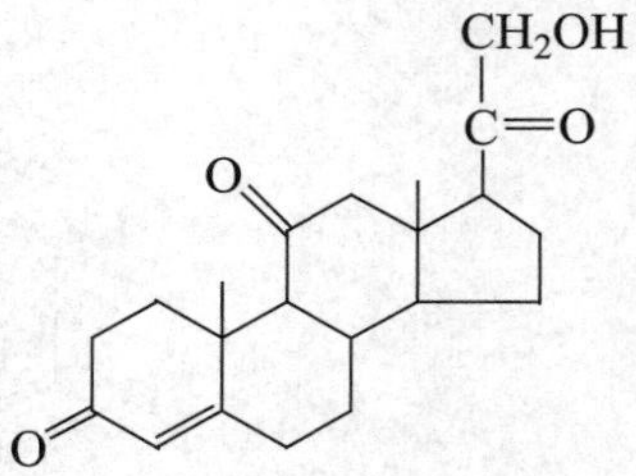

11-脱氢皮质酮

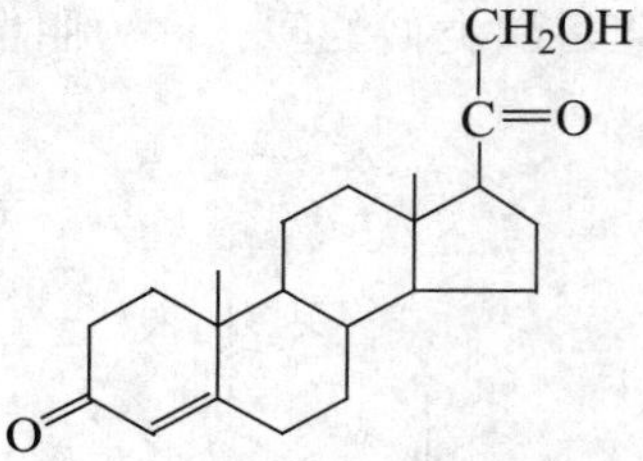

11-脱氧皮质酮

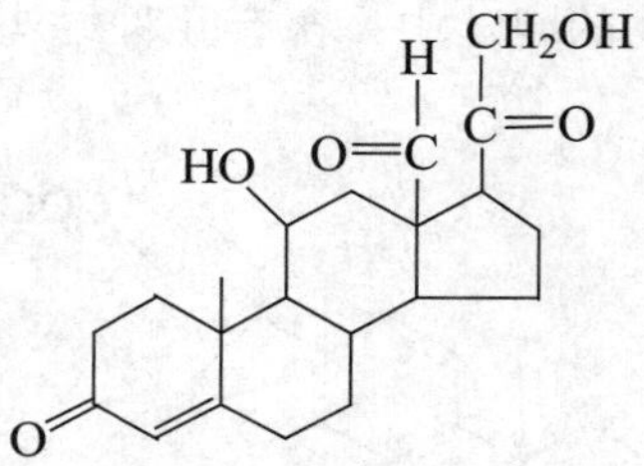

醛固酮

2. 性激素　性激素可分为由睾丸分泌的雄性激素和由卵巢分泌的雌性激素两类，它们对生育功能及第二性征如声音、体型的改变都有决定性作用。

雄性激素中，睾丸酮是生物活性最强的一种，能促进雄性器官和第二性征的发育。临床上多用它的衍生物，如甲基睾丸酮、睾丸酮丙酸酯等。

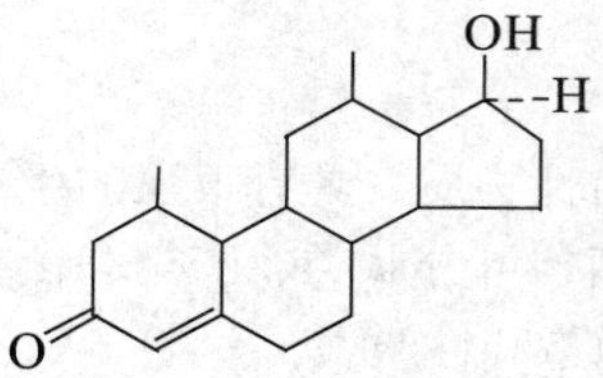

睾丸酮

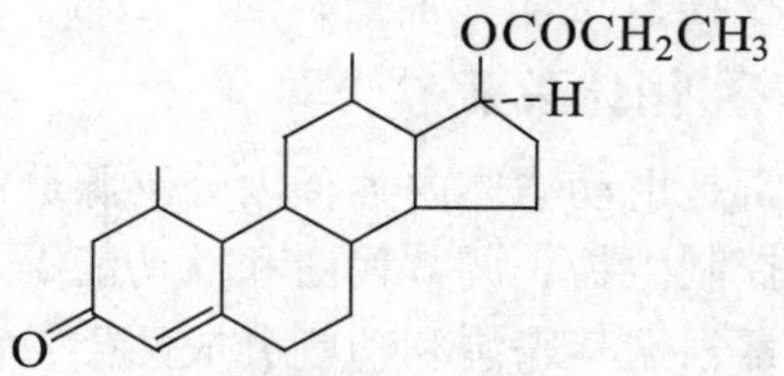

睾丸酮丙酸酯

雌性激素包括雌激素和孕激素。雌激素又称卵泡激素，具有维持雌性性征及性器官功能的作用，β-雌二醇是活性最强的一类雌性激素。

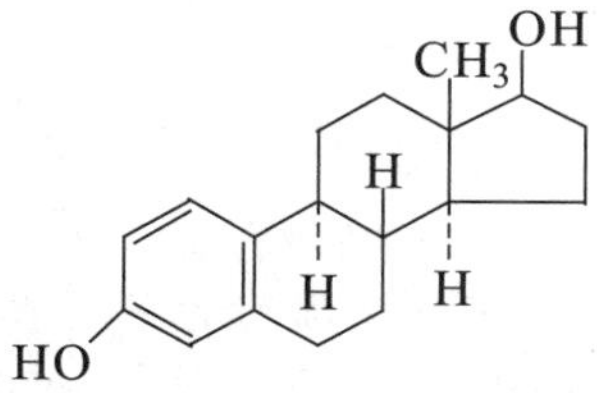

β-雌二醇 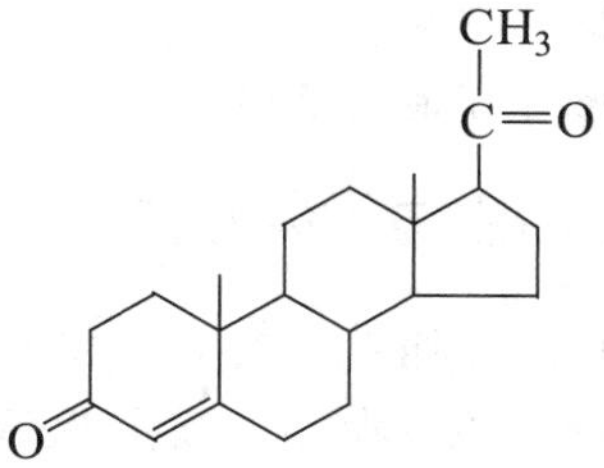　　　　　　　黄体酮

孕激素又名黄体酮，具有抑制排卵作用，并使子宫内的受精卵和胎儿正常发育，临床上用于治疗习惯性流产、子宫功能性出血、痛经和月经失调等。

（四）甾体皂苷

甾体皂苷是一类由螺甾烷类化合物与糖结合而成的甾体苷类，其水溶液经振摇后多能产生大量肥皂水溶液样的泡沫，故称为甾体皂苷。甾体皂苷主要分布在薯蓣科、百合科、玄参科、菝葜科、龙舌兰科植物中。甾体皂苷用酸水解后生成甾体皂苷元和各种糖类，甾体皂苷元的基本结构为螺甾烷，螺甾烷由 27 个碳原子组成。含有 A、B、C、D、E、F 六个环，其中 A、B、C、D 环为甾体母核，E、F 环以缩酮形式相连接，其中 C_{25} 的差向异构体为异螺甾烷。

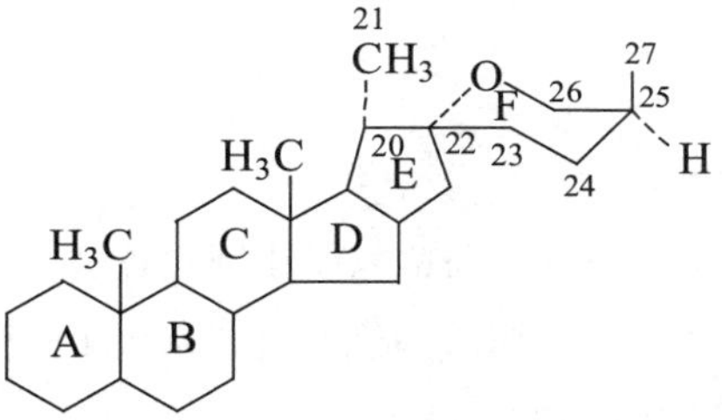

螺甾烷 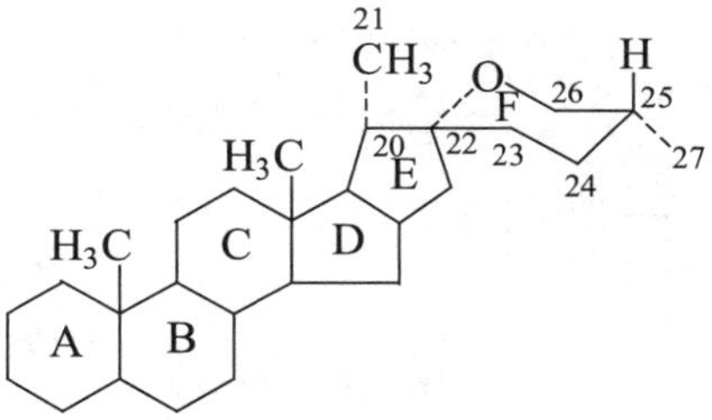　　　　　　　　　异螺甾烷

（五）强心苷

强心苷是指自然界许多有毒植物中存在的一类甾体苷类，特别以夹竹桃科、百合科、萝藦科、十字花科、卫矛科等植物中较普遍。强心苷由强心苷元和糖缩合而成。强心苷元属甾体衍生物，其结构特征是甾体母核的 C_{17} 位上连接一个不饱和内酯环。

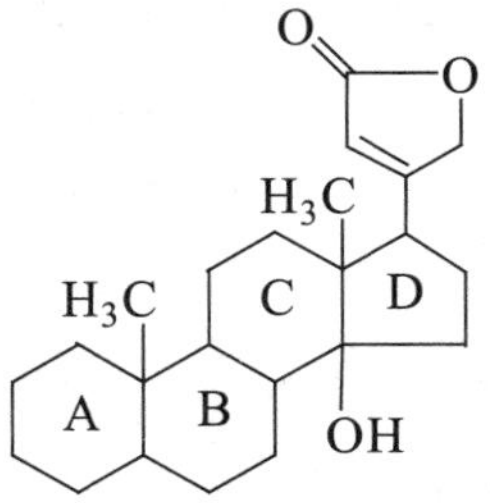

毛地黄毒苷元

强心苷对心脏有显著生理活性，能加强心肌收缩性，减慢窦性频率。临床上主要用以治疗慢性心功能不全、室上性心律失常和心力衰竭等心脏疾病。但是强心苷类药物具有较强的毒性，其治疗剂量与中毒剂量比较接近，治疗安全范围窄，中毒症状与

心衰症状不易区别。因此，强心苷药物毒性反应发生率高。临床上应用的强心苷类药物主要有毛地黄毒苷和地高辛等。

五、甾体化合物与甾体药物

甾体激素是在研究哺乳动物内分泌系统时发现的内源性物质，在维持生命、调节性功能、机体发育、免疫调节、皮肤疾病治疗及生育控制等方面都具有重要的价值。临床按其结构特点可分为雌甾烷、雄甾烷、孕甾烷类。雌甾烷类药物用于卵巢功能不全引起的疾病，如子宫发育不全、月经失调、绝经综合征等，常见药物如 β-雌二醇、炔雌醇、尼尔雌醇等；雄甾烷类药物中甲睾酮、丙酸睾酮等临床上主要用于男性雄激素缺乏所引起的各种疾病，苯丙酸诺龙适用于慢性消化性疾病；肾上腺皮质激素药物，如醋酸地塞米松、氢化泼尼松等，主要用于抗炎、抗过敏。

口服甾体避孕药是20世纪50年代中期研制成功的，具有划时代的意义。常用口服甾体避孕药如醋酸甲地孕酮、炔诺酮、左炔诺孕酮等。

本章总结

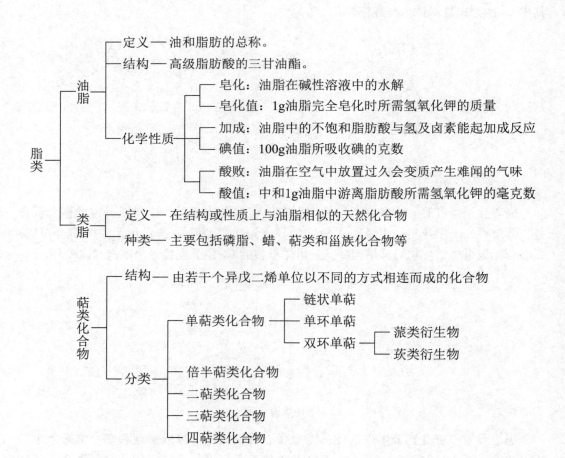

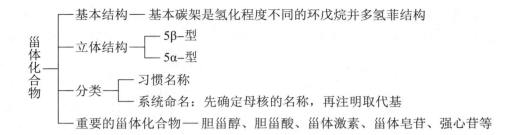

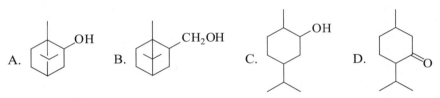

1. 选择题

（1）下列脂肪酸在体内不能合成的是（ ）

A．花生酸 B．花生四烯酸 C．硬脂酸 D．软脂酸

（2）下列脂肪酸中属于营养必需脂肪酸的是（ ）

A．亚油酸 B．硬脂酸 C．油酸 D．软脂酸

（3）倍半萜分子结构由（ ）个异戊二烯单元组成的。

A．2个 B．3个 C．4个 D．5个

（4）下列化合物中不属于萜类化合物的是（ ）

A. （环戊烷-OH结构） B. （CH₂OH结构） C. （OH结构） D. （酮结构）

（5）β-胡萝卜素属于（ ）

A．单萜 B．二萜 C．三萜 D．四萜

（6）氢化可的松属于（ ）类甾体化合物

A．甾醇 B．胆甾酸 C．甾体激素 D．强心苷

2. 判断题

（1）自然界中存在的油脂是由各种混甘油酯组成的混合物。（ ）

（2）油脂在酸性条件下的水解反应为不可逆反应，而在碱性条件下的水解反应为可逆反应。（ ）

（3）在萜类化合物的分类中，若所含碳原子数是5的2倍称为二萜，3倍则称为三萜。（ ）

（4）皂化仅指三硬脂酰甘油与氢氧化钠生成肥皂的反应。（ ）

（5）维生素A是哺乳动物正常发育所必需的脂溶性维生素，它属于二萜类化合物。（ ）

3. 组成油脂的天然脂肪酸的主要特点是什么？

4. 什么是营养必需脂肪酸？

5. 什么皂化值、碘值和酸值？它们在油脂分析中有何意义？

6. 萜类化合物一般按异戊二烯规则分为哪几类？

7. 写出下列化合物的碳骨架怎样划分成异戊二烯单位，并指出它们属于哪一类萜。

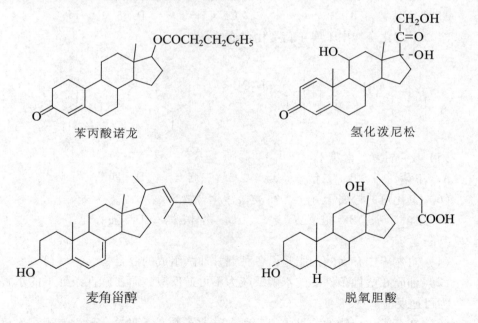

(1) 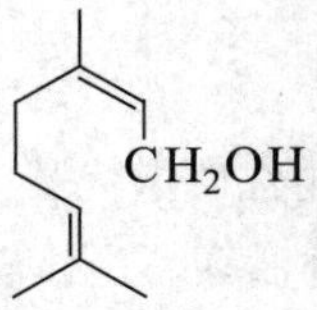　(2) 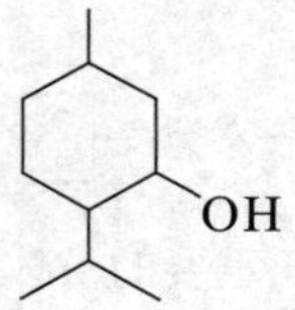　(3) 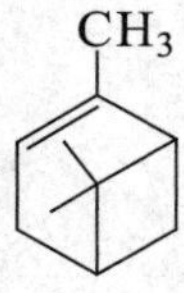　(4) 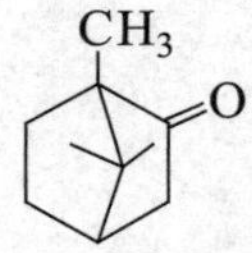　(5) 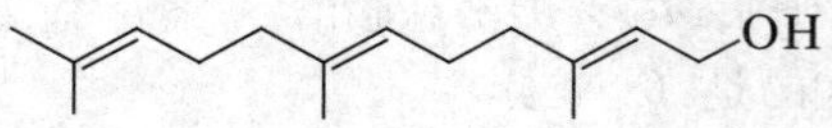　(6)

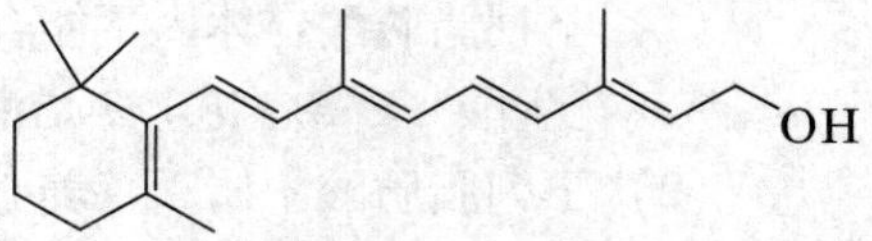

8. 用系统命名法命名下列甾体化合物。

苯丙酸诺龙

氢化泼尼松

麦角甾醇

脱氧胆酸

9. 强心苷的主要作用是什么？

第十五章 | 药用合成高分子化合物

高分子化合物在我们生活中随处可见，对我们的生产、生活产生着巨大的影响。前面我们学过的淀粉、蛋白质、纤维素等都是天然高分子化合物，它们在生命活动中起着非常重要的作用；而塑料、合成橡胶、合成纤维等都是合成高分子化合物，合成高分子化合物在医药学领域中越来越受到人们的重视，很多的药物、药用辅料都是高分子化合物，它们可以改善药物的稳定性、渗透性、成膜性等；良好的成型性对新型药剂提供所需的条件；能使药物定时、定量、定位释放。本章为大家简要介绍高分子化合物的一般概念和某些药用高分子化合物。

一、高分子化合物的基本概念

（一）定义

分子量通常在 1 万以上（一般为几万到几十万，甚至上百万）的化合物称为高分子化合物，简称高分子、大分子。例如纤维素、淀粉、蛋白质、合成纤维等。

高分子化合物分子量虽然很大，但其元素组成和分子结构并不复杂，大多数具有规则的重复结构单元，即都是由一种或几种小分子化合物（单体）聚合而成，所以又称为高聚物或聚合物。例如，聚氯乙烯就是由小分子化合物氯乙烯聚合而成的。

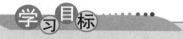

$$n\text{H}_2\text{C} = \text{CH} \longrightarrow \underset{\text{聚氯乙烯}}{\underbrace{[\text{H}_2\text{C}-\text{CH}]_n}}$$

氯乙烯　　　聚氯乙烯

（二）基本概念

1. 主链 构成高分子化合物的基本骨架结构。最常见的高分子主链是碳链。

2. 单体分子 能够聚合生成高分子化合物的小分子化合物称为单体或单体分子。组成一个高分子化合物的单体分子可以是一种，也可以是两种或两种以上，如：

聚乙烯是由乙烯通过加聚反应生成的，则乙烯分子就是生成聚乙烯的单体分子。

$$n CH_2 = CH_2 \longrightarrow \left[H_2C - CH_2 \right]_n$$

单体分子

单体单元
（结构单元）
（重复单元）

涤纶是由对苯二甲酸和乙二醇脱水聚合生成的，对苯二甲酸和乙二醇都是合成涤纶的单体分子。

$$n\, HOOC - \text{《}\text{benzene}\text{》} - COOH + n\, HOCH_2CH_2OH \rightleftharpoons$$

单体分子　　　　　　　　　　单体分子

$$HO \left[\underset{O}{C} - \text{《}\text{benzene}\text{》} - \underset{O}{C} - OCH_2CH_2O \right]_n H + (2n\text{-}1)H_2O$$

结构单元　　结构单元
重复单元（链节）

3. 重复单元（repeating unit） 重复单元又称为链节，是高分子化合物中重复出现的那部分结构单元。一般是高分子化合物分子中 [ ] 内的部分。

4. 单体单元（monomer unit） 与单体相比，除电子结构改变外，原子种类及个数完全相同的结构单元称为单体单元。如聚乙烯结构中的 $\left[H_2C - CH_2 \right]$、聚氯乙烯中的 $\left[\underset{\underset{Cl}{|}}{H_2C - CH} \right]$。

5. 结构单元（structural unit） 在大分子链中出现的以单体结构为基础的原子团或单体在大分子链中形成的单元称为结构单元。如果高分子是由一种单体聚合而成的，则它的单体单元 = 结构单元 = 重复单元；如果高分子是由两种或两种以上单体聚合而成，则单体单元、结构单元和重复单元不一定相同。

想一想

单体单元、结构单元、重复单元有何不同？涤纶中没有单体单元，为什么？

6. 聚合度（degree of polymerization） 高分子化合物中，结构单元的数目称为聚合度。如聚乙烯的聚合度为 n，涤纶的聚合度为 $2n$。

高分子的相对分子质量应该等于聚合度与链节相对质量的乘积。因此聚合度是衡量高分子大小的一个指标。但要注意的是，高分子化合物是由许许多多聚合度值不同的高分子个体构成的，因而高分子化合物是混合物，测得的分子量是平均值。

课堂互动

如果聚乙烯材料的平均分子量为28000，则其聚合度为多少？

二、高分子化合物的分类

高分子化合物种类繁多，常用的有以下四种分类方法。

1. 按来源分类　按来源可将高分子化合物分为天然高分子、半合成高分子和合成高分子三类。

2. 按用途分类　可将高分子化合物分为通用高分子、工程材料高分子、功能高分子等。

通用高分子材料主要指在生活中大量采用的，已经形成工业化生产规模的高分子。主要包括塑料中的"四烯"（聚乙烯、聚丙烯、聚氯乙烯和聚苯乙烯），纤维中的"四纶"（锦纶、涤纶、腈纶和维纶），橡胶中的"四胶"（丁苯橡胶、顺苯橡胶、异戊橡胶和乙丙橡胶）等。

工程材料高分子主要是指具有特种性能的高分子材料，广泛用于工程材料。如聚甲醛、聚碳酸酯、芳醚和含氟高分子、含硼高分子等都属于工程材料。

功能高分子是指具有特殊用途与功能的高分子材料，如感光性高分子、仿生高分子、医用高分子、药用高分子、高分子试剂和高分子催化剂等。

3. 按性能分类　按性能可将高分子分为塑料、橡胶和纤维三大类。

塑料按其热熔性能又可分为热塑料（如聚乙烯、聚氯乙烯等）和热固性塑料（如酚醛树脂、环氧树脂等）两大类。塑料的共同特点是有较好的机械强度，可作结构材料使用。

纤维又可分为天然纤维和化学纤维。如黏胶纤维、尼龙、涤纶等都为化学纤维。纤维的特点是能抽丝成型，有较好的强度和挠曲性能，常作纺织材料用。

橡胶包括天然橡胶和合成橡胶。橡胶的特点是具有良好的高弹性能，可作弹性材料使用。

4. 按主链结构分类　可分为碳链高分子、杂链高分子、元素有机高分子和无机高分子四类。

碳链高分子是指主链完全是由碳原子组成的高分子。如：聚乙烯、涤纶等。

杂链高分子是指主链除了碳原子外，还含有 O、N、S 等杂原子的高分子。如聚酯等。

$$\left[\begin{array}{c} \overset{O}{\overset{\|}{C}}-R-\overset{O}{\overset{\|}{C}}-O-R'-O \end{array}\right]_n$$

元素有机高分子主链上不一定含有碳原子，而是由硅、氧、铝、硼等其他元素构成，但侧链基团是有机基团，如烷基、芳基等。

$$\left[\begin{array}{c} \overset{CH_3}{\underset{CH_3}{Si}}-O-\overset{CH_3}{Si}-\overset{CH_3}{\underset{CH_3}{Si}}-O \end{array}\right]_n$$

无机高分子的主链和侧链基团均由无机元素或基团构成。天然无机高分子如云母、水晶等，合成无机高分子如玻璃等都属于无机高分子。

三、高分子化合物的命名

天然高分子化合物常用俗名，例如淀粉、纤维素、蛋白质等。合成高分子化合物有系统命名法，但更常使用的是以制备方法和合成原料来命名。

1. 系统命名法　系统命名法是以高分子结构中重复单元系统名称，加上括号，并在括号前冠以"聚"字即成高分子化合物的系统名称。如聚氯乙烯（ $\left[\!\!\begin{array}{c} H_2C\text{—}CH \\ | \\ Cl \end{array}\!\!\right]_n$ ）

用系统命名法命名为：聚（1–氯代–1,2–亚乙基）。

由于高分子系统命名比较复杂，使用频率并不高，只在档案文件或学术著作中用的较多，实际使用的是习惯命名法、俗名和商品名。

2. 习惯命名法

（1）对于由一种单体加聚反应得到的高分子，在单体名称前加一"聚"字，如：聚乙烯，聚氯乙烯等。

（2）对于由两种单体通过缩聚反应得到的高分子化合物，有的可以在链节名称前冠以"聚"字，如：由对苯二甲酸与乙二醇合成的聚合产物称为聚对苯二甲酸乙二酯，由己二酸与己二胺聚合而成的产物称为聚己二酰己二胺等。

（3）由两种或两种以上单体通过聚合反应合成的高分子化合物，在它们的单体名称（或简单的自单体名称中取一、二个字作简称）后加"树脂"、"橡胶"或"共聚物"，如由尿素和甲醛合成的树脂简称脲醛树脂；由丁二烯与苯乙烯合成的橡胶简称丁苯橡胶，由苯乙烯、丁二烯与丙烯腈合成的聚合物称为苯乙烯–丁二烯–丙烯腈共聚物等。

课堂互动

根据高聚物的合成原料命名下列化合物，并指出该高分子化合物的单体和链节。

$$\left[\!CH_2\text{—}CH\!\right]_n \qquad \left[\!CH_2\text{—}CH\!\right]_n$$
$$\quad\quad | \qquad\qquad\qquad\quad |$$
$$\quad\quad CH_3 \qquad\qquad\qquad OH$$

---

3. 商品名　商品名是为简化命名或商品需要而产生的。在市场上常常使用的是商品名，例如：聚对苯二甲酸乙二（醇）酯称为涤纶；聚丙烯腈称为腈纶；聚甲基丙烯酸甲酯称为有机玻璃；聚己二酰己二胺命名为尼龙–66等。

此外，为解决聚合物名称冗长、读写不便等问题，还对一些常见的高分子化合物采用国际通用的英文缩写符号，如 PVC 表示聚氯乙烯，PE 表示聚乙烯等。

知识拓展

塑料瓶底的秘密

在一般的塑料瓶如矿泉水瓶、保鲜杯、太空杯等的底部，都会在一个箭头围成的三角形里标注一些特定的数字，如1、2、3……但是你知道这些数字所代表的具体含义吗？

"1"为 PET 材质，化学名为聚对苯二甲酸乙二醇酯。受热易变形，可释放出对人体有害的物质，一般用在矿泉水或碳酸饮料的包装上。

"2"为 HDPE 材质，化学名高密度聚乙烯。一般用于沐浴产品或清洁用品等的包装。

"3"为 PVC 材质，化学名聚氯乙烯。通常用在制雨衣、塑料盒、塑料袋等方面，但由于其不耐高温且会释放出有毒有害物质，禁止用在食品及饮料行业包装上。

"4"为 LDPE 材质，化学名低密度聚乙烯。耐热性不强，通常用来制作保鲜膜。食物中的油脂可能会溶出 LDPE 中的有害物质，因此使用保鲜膜，应尽量避免其与油脂类接触。

"5"为 PP 材质，化学名聚丙烯。通常用于制作微波炉餐盒。

"6"为 PS 材质，化学名聚苯乙烯。耐热抗寒，一般用于方便面盒或快餐盒。高温或在强酸、强碱环境中时可溶出对人体有害物质。

"7"为 PC 其他类，主要指其他没有列出来的树脂和混合物。通常会出现在水瓶、水杯和奶瓶上。

四、高分子化合物的特性

高分子化合物有其特殊的结构——线型结构和体型结构。具有线型结构的高分子化合物称为线型高分子化合物，具有体型结构的高分子化合物称为体型高分子化合物。此外，有些高分子化合物是带有支链的，称为支链高分子，也属于线型结构范畴；还有些高分子分子链间有较少交联，形成网状结构，这种结构属于体型结构范畴，如图 15-1 所示。

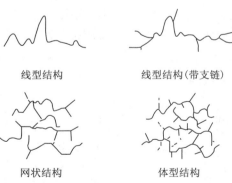

线型结构　　　　线型结构(带支链)

网状结构　　　　体型结构

图 15-1　高分子化合物的结构

这些特殊的结构使得高分子化合物具有很多和低分子化合物不同的物理性质。

1. 弹性　线型高分子化合物受到外力作用时，可稍被拉直，当外力去掉后，分子又会恢复原来的卷曲形状，这种性质叫做弹性，线型高分子多有弹性，如生胶等。网状结构的体型高分子也有一定的弹性，但分子链间交联很多的体型高分子，就会失去弹性而成坚硬的物质，如硬橡皮等。

2. 可塑性　线型高分子化合物当加热到一定温度，就渐渐软化。这时可以把它们制成一定的形状，冷却以后就保持了那种形状，这种性质叫作可塑性。线型高分子可塑性很高；体型高分子化合物因交联很多，当加热时不能软化，因此也就没有可塑性。

3. 密度和机械强度　高分子材料相对密度比一般金属轻，但其强度较高，有的工程塑料的强度超过钢铁和其他金属材料。如玻璃钢的强度比合金钢大 1.7 倍，比钛钢大 1 倍。由于质量轻、耐腐蚀、强度高、成本较低等优点，在某些领域，高分子材料已经开始取代金属作为主要的结构材料，如国家游泳馆——水立方的外围就是用乙烯 - 四氟乙烯共聚物（简称 ETFE）建成的。

4. 电绝缘性　高分子化合物不能导电，所以具有良好的绝缘性，被广泛用作绝缘材料。如电线的包皮、电插座等都是用塑料制成的。

5. 结晶性　低分子化合物的结晶分子排列整齐，结构有序；而高分子化合物由于分子大，且分子链卷曲，所以很难像小分子那样有序排列，形成标准结晶态，但很多线型高分子被拉长时，各个分子链的链节和链节之间有些地方可以排列整齐而形成结晶状态。高分子化合物的结晶性会影响到它们的性质，高结晶态的高分子化合物有较高的强度，低结晶态的高分子化合物具有较好的柔顺性。

五、高分子化合物的合成方法

化学合成高分子化合物主要有两类反应：一类是加成聚合反应（简称加聚反应），另一类是缩合聚合反应（简称缩聚反应）。

（一）加聚反应

一种或多种单体相互加成聚合生成高分子化合物的反应称为加聚反应。加聚反应中没有小分子化合物生成，生成的高分子化合物与单体之间具有相同的化学组成，其分子量为单体分子量的整数倍。

按照反应的单体种类，加聚反应可分为均聚反应和共聚反应两种。

1. 均聚反应　仅由一种单体参加的加聚反应称为均聚反应，生成的高分子化合物称为均聚物，均聚物的结构单元即为重复单元。如聚苯乙烯的合成即为均聚反应。

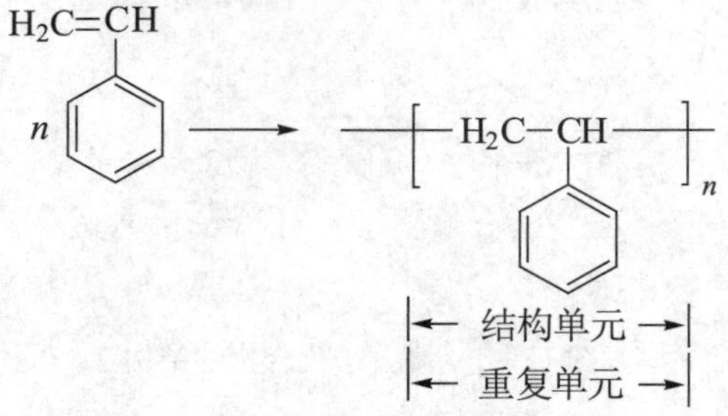

2. 共聚反应　由两种或两种以上的单体进行共同聚合的反应，称为共聚反应。生成的高分子化合物称为共聚物。共聚物的重复单元是由两个或多个不同的结构单元组成。如苯乙烯和甲基丙烯酸甲酯的聚合反应：

$$\underset{\text{结构单元}}{\longleftarrow}\underset{\text{结构单元}}{\longrightarrow}$$

$$\underset{\text{重复单元（链节）}}{\longleftarrow\longrightarrow}$$

（二）缩聚反应

单体间相互反应生成高分子，同时还生成小分子物质（如水、卤化氢、氨、醇等）的反应称为缩聚反应。因为有小分子化合物生成，所以生成的高分子的分子量不再是单体分子量的整数倍。

能发生缩聚反应的化合物必须含有两个或两个以上官能团，聚酰胺、聚酯、酚醛树脂等的生成反应都是缩聚反应。如尼龙–66 的合成。

$$n\,NH_2-(CH_2)_6-NH_2 \quad + \quad n\,HOOC-(CH_2)_4-COOH \longrightarrow$$

$$\qquad\qquad \text{己二胺} \qquad\qquad\qquad\qquad \text{己二酸}$$

$$H\left[NH-(CH_2)_6-NH-CO(CH_2)_4CO\right]_n OH \;+\; (2n\text{-}1)\,H_2O$$

$$\text{尼龙-66}$$

六、合成高分子化合物的老化与降解

（一）老化

高分子化合物在光、热、高能射线等物理因素和氧、水、酸、碱等化学因素的作用下失去弹性、可塑性和机械强度的过程叫作老化。

老化的发生主要是高分子在上述因素作用下结构和性能发生两个方面的变化：一是链与链之间发生交联反应，产生体型结构，使高分子化合物变硬、变脆，从而失去弹性；二是高分子链发生裂解，使链变短，高分子化合物变软、变黏，从而失去机械强度。这两个过程几乎同时发生。所以在高分子化合物合成或加工过程中，常常加一些对抗老化或延缓老化的物质，例如：光屏蔽剂、光稳定剂和抗氧剂等，以防止高分子化合物的老化。

（二）降解

高分子链被分裂成较短链的过程称为降解，又称为裂解。引起高分子化合物降解的因素有物理因素、化学因素及生物因素等。由化学因素引起的降解反应有氧化、水解、胺解等反应；能引起降解的物理因素有光、热以及机械作用等；而引起降解的生物因素包括酶或微生物的作用等。

七、与药学相关的重要的合成高分子化合物

天然高分子化合物在药用方面的应用由来已久，早在东汉时期，我国著名医学家

张仲景在《伤寒论》和《金匮要略》中就有采用动物胶汁、炼蜜和淀粉糊等天然高分子化合物作赋形剂的记载。如今，天然高分子化合物无论从原料的来源、品种的多样化以及药物本身的物理化学性质和药理作用等方面看，都有一定的局限性，已远远满足不了医药发展的需求，因此，药用合成高分子化合物已日益成为药学发展的重要研究方向之一。

与天然高分子化合物相比，药用合成高分子材料大多有明确的化学结构和分子量，来源稳定，性质优良，可供选择的品种及规格较多。另外，可以通过分子设计和新的聚合方法获得具有特定结构的高分子材料，满足不同类型药物制剂尤其是新型给药系统的需要。下面就给大家介绍一下具有药理活性的高分子药物及载体药物，以及常用的药用合成高分子材料。

（一）高分子载体药物

药用高分子化合物的研究工作是从高分子载体药物的研究开始的。第一个高分子载体药物是 1962 年研究成功的将青霉素与聚乙烯胺结合的产物。

1. 高分子载体青霉素 青霉素是一种广谱抗菌药，它易吸收、见效快，但排泄也快。利用青霉素结构中的羧基、氨基与高分子载体反应，可得到疗效长的高分子青霉素，至今已研制成功许多品种。

例如将青霉素与乙烯醇 – 乙烯胺共聚物以酰胺键相结合，得到水溶性的药物高分子。这种高分子青霉素在人体内停留时间比低分子青霉素长 30 ~ 40 倍。

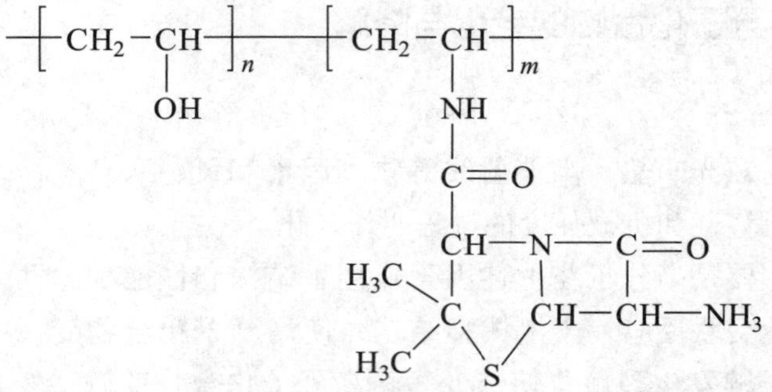

以乙烯基吡咯烷酮 – 乙烯胺共聚物或乙烯基吡咯烷酮 – 丙烯酸共聚物作骨架，也得到水溶性高分子青霉素，具有更好的稳定性和药物长效性。而且聚乙烯吡咯烷酮本身可作血液增量剂，与生物体相容性良好。

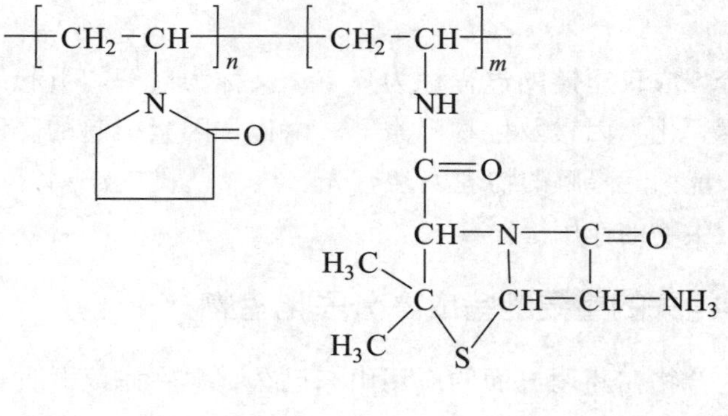

　　此外，利用分子中羧基和胺基的缩聚反应，可制得药理活性基团位于主链的聚青霉素；而青霉素在一定条件下还可发生开环聚合，得到的聚合物同样有抗菌作用且比低分子青毒素有更好的长效性。

　　2. 碘酒－聚乙烯吡咯烷酮聚合物　碘酒曾经是最常用的一种外用杀菌剂，具有很好的消毒效果。但由于它具有较大的刺激性和毒性，近年来已很少使用。如果将碘与聚乙烯基吡咯烷酮结合，可形成水溶性的络合物，我们通常称为碘伏。

　　碘伏同样具有杀菌作用。由于碘伏中碘的释放速度缓慢，因此刺激性小，安全性高，可用于口腔、皮肤和其他部位的消毒。

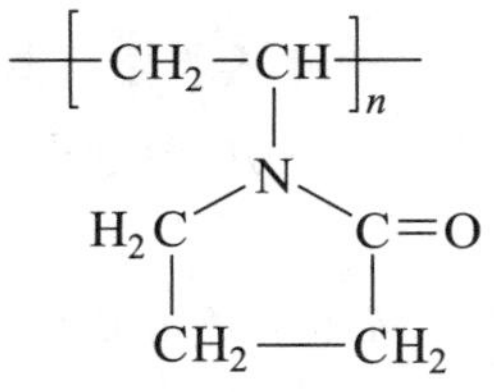

聚乙烯基吡咯烷酮 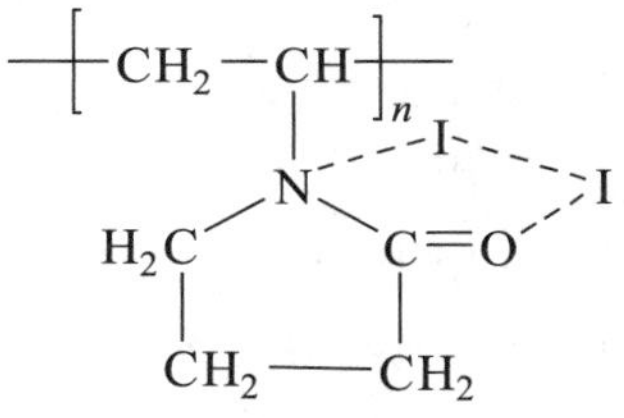　　　　　　碘酒-聚乙烯基吡咯烷酮聚合物（碘伏）

　　3. 维生素与高分子化合物结合　维生素是人体生长和代谢所必需的微量有机物，所需量很小。蔬菜、水果、谷物中含有大量的维生素。但食物中的维生素并不易被人体吸收，每天人体摄入的大部分的维生素在进入人体后又被排泄掉了。目前已经研制了多种维生素与高分子化合物结合的产物，药效大大提高。例如维生素 B_1 中的羟基能顺利地与聚丙烯酸中的羧基结合。

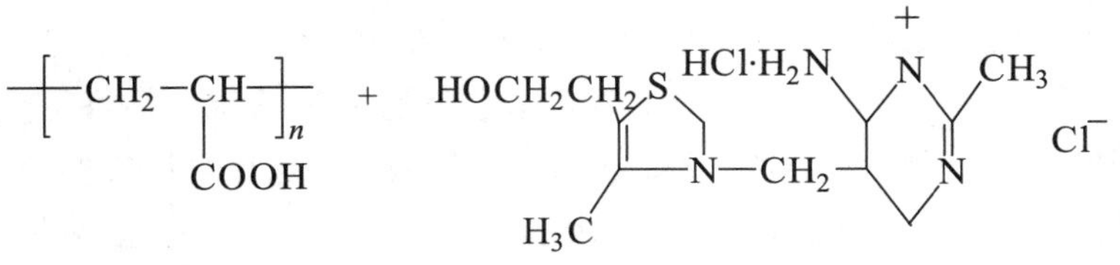

维生素 B_1（硫胺盐酸盐）

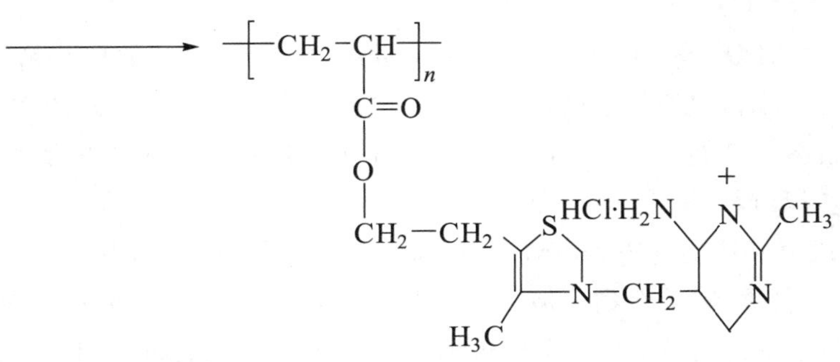

（二）药理活性高分子药物

　　高分子药物的应用历史悠久，如激素、肝素、驴皮胶等都是著名的天然药理活性高分子。人工合成具有药理活性高分子的历史并不长，由于生物体本身就是由高分子化合物构成的，因此人们相信，作为药物的高分子化合物，应该有可能比低分子药物更易为生物体所接受。近年来，已有相当数量的合成药理活性高分子药物品种进入市场。

1. 聚二甲基硅氧烷（Polydimethylsiloxane，PDMS） 聚二甲基硅氧烷又称为二甲基硅油，是药剂中常用的硅油（又称为硅酮，是一类有机硅氧化聚合物的总称）中的一种。结构式为：

$$\left[\begin{array}{c} CH_3 \\ | \\ Si\text{—}O \\ | \\ CH_3 \end{array}\right]_n$$

低分子量聚二甲基硅氧烷具有低的表面张力，物理、化学性质稳定，具有很好的消泡作用，故广泛用作工业消泡剂。由于它无毒，在人体内不会引起生理反应，故亦被用作医用消泡剂，用于急性肺水肿和肠胃胀气的治疗。

2. 聚乙烯 N - 氧吡啶（PE N - oxide pyridine） 聚乙烯 N - 氧吡啶结构式如下：

$$\left[\begin{array}{c} CH_2\text{—}CH \\ | \\ \end{array}\right]_n$$

聚乙烯 N - 氧吡啶能溶于水中。注射其水溶液或吸入其喷雾剂，对于治疗因大量吸入含游离二氧化硅粉尘所引起的急性和慢性矽肺病有较好效果，并有较好的预防作用。研究表明，只有当聚乙烯 N - 氧吡啶的分子量大于 3 万时才有较好的药理活性，其低聚物以及其低分子模型化合物异丙基 N - 氧吡啶却完全没有药理活性。

3. 聚氨基酸（Polyamino acid） 不少聚氨基酸具有良好的抗菌活性，但其相应的低分子氨基酸却并无药理活性。例如 $2.5\mu g/ml$ 的聚 L - 赖氨酸可以抑制大肠杆菌，但 L - 赖氨酸却无此药理活性，赖氨酸的二聚体的浓度要高至聚 L - 赖氨酸的 180 倍才显示出相同的效果。

4. 肝素（Heparin） 肝素是生物体中的一种多糖类化合物，分子结构中含有 $—SO_3^-$，$—COO^-$ 及 $—NHSO_3^-$ 等功能基团。它与血液有良好的相容性，具有优异的抗凝血性能。模拟它的化学结构，人工合成的含有这三种功能基团的共聚物，同样具有很好的抗凝血性能。但对主链结构、三种功能基团的比例等因素的影响作用，还有待于进一步探讨。

5. 吡喃共聚物（Pyran co - polymer） 吡喃共聚物是由二乙烯基醚与顺丁烯二酸酐共聚所得的吡喃共聚物，是一种干扰素诱发剂，分子量 $17000 \sim 450000$，具有广泛的生物活性。它能直接抑制多种病毒的繁殖，有持续的抗肿瘤活性，可用于治疗白血病、肉瘤、泡状口腔炎症、脑炎等。它还有良好的抗凝血性，有促进肝中钚的排除的功能。

吡喃共聚物的抗肿瘤活性与它能活化巨噬细胞有关。吡喃共聚物的毒性比其他许多阴离子聚合物低得多，但临床试验仍然偏高，因此，作为抗癌药物，仍有许多研究工作要做。

（三）重要的药用高分子材料

1. 聚丙烯酸（PAA）和聚丙烯酸钠（PAA－Na）　聚丙烯酸（polyacrylic acid）是由丙烯酸聚合而成的，为白色固体，玻璃化温度为106℃，具有较强的吸湿性。其钠盐为聚丙烯酸钠（sodium polyacrylate）。

聚丙烯酸和聚丙烯酸钠对人体无毒，即使摄入也不消化吸收，皮肤贴敷试验亦未见刺激性。因此聚丙烯酸及聚丙酸钠可用作霜剂、搽剂、软膏、巴布剂等外用药剂及化妆品的基质、增稠剂、分散剂和增黏剂等。近几年来还发现聚丙烯酸的一些衍生物能够控制某些药物有效成分的释放速度，促进吸收等，因此聚丙烯酸在药物控制释放体系中的应用价值正在进一步的研究中。

$$\left[\begin{array}{c}CH_2-CH\\|\\C=O\\|\\OH\end{array}\right]_n \qquad \left[\begin{array}{c}CH_2-CH\\|\\C=O\\|\\ONa\end{array}\right]_n$$

PAA　　　　　　　PAA-Na

2. 聚乙烯醇（polyviny alcohol，PVA）　聚乙烯醇并不是由乙烯醇单体聚合形成的，因为乙烯醇极不稳定，不存在乙烯醇单体，所以聚乙烯醇是由聚醋酸乙烯醇解而成，结构式为：

$$\left[\begin{array}{c}CH_2-CH\\|\\OH\end{array}\right]_n$$

聚乙烯醇是白色或淡黄色粉末或颗粒，对眼、皮肤无毒，是一种安全的外用辅料。PVA 可用于糊剂、软膏等制剂以及面霜、面膜及定型发胶等化妆品中；在口服液中常用作增黏剂，还有增溶、乳化的作用；PVA 也是一种良好的水溶性成膜材料，可用于制备缓释制剂和透皮制剂。

3. 聚乙烯吡咯烷酮（Polyvinylpyrrolidone，PVP）　聚乙烯吡咯烷酮又称聚维酮，是由 N－乙烯基－2－吡咯烷酮（VP）单体催化聚合生成的水溶性聚合物，其结构式是：

$$\left[\begin{array}{c}\\HC-CH_2\end{array}\right]_n$$

聚乙烯吡咯烷酮安全无毒，是重要的药用新辅料之一。在液体制剂中，10% 以上的 PVP 具有助悬、增稠和胶体保护的作用，更高浓度的 PVP 可延缓可的松、青霉素等的吸收；同时 PVP 还是优良的片剂黏合剂，可用作片剂薄膜包衣、涂膜剂以及眼用制剂等的材料；PVP 有极强的水溶性，非常适合作固体分散体载体；PVP 与碘作用制成的聚乙烯酮碘是目前广泛使用的消毒剂。

4. 聚乙二醇（polyethylene glycol，PEG）　聚乙二醇是用环氧乙烷与水或用乙二醇逐步加成聚合得到的分子量较低的一类水溶性聚醚，其结构式为：

$$HO \underleftarrow{} CH_2 - CH_2 - O \underrightarrow{}_n H$$

聚乙二醇性质稳定，耐热，不会酸败，不易发霉，无毒性，对皮肤无刺激性和敏感性，能与许多物质形成不溶性配合物。

聚乙二醇可作软膏、栓剂的亲水性基质，常以固态及液态聚乙二醇混合使用以调节稠度、硬度及溶化温度；用于液体给药的助悬剂、增黏剂和增溶剂。聚乙二醇是中国药典及美、英等许多国家药典收载的药用辅料。

5. 泊洛沙姆（Poloxamer）　泊洛沙姆是聚氧（化）乙烯 - 聚氧（化）丙烯的共聚物。结构式为：

$$HO \underleftarrow{} CH_2 - CH_2 - O \underrightarrow{}_a \underleftarrow{} \overset{\overset{\displaystyle CH_3}{|}}{CH} - CH_2 - O \underrightarrow{}_b \underleftarrow{} CH_2 - CH_2 - O \underrightarrow{}_a H$$

泊洛沙姆具有很高的安全性，毒性低，无刺激和过敏性，生物相容性好，对眼黏膜、皮肤具有很高的安全性。它是目前使用在静脉乳剂中唯一的合成乳化剂。在口服制剂中，泊洛沙姆可增加药物的溶出度和体内吸收；在液体药剂中，可作增稠剂、助悬剂。近年来，利用高分子量泊洛沙姆水凝胶制备药物控释制剂，如埋植剂、长效滴眼液等。我国自行研制的泊洛沙姆已投入生产，但目前药典规格只供口服用。

知识拓展

人造器官

器官移植是治疗重大疾病、修复因车祸等灾害受损的器官的方法之一。近年来，器官移植技术虽然取得了巨大的进展，但排异和器官来源及法律等问题仍是器官移植面临的难题。有鉴于此，寻找能修复或替代受损的人体器官的材料就成了很多科学工作者的工作方向和重心。

重要的人工器官及它们的主要制作材料如下：

（1）人工肾　四十年前荷兰医生用赛璐珞玻璃纸作为透析膜，成功地滤除了患者血液中的毒素。目前人工肾以中空丝型最为先进，其材质有醋酸纤维、赛璐珞和聚乙烯醇。

（2）人工肺　人工肺并不是完全替代人体肺，而是体外执行血液氧交换功能的一种装置，目前以膜式人工肺最为适合生理要求，正在研制的富氧膜有硅橡胶（SR）、聚烷基砜（PAS）、硅酮、聚碳酸酯等，它们的综合性能很好。

（3）人工心脏　1982 年，美国犹他大学医疗中心成功地为 61 岁的牙科医生克拉克换上了 Jarvik - 7 型人工心脏，拉开了人类历史上首次人工心脏永久性置换的序幕，作为人工心脏主体心泵的高分子材料，现在主要为硅橡胶。

（4）人工关节　1958 年，Charnhey 根据重体环境滑润理论，用聚四氟乙烯髋臼和金属股骨头制成低摩擦的人工关节，接着在 1962 年，Charnley 用高密度聚乙烯髋臼和直径为 22 毫米的金属股骨头组成全髋人工关节，并用骨水泥（甲基丙烯酸酯）固定，获得较满意的效果。其他，如人工心脏瓣膜、心脏起搏器电极的高分子包覆层、人喉、人工气管、人工食管、人工膀胱等都离不开高分子化合物。目前，用于人体植入产品的高分子合成材料包括聚酰胺、环氧树脂、聚乙烯、聚乙烯醇、聚乳酸、聚甲醛、聚甲基丙烯酸甲酯、聚四氟乙烯、聚醋酸乙烯酯、硅橡胶和硅凝胶等。

本章总结

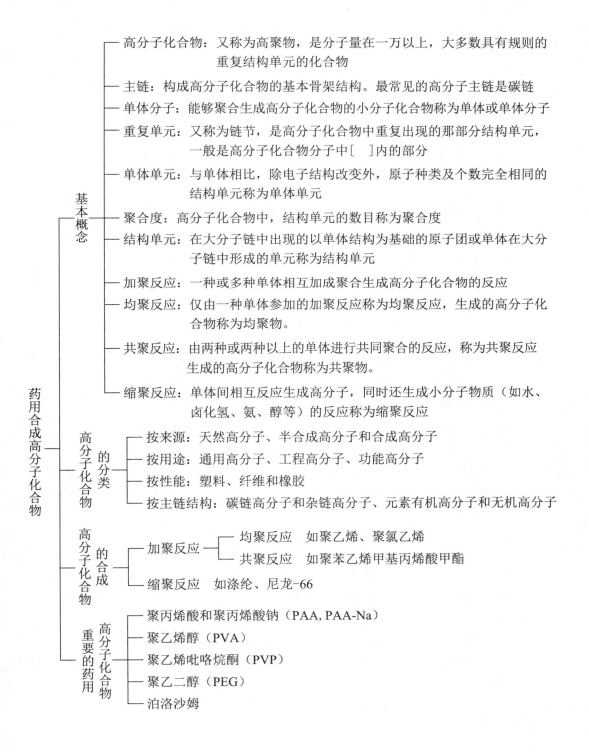

药用合成高分子化合物

├─ 基本概念
│　├─ 高分子化合物：又称为高聚物，是分子量在一万以上，大多数具有规则的重复结构单元的化合物
│　├─ 主链：构成高分子化合物的基本骨架结构。最常见的高分子主链是碳链
│　├─ 单体分子：能够聚合生成高分子化合物的小分子化合物称为单体或单体分子
│　├─ 重复单元：又称为链节，是高分子化合物中重复出现的那部分结构单元，一般是高分子化合物分子中［ ］内的部分
│　├─ 单体单元：与单体相比，除电子结构改变外，原子种类及个数完全相同的结构单元称为单体单元
│　├─ 聚合度：高分子化合物中，结构单元的数目称为聚合度
│　├─ 结构单元：在大分子链中出现的以单体结构为基础的原子团或单体在大分子链中形成的单元称为结构单元
│　├─ 加聚反应：一种或多种单体相互加成聚合生成高分子化合物的反应
│　├─ 均聚反应：仅由一种单体参加的加聚反应称为均聚反应，生成的高分子化合物称为均聚物。
│　├─ 共聚反应：由两种或两种以上的单体进行共同聚合的反应，称为共聚反应生成的高分子化合物称为共聚物。
│　└─ 缩聚反应：单体间相互反应生成高分子，同时还生成小分子物质（如水、卤化氢、氨、醇等）的反应称为缩聚反应

├─ 高分子化合物的分类
│　├─ 按来源：天然高分子、半合成高分子和合成高分子
│　├─ 按用途：通用高分子、工程高分子、功能高分子
│　├─ 按性能：塑料、纤维和橡胶
│　└─ 按主链结构：碳链高分子和杂链高分子、元素有机高分子和无机高分子

├─ 高分子化合物的合成
│　├─ 加聚反应
│　│　├─ 均聚反应　如聚乙烯、聚氯乙烯
│　│　└─ 共聚反应　如聚苯乙烯甲基丙烯酸甲酯
│　└─ 缩聚反应　如涤纶、尼龙-66

└─ 重要的药用高分子化合物
　├─ 聚丙烯酸和聚丙烯酸钠（PAA, PAA-Na）
　├─ 聚乙烯醇（PVA）
　├─ 聚乙烯吡咯烷酮（PVP）
　├─ 聚乙二醇（PEG）
　└─ 泊洛沙姆

目标检测

1. 名词解释

（1）单体分子　（2）单体单元　（3）结构单元　（4）重复单元

（5）高分子化合物　（6）聚合度

2. 选择题

（1）下列物质属于合成高分子化合物的是（　　）

A. 淀粉　　　　　　　　　　B. 蛋白质

C. 乙醇　　　　　　　　　　D. 涤纶

（2）人造象牙中，主要成分的结构是$\dashv CH_2—O \dashv_n$，它是通过加聚反应制得的，则合成人造象牙的单体是（　　）

A. $(CH_3)_2O$　　　　　　　　B. $HCHO$

C. CH_3CHO　　　　　　　　D. $HCOOCH_3$

（3）关于塑料的叙述不正确的是（　　）

A. 塑料的力学性能和行为介于橡胶与纤维之间

B. 热塑性塑料为线型分子，可多次重复加工成型

C. 热塑性塑料为交联分子，可多次重复加工成型

D. 热固性塑料为交联分子，不能重复加工成型

（4）合成橡胶的主体结构是（　　）

A. 线形高分子化合物　　　　B. 网状高分子化合物

C. 有支链的高分子化合物　　D. 卷曲结构的高分子化合物

（5）关于缩聚反应的叙述不正确的是（　　）

A. 发生聚合反应的单体大多含有羟基、羧基、氨基等官能团

B. 通过缩聚反应合成的高分子，其链节与单体的化学组成不同

C. 同种单体之间不能发生缩聚反应

D. 缩聚反应过程中有小分子生成

（6）关于加聚反应的叙述不正确的是（　　）

A. 发生加聚反应的单体大多含有不饱和键

B. 通过加聚反应合成的高分子，其链节与单体的化学组成不同

C. 加聚反应可分为均聚反应和共聚反应

D. 加聚反应过程中没有小分子生成

3. 判断题

（1）聚苯乙烯是由苯和乙烯聚合而成的。（　　）

（2）降解反应会使高分子化合物结构受到破坏，故降解反应是一种不利的反应。（　　）

（3）分子量相同的线型高分子比支化型高分子更易溶解。（　　）

（4）高分子材料的老化实际上就是高分子化合物发生了降解反应。（　　）

4. 有机玻璃（聚丙烯酸甲酯）的结构简式如下：

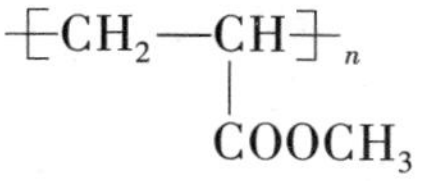

$$\begin{array}{c} -\!\!\!\left[\!CH_2\!-\!CH\right]\!\!\!-_n \\ | \\ COOCH_3 \end{array}$$

回答下列问题：

（1）指出有机玻璃的单体分子、单体单元、重复单元；

（2）设聚合度 n 为 3000，求有机玻璃的分子量。

5. 是不是所有的聚合物都有单体单元和结构单元？为什么？

参 考 文 献

[1] 田厚伦. 有机化学 [M]. 北京：化学工业出版社，2009.

[2] 马祥志. 有机化学 [M]. 3 版. 北京：中国医药科技出版社，2006.

[3] 郭扬. 药用有机化学 [M]. 北京：中国医药科技出版社，2008.

[4] 张雪昀. 药用化学基础（二）——有机化学 [M]. 北京：中国医药科技出版社，2011.

[5] 陆光裕. 有机化学 [M]. 3 版. 北京：人民卫生出版社，1999.

[6] 徐寿昌. 有机化学 [M]. 2 版. 北京：高等教育出版社，1993.

[7] 吉卯祉，彭松. 有机化学 [M]. 北京：科学出版社，2002.

[8] 唐伟方，芦金荣. 有机化学 [M]. 南京：东南大学出版社，2010.

[9] 刘斌. 有机化学 [M]. 北京：人民卫生出版社，2004.

[10] 许新，刘斌. 有机化学 [M]. 北京：高等教育出版社，2004.

[11] 吴华，董宪武. 基础化学 [M]. 北京：化学工业出版社，2008.

[12] 倪沛洲. 有机化学 [M]. 5 版. 北京：人民卫生出版社，2006.

[13] 刘斌，陈任宏. 有机化学 [M]. 北京：人民卫生出版社，2009

[14] 陆涛. 有机化学 [M]. 北京：人民卫生出版社，2007.

[15] 卢苏. 有机化学 [M]. 2 版. 北京：人民卫生出版社，2010.

[16] 李端. 中药化学 [M]. 北京：人民卫生出版社，2005.

[17] 曾昭琼. 有机化学 [M]. 3 版. 北京：高等教育出版社，1993.

[18] 王礼琛. 有机化学 [M]. 北京：中国医药科技出版社，2006.

[19] 吕以仙. 有机化学 [M]. 6 版. 北京：人民卫生出版社，2005.

[20] 郑虎. 药物化学 [M]. 6 版. 北京：人民卫生出版社，2010.

[21] 李靖靖，李伟华. 有机化学 [M]. 北京：化学工业出版社，2008.

[22] 袁红兰. 有机化学 [M]. 北京：化学工业出版社，2008.

[23] 陈任宏. 药用有机化学 [M]. 北京：化学工业出版社，2005.

[24] 付建龙，李红. 有机化学 [M]. 北京：化学工业出版社，2008.

[25] 董陆陆. 有机化学图表解 [M]. 北京：人民卫生出版社，2008.

[26] 金学平. 药物化学 [M]. 北京：化学工业出版社，2007.

[27] 潘华英. 有机化学 [M]. 北京：化学工业出版社，2010.

[28] 马祥志，吴华英. 有机化学学习指导 [M]. 北京：中国医药科技出版社，2009.